The Intellectual Devotional
HEALTH

Revive Your Mind, Complete Your Education,
and Digest a Daily Dose of Wellness Wisdom

1日1ページ、読むだけで身につく
からだの教養365

デイヴィッド・S・キダー
ノア・D・オッペンハイム
ブルース・K・ヤング 医学博士
David S. Kidder
Noah D. Oppenheim
Bruce K. Young, MD
久原孝俊 訳

文響社

THE INTELLECTUAL DEVOTIONAL
HEALTH

Revive Your Mind, Complete Your Education, and Digest a Daily Dose of Wellness Wisdom

By DAVID S. KIDDER & NOAH D. OPPENHEIM

and BRUCE K. YOUNG, MD

© 2009 by TID Volumes, LLC

Japanese translation rights arranged with TID Volumes, LLC

c/o David Black Literary Agency, Inc., New York through Tuttle-Mori Agency, Inc., Tokyo

To my dear family, let us share the best of health – B. K. Young

To the eternal love and legacy of Robert and Luva Kidder – D. S. Kidder

For Ascher – N. D. Oppenheim

Contributing Editor

Alan Wirzbicki

Contributing Writers

Matt Blanchard
Caroline Einaugler
Sharon Liao

Introduction
はじめに

　ベッドのわきで祈ることは、聖書を毎日読む習慣として、またこころの健康を維持する手段として長いあいだ大切にされてきた。したがって、「1日1ページ、読むだけで身につく教養365」シリーズの今作が、からだの健康に焦点を合わせているのはきわめて時宜にかなっている。

　本シリーズの他の著作と同様に、本書は365の読み物に分かれており、1ページずつ短い時間で一気に読むことができる。それぞれの読み物は、人体の機能を理解するために欠かせない話題について、深く掘り下げている。

　多くの人にとって健康ほど重要な話題はない。しかし、生物学や医学に関する基礎知識がないと、家族や自分自身を適切にケアすることはできない。それに、医師を訪ねることは異国の地を踏むようなものでもある。不慣れなことばに戸惑い、混乱してしまうのだ。

　われわれ著者は、みなさんが自分自身のからだについて理解を深め、より上手に健康管理できるようになるうえで本書が一助になることを願っている。

　365の読み物は、次の7つの分野に分けられている。

- ◆ **月曜日** —— 子ども
  生命の起源から、発達するからだに起こるさまざまな変化まで

- ◆ **火曜日** —— 病気
  繊細な人体とあらゆる機能不全について

- ◆ **水曜日** —— 薬と代替療法
  日常的な治療から驚くべき治療まで

- ◆ **木曜日** —— こころ
  からだの中で最もよく理解されていないけれど、最も強力な器官

- ◆ **金曜日** —— 性徴と生殖
  種を永続させるための驚異的なプロセス

- ◆ **土曜日** —— ライフスタイルと予防医学
  病気や機能低下を防ぐ生活習慣

- ◆ **日曜日** —— 医学の歴史
  生命を理解し、救うための進歩の歩み

第1週 第1日(月)

1 子ども ｜ ワクチン接種

　健康な人のからだに病原体を入れることによって、さらに重篤な病気から守るという考えは、紀元前200年頃の中国にさかのぼることができる。古代の治療者は、天然痘を防ぐために、天然痘（痘瘡）のかさぶたの粉末を患者の鼻の中に吹き込んでいたのだ。1796年、英国の医師エドワード・ジェンナー（1749〜1823）は、この技術をさらに一歩進めて、天然痘と近縁ではあるが比較的有害作用の少ない牛痘をある少年に接種した。そして、少年の病気が治った後で、天然痘ウイルスに暴露させたところ、少年は健康状態を維持したのだった。この発見にもとづいて、ジェンナーは「ワクチン」（英語で"vaccine"）という用語をつくった。"vaccine"は、ラテン語の「雌牛」を意味する"vacca"に由来する。

◆

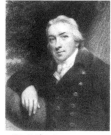
エドワード・ジェンナー

　当時、ジェンナーは、この現象の背後にある科学については理解していなかったものの、それ以降、研究者たちが免疫のはたらくしくみを解明してきた。ワクチンは、自身の免疫系にはたらきかけて、来る攻撃に対して準備をしておくものである。弱毒化された無害なウイルス株からワクチンをつくってからだの中に注入すると、白血球のB細胞とT細胞が活性化され、さらに記憶細胞がつくられる。これらの細胞は、からだの中で数十年にわたって増殖するため、再び同じウイルスに遭遇したときは、特化した白血球の部隊がただちにウイルスを破壊する。

　現在、米国疾病管理予防センターは、すべての幼児と小児に各種ワクチンの接種を勧めている。これらの予防接種は、1回の注射だけですむものもあるし、複数回の注射が必要なものもある。たとえば、ジフテリアや破傷風のワクチンは、5〜6年のあいだに5回の接種をおこなう。からだの中の記憶細胞を活性化するために、数年に一度は追加接種が必要になるので、成人もワクチン接種が必要だ。インフルエンザをひき起こすウイルスなどは、たえず突然変異を起こして変化するので、毎年、異なるワクチンが必要になる。

豆 知 識

1. エドワード・ジェンナーがワクチンを接種した少年は、近くに住む農夫の息子であった。ジェンナーがその子どもを使って実験をしてもよいかと尋ねたとき、驚いたことに、父親は同意したのであった。
2. チメロサールや水銀など、ワクチンに含まれている防腐剤や重金属が小さな子どもに自閉症をひき起こすのではないかと疑問に思っている親がいる。現在、米国疾病管理予防センターは、この主張を支持する科学的根拠はないと表明している。

第1週 第2日（火）

2 病気 | 免疫

朝、ベッドから起き出したときから、私たちはおびただしい数のウイルス、細菌、寄生虫、あるいはカビにさらされていることだろう。しかし免疫のおかげで、私たちのからだは、このような外来の侵入者を撃退し、自身のからだを守ることができるのである。

◆

銀行や店のハイテク・セキュリティーシステムと同じように、私たちのからだの免疫システムは多面的なものだ。第一の防衛ラインは、非特異的免疫あるいは自然免疫とよばれるものである。このタイプの無差別防衛は、侵入してくるすべての病原体を同じ方法で払いのける。この防衛ラインは、たとえば皮膚や粘膜など、たくさんのメカニズムによって構成されている。粘膜は、鼻や肺や胃の表面を覆って小さな粒子をとらえる。ウイルスや細菌がこの第一次防衛ラインを突破すると、白血球やナチュラルキラー細胞、その他の防御細胞が押し寄せて、ウイルスや細菌を破壊する。

この過程において、組織は炎症反応を起こし、さらに多くの血液を病変部にもたらす。有害な粒子を除去する防御細胞や傷害部位を修復する他の種類の細胞をひき寄せるのだ。その他の防衛手段に、体温の上昇もある。ウイルスや細菌のほとんどは、温度の高いところでは増殖することができない。

もうひとつのタイプの免疫は、精巧に調整された適応免疫系である。適応免疫においては、特化した細胞が放出され、おもに特定の病原体を破壊するはたらきをする。傷害を起こすある種のウイルスや細菌、たとえば水痘（水疱瘡）ウイルスやレンサ球菌にさらされると、私たちのからだはTリンパ球（T細胞）とよばれる白血球ならびにそれぞれのウイルスや細菌に対応した抗体をつくって微生物を撃退する。そのようなわけで、たいていの場合は、一度麻疹（はしか）にかかると、その後は麻疹にかからないのである。このような特化した細胞は、私たちのからだの中に長く存在し、同じウイルスに再び遭遇した際にはただちに撃退して、病気を防ぐのである。

ワクチンは、基本的に、この免疫のプロセスを利用している。インフルエンザ、麻疹、百日咳などを起こす病原体のごく少量または無害化した病原体の成分をワクチン接種することによって、特定の病原体に狙いを定めた抗体がつくられ、私たちのからだが守られるというわけだ。

```
豆 知 識
```

1. 鼻水や鼻づまりをひき起こす痰には、粘液や死んだ白血球が含まれている。
2. ストレスや不健康な食事、運動不足は免疫力を弱めることがある。
3. ほぼすべての生物は非特異的免疫をもっているが、非特異的免疫と適応免疫の両方をもっているのは高等脊椎動物だけである。

第1週 第3日（水）

3 薬と代替療法 ｜ モルヒネ

　歴史上、非常に重要だが危険な発見のひとつに、植物のケシから分離されたモルヒネがある。ドイツの科学者フリードリヒ・ヴィルヘルム・アダム・ゼルチュルナー（1783〜1841）は、1804年に初めて水溶性の結晶性白色粉末を作り出し、それが患者にトランス様【訳注／催眠状態などの場合にみられる、常態とは異なる精神状態】の睡眠効果を及ぼすことから、ギリシア神話の夢の神モルフェウス（Morpheus）にちなんでモルヒネと名づけた。1853年に皮下注射針が発明されたのにともなって、モルヒネは鎮痛薬として広く医師に使用されるようになった。

◆

　麻薬であるモルヒネは、痛みや不安を緩和する一方、精神能力や身体能力も低下させる。モルヒネには、空腹感や性欲を減弱させる、咳反射を抑える、女性の月経周期を遅らせるなどの作用があり、がんや鎮痛薬が効かない他の疾患によってひき起こされる痛みの治療においては有用である。また、鎮静効果もあることから、外傷性ショック、内出血、鬱血性心不全などからからだを守ることができる。

　最初にモルヒネが導入された頃は、誤ってアヘンやアルコール中毒を治療するために使われていた。というのも、他の薬物依存にくらべて、モルヒネ中毒の有害作用はそれほど強くないと医師たちが考えていたからだ。モルヒネは、医療における万能薬として、ただちにアヘンに取って代わった。19世紀末、モルヒネは快楽を得るための市販薬として、薬局でだれでも簡単に購入することができた。

　しかし他の麻薬と同様に、モルヒネはきわめて依存性が高い薬である。多幸感をもたらす一方で、すぐに強い欲求や耐性が生じるため、同じような多幸感を得たいがために、次から次へと、より高用量のモルヒネを欲しがるようになるのだ。身体的および精神的依存もしばしばみられる。モルヒネの使用を中止すると、吐き気、悪寒、発汗、さらには脳卒中や心臓麻痺を起こすことさえある。自身で薬剤から離脱するのは危険をともなうことがあるのだ。

　専門家は、モルヒネをやめ、そして二度と手を出さないようにするには、薬物更生センターに入院することが最善であると口を揃える。治療中は、離脱症状を抑制するために使用される他の薬剤（たとえばメタドン）に対する依存が生じることもある。しかし、違法薬物に依存するよりも、医学的な管理のもとで薬剤を使用するほうが望ましいというものだ。また、そうすることによって薬物依存から完全に離脱できることもある。

　今日では、モルヒネは厳重に規制されており、毎年、1,000トンあまりのモルヒネがケシから抽出されている。モルヒネは、違法薬物であるヘロインや処方箋が必要な鎮痛薬、たとえばメチルモルヒネ（コデイン）に変換することができる。

豆 知 識

1. アメリカ南北戦争のあいだ、負傷兵を治療するために多くのモルヒネが使われたため、40万人もの退役軍人がモルヒネ中毒になった。そのような病気は、軍人病として知られるようになった。
2. 世界中で100万人以上の人たちが、麻薬中毒を治療するためにメタドンを用いた医療管理プログラムを受けていると推定されている。
3. からだに対するモルヒネの影響はきわめて強いので、妊娠中にモルヒネを用いた母親の赤ちゃんは、生まれてから離脱症状に見舞われることがある。

第1週 第4日（木）

4 こころ 自律神経系

　私たちのからだの主要な臓器や筋肉は、自律神経系によって調節されている。たいていの場合、自律神経系は無意識のうちに機能している。たとえば、環境の変化に応じて、血管を収縮させたり、心拍数を増加させたりする。自律神経系は、意識的にやろうとしなくても、つまり、普段、私たちが知らないうちに作用しているのだ。

◆

　自律神経系は、皮膚や眼、心臓、肺、胃の筋肉を調節している。また、腸、唾液腺、インスリンの分泌、排尿機能、あるいは性的興奮なども統御している。自律神経系の大きな目的は、からだのホメオスタシス（恒常性）を維持することである。つまり、交感神経系と副交感神経系という2つの主要な神経系によって、からだの中の適切なバランスを保っているのである。

　危険を感じたときや緊急のとき、交感神経系は闘争・逃避反応を起こすはたらきをもっている。脅威に直面すると、それが身体的なものであれ感情的なものであれ、脳が反応して私たちのからだを危険から守るのだ。血管は収縮して血流を消化管や皮膚から他の部位へ移動させ、瞳孔は散大してより多くの光を眼の中に取り込む。また、肺は拡張し、より多くの酸素交換ができるようになる。

　逆に、副交感神経系は、リラックスしているときに、交感神経系とは反対の機能をみせる。副交感神経系がはたらいているとき、私たちは気持ちよく休み、安心して食物を消化することができる。消化管に多くの血液が流れ込んでくるおかげで、より多くの栄養を吸収することができるのである。また、副交感神経系は男性の勃起にもかかわっている。

　自律神経障害になると、勃起障害、過度の眩暈、尿失禁、無汗症などが起こる。これらの疾患は、加齢にともなって起きることもあるが、糖尿病などの疾患によってもひき起こされたりする。そのような場合、根本的な医学上の問題を治療することによって、障害が軽減されることがある。軽減されない場合は、自律神経障害の症状を治療するための各種薬剤を利用することができる。

豆 知 識

1. 訓練によって、自律神経系の機能をコントロールすることができるようになった人たちがいる。たとえば、瞑想や生体自己制御法【訳注／自己制御できない生理活動をセンサーなどで測定して知覚可能な情報として生体に伝達し、自覚させ、それらの自己制御を可能にする技術や技法】などによって、心拍や血圧をコントロールできるという。
2. 自律神経系は、下部脳幹の延髄にある神経細胞によって構成されている。中枢神経系が脳幹より上部において傷害を受けた場合は、心血管機能や消化機能、呼吸機能など無意識の運動機能は継続する。したがって、植物状態ではあるかもしれないが、生命は維持することができる。
3. 自律神経系の一部が無意識のうちに機能しなくなると、発汗の減少、尿閉、便秘、勃起障害などが起こることがある。

第1週 第5日（金）

5 性徴と生殖 | 卵子

　卵子（または卵）は、わずか針の頭ほどの大きさしかないが、人間のからだのすべてにおいて、肉眼で見ることができる唯一の細胞である。女児は、生まれたとき2つの卵巣におよそ200万個の未成熟な卵子をもっている。しかし、その数は思春期に達するまでに四分の一以下になる。それらの卵子のうち、女性の生殖年齢（およそ12歳から50歳まで）のあいだに放出されるのは、わずか300〜400個だけである。

◆

　それぞれの未成熟卵子は、何年ものあいだ卵巣の中で休眠状態にあり、液体に満たされた内腔（卵胞）に存在する。およそ1か月に1回、月経周期の排卵期に、わずかな数の卵胞が休眠状態から目覚めて、完全に形成された卵子へと成熟を始める。この過程において、大型の細胞（卵子）が形成される。卵子の核内には、23本の染色体が収納されている。この本数は、ヒトのDNAを構成する染色体数の半分である。

　DNAとは、個人それぞれの遺伝子の設計図だ。核のまわりには細胞質があり、細胞質はさらに透明帯（ラテン語で zona pellucida）とよばれる膜によって囲まれている。精子が卵子を受精させるためには、この透明帯を通り抜けなければならない。通常、1回の月経周期では、大きく成長した卵子が1個だけ放出される。

　排卵過程において卵子が放出されるとき、この貴重な細胞は3層の保護物質によって覆われている。最も内側の層は薄い細胞膜であり、細胞膜は2番目の層である透明帯によって覆われている。透明帯は、顕微鏡を使わないと見ることができない。最外層には、複数の細胞から成る放線冠（ラテン語で corona radiata）がある。卵子は卵巣から左右の卵管のどちらかに放出された後、およそ3日間は生存しつづけ、その後、機能を失い始める。したがって、一般的に、精子は約72時間にわたって卵子を受精させることができる。

豆 知 識

1. 「卵子」の英語 "ovum"（複数形は "ova"）という用語は、ラテン語で「卵」の意味である。
2. 卵子は、左右の卵巣のどちらかからランダムに放出される。左右の卵巣が毎月交互に卵子を放出するわけではない。
3. ヒトの精子は、女性の生殖器官の中で7日間まで生存することができる。

第1週 第6日（土）

6 ライフスタイルと予防医学　｜　タンパク質

　タンパク質は、骨や筋肉、皮膚をつくり、維持するために欠かせない栄養素である。私たちは、肉、乳製品、ナッツ、穀類、あるいは豆などの食物からタンパク質を摂取している。

◆

　私たちが肉などの動物性食品から摂取するタンパク質は完全である。「完全である」というのは、私たちのからだが合成することのできないすべてのアミノ酸を含んでいるということである。植物性のタンパク質は不完全である。なぜなら、私たちのからだが必要とするすべてのアミノ酸を含んでいないからである。したがって、必要なアミノ酸すべてを摂取するためには、複数の植物性タンパク質を組み合わせなければならない。

　平均的な成人は、1日に50〜65グラムのタンパク質を必要とする。この量は約110グラムの肉とカップ1杯のカッテージチーズを食べるのに相当する。適切な食事をしている人たちはたいてい、十分な量のタンパク質を摂取している。必要なアミノ酸すべてを確実に摂取するためにも、バラエティ豊かな食物を食べるとよい。

　タンパク質を選ぶときは、脂身や全脂乳製品に含まれる飽和脂肪を避けるようにするとよい。1週間あたりの赤身肉の摂取量を約500グラム以下に制限するように努め、加工肉の摂取は完全にやめるべきである。加工肉は、がんの高いリスクと関連があるからだ。豆、魚、鶏肉は、高タンパクで、より健康的な選択肢といえる。大豆や豆腐は週に2〜4回くらい適度に食べるとよい。

　バランスのとれた炭水化物とタンパク質を食べるのが理想的である。加工度の高い炭水化物の量を減らし、タンパク質の摂取量を増加させることによって、血中のトリグリセリドやHDLコレステロール濃度が改善される。すなわち、心臓発作、脳卒中、あるいはその他の循環器疾患のリスクを低下させることができるのである。

| 豆 知 識 |

1. 約170グラムのステーキには、およそ38グラムのタンパク質と44グラムの脂肪が含まれる。44グラムの脂肪のうち16グラムは飽和脂肪である。つまり、それだけで、飽和脂肪の1日当たりの推奨摂取量のおよそ75パーセントになる。
2. 約170グラムのサケ肉には、34グラムのタンパク質と18グラムの脂肪が含まれる。18グラムの脂肪のうち4グラムは飽和脂肪である。その値は、飽和脂肪の1日当たりの推奨総摂取量のわずか18パーセントにすぎない。
3. カップ1杯のレンズ豆には、18グラムのタンパク質と1グラム以下の脂肪が含まれる。

第1週 第7日（日）

7 医学の歴史 ｜ マリ・キュリーとラジウム

　ラジウムの発見は医学を永遠に変えた。Ｘ線、がんの放射線治療、原子に関する私たちの全般的理解は、すべてマリ・キュリーにさかのぼることができる。キュリーは、その人生を神秘的な元素の理解のために捧げたのだ。

◆

　マリ・キュリー（旧姓マリア・スクウォドフスカ）（1867〜1934）はポーランドに生まれ、その後パリに移り、ソルボンヌ研究所で数学と物理学を学んだ。そこで、マリは将来夫となるピエール・キュリー（1859〜1906）と出会い、実験室をともにすることになった。1897年、マリ・キュリーは、フランスの科学者アンリ・ベクレル（1852〜1908）が少し前に報告していた、ウラン化合物から放出される自然放射に関する研究を開始した。マリとピエールは共同してピッチブレンドという鉱物が同じような放射活性をもっていることを発見し、マリはその活性を「放射能」とよんだ。また、ピッチブレンドの中から放射能をもつ化学成分を分離し、それまで知られていなかった2つの元素を発見したのだった。それがマリの祖国ポーランドにちなんで名づけたポロニウムとラジウムである。

　このときまでは、原子が物質のなかで最も小さな粒子であると考えられていた。しかし、キュリー夫妻が観察した放射線によって、原子は実際にはもっと小さな成分に分けられることが示唆されたのであった。このようにして、まったく新しい物理学の分野への扉が開かれたのだ。キュリー夫妻は、ベクレルとともに、1903年にノーベル物理学賞を授与された。

　しかし、キュリー夫妻はともに不可解な病気に苛まれるようになり、2年間にわたって、ノーベル賞を受け取ることができなかった。疲れやすくなり、指の皮膚はいつもひび割れており、たえず吐き気を催していたのだった。ふたりは知らなかった、というよりおそらく認めたくなかったのだろうが、彼らの健康は実験室の試料から発せられる放射線によって蝕まれていたのだ。1906年、ピエールは通りを渡っているときに馬車にひかれて亡くなった。マリは、ふたりの小さな娘とともに残された。マリはピエールの跡を継いで教授となり、ソルボンヌ大学で教鞭をとった初の女性となった。1911年には、2度目のノーベル賞を授与された。第一次世界大戦中はフランス軍に志願し、前線で使用することができる携帯用のＸ線装置をつくった。また、マリは負傷兵のからだの中の病原体を殺滅するためにラジウムを配布した（ラジウムの有毒な副作用は、1930年代になってようやく認識されるようになった。その時点においては、コバルト‐60といった、より安全な代替物質が開発されていた）。その後、マリはヨーロッパやアメリカ各地を旅して、なみはずれた著名人になっていった。マリ・キュリーは、再生不良性貧血のために66歳で亡くなった。おそらく長期にわたる放射線暴露のためだろう。

豆 知 識

1. マリの娘イレーヌ・ジョリオ＝キュリー（1897〜1956）とその夫は、長年にわたって、ラジウム研究所の運営に携わっていた。ふたりとも原子核研究を発展させたことでノーベル化学賞を授与された。ラジウム研究所は、現在は、キュリー研究所に名称を変更している。
2. 放射能の測定単位「キュリー」は、マリ・キュリーの名前にちなんで付けられた。
3. 1921年、アメリカ大統領ウォレン・G・ハーディング（1865〜1923）は、マリ・キュリーの科学に対する貢献を認めて、全米の女性を代表して、1グラムのラジウムを彼女に贈呈した。1929年、ハーバート・フーヴァー大統領（1874〜1964）は、マリ・キュリーの故郷ワルシャワにある彼女の研究室で使うためのラジウムの購入資金として、全米科学の友（American friends of science）からの寄付金5万ドルを贈呈した。

13

第2週 第1日(月)

8 子ども | 未熟児

平均的な妊娠期間は9か月（40週間）である。しかし、将来母親になる人のうち8人にひとりは、少なくとも予定日の3週間前に赤ちゃんを出産する。これを未熟児出産あるいは早産とよぶ。

◆

そのように生まれた未熟な赤ちゃんは、子宮の中で発育する期間が短いので、医学的な問題や発育上の問題に関するリスクがより高くなる。事実、未熟児出産は、新生児における死亡の主要な原因になっている。

たとえば、脳内出血や呼吸困難などのような危険な状態が起こることがある。場合によっては、新生児集中治療室で特別な処置が必要になる新生児もいる。皮膚が未熟なために自律神経系による体温調節が十分に発達しておらず、からだの脂肪もないので保育器（密閉されたプラスチック製の装置）の中に入れられて、体温調節がおこなわれる。

未熟児出産の約40パーセントは、その原因がわからない。ただ科学者たちはいくつかの原因を見出してはいる。たとえば早産は子宮内の細菌感染や母親の体内の炎症によってひき起こされることがある。母親の体内の炎症は、性感染症あるいは全身性の感染症のいずれによってもひき起こされる。

また身体的ストレスや精神的ストレスも原因になると考えられている。ストレスホルモンは他のホルモンの放出を刺激し、そのホルモンが子宮収縮や早産の引き金になるからである。その他、不全頸管、羊膜嚢破裂、子癇前症（妊娠後期に起こる重篤な合併症）、子宮出血の原因となる傷害や疾患、解剖学的異常による子宮の過伸張、羊水過多、あるいは多胎妊娠（双子あるいは三つ子以上の赤ちゃんを妊娠すること）も子宮収縮の原因になることがある。

早期陣痛が始まってしまったら、医師は胎児をできるだけお腹の中にいられるようにするだろう。そうすれば胎児はもっと時間をかけて発育できるし、ステロイドを投与して胎児の肺を成熟させることもできる。子宮が収縮していないにもかかわらず子宮頸管が拡張している女性に対しては、子宮頸管を糸で縛る頸管縫縮術を施すかもしれない。早期子宮収縮が認められる女性には、収縮を止めたり和らげたりする薬を投与することもある。生まれた赤ちゃんが補助なしで呼吸をし、体温が安定し、母乳または哺乳瓶からミルクを飲み、そして体重が着実に増加するようになれば退院となる。

┌─ 豆 知 識 ─┐

1. 最も低い体重で生まれ、かつ生存している赤ちゃんのひとりルマイザ・ラーマンは、2004年に予定日より14週間早く生まれた。体重は240グラムほどであった。
2. アメリカにおける未熟児出産の件数は、過去3年間において36パーセント増加した。

第2週 第2日(火)

9 病気 | 白血球

　もし白血球がなければ、私たちは病気に対して無防備になることだろう。白血球は、免疫系において重要な役割を果たしており、たえず私たちのからだの中に侵入してくるウイルス、細菌、毒素、その他の外来生物を撃退する。

◆

　白血球は、まるで巡回警備員のように血流の中を浮遊しながら、防御を必要とする組織領域からの化学的メッセージを待ち構えている。そして化学的メッセージを受け取ると、血管壁を通り抜けて、有害な生物を破壊する。大部分の白血球の寿命は、わずか数日である。

　白血球は寿命が短いので、私たちのからだは、毎日、約1,000億個もの白血球をつくり出している。白血球は、骨髄とよばれる、骨の内部のやわらかい組織で成長し、主要な5つのタイプの細胞のいずれかへと分化する。これら5つのタイプの白血球はそれぞれ、大きさ、かたち、機能が異なる。

　たとえば、好塩基球は感染部位を示すマーカー（標識）を分泌する。他方、好酸球、リンパ球、好中球は、侵入してきた寄生虫や細菌、カビ、ウイルスを攻撃する。単球は、からだの清掃係としての役割をもち、細菌や死んだ細胞、傷害を受けた細胞を貪食する。

　医学分野では、病気の検出、あるいは病気からの回復を調べるために、白血球の数を測定する。標準的な科学的測定単位は、血液1マイクロリットル中の細胞数で表される。健康な成人は、血液1マイクロリットル中に4,500～10,000個の白血球がある。白血球数の低下をともなう白血球減少症は、骨髄障害によってひき起こされることが多く、感染のリスクが高まる。白血球数が増加する白血球増加症は、からだが感染と闘っている結果であることが多い。

　しかし、常に高い白血球数が認められる場合は、アレルギー、関節炎、あるいは血液のがんである白血病など、免疫系になにかしらの問題が潜んでいる可能性があると考えられる。

| 豆 知 識 |

1. 「白血球」の英語 "leukocyte" は、古代ギリシア語の "leukos"（白い）および "cytes"（細胞）に由来する。
2. 白血球は、私たちの血液のわずか1パーセントくらいを占めるにすぎない。血液の大部分は、赤血球と血漿から成る。
3. フランスの病理学者でありパリ大学教授でもあったガブリエル・アンドラル（1797～1876）と英国の医師ウィリアム・アディソン（1802頃～1881）は、それぞれ別々に、白血球についての論文を初めて報告した。それは、赤血球が発見されてから200年以上も後の1843年のことだった。

第2週 第3日(水)

10 薬と代替療法 | セファロスポリン

　セファロスポリンは1950年代に発見された、ペニシリンに関連した抗生物質の一種である。ペニシリンと同様にセファロスポリンもカビに由来するが、セファロスポリンの場合は *Cephalosporium acremonium*【訳注／カビの学名】からつくられる。最初に発見されたセファロスポリンにもとづいて、科学者たちは、髄膜炎から淋病に至るさまざまな病気を治療するために、類似の抗生物質を数多くつくり出してきた。

　セファロスポリンとペニシリンはともにβ-ラクタム系抗生物質であり、その分子構造には、3個の炭素原子と1個の窒素原子から成るβ-ラクタム環を含む。これらの抗生物質には細菌を殺滅する殺菌作用があり、細菌が細胞壁をつくるのに必要なポリマー（ペプチドグリカン）を破壊することによって作用を発揮する。

　セファロスポリンとペニシリンは似ているので、セファロスポリンはペニシリンに対して耐性のある感染症に罹患している患者によく処方される。セファロスポリンには多くの効能があり、耳、鼻、咽喉、皮膚、副鼻腔の炎症や肺炎、ブドウ球菌感染、気管支炎などの治療に使われる。薬の形態は、処方用量の錠剤、カプセル剤、液剤、ならびに注射剤がある。

　第一世代（および、より新しい第四世代）のセファロスポリンは、中等度ないし広域のスペクトル【訳注／ある薬剤が有効性を示す微生物（おもに細菌の種類）の範囲】を有する抗生物質であり、一般的に、多くの異なるタイプの病気に対して有効である。細胞壁にたくさんのペプチドグリカンをもつグラム陽性細菌は、ペプチドグリカン層が薄いグラム陰性細菌の多くと同様に、セファロスポリンによく反応する。グラム陽性細菌とは、グラム染色とよばれる方法によって色素で染めたときに紺青色または暗紫色に染まる細菌のことをいう。

　第一世代のセファロスポリンに耐性のある細菌のために、第二世代や第三世代のセファロスポリンが開発された。セファロスポリンに対するアレルギー反応としては、息切れ、動悸、皮膚炎や蕁麻疹、胃痙攣や胃痛、発熱、下痢、異常出血や痣などの症状がある。

　　　　　　　　　　　　　　　　 豆 知 識

1. 多くのセファロスポリン誘導体は、脳脊髄液の中に浸透することができるので、髄膜炎の治療に効果的である。
2. 1975年以前に命名されたセファロスポリン剤は、cephalexinのように名前にphを含むが、それ以降に命名されたセファロスポリン剤は、cefadroxilのようにfで綴られる。
3. 新たに開発されたceftobiproleとよばれるセファロスポリン剤は、第五世代セファロスポリンとよばれている。

第2週 第4日(木)

11 こころ｜脳室

　脳脊髄液とよばれる脳内の透明な液体は、中枢神経系の重要な構成要素である。脳脊髄液は、栄養素を運び、老廃物を取り去り、そして脆い脳組織に対するショックを吸収する層としての役割を果たしている。このさまざまなはたらきをもった物質は、脳室という、頭蓋骨の内部の奥深くにある4つの中空の室の中でおもにつくられて蓄えられる。

◆

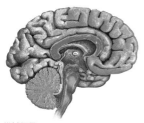

脳室側面図

　4つの脳室は、それぞれが互いにつながっており、管システムを通じて脊髄の中心柱を囲んでいる。これらのネットワークがまとまって、脳室系として知られている構造を形成している。

　上述した役割に加えて、脳脊髄液は脳に浮力を与える。簡単にいうと、液体で囲まれた頭蓋骨の中で脳を「浮かばせて」いるのである。このようにして、重さ約1,300グラムの脳が脊椎にかける圧力を軽減し、そして脳が骨質の頭蓋骨や脊椎によって圧迫されるのを防いでいる。

　それぞれの脳室は、多少異なる役割を果たす。左右の脳室は、大脳内の前部に位置しており、ここで脳脊髄液の70パーセントがつくられる。間脳にある第三脳室においても脳脊髄液がつくられ、脳の他の部位に供給される。脳の後部にある第四脳室には隙間があり、そこから脳脊髄液が脳を囲む空間と脊髄の中に流入する。

　私たちの血流が速すぎても遅すぎてもよくないのと同様に、脳脊髄液の圧（髄液圧）も高すぎても低すぎてもよくない。髄液圧を正常レベル（100〜150 mmH$_2$O【訳注／高さ100〜150 mmの水柱が与える圧力】）に保つために、脳脊髄液は脳室でつくられる速度とほぼ同じ速さで、くも膜絨毛とよばれる構造を通して、血液の中に還流していく。

　しかし、なんらかの原因によって脳脊髄液の循環と吸収が妨げられると、脳脊髄液が脳内に滞留し、脳室は拡張して周囲の組織を圧迫する。このような状態は、脳水腫とよばれる。

豆知識

1. 脳脊髄液には、一般的に、豊富な量の塩、糖、脂質が含まれているが、タンパク質の量は少ない。腰椎穿刺または脊椎穿刺によって採取された脳脊髄液サンプルの中に大量のタンパク質が検出されたときは、血液脳関門が適切に機能していない可能性を示している。
2. 第三脳室によって、視床は左右対称の半分ずつに分けられる。
3. 私たちのからだの中にある脳脊髄液の全容積は、常時、125〜150ミリリットルである。

第2週 第5日（金）

12 性徴と生殖 | 精子

　医学が出現して以来「いったい精子とはなんなのか」という疑問に対して、たくさんの突飛な理論が提唱されてきた。古代ギリシア人たちは、精液は、その一部が脳液からできているきわめて重要な生命力であると信じていた。他方、17世紀の科学者たちは、それぞれの精子のなかには「小人」が入っていると考えていた。今日では、雄性の生殖細胞が上記のいずれでもないことがわかっている。精子は長さ約0.05ミリメートルと、からだの中で最も小さな細胞であり、弾丸または卵のような形をした頭部の中に細胞核を収め、鞭毛とよばれる鞭のような尾部をもつ。

◆

　男性の精巣では、毎日、約3〜4億個の精子が成熟する。テストステロンなどの男性ホルモンが絶えず流れてくることによって精子の産生が始動すると、72日間以上かけて成熟する。この精子形成の過程において、雄性生殖細胞は、ヒトがもつ全染色体の半数にあたる23本の染色体を1個の核の中に詰め込んでいる（残り半数の染色体は女性の卵子が提供する。しかし、X染色体またはY染色体のいずれかをもつのは精子なので、子どもの性別を決めるのは精子である【訳注／卵子は、X染色体1本のみをもつ】）。

　精子の頭部は、尖体もしくは先体とよばれる帽子状の構造に囲まれていて、精子が卵子の中に進入するのを助ける特別な化学物質が含まれている。精子が完全に形成されると、左右の精巣と陰茎をつなぐ2本の輸精管である精管（ラテン語で vasa deferentia［単数形は vas deferens］）の中に蓄えられる。また精子は、前立腺のそばにある精嚢の中にも蓄えられる。

　射精のときには、これらの生殖器の筋肉によって、何億もの精子が、前立腺から分泌される精液とともに勢いよく尿道を通って陰茎に押し出される。精子はそれから鞭毛の力で女性生殖器の中へと進み、卵子を探して受精させる。放出された精子は、最長7日間生存することができる。

｜ 豆 知 識 ｜

1. ザリガニ、ヤスデ、ダニ、およびミミズの精子には尾部の鞭毛がない。
2. 数か月あるいは数年ものあいだ凍結されていた精子は、解凍した後でも、効果的に卵子を受精させることができる。
3. 1ミリリットルの精液には、平均、5千万個から2億個もの精子細胞が含まれている。

第2週 第6日（土）

13 ライフスタイルと予防医学 ｜ アミノ酸

　アミノ酸は、結合してタンパク質を構成する基本単位である。タンパク質を含む食品を食べると、胃や腸の中の消化液がタンパク質をアミノ酸に分解する。私たちのからだは、そのようなアミノ酸を使って、筋肉、骨、血液、あるいは臓器を形成するのに必要な特定のタンパク質をつくり上げる。

◆

　タンパク質は、たくさんの異なるアミノ酸からつくられているが、私たちの健康に欠かせないアミノ酸は22種類ある。そのうち、13種類のアミノ酸は非必須アミノ酸とよばれるものであり、通常のタンパク分解によって体内で合成することができる。

　その他の9種類のアミノ酸は必須アミノ酸とよばれるものであり、正しい食物を食べることによってのみ摂取することができる。必須アミノ酸は、肉、ミルク、チーズ、卵、野菜、ナッツ、および穀物のタンパク質に含まれている。しかし、動物性タンパク質（肉、乳製品、卵）のみがこれら9種類の必須アミノ酸すべてを含んでいる。植物性タンパク質のほとんどは、1種類または2種類以上の必須アミノ酸を欠いているので、不完全である。

　すべての必須アミノ酸を確実に摂取するためには、さまざまな食品由来のタンパク質を十分に食べることが重要である。成人は1日当たり約60グラムのタンパク質が必要で、子どもは体重約0.45キログラムにつき、1日当たり約0.5グラムのタンパク質が必要だ。私たちのからだは、余分なアミノ酸を蓄えて、後で利用することはできない。したがって、健康状態を最善に保つためには、毎日、すべてのアミノ酸を含む食品を食べなければならないのである。

　9種類の必須アミノ酸とは、ヒスチジン、イソロイシン、ロイシン、リジン、メチオニン、フェニルアラニン、スレオニン、トリプトファン、およびバリンである。非必須アミノ酸には、アスパラギン酸、グルタミン酸、グリシン、その他10種類のアミノ酸が含まれる。

豆 知 識

1. 動物性タンパク質を食べることに加えて、菜食主義者が食べるような食品、たとえば、ピーナッツバターと全粒粉パン、あるいは赤インゲン豆と米などの組み合わせによっても、すべての必須アミノ酸を摂取することができる。
2. アミノ酸は、アミノ基（-NH₂）およびカルボキシル基（-COOH）の両方をもつ分子である。
3. タンパク質は、アミノ酸が長いひものようにつながった構造をしているので、アミノ酸のビーズでできたネックレスといわれる。

19

第2週 第7日（日）

14 医学の歴史 │ ヒポクラテス

　おそらく、医学を知っている者はだれでも、ヒポクラテスの誓いについて聞いたことがあるだろう。ヒポクラテスの誓いとは、患者の健康のために医師が常に最善を尽くすことを誓約するものである。しかし、この誓いに付けられた名前の人物については、あまりよく知らないのではないだろうか。古代ギリシアの医師ヒポクラテスは、古くから、近代医学の父と見なされている。

◆

　ヒポクラテスは、およそ紀元前460年から紀元前377年のあいだにコス島に住んでいた。存命中より著名な医師や教師として知られていたが、これほど有名になったのは、死後100年ほどが経ってからのことであった。エジプトのアレクサンドリア博物館が、当時、医学文書を収集しており、それが『ヒポクラテス全集』（ヒポクラテスの論文集）として知られるようになった。

　とはいえ、すべての論文をヒポクラテスが実際に書いたわけではなく、何人かの弟子や信奉者たちによって編纂されたのではないかと考えられている。しかし、壮大な歴史の理論体系のなかにおいては、そのようなささいなことは重要ではなかった。この全集によって、ヒポクラテスは模範的な医師として知名度を上げたのだった。

　ヒポクラテスの論文は、簡潔かつ直接的であること、ならびに医学の実際的な問題について強調していることで知られている。『ヒポクラテス全集』には、折れた骨の固定、創傷の治療、診断法など広範囲にわたる基本的な処置が記載されており、医学がそれ自体で独立した専門的職業であり、哲学や魔術とは一線を画した科学の一分野であることも明確に示した。最も有名な文書であるヒポクラテスの誓いは、おもに医学の倫理的諸問題を扱っている。その他、古代ギリシアの歴史に関する有名な物語「使節団」（"The Embassy"）も含まれている。これらの文書には事実とフィクションが交ざっており、さらに文書のなかにはヒポクラテス自身が書いたものではないものも含まれていると考えられている。それでも『ヒポクラテス全集』は、ヒポクラテスの死後につくり出された伝承の根幹を成している。

　ヒポクラテスは、病気が超自然的な力や神の力によってひき起こされるという迷信を否定した最初の医師であると考えられている。ヒポクラテスが書いたとされる文書の影響を受けて、ヘレニズム期には外科学や薬学、解剖学が発展していった。その後の数世紀にわたって、他の医師たちや医学学派がもてはやされたり、あるいはすたれたりしていったが、ヒポクラテスの論文に示された簡潔な理論は、現代にいたるまで医師たちを鼓舞しつづけているのである。

―――――――――
　　│ 豆 知 識 │
―――――――――

1. 今日、大部分の医学校において、ヒポクラテスの誓いがなんらかの形で取り入れられている。しかし、もはや原文をそのまま利用する医学校はほとんどない。なぜなら、原文では、外科処置、妊娠中絶、あるいは安楽死処置が禁止されているからである。
2. 科学者やエンジニアも、医師ヒポクラテスの誓いと同様の倫理綱領を誓約すべきであるということが提案されてきた。
3. ヒポクラテスは、ばち状指（ヒポクラテスの指ともよばれる）【訳注／手足の指先が太鼓のばち状に肥大して、爪の付け根の角度に異常が生じる】、慢性肺疾患の特徴的な症状、肺がん、およびチアノーゼ性の心疾患について記述した最初の人物であるとされている。

第3週 第1日(月)

15 子ども | 新生児呼吸窮迫症候群

　分娩室の医師や看護師にとって、新生児の産声は喜ばしい音である。新生児の肺が丈夫で健康だというしるしだからだ。おそらく、その新生児は呼吸窮迫症候群を発症するおそれはないだろう。かつては、呼吸窮迫症候群は早産児の死亡原因の第一位であった。呼吸窮迫症候群は呼吸障害であり、新生児は肺胞が開いた状態を保てない。その結果、呼吸をすることができなくなるのである。

◆

　早産児は、とくに、呼吸窮迫症候群のリスクがある。なぜなら、サーファクタントとよばれる物質は、胎児の発育の最後の3か月になって初めて肺の中でつくられるからである。サーファクタントは一種のタンパク質であり、呼吸器上皮の細胞から分泌され、肺を覆っている液体の表面張力を低下させる。サーファクタントがないと水分子が互いに凝集し、肺が硬くなって、肺胞が壊れてしまう。呼吸窮迫症候群の症状には、皮膚や粘膜の蒼白、浅速呼吸、呻吟【訳注／呼気時に出現するうなり声】、速い心拍などがある。

　1950年代にサーファクタントが発見されるまでは、アメリカでは、毎年1万人もの赤ちゃんが呼吸窮迫症候群によって命を奪われていた。さいわいなことに、今日では、早期分娩に入り始めた女性にはベタメタゾンやデキサメタゾンなどのステロイドを注射することができる。これらの薬は胎盤を通って胎児の中に入り、サーファクタントの産生を促進させる。

　また、呼吸窮迫症候群を発症している早産児には、酸素フード、管、その他の方法によって酸素補給処置をおこなうこともできる。天然または人工のサーファクタントを投与して、呼吸補助をおこなうことも可能だ。このような医療の発達によって、呼吸窮迫症候群に関連して死亡する赤ちゃんの数は、1年に1,000人くらいまでに減少した。

豆 知 識

1. 呼吸窮迫症候群は、肺硝子膜症ともよばれる。
2. 早産が主要な原因であるものの、呼吸窮迫症候群の他のリスクファクター（危険因子）として、妊娠性糖尿病、帝王切開、多胎妊娠（双子あるいは三つ子以上の赤ちゃん）などがある。

第3週 第2日(火)

16 病気 | 病原体

　一般の人たちが「病原体」と聞くと、ふつう最初に思い浮かべるのは、かぜを起こす微生物だろう。たしかに、細菌やウイルス、カビ、原虫は私たちに病気をひき起こす。しかし一方で、微生物のなかには、私たちを健康に保っているものがあることも事実である。

◆

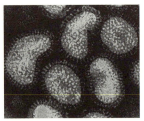

インフルエンザウイルス

　細菌はきわめて小さな単細胞生物であり、棒状、球状、あるいはらせん状の形をしている。細菌は自力で増殖して子孫をつくることができるが、栄養は周囲の環境から集める。場合によっては人間のからだから栄養を摂取することもある。細菌による感染には、レンサ球菌性咽頭炎、虫歯、肺炎などがある。その一方で、腸に住み着いて食物の消化を助ける、からだによい細菌（善玉菌）もある。

　病原体の類いにはウイルスもある。ウイルスは、遺伝物質を含む小さなカプセルのようなもので、細菌とは異なり、増殖するために宿主を必要とする。インフルエンザやかぜを起こすウイルスは、私たちのからだの中に侵入すると、宿主となる細胞をハイジャックして、その細胞の中で増殖する。

　いくつかの真菌も、少し大きいが単細胞生物である。その他、カビ、酵母、キノコなどは空中や水中、土中、または私たちのからだの中に住んでいる。カビは、パンやヨーグルト、ある種のチーズなど食品をつくるために重要である。ただし種類によっては、酵母感染症やおむつかぶれをひき起こすものもある。

　病原体の種類のなかで残る大きなカテゴリーは原虫である。原虫は単細胞の動物であり、湿ったところで増殖し、水を介して病気を広げることがある。その他いくつかのカテゴリーの中間に位置する病原体もある。たとえば、マイコプラズマやリケッチアなどであり、これらの病原体も病気を起こす。

　このように非常に多種多様な病原体が存在するので、医師は、血液サンプルや尿サンプルを調べて、どのようなタイプの病原体が病気の原因になっているのかを特定し、その結果にもとづいて病気の治療をおこなう。病原体は、数日間にわたって表面で生存することができるので、感染を防ぐための最も効果的な方法は頻繁に手を洗うことである。とくに、トイレを利用した後は、かならず手を洗うとよい。

豆知識

1. 1,000個の細菌を一列に並べると、鉛筆の端に付いている消しゴムの端から端までの長さになる。
2. 抗生物質のペニシリンは、カビに由来する。
3. 1993年、ミルウォーキーの水道システムにある種の原虫【訳注／クリプトスポリジウムというヒトを含む脊椎動物の消化管などに寄生する原虫】が侵入し、最終的に、およそ40万人の人々に病気をひき起こした。

第3週 第3日(水)

17 薬と代替療法 | アスピリン

　紀元前5世紀頃、古代ギリシアの医師ヒポクラテス（紀元前460年頃～紀元前377年頃）は、驚くべき効力のある粉末について記述した。その粉末は、筋肉や関節の痛みを軽減し、頭痛を治し、そして熱を下げたのである。当時、柳の樹皮から抽出されていたこの苦い物質に、今日サリシンとして知られている化合物が含まれていることを科学者たちが発見したのはそれから数百年後のことだった。サリシンは、からだの中でサリチル酸に変換されるのだが、これが現代のアスピリンの基盤となった。アスピリンは、その製造業者のひとつに「驚くほどよく効く特効薬」と謳われるようになった。

◆

　精製されたサリチル酸は、たしかに効果的に鎮痛作用や解熱作用を発揮するものの、胃の調子を悪くし、消化管出血をひき起こすこともある。1800年代の末に、ドイツの化学者フェリックス・ホフマン（1868～1946）は、胃の苦痛をひき起こすことなく、父親の関節炎を抑えることができる新たな化合物を見つけようと試みた。バイエル社で働きながら、ホフマンはアセチルサリチル酸をつくり出した。アセチルサリチル酸は、サリチル酸を化学修飾した化合物であり、サリチル酸と同様の作用をもちながら、胃にはずっとやさしい化合物であった。1899年には、バイエル社は、この新薬をアスピリンとして市販し始めた。

　今日、アメリカでは、1年間に約800億錠のアスピリンが飲まれている。アスピリンは、頭痛、生理痛、かぜにともなう痛み、歯痛、筋肉痛などを軽減するために使われている。また、免疫系がからだの一部を攻撃する疾患である紅斑性狼瘡やリウマチ疾患における痛みを軽減するためにも使われている。アスピリンには血栓ができるのを防ぐはたらきがあるので、現在では、心臓発作や脳卒中を起こした人たちの多くが、再発防止のために毎日低用量のアスピリンを服用している。またアスピリンには解熱作用もあるが、これはおそらく、体温を調節している脳の視床下部への作用によるものであると考えられる。

　アスピリンは、シクロオキシゲナーゼ-2（COX-2）という酵素に結合し、痛みや腫れ、血栓の形成をひき起こす化学物質プロスタグランジンの産生を阻害することによって作用を発揮する。COX-2は、損傷や疾病によって傷害を受けた組織に多くみられる。しかしアスピリンは、似たような酵素であるCOX-1も阻害する。COX-1には胃粘膜の保護作用があるため、アスピリンおよびその誘導体によって阻害されることが、吐き気や腸管障害をひき起こす原因のひとつとなる。

豆知識

1. アスピリンは、処方用量および非処方用量として提供される。また、素錠、腸溶性錠剤、遅延放出処方、チュアブル錠、チューインガム、坐薬などを入手することができる。
2. 喘息の人、鼻づまりや鼻水の多い人、あるいは鼻ポリープとよばれる鼻のできもののある人は、アスピリンに対するアレルギー反応のリスクが高い。
3. 小児においては、アスピリンが、ライ症候群とよばれる致死的な疾患をひき起こすことがある。ライ症候群の患者においては、脳、肝臓、あるいはその他の器官に脂肪が蓄積する。

第3週 第4日(木)

18 こころ｜頸動脈

気管に沿って頸部に指を当ててみよう。そこで感じる拍動は、総頸動脈から来ている。総頸動脈は2本の大血管であり、酸素に富んだ血液を顔面と脳に送り出している。

◆

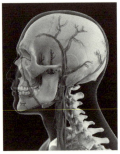

頸動脈

頸動脈はからだの両側にある。右総頸動脈は頸部の腕頭動脈から分岐し、左総頸動脈は心臓の大動脈弓から直接分岐する。そこからは、左右の総頸動脈はほぼ同じ経路をたどる。

左右の総頸動脈は、頭蓋底でそれぞれ2本の枝に分かれる。内頸動脈は血液を脳に運び、外頸動脈は顔面全体に枝を広げる。

頸動脈が脂肪やコレステロールの堆積（アテローム性動脈硬化あるいはプラークとよばれる）によって詰まると、脳の機能や視覚が影響を受けたり、脳卒中を起こしたりすることがある。頸動脈の中のプラークは、血流を妨げたり、血液の流れを異常にして血栓を形成させたりすることがある。

頸動脈の75〜99パーセントが塞がった患者に対しては、通常、プラークを取り除くための手術をおこない、脳への血流を回復させる（しかし、頸動脈が完全に詰まっている場合は、手術をおこなうのは危険である）。医師は、シャントとよばれるプラスチック製の管を閉塞部位の前後に挿入し、血液の流れを迂回させながらプラークを除去する。

狭窄あるいは閉塞した動脈は、低脂肪・低コレステロールの食事療法を取り入れる、定期的にからだを動かすなどしてライフスタイルを変えたり、抗凝血剤やコレステロール降下剤などの薬剤を服用したりすることによって治療することができる。

豆知識

1. 医師は、頸動脈雑音とよばれる音を聴くために聴診器を頸部に当てることがある。頸動脈雑音とは、脂肪の堆積があることや脳卒中のリスクが高いことを示す異常な音である。
2. 動脈内の一箇所に留まって血流を遮断する凝血塊を血栓とよぶ。他の部位に流れて小さな血管を詰まらせる凝血塊を塞栓とよぶ。
3. 中年成人における脳卒中の重要な原因は、頸動脈解離である。頸動脈解離においては、動脈の壁に小さな裂け目が形成され、血液が血管壁の層の間に漏れ出ていく。動脈の解離は、通常、頭部や頸部への鈍傷によってひき起こされるが、自然に解離することもある。

第 3 週 第 5 日（金）

19 性徴と生殖 | 卵巣

　左右の卵巣は、それぞれがおよそクルミくらいの大きさで、真珠色をした 2 つの組織の塊であり、女性の生殖器系において中心的な役割を果たす。卵巣は卵子を収めるだけではなく、女性ホルモンのエストロゲンやプロゲステロンを分泌している。体内でつくられるこれらの化学物質は、女性の生理学のほとんどあらゆる面に影響を及ぼす。排卵や月経を調節することに加えて、骨、心臓、乳腺、皮膚、膣の健康維持を助けているのだ。

✦

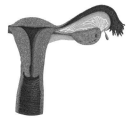
卵巣

　卵巣は靱帯によって子宮上部に付着しつつ、子宮の両側から約2.5センチメートル離れたところに位置している。卵巣は、2つの主要な部分から成る。ひとつは髄質（線維性結合組織、神経、および血管から成る中心部）、もうひとつは皮質（厚い外層）である。皮質を構成するのは、液体で満たされた数万個もの卵胞であり、それぞれが袋のように卵子を包んでいる。女性の体内では生殖年齢のあいだ、毎月、脳の前部にある下垂体から卵胞刺激ホルモンが血流に放出される。このホルモンによって、多くて20個ほどの卵胞が成熟を始める。これらの卵胞からエストロゲンが分泌され、他のからだの部分に妊娠の準備を促す。

　卵胞が十分に発達すると、通常、2つの卵巣のどちらかひとつにおいて、1個の卵胞だけが表面に上がってくる。次いで、卵胞刺激ホルモンと黄体形成ホルモンの濃度が急上昇し、卵胞が破裂して、中の卵子が液体の波に乗って放出される。卵巣の外層の破裂が治ると、その場所でプロゲステロンをつくる細胞が一時的に成長する（過剰なプロゲステロンによって、腹部膨満、乳房の圧痛、気分変動などの月経前症候群がひき起こされる）。その結果、女性の卵巣は年齢とともに傷だらけになり、表面は凹凸を示すようになる。閉経する頃には、卵巣はおもに白色の線維組織で構成されるようになる。

〔 豆 知 識 〕

1. それぞれの卵巣の長さは約 4 センチメートル、2 つの卵巣の重さは約8.5グラムたらずである。
2. 卵巣は女性の性腺、つまり生殖細胞をつくり出す腺組織である。男性の性腺は精巣である。
3. 幼少期においては、卵巣はきわめて小さな構造であり、その機能も最小限である。思春期になると、卵巣は長くなり成熟する。

第3週 第6日(土)

20 ライフスタイルと予防医学 | 炭水化物

　炭水化物は、タンパク質および脂質とともに3大栄養素のひとつになっており、唾液、胃、肝臓によってブドウ糖にまで分解される。ブドウ糖は最も単純なタイプの糖であり、糖が血液中を流れるときはブドウ糖のかたちで循環する。ブドウ糖は、私たちのからだの細胞が適切に機能するために必要なエネルギーを供給する。

◆

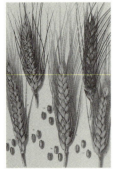
小麦

　炭水化物は、体内での消化スピードによって、単純糖質と複合糖質に分かれる。果物、乳製品、精糖は、単純糖質の仲間で、速く消化される。全粒粉パンや全粒シリアル、デンプン質の野菜、豆類は複合糖質からできており、ゆっくりと消化される。

　炭酸飲料、キャンディー、ケーキなどの食品は、精白小麦粉や添加糖類のような精製炭水化物を含んでおり、高カロリー値を有しているので、血糖値を急速に変化させる。これらは単純糖質であり、ときに悪玉炭水化物とよばれることもある。よって、これらの食品の摂取を制限するのはよい考えである。

　一般的に、単純糖質よりも複合糖質を含む食品を選ぶほうが健康にはよい。全粒食品のような複合糖質、ならびに果物や乳製品など一部の単純糖質は、善玉炭水化物とよばれることがある。

　なぜなら、それらの糖質には、ビタミン類、ミネラル類、繊維が含まれているからである。最善の健康状態を求めるならば、これらの栄養に富んだ炭水化物を食事のなかに多く取り入れるとよいだろう。

豆 知 識

1. 私たちのからだは、ブドウ糖をすぐに使うこともあれば、肝臓や筋肉に蓄えて後で使うこともある。
2. 全粒ということばは、穀類の粒のすべての部分が含まれているものを意味する。全粒には、食物繊維やその他の重要な栄養素が含まれている。一方、精製穀物からは、製造業者が全粒を加工する際に、食物繊維、葉酸、鉄の一部が除かれる。白米や精白パンなどのエンリッチ穀類は精製穀物だが、葉酸や鉄が後から添加されている。エンリッチ穀類に、さらに多くの栄養素が加えられているものが強化穀類である。
3. デーツシュガー(なつめやしの砂糖)やブラウンシュガーは、ずっと高い濃度の抗酸化物質を含んでいるので、白砂糖のよい代替品になる。

第3週 第7日(日)

21 医学の歴史 | 穿頭術：古代インカの脳外科手術

　脳外科手術は、20世紀の産物であると思われるかもしれない。第一、そのような繊細かつ危険な処置をおこなうためには、医師たちの高度な外科技術が必要だと思うのではないだろうか。しかし、最近の驚くべき発見によると、かならずしもそうではないようだ。

◆

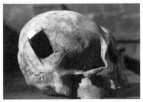

古代インカ人の頭蓋骨（穿頭術）

　2008年、ニューヘイブンの南コネチカット州立大学およびニューオーリンズのテュレーン大学の研究者たちは、ペルーのアンデス山脈で最近発掘された411個の古代インカ人の骨格に関する研究を発表した。紀元1,000年にさかのぼるヒトの頭蓋骨において、頭部外傷を治療するための手術を受けていた証拠が示されたのである。それは、原始的ではあるものの、効果的な手術であった。具体的には、頭蓋骨のごく一部が穿頭術（または穿孔術）とよばれる方法によって除去されていたのである。

　この外科処置のほとんどは、戦闘で負傷した男性に施されたものであると考古学者たちは考えている。外科医は、頭蓋骨に穴をあけることによって、頭部を強打された後に溜まった頭蓋骨内の余分な液体を排除しようとしたのである。

　骨格にはしるしが付けられており、古代インカの医師たちが、脳に達するまで頭蓋骨を削り取って穴をあけたことがうかがわれる。この方法を完成させるためには長い年月を要したこと、また初期の穿頭術の後に生存していた戦傷者はほとんどいなかったことを示す証拠が残されている。

　しかし、ヨーロッパの探検家たちが南アメリカに到達する頃には、古代インカの外科医たちは、この外科技術をほぼ完成させており、90パーセント近い生存率を誇っていた。また、自生のタバコ、トウモロコシのビール、あるいは薬草などを使って、痛みを軽減したり、感染の可能性を減少させたりもしていた。

　現代の医師は、麻酔薬やX線装置などのすぐれた手術道具をもっているが、重度の頭部外傷によってひき起こされた出血を軽減したり、あるいは脳にかかる圧を減少させたりするために頭蓋骨の一部を除去する方法は、古代インカと同じようなものであり、今もなおよくおこなわれているのである。

[豆 知 識]

1. 穿頭術は、男性におこなわれることがほとんどだったが、何人かの女性の遺骨からも穿頭術の証拠が示されている。古代インカ人たちは、穿頭術をてんかんの症例に対しても使っていたものと考えられている。
2. 植物のコカは古代インカの医師たちが麻酔薬として使っていたが、ちょっとした興奮剤としての作用があることから、今もなお、アンデス山脈の広い地域において人々が噛んでいる。
3. 穿頭術を受けた後、生き延びた古代インカの戦士のなかには、除去した頭蓋骨の一部をお守りとして身に着ける者もいた。

第4週 第1日(月)

22 子ども | 壊死性腸炎（えしせい）

用語に関して言えば、壊死性腸炎という疾患名はきわめてわかりやすい。壊死性ということばは、組織の死をひき起こすという意味である。英語 "enterocolitis"（腸炎）の "entero" は小腸、"colo" は大腸、そして "itis" は炎症を意味する。しかし、いざ生体のこととなると、この疾患はもっとずっと複雑であり、危険である。毎年、約25,000人の新生児を襲うこの疾患は、胃腸の感染や炎症によって腸管の一部、あるいはすべてを破壊させることがある。

◆

壊死性腸炎の症例のうち85パーセント以上は、未熟児として生まれた赤ちゃんにみられる。症状は、通常、生後2週間以内に現れ、血便、緑色を帯びた嘔吐物、腹部膨満、腹部発赤、授乳困難などがある。あまり一般的ではないが、下痢、不活発、体温の変動などの症状もある。壊死性腸炎が疑われるときは、医師はX線を使って、腸管内および腹腔内のガスの有無を調べる。壊死性腸炎の治療には、抗生物質、経鼻胃ドレナージ【訳注／鼻を通して管を胃内に挿入し、空気や液体を取り除くこと】、経静脈栄養補給などが利用される。より重篤な症例においては、傷害を受けた腸管を切除するための手術が必要になる。

壊死性腸炎に関しては広範囲な研究がおこなわれてきたが、はっきりした原因は未だわからない。専門家のなかには、早産児は、単に腸管組織が弱い状態で生まれてくるからだと考えている者もいる。患児が摂食するようになると、消化によるストレスによって、通常は無害な細菌が消化器を攻撃し、傷害を起こすのかもしれない。

一方、呼吸窮迫症候群によって低酸素レベル状態にある赤ちゃんは、壊死性腸炎になりやすいと考える研究者たちもいる。利用可能な酸素が、消化管ではなく、生命維持に必要な他の重要な器官に供給されてしまうからだという。

さらに、にわかには信じがたいが、壊死性腸炎は感染性であり、新生児のあいだで伝播するという考え方もある。その根拠は、同じ新生児室の中でたくさんの赤ちゃんが発症することが多いことにある。

┌─ 豆 知 識 ─┐

1. 壊死性腸炎はまれな疾患で、2,000～4,000人の出生児にたった1人の割合でみられる。しかし、その割合は、早産児に限ると急上昇する。出生時体重が約1,500グラム以下の新生児においては、およそ10パーセントもの赤ちゃんが壊死性腸炎を発症する。
2. 母乳を与えられた赤ちゃんは、乳児用調製粉乳を与えられた赤ちゃんにくらべて、壊死性腸炎のリスクが低い。

23 病気 | ウイルス

ウイルスは、私たちのからだを乗っ取る吸血鬼である。ウイルスは植物でもなければ動物でも細菌でもなく、自力では生きていけない感染性の病原体なのだ。そのため他の細胞をハイジャックして、その細胞を利用して増殖したり代謝活動をおこなったりする。

◆

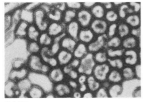
ウイルス

ウイルスは、1892年、ロシアの科学者ドミトリー・I・イワノフスキー（1864～1920）によって同定された。ウイルスという名称は、ラテン語で「毒」や「ねばねばした液体」を意味することばに由来する。今日では、科学者たちによって5,000種以上の異なるタイプのウイルスが同定されている。

ウイルスのなかには、たとえば、かぜやインフルエンザを起こすウイルスのように、急速に増殖して宿主細胞を殺すものがある。他方、性器ヘルペスウイルスなどのようなウイルスは、何年間にもわたって私たちのからだの中で休眠状態のまま存在することができる。ほかには、エイズを起こすウイルスのように、スローウイルスとよばれるものもある。そのようなウイルスは、細胞の中に留まったまま、長い潜伏期間を経てから、ゆっくりと増殖する。

基本的に、ウイルスは、DNAかRNAいずれかの核酸と、それを取り囲むタンパク質の殻（カプシド）によって構成されている。ウイルスのほとんどは、棒状または球状（20面体）の形態をとる。ウイルスが宿主細胞にしっかりと取り付くのは、エネルギーをつくるための酵素や、タンパク質の合成と複製に必要なリボソームをもっていないためである。ウイルスは自己の遺伝物質を注射針のように新しい宿主細胞の中に注入する。するとウイルスの核酸は宿主細胞の機構を乗っ取り、新たなウイルス粒子を産生する。この過程において、宿主細胞は破壊されることとなり、中から新しいウイルスが放出されて、他の細胞に感染していくのである。

ウイルスは細胞の中に入り込んでいるので、細菌にくらべると殺滅するのがずっとむずかしい。ウイルスを攻撃することができる抗ウイルス薬もいくつかあるが、ワクチンも効果的である。ワクチン接種によって、免疫系が刺激され、特定のウイルスを標的とする白血球がつくられるからだ。

豆知識
1. ウイルスの大きさは、20～400ナノメートルの範囲にある。最も大きなウイルスだけは、強力な顕微鏡の最大倍率で見ることができる。
2. 恐竜の絶滅はウイルスによるものであるという専門家もいる。
3. かぜの原因になるウイルスは、体外の表面において数日間、生存することができる。

第4週 第3日（水）

24 薬と代替療法 | カイロプラクティック

　　カイロプラクティックは代替医療のひとつであり、脊柱を矯正することによって、健康上の問題を解決し、一般的な健康状態を改善することができるという理論にもとづいている。研究によると、カイロプラクティックは、腰痛やある種の頭痛を軽減する効果がある。また、高血圧症、注意欠如障害、耳の感染など、脊椎以外の疾患に対する改善効果も示唆されているが、科学的に証明されたものではない。

◆

　　アイオワ州の医師ダニエル・デビッド・パーマー（1845～1913）は、現代のカイロプラクティック療法を1895年に創始した人物であると考えられている。カイロプラクティックという用語は、古代ギリシア語の手 "cheir" および動作 "praxis" ということばに由来する。パーマーは、からだには強力な自己回復能力があるが、脊柱がずれていると、からだの自然なエネルギーの流れが妨げられると考えていた。

　　カイロプラクティック療法は、通常の可動域を超えて、脊柱の関節や骨を急激に回旋させたり、引いたり、あるいは押したりするような操作による治療である。治療の目的は、事故や悪い姿勢、その他の脊椎の問題によってひき起こされた障害を元に戻すことである。

　　脊柱の操作によってひき起こされる可能性のある副作用としては、一時的な不快感、頭痛、疲れなどがある。重篤な合併症はまれであるものの、腰痛、神経根傷害による脱力、動脈傷害による脳への血液供給の遮断などがある。

　　カイロプラクター（施術者）のなかには、脊柱を矯正する前に、温熱や氷、電気刺激、鍼、超音波を使って患者の筋肉を緩める者もいる。また、サプリメント、リハビリのための運動、栄養や減量カウンセリングなどのような治療法を取り入れている者もいる。

　　2002年の全国的調査によると、約20パーセントのアメリカ人は一生のうち一度はカイロプラクティック療法を受けていることが示された。他の代替医療にくらべると、カイロプラクティック療法は、保険の適用を受けているものもたくさんあり、州によってはメディケアやメディケイドを含む多くの医療保障制度がカイロプラクティック療法を保険で保障している。

　　豆 知 識

1. アメリカでは、カイロプラクティック専門医になるためには、3年間の学部を卒業し、さらに4年制の認定カイロプラクティック専門校を修了しなければならない【訳注／日本にはカイロプラクティック専門医の国家認定資格がなく、通信教育や専門学校での民間資格による認定しかない。ただし、WHO基準のカイロプラクティック専門教育を受けて試験に合格した者は、日本カイロプラクティック登録機構にカイロプラクターとして登録することができる】。
2. アメリカ人全労働者の半分は、背痛をもっているという。背痛は、アメリカで2番目に多い通院理由である。
3. 背骨は、椎骨というドーナツ形の骨が33個重なってできている。

30

第4週 第4日(木)

25 こころ | ウィリス動脈輪

1664年、英国の科学者トマス・ウィリス（1621〜1675）は、脳底にある動脈輪について記述した。この動脈輪は、頭部へ流れる血液の環状交差点の役割を果たしている。頸部の2本の大きな動脈、すなわち左右の頸動脈がこの動脈輪で合流し、その後、小さな血管に枝分かれする。枝分かれした小血管は、顔面と脳に栄養を与える。ウィリスがこの動脈輪を詳細に図解したことから、今日、この構造はウィリス動脈輪として知られている。

◆

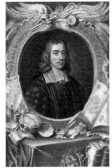
トマス・ウィリス

脳底部において下垂体を取り囲むように位置しているウィリス動脈輪は、頸動脈と脳底動脈を前大脳動脈、中大脳動脈、後大脳動脈などの小さな動脈につなげ、これらの小動脈は脳のあらゆる部位に張り巡らされている。ウィリス動脈輪は吻合血管とよばれ、幹となる血管が分枝したのち、再び出合う。ちょうど道路が環状交差点で合流するように、いろいろな血管がつながっているのである。

科学者たちは、16世紀にはすでにこの動脈輪を観察していた。しかし、この動脈輪が血液の流れを導く際に重要な役割を果たしていることに初めて気がついたのはウィリスであった。ウィリスは、片側の頸動脈が完全に塞がれて機能しなくなっても人間は生きていけるということを示し、さらにまた、動物を用いて片側の頸動脈に色素を注射すると、その色素は脳のすべての血管を染めることも示した。

このことは、片側の大動脈が物理的圧力によって狭窄したり、プラークとよばれる脂肪沈着によって塞がれたり、あるいは疾患や傷害によって遮断されたりしても、この動脈輪によって血液が脳の両側に導かれることを証明した。このようにして、脳には可能なかぎり十分な血液が供給されるようになっているのである。

豆 知 識

1. トマス・ウィリスは、現存する最古の科学学会ともいわれるロンドン王立協会創立時のメンバーであった。ウィリスが完成した著作"Cerebri anatome"（ラテン語で『脳の解剖学』という表題）のなかで神経学という用語がつくられた。
2. ウィリスは、自分の知識と発見の多くは英国の医師兼作家であるトマス・ミリントン卿（1628〜1704頃）と英国の科学者で建築家のクリストファー・レン（1632〜1723）に負っていると考えていた。
3. ウィリス動脈輪は個人差がきわめて大きい。さまざまな解剖学の教科書に記載されている構造は、わずか35パーセントほどの患者でしかみられない。

第4週 第5日(金)

26 性徴と生殖 | ファロピウス管

　1544年頃、ガブリエレ・ファロッピオ（1523～1562）という名前のイタリアの司祭は、キャリアを変更し、外科医になることを決心した。しかし、その結果はやや悲惨なもので、そのうちのいくつかは致命的なものであった。そのような経験から、ファロッピオは患者から一歩離れ、医学の研究に専念することにした。医学研究という職業は、当時、手先の器用さが求められていた外科処置とは対照的に、専門性が求められる職業だった。偶然ではあったが、その後、ファロッピオは女性の生殖器系に光明を投じたことで、歴史上、最も名高い解剖学者のひとりになった。なかでも注目すべきは、卵巣から子宮へ卵子を運ぶ2本の管を発見したことである。この管は、ファロッピオへの敬意を表して、後にファロピウス管と名づけられた。

◆

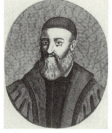

ガブリエレ・ファロッピオ

　この2本の、長さ5～7.5センチメートルほどのしなやかで細いピンク色の管は、受精の過程において重要な役割を果たしている。2本の管は子宮の上端から伸び出して卵巣へ向かうが、卵巣とは接続しない。その代わり、それぞれの管の先端は扇状に広がって、短い指のような触手の形態をとる。これは、卵管采とよばれる。
　卵子が入ってくると、ファロピウス管の筋肉と内部にあるとても小さな毛のような突起（線毛）が、卵子を下方の子宮に向かってゆっくりと導いていく。この卵子の旅は延べ6日間。子宮を通ってファロピウス管までたどり着いた精子による受精は、一般的には、最初の2日のあいだにおこなわれる。
　ファロピウス管が生殖にとってきわめて重要であることから、永久的な避妊方法のひとつとして、2本のファロピウス管を切断して塞ぎ、卵子が子宮に入れないようにする方法がある。この方法は卵管結紮（2本のファロピウス管を縛るという意味）とよばれ、実質的に確実な方法であり、毎年、75万人の女性がこの手術を選択している。卵管結紮を元に戻す手術もあるが、その手術の成功率は低い。

[豆知識]

1. ファロピウス管は、卵管ともよばれる。
2. 梅毒の伝染を減らすために、ガブリエレ・ファロッピオはコンドームの原型ともいえるものを発明した。それは、薬の入った鞘であり、陰茎の包皮の上に被せて、女性受けがよいピンク色のリボンで結んだ。

第4週 第6日（土）

27 ライフスタイルと予防医学 │ 糖類

　糖類とは、一般的に、単純糖類あるいは単純炭水化物を意味する。これらは、2種類の主要な炭水化物（単純炭水化物および複合炭水化物）のうちのひとつである。糖類は甘い味がするので、私たちは糖類を含む食品が欲しくなる。そのため、糖類は多くの食品や飲料に添加されているのである。しかし、単純糖類のとりすぎは健康によくないことがある。

◆

　私たちのからだは、糖類を含む炭水化物を分解して、最も簡単な単糖の形にする。単糖が血流の中に吸収されて、血液中の糖濃度が上昇すると、膵臓がインスリンとよばれるホルモンを放出する。インスリンのはたらきによって、全身の細胞は血液中から糖を取り込み、エネルギーとして利用する。単純糖質は、すぐに利用することができるエネルギー源なのである。

　キャンディーや炭酸飲料、クッキー、ケーキ、アイスクリーム、ジュースなどの食品には、すでに単純糖質が含まれている。また食品によっては、精白小麦粉や精白米のような精製穀物からつくられている。単純糖類と精製穀物はどちらも、私たちのからだの中で簡単に素早く分解されるので、血液中の糖の濃度を急激に上昇させる。このような食品を食べすぎると、糖尿病や心臓疾患を発症するリスクが増大する。

　また、単純糖類を摂取しすぎると、体重の増加を招いたり、あるいは虫歯ができやすくなったりすることもある。単純糖類を含む多くの食品、たとえばキャンディーや炭酸飲料などはカロリーも高い。からだが使わなかった余分なカロリーは、脂肪として蓄えられる。健康的な食事においては、糖類の添加を制限すべきであることの理由のひとつはここにある。

　食事に含まれる単純糖類を今すぐに減らしたいのなら、炭酸飲料かその他の砂糖入り飲料をすっぱり止めるのがいちばんだ。グラス1杯、約340グラムの砂糖入り炭酸飲料には、ティースプーン10杯分に相当する砂糖150カロリーが含まれているが、ビタミン類や繊維は含まれていない。

┌─ 豆 知 識 ─┐

1. 単糖の例として、果糖、ブドウ糖、乳糖などがある。
2. アメリカでは、子どもの食事で、添加されている糖類の量が最も多いのは炭酸飲料である。
3. 1日にたった1本の砂糖入りソフトドリンクを飲むだけで、子どもの肥満のリスクが増大する。12歳以下の子どもにおいては、ジュースの摂取も制限すべきである。
4. すべての単純糖類や単純炭水化物が悪玉というわけではない。果物、野菜、あるいは酪農製品などの栄養のある食品にも、いくつかの単純炭水化物が含まれている。

第4週 第7日(日)

28 医学の歴史 | アエスクラピウス

アエスクラピウスは、今日では、古代ギリシア・ローマの医療の神として知られている。この神の伝説は、紀元前1200年頃に実在した医師の生涯にもとづいているとも考えられている。

◆

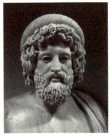

アエスクラピウス(アスクレピオス)

ギリシア神話では、治療、真実、および予言の神アポロは、コロニスとのあいだにひとりの息子をもうけた。コロニスは、死ぬべき運命の王女であった。アポロに対して不義をはたらいたため、殺されて火葬用の薪で焼かれたのだ。

しかし、コロニスの赤ちゃんは、彼女の子宮から救い出され、アスクレピオスと名づけられた。アスクレピオスという名前は「切開する」という意味である。アスクレピオスは、カイロンという名前の聡明な半人半馬の怪物から治療の術を学び、治療者になった。アスクレピオスは、とても熟練していたので、死んだ者を生き返らせることさえできた。これを聞いた冥府の神ハデスは、ゼウス(あらゆる神の王)に「アスクレピオスは、私ハデスから臣民を奪っている」と訴えた。ゼウスもまた、アスクレピオスが神のような力を身につけたかのように振る舞い、すべての人間を不死にしてしまうのではないかと懸念していた。そこで、ゼウスはアスクレピオスを雷に打たせて殺し、その後、アポロの依頼によって、アスクレピオスを医療の神にした。

アスクレピオスの支持者たちのあいだで発達した治療術は、紀元前300年頃には、とても評判になっていた。その治療術はギリシア全土に広まり、やがて古代ローマへと伝わった。ローマでは、アスクレピオスはアエスクラピウスとして知られていた。人々は、アエスクラピウスについて、「病人が眠っている間に治療してくれる」とか「病気の人たちを訪問して、彼らが夢を見ている間に治療法を助言してくれる」などと思っていた。そのため、アエスクラピウスの支持者たちは、彼に敬意を表して建てられた神殿の中で、たびたび一晩の眠りにつくのだった。これらの神殿には医師が配置されており、医療施設兼医学校として機能していた。

どの神殿にも、アエスクラピウスが神聖であると見なしていたヘビの模様があしらわれていた。支持者たちは、爬虫類は治癒させる力をもっており、また神の思し召しを伝えるものであると考えていた。アエスクラピウスの姿は、しばしば、長いマントに身を包んで立った状態で描かれており、その手にはヘビがとぐろを巻いた杖を持っている。これは、今日、医学のシンボルになっていて、翼が付いた杖に2匹のヘビが絡み合うように巻き付いている。

豆知識

1. アエスクラピウスは、しばしば、ギリシア神話の健康の女神ヒュギエイアとともに崇められていた。この2柱の神は、父と娘、または夫と妻といわれることがある。
2. 『イーリアス』のなかにおいて、アエスクラピウスは「欠点のない医師」として描かれており、そしてトロイのふたりのギリシア医師マカオンとポダレイリオスの父である。
3. 植物のAsclepias属(一般名:トウワタ)は、アエスクラピウスにちなんで名づけられた。この属には、「ヤナギトウワタ」とよばれる薬草が含まれている。

第5週 第1日(月)

29 子ども | 人工呼吸器療法

　1929年、アメリカの医師フィリップ・ドリンカー（1894～1972）は、最初の機械的呼吸器を発表した。この装置は、適切な呼吸がむずかしい人のために、人工的な呼吸を提供することを意図してつくられた。大きな金属のタンクの形をしており、子どもも大人も与圧環境の中にすっぽり収まることができるようになっている。患者は、ゴムの首輪から頭だけを出して、装置の中にあおむけに横たわる。ドリンカーの人工呼吸器の出現から数十年の間に、科学者たちは、この方法を洗練させ、改良していった。しかし、人工呼吸器療法の応用、すなわち外部の装置を使った呼吸の補助という点においては、依然として同様におこなわれている。

◆

　今日の医師たちは、呼吸窮迫症候群を発症した新生児や手術のために麻酔が必要な早産児の呼吸補助のために、陽圧式人工呼吸器を使用することが多い（人工呼吸器は、呼吸停止、昏睡、無呼吸、呼吸筋疲労、異常に遅いもしくは弱い呼吸を示している大人に対しても使われる）。これらの装置は、タービン、酸素供給装置、タンクから成り、空気を患者に送達する。幼児にとって最も一般的な人工呼吸法は、持続的気道陽圧装置（シーパップ）にフェイスマスクを取り付けて使う方法である。

　比較的少量の酸素を投与する場合は、鼻カニューレを装着させる。鼻カニューレとは、鼻孔に挿入するプラスチック製の挿入部が付いた管であり、毎分、特定量の酸素が管から鼻の中に送られる。

　人工呼吸器装置で、ピーク気道内圧を測定することもできる。ピーク気道内圧とは、肺および胸壁によってひき起こされる自然呼吸抵抗に打ち勝つために必要な圧のことである。適用すべき圧の用量は、よく訓練された専門家（呼吸療法士）によって管理される。あまりにも圧が高いと、肺や気道が傷害を受けることがある。他方、あまりにも圧が低いと、からだ全体が必要とする酸素が肺に与えられないことになる。

豆 知 識

1. ドリンカーの人工呼吸器は、「鉄の肺」としても知られていた。
2. 現代の人工呼吸器は、20世紀のポリオの流行時に普及するようになった。

第5週 第2日（火）

30 病気 | 抗体

　抗体は、免疫系における歩兵である。抗体タンパク質は、抗原とよばれる外来の侵入者をしっかりとつかむ。抗原は、病気をひき起こす微生物や毒物の表面または内部に存在する物質である。抗体はその障害物質（抗原）に付着して、白血球が抗原を除去するのを助ける。

◆

　Bリンパ球（またはB細胞）とよばれる白血球は、抗原と遭遇すると何百万個もの抗体を血中に放出する。溶解【訳注／抗原が細菌の場合は溶菌】とよばれる作用では、抗体は微生物に結合し、破裂させることによって破壊する。また、抗体が他の細胞に合図を送って抗原を破壊させる、貪食とよばれる作用もある。抗体は、しばしば、1週間以上にわたって血液の中を循環するが、さらに、数か月から数年にわたってからだの中に留まる抗体もある。

　それぞれの抗体分子は、ふたつの部分から構成されている。先端は、特異的な抗原に付着することができる特別な形態になっている。ちょうど鍵穴に差し込む鍵のように、この部分は、エピトープとよばれる抗原表面の部位に付着する。

　抗体分子の柄の部分は、5つあるタイプのうちいずれかの構造をとる。このタイプによって、抗体は、免疫グロブリンM、G、A、E、あるいはDのいずれかのタイプに分類される。それぞれのタイプによって、抗体の役割や体内における居場所が決まる。

　IgM（免疫グロブリンM）は、最初に抗原に反応する抗体であり、血液の中でのみ循環する。しかし、二度目に抗原にさらされると、最も多く存在しているタイプの抗体IgGが放出される。

　IgG抗体は、IgM抗体にくらべて小さくて動きが速いので、血流の外に出て組織の中に入ることができる。

　他方、IgA抗体は、粘膜中のB細胞によってつくられ、涙や唾液など、からだがつくる分泌物の中に多くみられる。

　IgE抗体は、アレルギー反応の引き金になったり、ある種の寄生虫と戦ったりする。

　最後のタイプのIgDは、最も少ない抗体であり、科学者もその機能については理解していない。

豆 知 識

1. 抗体に関する研究は1890年に始まった。科学者たちは、ジフテリアに感染した動物の血液を健常な動物に移入すると、輸血を受けた健常な動物がジフテリアに対する免疫を獲得することを発見した。
2. 抗体は、γ-グロブリンともよばれる。

第5週 第3日（水）

31 薬と代替療法 | キノロン類

　キノロンは、ナリジクス酸から誘導される広域スペクトル抗生物質（広範囲な種類の菌に作用する抗生物質）であり、尿路感染症、細菌性前立腺炎、細菌性下痢、気管支炎、淋病などに効果がある。キノロンは、細菌のDNA成分であり、細胞（細菌）が増殖するために必須の酵素（ジャイレースおよびトポイソメラーゼⅣ）を破壊することによって作用する。

◆

　第一世代のキノロンは、1960年代のナリジクス酸の発見、ならびに1986年のノルフロキサシン（フッ化キノロン化合物）の開発に端を発する。これら初期の薬剤は、体内への分布作用が弱いため、おもに尿路感染症のために使われていた。それ以降、より効果的なキノロンが開発され、現在、アメリカにおいては、9種類のキノロン系抗生物質を利用することができる。

　フルオロキノロン類は、薬剤が体内から排出されるまでの時間（半減期）が比較的長いのでよく処方されている。半減期が長いと、投薬が1日1回または1日2回ですむからである。また、フルオロキノロンにおいては、重篤な副作用の発生も比較的少ない。ただし、リスクがまったくないというわけではない。カフェイン、非ステロイド性抗炎症薬、およびコルチコステロイドは、フルオロキノロンの毒性を増強する。一方、制酸剤、ワルファリン、抗ウイルス薬、その他の薬剤は、フルオロキノロンと相互作用をして危険な影響を及ぼすことがある。

　他の種類の抗生物質と同じく、キノロンに対する耐性が急速に出現することがある。その結果、世界中において、いくつかの病原体に対してキノロンが効かなくなっている。とくにヨーロッパでは、広範囲にわたる獣医領域あるいは畜産領域でキノロンがばらまかれていることが指摘されている。

[豆 知 識]

1. 2008年、米国食品医薬品局は、製造業者に対して、フルオロキノロンの投薬によって腱の炎症や腱の断裂が起こるリスクが高まることを記載する警告文を、黒色の枠で囲って掲示するよう要請した。
2. ケルセチン（サプリメントとしてときおり使われる抗酸化ビタミン）は、競合的にDNAジャイレースに結合し、キノロンの効果を減弱させることができる。しかし、リンゴやニンニクなど、ケルセチンを多く含む食品がキノロンに及ぼす効果についてはよくわかっていない。
3. キノロンは、通常、経口投与される。しかし、静脈内投与をすることも可能であり、またある種の感染症においては局所投与も可能である。

第5週 第4日（木）

32 こころ｜大脳辺縁系

事実上、人間に人間らしさを付与するのは大脳辺縁系である。人間らしさとは、愛すること、笑うこと、泣くこと、あるいは記憶することができるということである。

◆

大脳辺縁系は、脳の中で私たちの情動や行動を調節しているシステムであり、視床下部、海馬、扁桃体という3つの主要部位から構成されている。ほかにも、いくつかの脳の部位が大脳辺縁系と関連している。たとえば、さまざまなにおいの関連性を記憶する領域、あるいはオーガズムに関連していると思われる脳の部位などである。

これらの部位は、神経経路ネットワークによって相互に接続している。ネットワークを形成して、複雑な情動を生み出し、私たちを取り囲む世界とのつながりを可能にしている。

タツノオトシゴの形をした海馬は、経験を記憶に変換する（海馬の英語 "hippocampus" は、ギリシア語のタツノオトシゴを意味することばに由来する）。海馬が傷害を受けたり機能不全に陥ったりすると、人は長期にわたって記憶を維持することができなくなり、会ったばかりの人の名前をすぐに忘れてしまったりする。

恐怖や性的興奮は、扁桃体によって調節されている。扁桃体は海馬に隣接しており、2つの神経細胞の集まりから成る。

視床下部は、大脳辺縁系の中に限らず、すべての脳の部位の中においても最も忙しい部位のひとつである。視床下部は、飢えと渇きの感覚を調節したり、痛みや喜びに対する反応を処理したりする。笑い転げることを抑えることができないような感覚をひき起こすのも視床下部であると考えられている。

さらに、視床下部は下垂体からホルモンを血流の中に送り出すことにより、からだの他の部位へ信号を送ることもする。視床下部と下垂体はともに、脳の前部において、私たちの両眼の間の上方に位置する。

自然に得られる喜びは、生存のための重要な部分かつ理由であることから、大脳辺縁系は、知覚的な報酬をもたらすものに対する欲求を生み出す。腹側被蓋領域とよばれる脳の部位は、有意義な経験に反応して、ドーパミンという化学物質を放出する。たとえば仕事がよくできたとほめられたり、性交をしたり、アイスクリームを食べたりすると、ドーパミンが放出されて幸福感や満足感が生まれる。

[豆 知 識]

1. 大脳辺縁系は、抑えようのない笑いを起こすこと、友情を形成すること、愛や好意の表現などにかかわっている。
2. 抗鬱薬のなかには、ドーパミンの「再取り込み」を低下させることによって作用するものがある。この薬により化学物質（ドーパミン）が脳の中により長い時間残るため、よい状態が長続きする。
3. ニコチン、コカイン、マリファナなどの薬物は、脳の中をドーパミンで満たすことによって、強い快楽をひき起こし、これが依存の引き金になる。同様に、大脳辺縁系に傷害を受けた人々は、人生を楽しむことが困難になり、失った興奮を得るために薬物やアルコール、食物、ギャンブルに頼るようになることがある。

33 性徴と生殖 | 子宮

たくましい筋肉というと、最初に思い浮かぶのは、盛り上がった上腕二頭筋や波打つ腹筋ではないだろうか。しかし、女性のからだの中で最も強靭な筋肉のひとつは子宮にある。子宮は、長さ約7.5センチメートルの生殖器官であり、西洋ナシをさかさにしたような形をしている。子宮は、おもに平滑筋でできており、第一に、妊娠を継続するための場所を提供する。子宮の筋肉は、ソフトキャンディーのように伸びて、成長する胎児を包み込む。そして、陣痛や出産の際には、強く収縮して赤ちゃんを娩出するのである。

◆

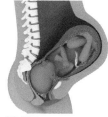
子宮内胎児

子宮は、英語では "uterus" または "womb" という2つの用語でよばれ、膀胱と直腸のあいだに位置する。子宮の上端は、卵巣ならびに卵子の供給源に向かって広がり、ファロピウス管によって卵巣と接続されている。子宮の下端はカーブを描いて狭くなり、子宮頸となり膣につながる（何世紀もの間にわたって、科学は、これらの器官に関する多くの理論が誤りであることを示してきた。たとえば、紀元前6世紀には、エジプト、ギリシア、およびローマの医師たちは、子宮ははがれて、体中を動き回ることができると考えていた）。

この管腔器官の内側を覆っている膜が子宮内膜である。子宮内膜はピンク色の細胞がタイルのように並んでいる層であり、子宮の中に入った受精卵（この段階では、胚とよばれる）が付着する。すると、子宮内膜の細胞は、細胞層の中に潜り込んでくる大切な胚を徐々に包み込む。子宮内膜の組織内には豊富な血管が分布していて、胚は酸素や栄養素を供給してくれる血管を探し求めるのである。

しかし、受精が起こらない場合、子宮内膜の最外層は3〜5日間の生理日の間にからだから追い出される。子宮が収縮して、使われなかった内膜が排出されるのだ。そのため、女性は腹痛や背痛を起こすことがある。その後、子宮内では新しい内膜細胞が増殖する。次の排卵サイクルに備えるためである。

[豆 知 識]

1. 19世紀の末には、専門家たちは、「マスターベーションという不道徳なおこない」によって、子宮の疾患や月経異常がひき起こされると考えていた。
2. 子宮という意味の英語 "uterus" は、ラテン語で「腹」または「子宮」を意味することばである。英語で子宮の複数形は、"uteri" と "uteruses" の両方とも正しい。

第5週 第6日（土）

34 ライフスタイルと予防医学 | 葉酸

葉酸はビタミンBであり、私たちのからだが新しい細胞をつくるのを助けるために必須のビタミンである。葉酸は、緑色葉菜、果物、乾燥豆類、エンドウマメ、ナッツ類など多くの食品中に自然型として存在する。合成型の葉酸は、エンリッチまたは強化されたパン、シリアル、あるいはその他の穀物製品に添加される。葉酸は、サプリメントとしても摂取することができる。

◆

葉酸は、血液を健康に保つために必要である。葉酸が欠乏すると、貧血を起こすことがある。貧血とは、からだの中の赤血球が少なすぎる状態であり、貧血になると血液が十分な量の酸素を全身に運ぶのがむずかしくなる。もし貧血であると診断された場合は、葉酸の濃度を調べてもらうとよいだろう。

とくに妊婦にとっては、妊娠前および妊娠中に葉酸を十分に摂取することが重要である。その理由は、新生児の脳や脊椎の先天性欠損症、たとえば無脳症（大部分またはすべての脳の部位が発達しないこと）や二分脊椎（脊柱の奇形）などを防ぐためである。ほとんどの女性は1日当たり400マイクログラムの葉酸を必要とするが、妊娠したときは1日当たり400〜800マイクログラムの葉酸を摂取すべきである。どのくらいの葉酸を摂取すべきかを決めるためには、医師に相談するとよい。とくに、葉酸の体内利用に影響を及ぼすような薬を服用している場合は、医師に相談すべきである。

ふつうの食事から過剰の葉酸を摂取することはないだろうが、サプリメントならその可能性がある。1日に1,000マイクログラム以上の葉酸を摂取すると、神経障害を起こしたり、体内に十分なビタミンB_{12}をもっていない人々において悪性貧血を覆い隠したりすることがある。ビタミンB_{12}欠乏症のリスクのある人々には、ヴィーガン（完全菜食主義者）や50歳以上の人たちが含まれる。

豆 知 識

1. 葉酸は、アルツハイマー病や加齢性難聴、ある種のがんの予防を助けるとも考えられている。
2. 1998年以来、アメリカ政府は、出生異常を防ぐのを助けるために、シリアルやパンに葉酸を添加することを義務づけた。
3. ある研究によると、葉酸補助食品は、大腸がんの発生を増加させることが報告されている。

第5週 第7日（日）

35 医学の歴史 | 黒死病

　1300年代初頭、黒死病として知られている伝染病が中国やエジプトで流行した。それは、ノミがたかったネズミによって、すぐにヨーロッパへ広がった。5年のうちに、2,500万人の人々が亡くなった。じつに、ヨーロッパの全人口の三分の一であった。

◆

　その伝染病は、1347年、黒海から戻ってきた1艘の貿易船がシチリアに上陸したとき、ヨーロッパに到達した。船に乗っていた人々の大部分は、伝染病ですでに死んでいた。生き残っていた人たちが町中に感染を広げたのである。伝染病はシチリアからイタリアを北上して、他の国へと広がっていった。この伝染病は、とくに英国において急速に広がった。都市部では人々があふれ、生活環境が荒れ果てていたからである。家族のひとりでも症状を示せば、その家は隔離され、家に残された家族は運命に身をまかせるしかなかった（英語の「隔離」ということば"quarantine"は、イタリア語で「40日」を意味する"quarantina"に由来する。最初に要求された隔離期間である）。

　すべての死体を処分する場所もなければ、死体を処分する健康な人も十分にいなかったため、死体は通りに山積された。ネコは感染したネズミの数を減らすひとつの手段になり得ただろうが、皮肉にも、ネコが伝染病の原因であると疑われ、町から追い払われてしまった。黒死病は神による罰であると信じられており、大量死によってひき起こされた社会の大混乱の期間において、ユダヤ人、外国人、ハンセン病患者、物乞いたちは非難され、迫害を受けた。

　今日、たいていの医師は、この黒死病が腺ペストをひき起こす細菌 *Yersinia pestis*（ペスト菌）によってひき起こされたと考えている。黒死病も腺ペストも、その特徴的な症状に、悪寒、発熱、嘔吐、下痢、ならびに頸部、鼠径部、腋窩の黒い腫れものがある。黒い腫れものは、リンパ節での出血によるものである（黒死病という名前は、この黒い腫れものに由来する）。腺ペストは、治療しない場合、とくにペスト菌が患者の肺に広がったときは、ほとんどかならず1週間以内に死に至る病である。現在でも、ペストは世界のいくつかの地域に存在するが、今日では、ペストを治療するための抗生物質を利用することが可能である。

　しかし、科学者のなかには、黒死病は、実際は腺ペストではなかったと考える者もいる。そのような科学者たちは、黒死病は感染したネズミを介してではなく、むしろヒトからヒトへと広がったと示唆しており、そしてペスト菌以外のなんらかの未知の感染性病原体によって起こったと主張している。

豆 知 識

1. その後、数世紀の間に、ヨーロッパは数回にわたって腺ペストの再来に襲われた。最初の大流行の後300年以上が経ってから、1665年にロンドンで腺ペストの流行が勃発した。1年で10万人もの人々が亡くなり、やがて冬が訪れ、そしてロンドン大火によって感染したノミが殺滅されると、ようやくペストは衰えていった。
2. 「リング・アラウンド・ザ・ロージー」（バラのまわりで輪になろう）という童謡は、14世紀につくられたと噂されている。「リング・アラウンド・ザ・ロージー」は、赤い発疹を意味するものと考えられており、そして「ウィー・オール・フォール・ダウン」（私たちは皆倒れる）【訳注／童謡「リング・アラウンド・ザ・ロージー」の中の一節】は死を象徴しているものと考えられている。しかし、大部分の専門家は、これが真実であることを疑っている。
3. イタリアの作家ジョヴァンニ・ボッカッチョ（1313〜1375）は、1348年にフィレンツェの町がペストによって荒廃した時期を乗り切った。ボッカッチョは著書『デカメロン』の中で、フィレンツェの町におけるペストの影響を生々しい描写で表した。『デカメロン』は、ペストを逃れてフィレンツェ郊外の別荘にこもった10人が語った物語である。

第6週 第1日（月）

36 子ども | 乳児突然死症候群

　乳児突然死症候群は、なんの前触れもなく、またなんの理由もなく襲ってくる。きわめて恐ろしい疾患である。乳児突然死症候群は、ある特定の状態や疾患ではなく、乳児がはっきりした原因がないにもかかわらず死亡したときに与えられる診断名である。多くの場合、寝ていた赤ちゃんがけっして目を覚まさないのである。乳児突然死症候群は、1歳以下の子どもの主要な死因であり、毎年、アメリカで約2,500人の乳児を襲う。

◆

　長年にわたる研究にもかかわらず、科学者たちは、未だ乳児突然死症候群の生物学的原因を正確に特定するに至っていない。専門家たちは、この症候群が身体的な問題と環境要因の組み合わせが原因で起こると考えている。

　身体的な問題とは、たとえば、心臓や脳の障害あるいは未成熟な自律神経系などであり、環境要因とは、たとえば、うつぶせで寝ることなどである。最近の研究によると、QT延長症候群（異常な心臓拍動の原因になる心臓障害）であることが、乳児突然死症候群の発症と関連していることが示唆されている。

　乳児突然死症候群を回避するための特効薬はないものの、専門家たちは、いくつかの習慣によって子どもたちを守ることができることを見出した。最も重要な手立ては、赤ちゃんが自力で寝返りを打つことができないうちは、うつぶせや横向きではなく、あおむけに寝かせることである。ある理論によると、厚いマットレスに包まれてうつぶせで寝ると、呼気時に呼吸が締め付けられて、酸素レベルが危険な状態まで低下するという。そのことが、睡眠中の呼吸をコントロールしている脳の領域の障害と相まって、乳児突然死症候群をひき起こすと考えられている。

　喫煙をする母親から生まれた子どもは、乳児突然死症候群によって亡くなる確率が高いので、家庭内での喫煙をやめることが重要である。ベビーベッドや軽い寝具を使うことによっても、乳児を守ることができるかもしれない。厚い掛布団や大人用ベッドでは乳児が窒息する可能性があるからだ。最後に、赤ちゃんがベッドにいるときは、おしゃぶりを与えることによって乳児突然死症候群のリスクを低減できる可能性がある。

| 豆 知 識 |

1. 乳児突然死症候群は、女児よりも男児に起こりやすい。
2. 秋季もしくは冬季に生まれた赤ちゃん、喫煙または麻薬を常用する母親から生まれた赤ちゃん、またはアフリカ系アメリカ人や先住アメリカ人の赤ちゃんは、いずれも乳児突然死症候群のリスクが高い。
3. 母乳を与えることによって、乳児突然死症候群につながるような感染症のリスクを軽減することができるので、乳児を突然死症候群から守ることができると考えられる。

第6週 第2日(火)

37 病気 | 赤血球

赤血球は、血液に深紅の色合いを与える。血液の容積のほぼ半分近くを占め、1立方ミリメートルの血液の小滴に約400～500万個もひしめいている。この小さな細胞（赤血球）は、酸素をからだ中に運ぶはたらきをしている（英語では、「赤血球」という用語には、"red blood cell"および"erythrocyte"という2つがある）。

◆

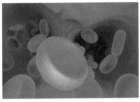
赤血球

　直径わずか7.5マイクロメートルの赤血球は、私たちのからだの中で、細胞核をもたない唯一の細胞である。赤血球の成熟にともなって、細胞内小器官も細胞から脱落する。その結果、赤血球は穴のないベーグルのように見える。すなわち、中心部が平らにへこんだ円盤のような形だ。赤血球はとてもしなやかであり、細い血管を通り抜けるためによく折れたり曲がったりする。細胞膜の鞘に囲まれた内部には、脂質、タンパク質、およびヘモグロビンが存在する。ヘモグロビンは鉄を豊富に含む物質であり、赤血球が肺の中を通過するときに酸素と結合する。

　赤血球は全身を循環しながら、毛細血管の壁を通して酸素を拡散させる。組織や器官は、エネルギーを生み出すために酸素を消費するが、その代謝サイクルのなかで酸素を二酸化炭素に変換する。赤血球は、この老廃副産物（二酸化炭素）を取り上げて、肺に運んで除去するのである。

　赤血球の寿命はおよそ4か月であり、脾臓または肝臓によって血中から取り除かれる。骨髄で成長する新しい赤血球は、取り除かれた赤血球と入れ替わる。組織が十分な量の酸素を受け取れないとき、からだは過剰な数の赤血球を送り出す。このような状態は赤血球増加症とよばれ、通常、心臓機能や肺機能が低下していることを示している。その原因は、たとえば心臓疾患、慢性閉塞性肺疾患（COPD）、あるいは喫煙などである。赤血球数の増加が多血症とよばれる疾患によるものであることはまれである。医師は、赤血球を数えるための血液検査を簡単に実施することができる。

豆 知 識

1. 赤血球は、1秒間に200万個の割合で死んでいく。
2. 高地は空気中の酸素が少ないので、からだはより多くの赤血球をつくるようになる。
3. ヘモグロビン分子は鉄分を含んでいるので、酸素と結合すると赤色に変化する。赤血球が赤色に見えるのはこのためである。

第6週 第3日(水)

38 薬と代替療法 │ ジギタリス

フォックスグローブの葉、
注意深く与ふれば、
天つ国のやさしさのさらなる証しが
幸ひにも啓示せらる；
はやき鼓動を抑へ；

紅潮は和らぐ；
神の意思はわれらがさだめ、
神の祝福を受けしフォックスグローブの葉、
われらの命を長らへさせたまふ

【訳注／「フォックスグローブ」の和名は「キツネノテブクロ」】

◆

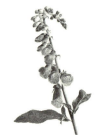

キツネノテブクロ（ジギタリス）

上記のことばは、1820年頃、詩人サラ・ホアー（1777〜1856）によって書かれ、『植物学入門（An Introduction to Botany）』（1823）第9版に公表された。この詩は、キツネノテブクロのことを詠っている。キツネノテブクロは、心臓の筋肉の動きを遅くしたり、強く収縮させたりするために、数百年間にわたって使われてきた植物である。キツネノテブクロの乾燥した葉から得られる抽出物はジギタリスとよばれ、今日でも、鬱血性心不全の患者の循環を回復させるためによく使われている。

ジギトキシンおよびジゴキシンは、最も頻繁に処方されるジギタリス製剤である。これらの薬剤は、強心配糖体とよばれる薬剤の種類に属し、経口薬または静脈内投与薬として入手することができる。ジギタリス製剤には、速くなりすぎた心拍を抑え、肥大した心臓を縮小させ、そして心筋の収縮力を増大させることによって心臓からの血液の拍出量を増やす作用がある。

しかし、ジギタリスを過剰に投与すると、ジギタリス中毒とよばれる危険な状態をひき起こす可能性がある。ジギタリス中毒の症状としては、動悸、嘔吐、下痢、視覚障害などがある。患者によっては、光や輝点、物体周囲の光の輪が見えたり、あるいは色知覚の変化を経験したりすることがある。ジギタリス中毒は、大量のジギタリスの単回投与、または長期間にわたるジギタリスの蓄積によっても起こり得るが、一般的には、腎臓疾患をもつ患者に多くみられる。ジギタリスを服用する心不全の人たちには、しばしば利尿薬も処方される。利尿薬によって、からだからナトリウムと余分な水分が排泄され、血圧を下げることに役立つからだ。

ただし、利尿薬は脱水症やカリウム欠乏症をひき起こすことがあるので、ジギタリス中毒のリスクを高めてしまうことになる。この問題を避けるために、カリウム補給剤やカリウムの消費を抑える薬剤も一緒に処方されることが多い。

【　豆 知 識　】

1. ジギタリスは、1700年代末、イギリスの医師ウィリアム・ウィザリング（1741〜1799）によって初めて処方された。ウィザリングは「ドロップスィ」を処置するためにジギタリスを使った。ドロップスィとは、「[人間の]からだがグロテスクな形に膨らんだ状態であり、肺を押しつぶし、最終的には、ゆっくりとではあるが、避けることのできない死がもたらされる」疾患をいう。今日、ドロップスィは、浮腫（体内に水分が過剰に溜まる状態）として知られている。
2. ジギタリス中毒は、異常な心臓拍動（不整脈）をひき起こすことがあり、重篤な場合は死に至る。
3. 18世紀には、ジギタリスを混ぜてつくった料理がよく使われていた。その目的は、喘息、てんかん、脳水腫、精神異常、その他の疾患を治療するためであったが、ほとんど、あるいはまったく効果はみられなかった。

第6週 第4日（木）

39 こころ｜大脳皮質

　脳の最も大きな部位を占めるのは、大脳皮質とよばれる、しわの多い外側の層である。この領域は、意識的な経験にかかわっている。たとえば、知覚、論理的思考、記憶、計画立案などである。また大脳皮質は、神経シグナルを解析したり、あるいはからだ中の神経細胞に反応を送ったりすることによって、すべての知覚と運動活動を調整している。

◆

　かりに大脳皮質を脳から取り出して、すべてのしわを伸ばして広げると、大きなハンドタオルくらいの大きさになる。その厚さは、約6ミリメートルであり、6層から成る。大脳皮質の重さは、脳全体の重さの約40パーセントを占める。この外側を覆う層の大部分は、無髄神経から成る灰白質である（無髄神経とは、ミエリンとよばれる白い絶縁体の保護層によって覆われていない細胞である）。大脳皮質は、左右2つの半球に分かれていて、それぞれの半球はさらにいくつかの葉に分かれる。

　前頭葉は脳の中で最も大きな葉であり、中心前回を含んでいる。この部位の特定の領域は、からだの反対側の動きの大部分を支配している。また、言語、情動、問題解決などに関連している部位もいくつかある。頭頂葉は、触覚や圧覚、温度感覚、痛覚に関する知覚情報を受け取って解釈する。側頭葉は、聴覚および嗅覚を統御する。また側頭葉には海馬があり、海馬は新しい記憶の形成を助ける。後頭葉は、視覚にかかわっている。内部にある2つの葉（島葉および辺縁葉）は、大脳皮質の表面からは見ることができないが、味覚の認識および自律（無意識の）行動にかかわっていると考えられている。

　知覚野および運動野のほかに、大脳皮質には連合野とよばれる領域も存在する。連合野には、知覚によって集められた乱雑な感覚を整理して、私たちの周囲のものを理路整然と理解するはたらきがある。言語および数学の能力を司る領域は、この連合野の、おもに左半球に集中している。そのような理由で、もし言語能力（ならびに、芸術とは対照的な数学や科学の能力）が高ければ、その人は「左脳人間」と言われ、もし創造的であれば、その人は「右脳人間」と言われるのである。

$\boxed{\text{豆 知 識}}$

1. 皮質の英語 "cortex" は、「樹皮」あるいは「皮」という意味のラテン語である。
2. 片頭痛もちの人々は、厚い大脳皮質をもっていることが多い。しかし、厚い大脳皮質が片頭痛の原因であるのか、あるいは、片頭痛の結果、大脳皮質が厚くなったのかははっきりしない。
3. 大脳皮質において、ひとつの回旋の頂点を脳回とよび、そしてふたつの脳回のあいだの亀裂を脳溝とよぶ。

45

第6週 第5日(金)

40 性徴と生殖 | 子宮頸

「子宮頸」のラテン語"cervix"は「首」を意味する。このことばは、女性の生殖器系の器官の名称としては不適当であるように思われるかもしれないが、その形態を見れば、理にかなっている。子宮頸は、子宮の下部が細くなって約4〜5センチメートルの管につながっている部分であり、これがさらに膣へとつながっている。精子は、卵子を受精させるために、この管を泳いで上っていかなければならない。また、月経血が体内から出ていくためには、子宮頸を通り抜けなければならない。

◆

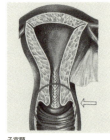
子宮頸

子宮頸はおもに結合組織でできており、3つの部分から成る。3つの部分とは、外子宮口、子宮頸部、および内子宮口である。外側の開口部が外子宮口であり、膣に向かって開いている。開口部は、小さなピンク色のドーナツのように見える(出産をすると、外子宮口は広がり、形状も変化する)。外子宮口は子宮頸部への入り口であり、子宮頸部の中心には、子宮頸に沿って子宮頸管が通っている。子宮頸は内子宮口で終わる。内子宮口は、子宮の中心部である子宮体部に開いている。

子宮頸管の内部は、湿った粘膜で覆われており、イングリッシュ・マフィンのように、窪みや割れ目がある。この粘膜層の中の細胞は粘液を分泌し、その表面には線毛が突き出ている。線毛とは、髪の毛のような小さな突起である。この線毛に助けられて、精子は子宮へ移動する。頸管粘液には酵素も含まれており、感染性の細菌が子宮に到達する前に、それらの細菌を破壊するはたらきもある。

妊娠中はこの粘液がきわめて濃厚になり、栓の役割を果たす。この栓によって子宮は密閉され、感染から守られるのだ。出産を迎えると、この粘液の栓は放出され、そして子宮頸は10センチメートルくらいまで広がり、赤ちゃんが通過できるようになる。

豆知識

1. 子宮頸は、正確には子宮の一部であるがまったく異なる機能をもっており、子宮頸に特有の疾患も多くある。
2. 子宮頸がんの症例の多くは、ヒトパピローマウイルスによってひき起こされる。ヒトパピローマウイルスによってひき起こされる子宮頸がんは、性的に活発な男女の半分以上に影響を及ぼす性感染症である。
3. 女性のオーガズムの間中、子宮頸および子宮体は収縮する。

第6週 第6日（土）

41 ライフスタイルと予防医学 | エンリッチ・フード

　エンリッチ・フードとは、加工処理の過程において失われた栄養素を添加した食品をいう。エンリッチ・フードの例としては、エンリッチ小麦粉からつくられた食品、たとえば、パン、パスタ、トルティーヤ【訳注／メキシコ料理における主食であり、トウモロコシの粉に水と塩を加え、薄く円形に伸ばして焼いたパンの一種】などがある。これらのエンリッチ・フードには、鉄、ビタミンB群（葉酸やナイアシン）、その他、小麦粉の加工過程において失われた栄養素などが添加されている。

◆

　ただし、エンリッチ・フードに含まれているビタミンやミネラルの量は、未加工食品に含まれている量よりも少ない。添加される栄養素よりも多くの栄養素が、加工処理によって失われているからだ。たとえば、エンリッチ小麦粉をつくるときに穀類からはがされる繊維は、通常、エンリッチ小麦粉に添加されていない。したがって、エンリッチ小麦粉であっても、未加工の全粒粉にくらべると繊維や他の栄養素の量は少ないのだ。

　エンリッチされた食品のみを食べても、日々私たちが必要とするすべての栄養素を摂取できるとはかぎらない。たとえば、13〜45歳の女性がエンリッチ・フードだけで十分な量の葉酸を毎日摂取するためには、パンを丸ごと1斤やシリアルをボウルに4杯、パスタ3.5人前、またはごはんを10杯も食べなければならない。ほとんどの人は、エンリッチ・フードからの栄養摂取を補うために、サプリメントをとる必要があるだろう。しかしそれでも、まったくエンリッチされていない加工食品を食べるよりは、エンリッチ・フードを食事に取り入れるほうがよい。

　食品によっては、国民の健康を増進することを確かなものにするために、法律によって、エンリッチすることが義務づけられているものもある。製造業者は、その他の多くの食品についても自主的にエンリッチしている。

　アメリカの連邦政府は、エンリッチされたパン、ロールパン、あるいはバンズ（丸パン）には、1ポンド約450グラム当たり、次の量のエンリッチ物質を添加するよう義務づけている：1.8ミリグラムのチアミン（ビタミンB_1）、1.1ミリグラムのリボフラビン（ビタミンB_2）、15ミリグラムのナイアシン（ビタミンB_3）、0.43ミリグラムの葉酸（ビタミンB_9）、12.5ミリグラムの鉄、および600ミリグラムのカルシウム。また、食塩にヨウ素を添加することも義務づけられている【訳注／日本人はヨウ素を豊富に含む海藻類をよく食べることからヨウ素の摂取不足で病気になる可能性は低い。また、日本ではヨウ素は食品添加物として認められていないため、ヨウ素を添加した食塩の製造・販売、およびそのような食塩の輸入が禁じられている】。

　　　　　　　　　　　　　　　　　　┌ 豆 知 識 ┐

1. エンリッチ・フードと強化食品はまったく同じものではない。強化食品には、エンリッチ・フードとは異なり、加工処理において失われた栄養素以外のものも添加されている。たとえば、低脂肪乳や無脂肪乳は通常ビタミンAによって強化されているが、加工前のミルクにビタミンAは含まれていない。
2. 妊婦は、出生異常のリスクを低減させるために、1日当たり400〜800マイクログラムの葉酸を摂取すべきである。サプリメントを利用するだけではなく、エンリッチ穀物製品の摂取を増やして葉酸の必要量を満たすべきである。

第6週 第7日(日)

42 医学の歴史 | パラケルスス

　16世紀の医師で化学者のパラケルスス（1493〜1541）は、硫酸銅や鉄、水銀、硫黄、その他の化合物が疾患の治療に役立つことを示して医学に革命をもたらした。たくさんの研究者たち、あるいは古来の医学の権威者たちを軽蔑していたパラケルススは、同時代の多くの誤った医療の考え方に対する反証を示すことでも貢献した。

◆

　パラケルスス（本名テオフラストゥス・フォン・ホーエンハイム）は、少年の頃は、ドイツの医師で化学者であった父親の教育を受けて育った。また、スイスの鉱業学校にも通い、土壌中の金属やミネラルについて学んだ。十代のころ、テオフラストゥスは、ヨーロッパ各地でいくつかの大学に通った。しかしより高く評価していたのは、ジプシーとよばれるロマの老婆や魔術師、あるいは無法者たちからの助言だった。イタリアのフェラーラ大学は、ヨーロッパにおいて、2世紀の著名なギリシア人医師ガレノス（129〜216）の著作に対する批判、ならびに恒星や惑星が人間の健康を支配しているとして広く信じられていた考え方に対する疑問を受け入れる数少ない場所のひとつだった。そこにいた頃、テオフラストゥスは、パラケルススと名乗るようになった。その名前は、「ケルススの上、あるいはケルススを超えて」という意味である。テオフラストゥスは、1世紀古代ローマの医学著述家として名高いアウルス・コルネリウス・ケルススよりも、自分のほうが偉大であると見なしていたのだった。

　フェラーラ大学を卒業した後、パラケルススは、ヨーロッパ各地でさまざまな職に従事した。たとえば、オランダやイタリアで軍医を務めたり、あるいはエジプトやコンスタンチノープルで錬金術を学んだりした。最終的にはスイスに戻り、バーゼル大学で教えた。ある日、大勢の出席者がいた講義で、パラケルススは古代の医師たちの書物を燃やしたので、大学中が大騒ぎになったという。1530年、パラケルススは、今日に至るまでで最もすぐれた、梅毒に関する臨床記述を著した。そのなかで、梅毒は水銀化合物によって治療可能であることを示した。また、坑夫の病気（珪肺）に関する初期の概念も述べた。珪肺は、有毒な粉塵に暴露されることによってひき起こされる肺疾患であるが、当時、多くのヨーロッパ人は、珪肺が復讐心に燃えた山の小悪魔によってひき起こされるものと信じていた。パラケルススは、ホメオパシー【訳注／疾病に似た生理作用を起こす物質のごく少量を治療薬として用いる民間療法】の基本概念を示した最初の人物であり、「人間に病気をもたらすものは、また人間を治すものでもあるのだ」と唱えた。そして1536年、パラケルススは、戦闘における火薬によってひき起こされる創傷の治療に関する初期の論文集のうちのひとつを発表した。火薬による創傷は、16世紀に爆薬の使用が広まったのにともなって、ますます大きな問題になっていた。

╭─────────╮
│ 豆 知 識 │
╰─────────╯

1. 甲状腺腫（頸部前面の痛みをともなう腫れ）は、パラケルススがこの疾患をヨウ素の欠乏と関連づけるまでは、中世の医師たちを困惑させていた。ヨウ素欠乏症は、ヨウ素添加塩を使えばわずかな費用で簡単に予防できるにもかかわらず、多くの発展途上国において、今でも問題になっている。
2. ヨーロッパ各地の多くの大学に満足していなかったパラケルススは、かつて、なぜ「高等な大学がこれほど多くのばかをつくり出してしまうのか」不思議に思うと書いた。
3. バーゼルでの講義の後、パラケルススは、不評を被って長い年月を過ごした。患者のひとりが亡くなったとき、パラケルススは破滅的な訴訟によって苦しんだ挙げ句、夜逃げをして町を去った。

第7週 第1日（月）

43 子ども｜熱性痙攣

　どのような親であっても、発熱した子どもをなだめたことがあるなら、発熱が気がかりな病気であることを知っている。

◆

　しかし、子どもが熱性痙攣を起こしたときは、その心配はさらに恐ろしいものに変わる。熱性痙攣とは、体温の急上昇によってひき起こされる全身性の痙攣である。およそ、25人にひとりの子どもが熱性痙攣を経験する。そのうち、三分の一以上の子どもが2回以上の熱性痙攣を起こす。熱性痙攣は、6か月齢から5歳の間の子どもに最も多くみられるが、とくに多いのは、よちよち歩きの幼児である。

　専門家も熱性痙攣の原因、あるいは熱性痙攣を起こしやすい子どもがいる理由を把握しているわけではないが、熱性痙攣を経験する子どもの大部分は38度9分以上の発熱をすることがわかっている。ある種のウイルスによってリスクが高まるのかもしれないが、ほとんどの場合、熱性痙攣は中耳炎やバラ疹などのような、ありふれた子どもの疾患にともなって起こる。症例によっては、髄膜炎などのもっと重篤な感染症、あるいは、幼児予防接種によってひき起こされた発熱にともなってみられることもある。

　恐ろしい疾患ではあるものの、熱性痙攣は、一般的に予後は良好で、てんかんや脳傷害のリスクが高まることもない。痙攣発作を起こすと、子どもは意識を失ったり、泣いたり、呻いたり、白目をむいたり、吐いたり、あるいは震えたり、ぴくぴく動いたりすることがある。しかし、たいていの痙攣発作は15分以内でおさまる。だが場合によっては、もっと長い時間つづいたり、あるいは24時間のうちに痙攣を何回も繰り返したりすることもある。子どもが痙攣している場合は、親は医師に相談すべきである。

　熱性痙攣を見たとき、親がパニックを起こさないようにするのはむずかしい。したがって、すべての親は、熱性痙攣が実際に起こったときにどうすればよいか知っておくべきである。

　　　　　　　　　豆 知 識

1. 「熱性痙攣」の英語 "febrile seizure" の "febrile" は、「熱がある」という意味である。
2. 熱性痙攣を防ぐための最善の方法は、熱のある子どもにたくさんの水分を補給することと熱を抑えるために薬剤を与えることである。

49

第7週 第2日（火）

44 病気 | 血液凝固

血管が傷害を受けると、からだはその傷を迅速に修復するために、一連の反応を作動させる。血管はただちに収縮し、血流は遅くなって、血液凝固が開始される。形成された血栓は、まるで配管まわりをコーキング材で補修するときのように、血管が治るまで組織を密閉する。

◆

血栓の形成は、血管壁の中の傷ついたコラーゲン線維がシグナルを発し、血中の血小板を傷口に付着させるところから始まる。血小板の集団はやがて一時的に包帯のようなものをつくり、血流の中にSOSの化学信号を放出する。するとトロンビンとよばれる酵素が、溶解性のタンパク質であるフィブリノゲンを、長い粘着性のある繊維状タンパク質であるフィブリンに変換させる。この長いフィブリン繊維は、互いに編み込まれて網を形成し、血液細胞や血小板を捉えて傷口を塞ぐ。ここで血小板は他の化学物質を放出して組織の修復を助ける。傷を負った組織が修復されると、血栓は、治癒過程のひとつとして溶解する。

血栓は、からだを治癒するために役に立っているものの、血液凝固系が妨害を受けて血栓の形成をコントロールできなくなった場合は重篤な被害を招くこともあり得る。ある種の病気においては、からだ中に血栓が形成されて血液の流れが塞がれてしまう。もっと一般的なものでは、動脈硬化症や炎症によって血管にでこぼこの部位がつくられると、そこに大きな血栓が生成されることがある。そのような血栓が心臓へ向かう血管を塞ぐと、心臓発作が起こることがある。血栓がちぎれて、肺の血管を塞げば、肺塞栓症とよばれる、命にかかわる疾患がひき起こされる。

一方、脳の血管に血栓が形成されると脳卒中がひき起こされる。このような大きな血栓の形成を防ぐために、抗凝固剤とよばれる類いの薬剤がしばしば処方される。

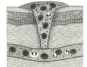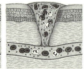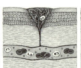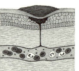

血液の凝固過程

　豆知識

1. 血液の中に凝固因子をもたない人たちがいる。そのような人たちは、たとえ小さな傷であっても、過度の出血が起こり得る。この血友病とよばれる疾患は遺伝性の疾患であり、男性に多く発症する。
2. 女性ホルモンのエストロゲンは、経口避妊薬に含まれていることが多いが、血栓形成のリスクを高める可能性がある。
3. 遺伝子異常のために、血栓形成が増進する人たちがいる。そのような人たちにおいては、静脈炎（血栓によって詰まった静脈の炎症）、心臓疾患、肺塞栓症、あるいは脳卒中のリスクが高い。この疾患はおもに女性においてみられ、妊娠中に、胎盤早期剥離や産科的出血のリスクが高くなることがある。

第7週 第3日（水）

45 薬と代替療法 ｜ 利尿薬

「ウォーターピル」とよばれる経口薬剤を含む各種の利尿薬は、尿の流れを増加させ、からだからナトリウムや代謝廃棄物などを除去するのを助ける薬剤である。利尿薬は、浮腫（からだの組織に余分な水が溜まる状態）がみられる高血圧症や鬱血性心不全の患者によく処方される。

◆

　簡単に言うと、利尿薬は、腎臓において、血流に戻る液体の量を少なくさせ、血流に戻らなかった液体を尿として排泄するはたらきをもっている。血管内に戻る液体の量を減少させることによって、動脈の壁にかかる圧を減らすことができるというわけだ。

　最も使いやすくてよく処方されるタイプの利尿薬は、ヒドロクロロチアジドという錠剤であり、チアジド系利尿薬とよばれることもある。チアジド系利尿薬は、腎臓からのナトリウムの排出を中等度に増加させるとともに血管を拡張させるという、2つの特異的な方法で血圧を下げる。より重篤な症例には、ナトリウムや水分の排出をさらに増加させるためにループ利尿薬が処方される。ループ利尿薬は、とくに、重度の水腫や浮腫のある鬱血性心不全の患者に処方される（本書「ジギタリス」の項参照、44ページ）。

　ただし、これら2種類の利尿薬のどちらも、体内のカリウムのレベルを低下させるという危険な副作用が起きることがあるため、カリウム保持性利尿薬とよばれる3番目のタイプの利尿薬とともに処方されることがある。カリウムが欠乏すると、心拍の乱れや筋肉の痙攣をひき起こすことがあるので、カリウム補給剤を服用したり、あるいはバナナやオレンジジュースなどのような高カリウム食品を摂取したりすることによって補うこともできる。

　尿の量は通常、利尿薬を服用してから数時間以内に増え始め、服用後6時間は排尿回数が多くなる。しかし、利尿薬が高血圧症などの疾患に対してうまく治療効果を表すためには、さらに数週間を要することがある。

　よくみられる副作用として、脱水症、口内の渇き、便秘、眩暈、脱力感などがあるが、これらの症状はとくに高齢の人によくみられる。心不全の患者の最大三分の一（そして、鎮痛薬あるいは腎臓における吸収を妨げるような他の薬剤を服用している患者）においては、利尿薬によって、ナトリウムや体液が十分にからだから除去されない。このような状態は、利尿薬抵抗性とよばれる。

豆 知 識

1. 塩分が多い食べ物は、利尿薬の効果を弱める傾向がある。腎臓に必要以上のナトリウムを吸収させるからである。
2. 摂食障害の人たちは、食べた分をどうにかしようと利尿薬を使うことがある。水分を失うことによって体重が減るからだ。しかし、失われた水分を補うために飲料を飲めば、体重は急速に元に戻る。
3. 利尿薬は、月経による重度の痛みや腹部膨満を治療するために処方されることがある。それらの症状は、ナトリウムと水分の滞留によってひき起こされるからである。

51

第7週 第4日(木)

46 こころ | 小脳

　中枢神経系の交通警官である小脳は、運動の調整や制御をしている脳の一部である。たとえば「ハエをたたく」というひとつの動作をするにしても、小脳は、そのタスク実行のために膨大な量の情報を計算処理し、その動作を素早く、正確にやり終えるために、必要な筋肉と動きをとりまとめるのである。

◆

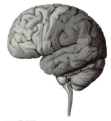

脳の模式図

　小脳は頭蓋骨の背下部に位置するモモの大きさほどの構造で、「小さな脳」として知られている。その理由は、その複雑な折り重なった構造が大脳皮質の構造に似ているからである。小脳は、高性能のコンピューターにたとえることができる。

　小脳には、他の脳の部位すべてを合わせた神経細胞の数よりも多くの神経細胞が存在しており、他のどの部位よりも速く情報処理をおこなうことができるからだ。小脳はおよそ4,000万本の神経線維を介して脳の最も高次レベルの領域(大脳皮質)につながっている。それらの神経線維を通して、知覚、運動、認知、言語、あるいは情動領域からの情報が瞬時に送られてくる(これとは対照的に、私たちの全視野にかかわっている視神経は、わずか100万本の神経線維だけである)。

　むかしから、小脳がかかわっているのは、歩くことや立っていることなどの運動機能だけで、精神の発達や知性を担当しているのは他の脳の部位(大脳)であると考えられていた。実際、小脳は動きやバランスを調整している。小脳が脳卒中あるいは腫瘍によって傷害を受けると、その人の動きはぎくしゃくしたり、あるいはぐらぐらしたりするようになり、本人の意思とは無関係に、目的とする対象物の手前で止まったり、あるいは目的とする対象物を通り過ぎてしまったりすることがある。

　しかし最近の研究によると、小脳は実のところ大脳と密接に絡み合っており、大脳とともに、計画、発話流暢性、抽象的な論理、正しい文法の使用などの認識機能において役割を果たしていることが示されている。

豆 知 識

1. 小脳の内側の白質層は、枝分かれをした樹木のように見えることから活樹(生命の樹)として知られている。
2. 酒を飲みすぎたときに、眩暈や吐き気、ふらつきが生じるのは、アルコールが小脳に侵入して、その調整作用を妨害するからである。
3. 小脳から運動シグナルを送る神経細胞はプルキンエ細胞とよばれるが、ヒトの脳の中で最も大きな細胞のひとつであり、かつ最も精緻な細胞のひとつでもある。

第7週 第5日（金）

47 性徴と生殖 ｜ 精巣

テレビで海外の法廷ドラマを見たことがある人なら、証言台に立った被告人が、証言する前に聖書に手をのせて宣誓することを知っているだろう。しかし、何人かの古典学者たちによると、古代ローマの男たちは、右手をどこか別の場所、それも自身の精巣の上に置いたという。ラテン語で「証言」という意味の単語"testis"が、精巣の名前に付けられた理由も、これで説明がつくかもしれない。これが真実であるか否かはさておき、プラムのような形をしたこの2つの器官の役割は、精子ならびにアンドロゲンとよばれる男性ホルモンをつくることである。

◆

精子が成長するためには、正常の体温よりも1度ほど低い【訳注／体温には年齢差や個人差がみられるが、一般的に、日本人の平熱は36.89±0.34度であるのに対して、アメリカ人の平熱は約37度±1度である】、36度くらいの温度が必要であり、それゆえ精巣はからだから垂れ下がる陰嚢の中に収まっている。陰茎の裏側の、肛門より前にある陰嚢は、内蔵のサーモスタットをもっているといえる。たとえば、冷たいプールに飛び込んだときなど、からだが冷たくなりすぎたときは、陰嚢内の精巣挙筋が精巣をからだの近くにひき寄せて温めようとする。

精巣は睾丸ともよばれる。ひとつの精巣の重さは28グラム以下、直径は2.5センチメートルほどである。陰嚢の内部には白膜とよばれる薄い青白色の膜があり、それぞれの精巣を覆っている。白膜の内側では、線維性の組織が内部を200〜400の楔形の区域（葉）に分割している。それぞれの葉のなかには、最大10本の精細管が含まれていて、精子はこの精細管の中で成熟する。精細管は、精巣全体のおよそ90パーセントを構成している。精細管のあいだにある細胞からは、テストステロンなどのきわめて重要な男性ホルモンが分泌される。これらのホルモンには、男性生殖器系を活性化する作用がある。

豆知識

1. たとえばヒツジやヤギなど、1年のうち特定の期間だけ繁殖する動物の精巣は、繁殖期になると、からだから下降する。この過程を精巣再下降とよぶ。

2. 男性は、ノートパソコンを頻繁に膝にのせると、受精率が低下する可能性がある。コンピューターの熱によって、陰嚢の温度が上がることがあるからである。

3. テキサス州スロックモートンでは、毎年、ロッキー・マウンテン・オイスター・フェスティバル世界選手権大会が開催され、ウシの精巣を料理して食べる。そのなかのコンテストのひとつに、「テイスト・ライク・チキン」（まるで鶏肉みたいな味）という催し物がある。

第7週 第6日（土）

48 ライフスタイルと予防医学 │ 人工甘味料

　人工甘味料（砂糖の代用品）は、一般的に、砂糖に代わって安全に使えるものであると考えられている。砂糖はカロリーが高いので、体重増加をひき起こすことがある。人工甘味料は、化学物質または天然の化合物であり、砂糖のように甘いがカロリーがほとんどないので、**減量計画や体重管理計画を実行するうえできわめてすぐれた要素のひとつになっている。**

◆

　一般的に、人工甘味料は同量の砂糖よりも甘い。したがって、砂糖よりも少ない量で、砂糖と同じくらいの甘味を得ることができる。人工甘味料を使ってつくられた食品は、通常、砂糖を使ってつくられた同等の食品よりもはるかに低カロリーである。

　人工甘味料のもうひとつの利点は、血糖値を上げないことである。したがって、人工甘味料は「甘いものは食べたいが、血糖値は上げたくない」という糖尿病の人たちにとって理想的なものである（ただし、人工甘味料を添加した食品でもやはり血糖値に影響を及ぼすことはある）。だとしても、人工甘味料には栄養がないので、良識をもって使用しなければならない。砂糖の入っていない飲み物とデザートの食事では、健康によい栄養素を著しく欠いているであろう。

　アメリカにおいては、子どもにも成人にも安全な人工甘味料5種類の使用が承認されている。承認されている人工甘味料は、アセスルファムカリウム（商標名サネット、スイート・ワン）、アスパルテーム（商標名イークオル、ニュートラ・スイート）、ネオテーム、サッカリン（商標名シュガー・ツイン、スイートン・ロー）、およびスクラロース（商標名スプレンダ）である。これらの人工甘味料の摂取量については、1日当たりの推奨最大値が定められている。しかし、平均的な人は、1日当たり、推奨最大値の2パーセントにも満たない人工甘味料しか摂取していない。

　したがって、通常の飲食によって、人工甘味料を過剰に摂取する可能性はほとんどあり得ない。1日摂取許容量でさえ、健康上の懸念をひき起こす可能性のある最小量のさらに百分の一の量に設定されている。アメリカにおいて使用することが承認されている人工甘味料すべてについて、それらががんをひき起こすという科学的根拠はない。

┌─ 豆 知 識 ─┐

1. 無糖であると見なされている食品がいくつもあるが、実際には、1種類または2種類以上の糖アルコール（マンニトール、ソルビトール、キシリトールなど）を含んでいる。これらの糖アルコールは人工甘味料ではないが、血糖値を上昇させることに加えて、下痢を起こすことがある。
2. アスパルテームは、フェニルケトン尿症とよばれるまれな遺伝性疾患をもつ人たちにとっては安全ではない。アスパルテームを含む食品には、フェニルケトン尿症に関する警告表示を明示しなければならない。

第7週 第7日（日）

49 医学の歴史 | ヴェサリウスと解剖学

　1500年代初頭、ヨーロッパの医学校では、2世紀に存在していた古代ギリシアの医師ガレノス（129〜216）の方法を利用して解剖学を教えていた。ただし、学生や教授がみずから解剖をおこなうことはほとんどなく、単にガレノスの古い教科書を拾い読みし、それを信じていた。このような状況は、ベルギーに生まれたパドヴァ（イタリア）の解剖学者がガレノスを激しく排斥するまでつづいた。そのパドヴァの解剖学者は、人間のからだのはたらきを理解するためにも、医師はみずから解剖をしなければならないと主張したのだった。

◆

　アンドレアス・ヴェサリウス（1514〜1564）は、仕事を始めた頃は、ガレノスの教義を信じていた。しかし、当時の大部分の教授たちとは異なり、みずから死体を解剖して学生たちに解剖学的な詳細を見せることを習慣としていた（当時の講義は、たいてい、教授がガレノスの教科書を読み、外科医が処刑された罪人の死体の傍らに立って、関連するからだの部位を示すというものだった）。しかしヴェサリウスは、骨の数や骨の相対的な大きさなどの基本的な解剖学的事実が、ガレノスの教科書ではしばしば誤っていることを発見して不可解に思ったのである。そして最終的に、西洋医学において千年以上にわたって権威の源であったガレノスが、一度も人間のからだを実際に解剖したことがなかったと理解するに至った。宗教上、人体解剖が許されていなかったガレノスは、ウシ、霊長類、その他の動物の解剖にもとづいて教科書を書いていたのだった。

　つづく4年のあいだ、ヴェサリウスは名著となる作品に取り組んだ。全巻が完成したのは1543年で、『人体の構造についての七巻の書』（原文ラテン語）と題された。一般的には『ファブリカ』として知られている。この書物は、豊富な図版入りの、最初の人体解剖学記録書であった。そのなかには、皮膚を剝がされ、筋肉、組織あるいは骨が露出された詳細な解剖図が描かれている。描かれている人体は、歩行したり、テーブルに寄りかかったり、絞首刑の絞縄から垂れ下がったりして、実物のようなポーズをとっている。

　『ファブリカ』に示された精緻なイラストと大胆な医学理論によって、ヴェサリウスはヨーロッパ中で有名になった。その後は、神聖ローマ帝国皇帝カール5世（1500〜1558）によって伯爵に叙せられ、ヨーロッパ中の医学および知性に大転換をもたらすことに貢献した。ヴェサリウスは、古代の教科書はあてにならないこと、そして医師はみずからの観察および実験を信頼しなければならないことを証明したのだった。ヴェサリウス自身は、エルサレムへの聖地巡礼の旅の帰途、ギリシアの島で没した。

豆知識

1. 仕事を始めた初期の頃、ヴェサリウスは、学生が学ぶための、循環系および神経系の詳細な解剖図を描いて名声を得ていた。パドヴァの刑事裁判所判事は、ヴェサリウスの仕事に興味を示し、ヴェサリウスが絞首台からの死体に事欠くことのないようにした。

2. 今日では、ガレノス自身も、古代の教科書に盲目的に従うのではなく、自分の目で観察することの重要性を強調していたことが知られている。しかし、ガレノスの著作が多くの言語に翻訳される過程において、その著作が16世紀のヨーロッパに伝わる頃には、そのような詳細は忘れ去られてしまったようである。

3. 物議を醸している現代の展示会、たとえば「人体：展示およびからだの世界」（"Bodies: The Exhibition and Body Worlds"）【訳注／ https://bodyworlds.com/】においては、実物のようなポーズをとった人間の死体のプラスティネーション標本が展示されている。このような展示は、ヴェサリウスの研究の延長であると言われている。

第8週 第1日（月）

50 子ども｜自閉症

　自閉症は、自閉症スペクトラム障害として知られている一群の発達障害のなかで、最もよくみられる疾患である。自閉症スペクトラム障害の症状はさまざまであるが、共通の症状としては、コミュニケーション能力が乏しい、社会的関係の構築が困難である、場合によっては、強迫観念や反復運動がみられるといった状態が認められる。現在、150万人のアメリカ人が自閉症スペクトラム障害をもって生きている。専門家は、その人数は増加傾向にあると言っている。残念なことに、明確な診断基準がなく、脆弱X症候群【訳注／X染色体上の遺伝子の異常によってひき起こされる遺伝子疾患で、知的障害と行動障害の原因となる】を含む多くの疾患が、自閉症スペクトラム障害としてひとくくりにして扱われることがある。

◆

　自閉症の徴候は、早ければ、幼児の頃から始まり、大部分の症例は3歳になる前に診断される。この疾患の徴候には、常に動いている、相手と目を合わせようとしない、抱っこや抱きしめられたりすることを嫌がる、名前を呼ばれても反応しない、などがある。成長するにつれて、他人の感情に無頓着になっているように見えたり、ロボットのように抑揚のない話し方をしたり、会話を始めることができなかったりすることもある。軽度の自閉症の症例においては、正常な生活を送ることができる者もいるが、より重度な症例においては、持続的なケアが必要になり、場合によっては、症状をコントロールするために、抗鬱薬や抗精神病薬を用いた薬物療法が必要になることもある。

　何年にもわたる研究にもかかわらず、科学者たちは、自閉症の明確な原因についてはっきりとは理解していない。しかし、遺伝と環境の両方がなんらかの原因になっているのではないかと疑っている。たとえば、自閉症を患う子どもがひとりいる家族においては、5パーセントの確率で、もうひとりの自閉症の子どもがいる。研究者たちはまた、ウイルス感染や環境汚染が自閉症をひき起こすか否かについても調べている。その他のリスク因子として、父親の年齢（40歳以上の父親から生まれた子どもは、6倍、自閉症スペクトラム障害を起こしやすい）あるいは子どもの性別（男児は女児にくらべて、3倍、自閉症になりやすい）などが挙げられている。

　考えられる原因のひとつに、チメロサールとよばれる防腐剤が挙げられる。チメロサールには微量の重金属の水銀が含まれており、一部の小児期ワクチンに使われていた。そのため、ワクチン接種が大々的に推奨される一方で、その是非については議論が分かれた。結局2001年以降、小児期ワクチンにチメロサールは含まれなくなった。多くの研究や政府報告書によって、ワクチンと自閉症スペクトラム障害の間に関連があるというのは誤りであることが証明されてはいるが、ワクチンの安全性に関する議論は未だにつづいている。

豆知識

1. 自閉症の子どもひとりを生涯にわたって育てるために必要な費用は、約3億8,500万円〜5億5,000万円であると見積もられている。
2. 研究によると、早い時期に自閉症の診断を受けた子どもは、遅い時期に診断を受けた子どもにくらべて、より良好な経過をたどることが示されている。
3. 小児科医は、幼児が1歳になるまでに、片言をしゃべる、のどをクークー鳴らす、指差しをする、手を振る、などがみられなければ、専門家に相談することを推奨している。

第8週 第2日（火）

51 病気 ｜ 貧血

「貧血」の英語 "anemia" は、ギリシア語で「血液がない」という意味であり、説明としては
そこそこ適当であると言える。なぜそこそこかと言えば、貧血の人は完全に「血液がない」わ
けではないものの、この疾患は、体内に健康な赤血球が十分にないときにひき起こされるから
である。疲労感、眩暈（めまい）、頭痛、皮膚蒼白といった貧血の症状は、組織に十分な酸素が行き渡ら
ないと起こる。アメリカにおいて最もよくみられる血液疾患で、およそ350万人の人が貧血だ
と言われている。女性や慢性疾患をもっている人は、貧血になるリスクが高い。

◆

　貧血には400以上の異なるタイプがあるが、ほんとうに主要な原因は３つである。すなわち、
失血、赤血球産生の減少か異常、または赤血球の破壊である。いちばん多いのは、体内の鉄分
不足に起因するものである。鉄がないと、骨髄は赤血球が必要とするヘモグロビンを十分につ
くることができないからだ。

　鉄のほかにも、ビタミン B_{12} や葉酸といったミネラルもないと赤血球をつくることができな
い。なかには腸管の疾患やその他の疾患のために、ビタミン B_{12} の吸収が妨げられる人たちも
いて、このような疾患は悪性貧血とよばれる。

　また、あまり多くはないが、がん、腎不全、骨髄疾患などの慢性疾患によって、赤血球の増
殖が妨げられることもある。遺伝的要因による貧血には、おもにアフリカ系の祖先をもつ人た
ちにみられる鎌状赤血球貧血がある。この患者の赤血球は、正常な丸い円盤の形ではなく、三
日月のような形をしており、その寿命は短い。

　貧血を診断するためには、通常、一連の検査を実施する。たとえば、全血球計算をおこなっ
て、赤血球のタイプと数を評価する。治療法は原因によって決まり、ビタミン B_{12} や鉄分補充
薬を服用するだけの簡単なものから輸血に至るまでさまざまである。

─────────
 豆 知 識
─────────

1. およそ25パーセントの女性、半分近くの妊婦、ならびに３パーセントの男性が鉄欠乏性貧血である。
2. 鉄欠乏性貧血の患者の赤血球は、正常な赤血球にくらべて、色が薄く、形が小さい。
3. 鉄とビタミン B_{12} のおもな供給源は肉なので、ベジタリアンや完全菜食主義者の人たちは貧血になりやすい。

57

第8週 第3日（水）

52 薬と代替療法 ｜ サルファ剤

ヒトの細菌感染を治療するために使われた最初の抗菌薬は、サルファ剤とよばれている。サルファ剤は、スルファニルアミドという結晶化合物からつくられた合成薬剤で、20世紀には数え切れないほど多くの命を救い、現代の抗生物質開発のために道を開いた。

◆

1930年代初頭、ドイツの科学者たちは、マウスを使った実験でプロントジルという赤色色素がレンサ球菌の増殖を抑えることに気づいた。さらに、血液疾患、産褥熱（子宮の感染症）、皮膚疾患（丹毒）など、あらゆるタイプの感染症を防ぐように思われた。そして研究者たちは、この抗菌作用をもつ有効成分がスルファニルアミドであることを発見したのだった。つづく10年のあいだに、スルファニルアミド分子から誘導された薬剤は、サルファ剤として知られるようになり、広く利用される唯一の抗菌薬となった。

サルファ剤には、抗生剤のように細菌を殺滅する作用はないが、細菌の増殖を制限するという静菌作用がある。このおかげで、私たちの免疫系は、より迅速に細菌と闘うことができるのだ（本書「免疫」の項参照、8ページ）。サルファ剤は、あらゆる生細胞に存在するビタミンB群のひとつ、葉酸の合成を妨害するものである。細菌は、みずから葉酸をつくらなければ生存できないため、葉酸の合成を阻害されると増殖できなくなる。他方、ヒトや他の哺乳類は、細胞内でみずから葉酸をつくる代わりに、葉酸を食事から得ることができるので、私たちの正常細胞がサルファ剤の有害作用を受けることはない。この原理は、選択毒性とよばれる。

硫黄（サルファ）そのものには、からだに対する毒性がない。しかし、およそ3パーセントの人は、亜硫酸塩やサルファ剤といった硫黄の関連物質に対して強いアレルギー反応を示す。このような人たちは、サルファ剤によって、皮膚発疹、高熱、頭痛、疲労感、胃腸障害などを起こすことがある。1940年代には、毒性の低い誘導体の開発や、ペニシリンの大量生産がなされたため、広範囲にわたるサルファ剤の使用は減少していった。

今日、サルファ剤は、エイズ患者の肺炎、にきび、尿路感染症、膣感染症、皮膚熱傷、マラリア感染症などの治療に使われているが、新たな薬剤耐性菌株の出現にともなって再び注目を集めている。

```
豆 知 識
```

1. 当時、現在のバイエル社を所有していたドイツの会社IGファルベンは、スルファニルアミドを独占的に上市することを望んだ。スルファニルアミドそのものは、1906年以来、染料工業にて使用されていた既知の化合物だったが、その特許権はすでに失効しており、サルファ剤はだれでも利用できるものとなっていた。
2. 1930年代には、幾百もの製造会社が、何万トンものサルファ剤を製造することによって一攫千金をもくろんでいた。安全性や品質を度外視することもあった。その結果、1937年にエリキシール・スルファニルアミド事件が起き、少なくとも100人がジエチレングリコール中毒になった。この事件を受けて、1938年に米国連邦食品・医薬品・化粧品法が成立した。
3. アメリカで初めてサルファ剤が使用されたのは、1935年7月、髄膜炎だった10歳の少女の症例であったと記録されている。一度は治癒したかと思われたが、少女は数か月後に髄膜炎を再発し、死亡した。

58

53 こころ 延髄

第8週 第4日（木）

　延髄は脳の中にある球根状の構造であり、消化、睡眠、呼吸、心拍など、からだのさまざまな基本機能を制御している。延髄は自律神経系を支配している脳の一部であり、とくに意識することなく必要不可欠な活動を調節している。また、延髄は頭蓋骨の底部に位置し、脳と脊髄の接続部位にもなっている。

◆

　延髄は白質と灰白質から成り、逆三角形のようなかたちをしている。中脳の幅広い部分は次第に細くなり、比較的幅の狭い帯状になって脊椎につながる。延髄から出ている7本の脳神経は、睡眠や覚醒、知覚機能、運動機能の制御を助けている。

　また、延髄には錐体とよばれる2つの運動神経の束が含まれており、骨格筋をコントロールしている。錐体と筋肉をつなぐ神経細胞は、交叉してX字形の構造をつくっている。すなわち、右側の延髄は、左側のからだをコントロールしているということだ。延髄の片側が傷害や疾患によって侵されると、反対側のからだが麻痺したり、知覚が失われたりするのはこのためである。

　延髄にはほかに、オリーブとよばれる2つの卵形をした構造があり、平衡感覚、協調運動、内耳からの音インパルスの調節にかかわる神経細胞が含まれている。

　延髄は、からだの基本機能にとって非常に重要なので、脳のこの部位が損傷すると、即死に至ることも多い。たとえ一命を取り留めたとしても、呼吸や心拍、その他の機能を維持するためには、生命維持装置につなげなければならないだろう。

豆知識

1. 延髄の傷害や疾患によって、眩暈、嘔吐、咽頭反射の消失、嚥下困難、痛覚や温度感覚の消失、集中力の消失などがひき起こされることがある。

2. 全身麻酔は、延髄の意識と覚醒状態をある程度抑制することによって作用を発揮する。しかし、全身麻酔薬を過剰に投与すると、心拍や呼吸などの自律神経系の機能が停止する危険がある。

3. いくつかの研究によると、自閉症の子どもの脳幹と延髄【訳注／解剖学的には、延髄も脳幹に含まれる。一般的には、脳幹は、中脳、橋、および延髄をあわせた部分をいう。なお、脳幹に間脳を含める定義もある】は小さい傾向があることが示されている。

第8週 第5日（金）

54 性徴と生殖 | 精囊

一滴の精液には数億個もの精子が含まれているが、精液の大部分は精囊でつくられた液体が占める。精囊は、膀胱の後ろにある、小さな指状のかたちをした一対の腺であり、粘稠な黄色味を帯びた液体を分泌する。この液体は、射精の前に、精子および前立腺液と混ぜ合わされる。精囊から分泌される液体には、精子の運動を刺激する糖ならびに精子のスピードを速くする酵素が含まれている。また、プロスタグランジンも含まれており、この化学物質により女性の子宮頸の入り口を防護している粘液を薄くする。

◆

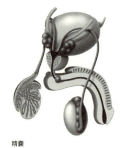

精囊

それぞれの精囊の長さはわずか5センチメートルほどだが、中には結合組織の層に囲まれた長さ15センチメートルくらいの細い管が収まっている。

その細い管は、内側を覆う粘膜と薄い筋層から成り、内側の粘膜から精囊液が分泌される。容量を変えられるスーツケースのように、精囊液がほとんどないときの粘膜は折り畳まれているが、性的行為のあいだは広がって精囊液を収容できるようになる。

射精のときは、筋肉組織が収縮して、精囊内の液体を射精管の中に注入する。精囊液は、精管から放出されたばかりの精子と混ざり合うと、男性の尿道まで運ばれて、前立腺液と合流した後からだから放出される。

[豆 知 識]

1. まれな症例として、精囊の感染症または精囊の障害によって不妊がひき起こされることがある。
2. 精囊液は、精液の約60パーセントを占める。

第8週 第6日（土）

55 ライフスタイルと予防医学 | 脂肪

　脂肪は、炭水化物およびタンパク質とともに、食物の三大栄養素のひとつである。重要なエネルギー源であるほか、ビタミンの吸収を助け、成長、発達、良好な健康のためにきわめて重要である。幼児や小児にとって、脂肪はとくに重要だ。

◆

　脂肪は、飽和脂肪、トランス脂肪、多価不飽和脂肪と一価不飽和脂肪の３種類に大別される。食品に含まれる飽和脂肪は、固形脂肪とよばれることもある。食べ物の表面に脂肪の固体層を形成することがあるからである。飽和脂肪は、チーズ、肉類、全乳や乳脂、バター、アイスクリーム、ヤシ油やココナッツオイルなどに含まれている。

　飽和脂肪を多く含む食事は、冠動脈性心疾患と関連があるとされている。また、飽和脂肪はコレステロール値にも影響を及ぼす。飽和脂肪から摂取するカロリーの量は、１日当たりのカロリー摂取量の10パーセント未満にするのが望ましい。

　トランス脂肪は、植物性ショートニング、ある種のマーガリン、クラッカー、クッキー、スナック食品、部分硬化油を用いてつくられた食品などに含まれている。部分硬化油とは、水素添加という加工工程によって、液体油を固形脂肪に変換したものである。部分硬化油に含まれるトランス脂肪は、悪玉コレステロール（LDL）の値を上昇させ、善玉コレステロール（HDL）の値を低下させるため、心臓疾患のリスクを増大させる。

　さいわいなことに、食品企業のなかには、製造方法を変更し、製品に含まれるトランス脂肪の量を減らしているところもある。加工食品を買うときは、ラベルをチェックして、トランス脂肪が含まれているか調べるとよい。食事において、トランス脂肪の量をできるかぎり減少させることが推奨されている。

　脂肪を摂取するなら、大半を多価不飽和脂肪と一価不飽和脂肪にするとよい。これらは、よい脂肪である。不飽和脂肪は、アボカド、亜麻仁、ナッツ、ニシン、サケ、マスなどのほか、菜種、トウモロコシ、オリーブ、ベニバナや高オレイン酸ベニバナ、大豆、ヒマワリ、野菜類などに由来する植物油にも含まれている。

豆知識

1. 脂肪は食品の風味をよくし、満腹感を与える。
2. どのようなタイプの脂肪であれ、過剰に摂取すると体重は増加する。

61

第8週 第7日（日）

56 医学の歴史 | アンブロワーズ・パレと外科的結紮術

フランスの外科医アンブロワーズ・パレ（1510〜1590）が軍隊に入った1500年代中頃、銃創の治療といえば、患肢を切断し、煮えたぎる油で切断部位を焼灼する方法が一般的におこなわれていた。この方法では効果が望めないだけではなく、危険でさえあると実感したパレは、後に外科的結紮技術を導入した。この技術は、今日の近代的外科技術のさきがけとなった。

◆

パレはパリで外科医を務め、生涯で4人のフランス国王に仕えた。ある日、兵士の銃創を治療していたところ、熱した油が足りなくなってしまった。そこでパレは、熱した油の代わりに、卵黄、ローズオイル、テレピン油に浸した布で何人かの傷の手当てをした。すると驚いたことに、そのような手当てを受けた兵士たちは速やかに回復し、焼灼治療を受けた兵士たちの多くにみられていた感染や発熱を起こすこともなかった。パレは、もともと銃創の内部に毒があるという従来の考えを否定し、感染は外部よりからだの中にもたらされるということを見出したのだ。

治癒を促すために、パレは、傷口を開いて洗浄する創傷清拭を推奨するようになった。また、焼灼をせずに切断術を施すために、止血帯の使用を復活させた。切断する四肢の上部を紐で縛って、失血と痛みを抑えるためである。しかし、たとえ止血帯を使っても、大腿切断術を適切に実施するためには、53箇所もの結紮が必要だった。さらに、その処置には熟練した助手も欠かせなかった。それぞれの動脈を別々に結紮しなければならないので、麻酔をしていないにもかかわらず、患者の手術は長時間に及んだ。麻酔が発明されてようやく、この方法を広く使うことができるようになった。

1545年、パレは著書『火縄銃その他の創傷の治療法』（原文フランス語）の中でこの方法について記述した。銃創の治療方法を改善したことに加えて、パレは、金製の義眼、木製の義歯、義肢などの初歩的な人工装具の普及に一役買った。また、産科領域にも多くの貢献をしており、出産における足位回転術（赤ちゃんを回転させて足から娩出させる方法）について初めて記述している。今日、パレはよく現代外科学の父と称されている。

豆 知 識

1. 負傷して四肢を切断したフランス兵士たちの多くは、失ったはずの腕や脚に痛みやその他の感覚を訴えた。パレは、現代では幻肢症候群とよばれる、この不可解で奇妙な神経学的症状を初めて記した最初の人物となった。
2. パレの『火縄銃その他の創傷の治療法』は重要な教科書となり、多くの言語に翻訳された。しかし最初に出版されたときは人々の嘲笑を買った。なぜなら、パレは、学者や医師の言語として使われていたラテン語ではなく、口語体のフランス語で書いたからである。
3. パレは、最初は理髪師としての訓練を受け、手術のほかに、散髪もおこなっていた。理髪師が外科医を兼ねるというのは当時のヨーロッパでは珍しいことではなく、そのような医師は理髪外科医とよばれていた。今でも多くの理髪店で赤と白の縞模様をしたポールを見かけるが、これは理髪外科医が、かつて血に染まったぼろきれを玄関前の階段にかけていたことに起源を発する。

第9週 第1日（月）

57 子ども｜母斑

　多くの新生児において、出生時または出生後まもなく、しこりやしみが出現することがある。これは母斑とよばれ、大きさやかたちは多様である。扁平なものもあれば、隆起しているものもある。また、境界がはっきりしているものもあれば、ぼやけているものもあり、その色調も赤色、ピンク色、紫色、灰色、褐色、茶色などさまざまである。母斑の多くは、悪性化することはなく、時間の経過とともに小さくなったり、消失したりすることもある。

◆

　母斑は、完全にランダムに起こるものであり、母親が妊娠中におこなったことや食べたものによって影響を受けることはない。母斑には、大きく分けて2つのタイプがある。ひとつは色素性母斑といい、色素を産生する皮膚の細胞が過剰に増殖することによって起こる。最もよくみられるタイプの色素性母斑は、カフェオレの色や褐色をしている。その他の色素性母斑には蒙古斑も含まれる。蒙古斑は、腰やお尻によくみられる、青みがかった灰色の斑である。ほくろも色素性母斑の一種だが、これは注意深く観察しなければならない。かたちや外観が変化したときは、メラノーマ（悪性黒色腫）とよばれる皮膚がんのおそれがあるからである。

　もうひとつのタイプの母斑は血管性母斑といい、血管が絡み合ったり異常増殖したりしたところに現れる。血管性母斑は、乳幼児のおよそ10パーセントにみられるが、なかでも多いものに斑状母斑がある。この母斑は、コウノトリのかみ跡、天使のキスマーク、サーモンパッチなどともよばれる。色は赤や淡いピンクで、たいていは生後2年のあいだに消退する。イチゴ状血管腫は、やや隆起しており、鮮紅色だったり青っぽかったりする。頭部または頸部に出現し、通常、子どもが5～9歳くらいになると消失する。

　最後に、ポートワイン血管腫がある。ポートワインという名称は、この母斑が最終的に深紅色になることに由来している。この母斑は血管の奇形であり、時間の経過とともに大きくなり、色は暗くなる。ポートワイン血管腫は自然に消えることがないので、レーザー治療を受けて取り除く人も多い。

```
豆 知 識
```

1. 母斑として有名なものには、元ソビエト連邦大統領ミハイル・ゴルバチョフ（1931～）の額にあるポートワイン血管腫、あるいはスーパーモデルのシンディ・クロフォード（1966～）の口元にあるほくろなどがある。
2. 生まれつきある大きなほくろは、小さなほくろにくらべて、中年期以降にメラノーマに発展する可能性が高い。

第9週 第2日(火)

58 病気 | かぜ

　かぜのウイルスほど、だれもが共通してもっているものは少ない。かぜの発症例は、毎年、アメリカ人全体で10億件であり、1年間に大人は約2〜4回、子どもは約6〜10回かぜにかかるという。かぜの多くは、晩秋から冬の時季に発生する。この時期、人々は屋内で過ごす時間が多くなるため、人との距離が近くなって病原体が拡散されるからである。

◆

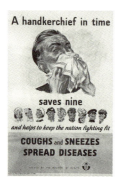

「かぜ予防」啓発ポスター

　かぜは、ただ1種類のウイルスでひき起こされるのではない。かぜの症状をひき起こすウイルスは200種類以上もある。ライノウイルスは、かぜの約35パーセントの原因を占める。コロナウイルスや、他のさらに重篤な疾病をひき起こすウイルスもかぜの原因になる。

　これらのウイルスは、一般的に、他人のくしゃみなど、ウイルスを含む粘液の飛沫を吸い込んだり、病原体が付着した物の表面を触った手で眼や鼻に触れたりすることによって拡散する（ただし、口による接触では拡散しない）。かぜのウイルスは、体外でも1日あるいはそれ以上生存することができるので、専門家は、かぜから身を守るためには石鹸と水で頻繁に手を洗うことを推奨している。

　感染後、のどの痛み、鼻水、疲労感、軽度の咳などの症状が出るまでには2〜3日かかる。症状は4〜7日以内に治まるが、息苦しさは数週間にわたってつづくこともある。かぜは、最初の3日間は人から人へと感染する。子どもにとっても成人にとっても、かぜ自体は危険な疾患ではないが、かぜをひくと免疫系を疲弊させることがあるので、レンサ球菌咽頭炎などの細菌感染にかかりやすくなる。

　かぜからの回復には、たくさんの水分を補給して十分な休養をとることに勝るものはない。市販の鎮痛薬や鼻づまりの薬、食塩水うがいによっても症状を軽減させることができる。その他の大衆的な療法、たとえば、ビタミンC、亜鉛、エキナセア【訳注／アメリカインディアンが用いていた、かぜに効果のある薬草】などの効き目については、まだはっきりとした結論が出ていない。これらの療法の効果に関する科学的な研究の結果は、賛否両論さまざまである。

豆知識

1. 毎年、アメリカの平均的な子どもは、かぜのために22日間学校を休む。
2. 「ライノウイルス」の英語 "rhinovirus" は、「鼻」を意味するギリシア語 "rhin" に由来する。
3. チキンスープには、かぜをやわらげる作用がある。研究によると、手作りのチキンスープでも缶詰のチキンスープでも抗炎症作用があり、さらに鼻づまりも緩和するらしいことが示されている。

第9週 第3日(水)

59 薬と代替療法 | ペニシリン

　薬剤としてのペニシリンは、医学にとっても他の分野にとっても、20世紀最大の発見にランク付けされる。第二次世界大戦直前に導入されたこの「特効薬」は、戦争中、数え切れないほど多くの命を救った。医師たちは、ペニシリンによって、戦傷による感染を防いだり、淋病や梅毒のような病気を初めて効果的に治療できたのである。ペニシリンは、サルファ剤に次いで開発された強力な薬剤であり、抗生物質とよばれた。抗生物質は、現在でも数多くの病気を治療するために使われている。ペニシリンは世界初の殺菌性抗生物質であり、実際に細菌を殺滅できるところがサルファ剤とは異なる。サルファ剤は静菌性抗菌薬といい、細菌の増殖を抑えることによって、からだの免疫系（本書「免疫」の項参照、8ページ）が細菌を殺滅しやすくするものである。

◆

　ペニシリンは、英国の医師アレクサンダー・フレミング（1881〜1955）によって1928年に発見された。フレミングは、1945年、ペニシリンの発見によりノーベル賞を受賞した。ペニシリンは、ペニシリウム（Penicillium）とよばれるカビに由来する。フレミングは、このカビがシャーレの中で細菌を死滅させることに気がついたのだ。試験によって、ペニシリンは、他の多くの病原性細菌に対しても効果があることが示された。すぐに、人間における細菌感染を治療するための注射用薬剤が開発され、その後、錠剤型ペニシリンも開発された。

　ペニシリンが発見されてから何年か経ち、ほかにも多くのカビや微生物が抗生物質を産生することがわかった。そうして各種微生物由来の薬剤が、ペニシリンに代わって、さまざまな治療に使われるようになった。それでも、ペニシリンは肺炎や髄膜炎などの疾患のために現在も広く処方されている。

　ただし、ペニシリンには、かぜのようなウイルス感染症に対する効果はない。また、ある種のタイプの細菌にも有効ではない。すべての抗生物質と同様に、ペニシリンもまた、ある人たちには重篤で、ときに致命的なアレルギー反応をひき起こすことがある。ほかにも、皮膚発疹、蕁麻疹、腫脹などの副作用がある。

　また、今日の社会において、ペニシリンなどの抗生物質を使いすぎることによって、さらに多くの抗生物質耐性病原体が出現するという下地がつくられてしまった。その結果、抗生物質は、ますます増加している感染症との戦いにおいて効果を失ってきているのである。たとえ症状が治まったとしても、処方されたペニシリンを途中でやめてしまうと、それが薬剤耐性菌増加の一因となり得る。現代におけるそのような耐性菌の例として、メチシリン耐性黄色ブドウ球菌がある。メチシリン耐性黄色ブドウ球菌は、きわめて強い耐性を発達させたので、古くからある抗生物質の大部分が効かない。皮肉なことに、フレミングがペニシリンの効力について最初に運命的な発見をしたのも、まさにこの黄色ブドウ球菌（ただし耐性を獲得するずっと以前のもの）がいっぱい入っていたシャーレの中だったのである。

豆 知 識

1. 毎年、およそ300〜500人が、ペニシリン誘発性アナフィラキシーとよばれる重篤なペニシリンアレルギー反応のために死亡している。
2. ペニシリンVは、経口避妊薬の効果を減弱させる。

第9週 第4日(木)

60 こころ | 反射

　からだにおける最も原始的な動きをするのに、信号を遠くの脳まで送って、脳からの応答を受け取っている時間的余裕などない。たとえば、熱湯に指を入れたときには、頭で「熱い」と感じる前に、さっと手を引っ込めるだろう。このような反応は反射とよばれる。反射では、信号は脳まで伝わらずに、脊髄とのあいだでやりとりされる。からだが反応するために必要な時間を短縮しているのである。

◆

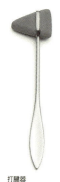
打腱器

　一般的な反射経路でいうと、情報はたとえば指先にある知覚神経細胞から脊髄の運動神経細胞へと伝わる。反射は不随意であり、ふつう自分の意思でコントロールしたり、意図的におこなったりすることができない。

　反射の例としては、突然の大きな音に反応して、まばたきをしたり、飛び上がったりすること、あるいは刺激物が鼻や口に入ったときに、くしゃみや咳をしたりすることなどが挙げられる。そのほかにも、何かがのどや気道を塞ぎそうになったときに吐きそうになったり、明るい光が目に入ったときに、瞳孔が縮小したりするのも反射による反応である。

　よく知られている反射のひとつに膝蓋腱反射がある。膝蓋腱反射は、膝蓋反射あるいは深部腱反射ともよばれる。医師が膝の下あたりをゴム製のハンマーで軽くたたくと、膝蓋腱ならびに膝蓋腱につながっている大腿部の筋肉が少し伸張する。すると信号が脊髄まで送られ、脊髄は筋肉に収縮するよう指示を与える。その結果、下腿が外側に向かって蹴り出されるのである。この一連の過程には、わずか0.05秒ほどしかかからない。反射は、バランスを保ち、まっすぐに立つために重要なのである。深部腱反射は、腕の屈曲部である肘の外側の部分や、手首もしくは足首でも調べることができる。

　反射の過程において、脳は反射反応に関心のある観察者としての役割を果たし、からだの中で起こっているできごとについて情報を収集している。そのようにして、私たちはこの不随意反応から学習し、たとえば次からは熱湯に注意するなどして、うまく身を守っているのである。

[豆 知 識]

1. 私たちは、一般的に、1分間あたり約15回まばたきをする。これは、1日に16時間起きているとして、1日当たり1万4,400回まばたきをしていることになる。
2. 医師にはその理由がよくわからないものの、明るい光を見たり、外に出て太陽の下を歩いたりすると、くしゃみをする人がいる。
3. 赤ちゃんは、乳房から母乳を吸う方法(哺乳反射)、手に乗せた物をしっかりと握る方法(把握反射)、大きな音に驚いて手足を動かしたり泣き叫んだりする方法(モロー反射)を生まれながらに知っている。

第9週 第5日（金）

61 性徴と生殖 | 前立腺

　前立腺は、男性の生殖器系および泌尿器系にとって、いわばグランドセントラル駅【訳注／ニューヨーク市マンハッタンにあるターミナル駅】のようなものである。尿と精液はともに、このクルミ大の腺を通過して、からだから出ていく。前立腺は膀胱の直下で尿道を囲んでおり、これら2つの体液の通路になっている。

◆

　前立腺の内部には、体液を分泌する30～50個の嚢状の腺があり、この前立腺液が精液の約20パーセントを占める。精液と精嚢液のそれぞれを運ぶ2本の射精管は、前立腺の中で合流して尿道に流れ込む。前立腺の中では、精液と精嚢液の混合液に前立腺液が加えられる。前立腺液には、亜鉛、クエン酸、カルシウム、その他が含まれており、精液が乳白色になる。また、前立腺液が主として酸性の膣内を中和することによって、精子が女性の膣の中で生きていられるようになる。

　前立腺は12～13歳頃の思春期に完全に発達し、その後30～40年間は、大きさが変わらない。中年期になると、半数以上の男性の前立腺が成長して大きくなる。このような状態は良性前立腺肥大症とよばれ、悪性ではない前立腺の肥大である。前立腺は、プラムの大きさくらいに肥大することもあるが、きわめて重篤な症例では、グレープフルーツ大になることもある。ほとんどの場合、良性前立腺肥大症は治療する必要はない。

　ただし、肥大した前立腺が尿道を圧迫して、尿失禁や排尿困難がひき起こされることはある。これらの症状は、処方薬や侵襲性の少ない治療法によって軽減させることができる。

豆 知 識

1. 前立腺がんは、男性において最もよくみられるタイプのがんである。
2. オーストラリアにおけるある研究によると、20代のとき1週間に5回以上のマスターベーションをしていた男性は、中年期以降に悪性前立腺がんになる可能性が三分の一低いことが示された。研究者によると、その理由は、頻繁に射精することによって、発がん物質の蓄積を防ぐことができるからであるという。

67

第9週 第6日(土)

62 ライフスタイルと予防医学 | コレステロール

　コレステロールは、肝臓でつくられる蠟状の脂肪のような物質であり、私たちのからだの中に自然に存在するものである。私たちのからだは、神経を保護したり、組織をつくったり、ホルモンを産生したりするなど、さまざまな機能のためにコレステロールを利用する。余分なコレステロールは、摂取する食べ物から体内に取り込まれる。

◆

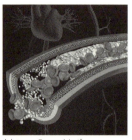
血中のコレステロールイメージ

　血中のコレステロール濃度が高いと、心臓発作や脳卒中を含めて、心臓疾患のリスクが上昇する。血中コレステロール値が高ければ高いほど、血中にプラークが形成されやすくなるからだ。プラークは、血中のコレステロールが動脈（血液を心臓から全身に運ぶ血管）の壁に張り付いたときに形成される。

　プラークが堆積するのにともなって、動脈は狭くなり、最終的には血流を遮断する。心臓に血液を供給する動脈が塞がれると心臓発作がひき起こされ、脳に血液を供給する動脈が塞がれると脳卒中がひき起こされる。

　35歳以上の男性および45歳以上の女性は、年に一度、コレステロール値を検査するべきである。もしあなたが他のリスクファクターをもっているのであれば、さらに頻繁にコレステロール値を調べる必要があるだろう。家族にコレステロール値の高い人が多い、太りすぎている、高脂肪の食事をする、といった場合はコレステロール値が高くなりやすい。

　もし実際にコレステロール値が高い場合は、運動をしたり、もっとたくさんのフルーツや野菜を食べたり、場合によっては薬剤を服用したりすることによって、コレステロール値を下げることができる。喫煙者はタバコをやめるべきである。もし太りすぎているのなら、ほんの2～5キログラムくらい減量するだけでも効果がある。飽和脂肪やトランス脂肪の摂取を避け、1日当たりの総コレステロール摂取量は0.3グラム以下に制限するべきである。また、卵、脂身の多い肉、高脂肪の酪農製品など、高コレステロール食品も避けるべきである。

豆知識

1. 低密度リポタンパク質（LDL）と高密度リポタンパク質（HDL）はいずれも、コレステロールのタイプであり、重要な測定項目となっている。LDLはコレステロールを全身に運び、一方、HDLは血流からコレステロールを取り除く。LDL値が高すぎると、からだに悪く、HDL値が高いとからだによい。
2. 総コレステロール値は200mg/dℓ以下が望ましい。200～239mg/dℓは、高い値との境界値であると考えられている。240mg/dℓ以上は、心臓疾患のリスクが高まることを示している。

第9週 第7日（日）

63 医学の歴史 | ファン・レーウェンフックと顕微鏡

　最も初期の顕微鏡は、簡単に言ってしまえば高倍率の拡大鏡のようなものだった。それらの拡大鏡は、1600年頃に眼鏡職人によって開発されたものであり、小さなガラスビーズを筒の中にはめ込んだ、あるいは2枚の金属板のあいだに置いたものであった。多くの科学者たちは、身の回りのものをさらによく見るために、このような拡大鏡を使っていた。そのなかで、あるオランダの研究者が微生物学の分野に多大な貢献をしたのであった。

◆

　オランダはデルフト市の織物商アントーニ・ファン・レーウェンフック（1632～1723）は、もともと趣味として顕微鏡をつくっていた。噂によると、英国の科学者ロバート・フック（1635～1703）の著書『顕微鏡図譜』（原題"Micrographia"）に触発されたという。『顕微鏡図譜』には、ノミ、ハエ、植物細胞、それにフックが使っていた顕微鏡などのイラストが描かれていた。

　1674年、ファン・レーウェンフックは、自身の研究を開始した。自作のレンズを通して、200倍以上に拡大した標本をのぞき込んだとき、彼が言うところの「きわめて小さな微小動物」を観察した。この小さな物体は、後に細菌と原虫であると同定された。ファン・レーウェンフックの見積もりによると、これらの微小動物の個体群密度は、1滴の液体につき100万個以上だった。

　つづく数十年のあいだに、木材、植物、昆虫、甲殻類などがすべて、ファン・レーウェンフックの顕微鏡のもとにさらされることになった。彼は、異なる動物の骨、被毛、歯、眼、筋肉、血管などを観察した。そして、赤血球について正確な記述をした最初の人となった。また、ファン・レーウェンフックは、ヒトの精液中の精子を初めて観察し、胎児の起源に関する論争を激化させた。彼の研究によって、昆虫や害虫、甲殻類なども実際に小さな卵から孵化することが示され、この観察によって、それまで広く信じられていた自然発生説に対する反論が促進されたのだった。

　ファン・レーウェンフックの発見の概説は、ロンドン王立協会の学術雑誌『哲学紀要』において発表された。彼が描いたイラストレーションのひとつには、初めて細菌を視覚的に描写した記録も含まれていた。しかし、顕微鏡のつくり方については秘密を貫いた。1800年代に至るまで、ファン・レーウェンフックの顕微鏡の品質に匹敵するものはなかった。

豆 知 識

1. 顕微鏡を作製するためにガラスを研磨することは、危険な仕事であった。ファン・レーウェンフックは90歳まで生きたものの、もうひとりの有名なオランダ人レンズ職人兼哲学者のバールーフ・スピノザ（1632～1677）は、ガラスを研磨するときに出る有毒な粉塵の影響を受けて命を落としたにちがいない。
2. ファン・レーウェンフックの時代は、簡単な1枚レンズの顕微鏡が好まれていた。なぜなら、2枚のレンズでできている複合顕微鏡では、色収差が増大するからである。色収差とは、異なる波長の光が異なる角度で屈折するために、画像の端に色縁が現れる現象をいう。
3. ロバート・フックは、細胞（cell）という用語をつくった。乾燥させたコルクの細胞を顕微鏡下で見たとき、それらの細胞が、修道院の修道僧たちが住む小部屋（cell）に似ていたからだ。

第10週 第1日（月）

64 子ども｜バーカーの仮説

　1980年代末、英国のデイヴィド・バーカー（1938〜2013）という医師兼疫学者は、自身のデータの中に、興味深い相関関係を偶然に見つけた。小さく生まれた男性のグループは、心臓疾患の発生率が高いことに気がついたのだ。バーカーは考えた。もし妊婦の栄養不足によって赤ちゃんの発育障害がひき起こされ、その結果、その子どもが生涯にわたって心臓疾患、糖尿病、肥満のリスクにさらされるとしたらどうだろうか。この理論は、後にバーカーの仮説として知られるようになった。

◆

　この前提によると、母親の体重、食事、運動習慣は、子宮の中の赤ちゃんの代謝に影響を及ぼすことがあり得る。次いで、そのような影響は、器官の形成、遺伝子の活性化、脳内の化学物質の発達の仕方などをコントロールして、これらすべての要因が個々の健康状態を左右する。

　このトピックに関しては、まだ激しい議論がなされているものの、バーカーの仮説を支持する証拠が増加している。ある研究によると、妊娠中の肥満は、出生時における脊髄、心臓、四肢の異常といったリスクの増加と関連があることが示されている。

　一方、他の研究によると、血糖値の高い母親から生まれた赤ちゃんは、正常な血糖値の母親から生まれた赤ちゃんにくらべて、2倍肥満になりやすいことがわかった。胎児は、みずからインスリンの産生を増大させて、たえず糖にさらされることに適応しているのかもしれないと専門家たちは言っている。その結果、このような赤ちゃんは、子どものときも、大人になってからも、インスリン非感受性と深い関連性があり、肥満や糖尿病発症のリスクが高いのかもしれない。

　子どもの長期的な健康状態を確保するために、妊娠中の母親は、適切な体重増加を維持し、果物や野菜、脂肪分の少ないタンパク質、あるいは全粒穀物を多く含んだ健康的な食事をとることを専門家は推奨している。

豆 知 識

1. 研究によると、妊娠している母親が、高炭水化物食ダイエットまたは高タンパク食ダイエットのいずれに従っても、赤ちゃんが正常体重で生まれてくる確率は同様であることが示されている。つまり、大事なのはカロリーなのである。
2. バーカーの考えは、1995年の『英国医学会雑誌』の論文において、「バーカーの仮説」と名づけられた。

第10週 第2日(火)

65 病気 | 副鼻腔炎

　副鼻腔は頭蓋骨内の空洞であり、内側は粘膜によって覆われている。副鼻腔は、吸い込んだ空気を温めたり、潤したりするのに役立っていると考えられている。しかし、副鼻腔に感染でも起こらないかぎり、副鼻腔の存在を意識することは少ない。それでも、毎年、約3,700万人のアメリカ人が副鼻腔炎にかかり、痛みに耐えている。

◆

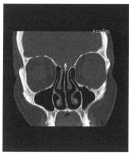
副鼻腔

　副鼻腔を閉塞するような疾患はすべて、副鼻腔炎の原因になり得る。たとえばアレルギー、かぜ、鼻ポリープ（鼻粘膜の小さな腫脹）、鼻中隔湾曲症（鼻腔内の軟骨または骨が湾曲する疾患）などの疾患になると、粘液の排出が妨げられて、顔面痛、頭痛、緑色を帯びた粘液、1週間以上つづく鼻づまりなどがみられる。
　急性の副鼻腔炎では、これらの症状は、かぜの後に短期間起こるものであり、抗生剤や充血除去剤によく反応する。しかし、慢性の副鼻腔炎では、副鼻腔の感染が3か月以上繰り返され、鼻ポリープやアレルギーといった根本的な疾患が原因であることが多い。副鼻腔炎の症状を軽減するためには、そのような根本的な疾患を治療しなければならない。
　医師は、アレルギーの治療薬を処方することができるし、鼻ポリープや鼻中隔湾曲が原因の場合においては外科的処置を施すことができる。腫れた粘膜を縮小させるために、鼻用ステロイド薬を処方することもある。
　症状を軽減させるために、寝るときは頭の位置を高くして、副鼻腔から液体が排出されやすくすることを専門家は推奨している。バルブシリンジで副鼻腔を洗浄したり、蒸気を吸入したり、たくさんの水分を飲んで粘液を薄めることも役立つ。

[豆 知 識]
1. アメリカでは、副鼻腔炎のために、毎年約6億6,000万円の医療費が払われている。
2. 細菌によってひき起こされる副鼻腔炎は、ウイルスによってひき起こされる副鼻腔炎より痛みが強い傾向がある。
3. 副鼻腔炎が原因で、頭痛になることはよくある。

第10週 第3日(水)

66 薬と代替療法 │ テトラサイクリン

テトラサイクリンは、世界中で最も広く処方されている抗生物質のひとつであり、にきびから淋病に至るまで、さまざまな細菌感染症の治療に使われている。テトラサイクリンは、新たなタンパク質を合成するために必要なRNAの移動を阻止することによって作用するものであり、基本的に細胞の増殖と分裂を抑える。

◆

現代の医学において、最初に使用されたテトラサイクリンはオーレオマイシンであった。オーレオマイシンは黄色味を帯びた物質であり、1945年、土中の細菌について研究をしていたアメリカの植物学者ベンジャミン・ダガー（1872～1956）によって発見された。

テトラサイクリンは、存在している細胞を積極的に破壊することはせず、細胞の増殖を抑えるはたらきだけをもつ。テトラサイクリンは、宿主細胞と侵入してくる細胞両方の増殖を止めるが、もちろん、細菌はヒトの細胞にくらべてテトラサイクリンの有害作用に対して高い感受性を有する。

テトラサイクリンは、皮膚疾患の治療によく使われる。たとえば、酒皶、クラミジア感染症のような性感染症、その他の感染症などである。他のいくつかのタイプの抗生物質と同じように、テトラサイクリンも家畜の飼料に添加されてきた。しかし最近になって、研究者たちは、動物やヒトにテトラサイクリンを乱用することに関して懸念し始めている。治療上の必要性がない場合も含め、テトラサイクリンの広範囲にわたる使用は、抗生物質耐性菌や、さらに制御しにくい感染症の出現の原因になっている可能性があるからだ。

テトラサイクリンに対して、吐き気、嘔吐、不快な味覚などの過敏性反応を示す人がいる。また、直射日光に対して皮膚が過敏になる、日焼けの影響を受けやすくなる、経口避妊薬の効果が減弱する、などの影響を受けることもある。消化管内からのテトラサイクリンの吸収は、牛乳やその他の乳製品、マルチビタミン剤や鉄補充剤、重曹やカルシウム制酸剤などの物質によって阻害されることがある。

┌─ 豆 知 識 ─┐

1. テトラサイクリンが薬剤として使われたのは1950年代になってからだったが、考古学者たちは、さかのぼること4世紀のヌビア（北部スーダン）のミイラや他のアフリカ文化圏で、かなりの量のテトラサイクリンを発見した。当時醸造されていたビールがテトラサイクリンの供給源であったと考えられている。
2. テトラサイクリンは骨に吸収され、そこに蛍光を当てると発光する。したがって、ヒトの生体検査において、骨の増殖マーカーとして利用することができる。
3. テトラサイクリンは、骨の増殖を抑制したり、歯のエナメル質にダメージを与えたり、歯を黄色や灰色に変色させたりすることがある。妊婦や8歳以下の小児には、テトラサイクリンを処方するべきではない。

第10週 第4日（木）

67 こころ ｜ 味覚

　私たちの味覚は、食欲をそそって食物を楽しむためだけにあるのではなく、生存するためにも重要である。なぜなら、味覚は、何かが腐っている、あるいは毒が含まれている可能性があることを検出するための早期警戒システムとも言えるからだ。

◆

　味を感じるには、食物や飲み物に含まれる分子が、口、舌、のどの味細胞を刺激することから始まる。一般的な人は、杯（さかずき）のようなかたちをした味蕾（みらい）をおよそ1万個ももっており、それぞれの味蕾には50〜150個の細長い受容体細胞が含まれている。これらの受容体細胞は、神経線維を通して信号を脳の延髄に伝える。味覚信号は、延髄で温度、におい、触感など他の信号と合流する。これらの情報は、視床へと上行し、大脳皮質と大脳辺縁系の味覚野に伝えられる。情報はそこで知覚に変換されることで、私たちは食物を認識し、評価するのだ。

　脳が認識する基本的な味覚は、甘味（アルコール、糖、人工甘味料のような有機化合物）、酸味（酸）、苦味（キニーネやカフェインのようなアルカロイド）、塩味、そして最近になって特定された旨味がある。旨味とは、グルタミン酸塩を含む食物を食べたときに感じる味覚であり、ジャガイモ、キノコ、ある種のチーズ、グルタミン酸ナトリウムを使ってつくられた食べ物などがある。それぞれの受容体細胞は、あるひとつの味覚に対してとくに感受性が高く、そのタイプごとに集団を形成して異なる部位に分布している。ただし、大部分の受容体細胞は、少なくとも2つの味覚を認識することができる。

　味覚は、全体的な風味の一部分にしかすぎない。全体的な風味には、アンモニアによる刺すような刺激、チリペッパーによる辛い刺激、メントールによる清涼感などの微妙な感覚が加わる。風味は、おもに嗅覚から得られる。たとえば、鼻をつまむと、リンゴとナシの風味の違いを感知することができなくなるかもしれないが、その場合においても、これら2つの果物が甘いという味覚は、まだ感じることができる。

　まれな疾患としては、味覚が失われる味覚脱失症（無味覚症）がある。鬱血やアレルギーのほか、ある種の薬剤の投与、危険な化学物質への暴露、がんの放射線治療などによって一時的に味覚が消失されることもある。味覚の感受性は年齢とともに低下する。味覚細胞や嗅覚細胞は通常1〜2週間ごとに新しい細胞と入れ替わるのだが、再生する速度が年齢とともに遅くなるからである。

豆 知 識

1. 舌の中の味覚神経線維の一部は、舌神経を通って、鼓索神経へとつながる。鼓索神経は細い神経であり、脳に到達する途中で鼓膜を横切る。片側の鼓膜が傷害を受けて、鼓索神経が障害されると、舌の片側の味蕾は死滅し始め、同側の舌の裏側における感覚も失われることがある。

2. 私たちは、一般的に、飲食物が体温と同じかあるいは体温よりほんの少し低い温度のときに、最もよく風味を感知するようである。

3. 味覚は、部分的ではあるが、乳児の哺乳反応さえコントロールしている。赤ちゃんは、ただの水よりも甘い溶液を喜んで受け入れる。苦い、塩辛い、あるいはすっぱい刺激によって、哺乳反射が止まる傾向がある。

73

第10週 第5日（金）

68 性徴と生殖 ｜ 月経周期

　思春期になると、女児の複雑なホルモン系が目覚め始める。この変化によって、胸がふくらみ、丸みを帯びた女性らしい体つきになるなど、さまざまな成長がみられる。この頃、女児は初潮を迎え、ホルモンが相互に作用する約28日のサイクルを完結する。こうして、からだに妊娠の準備をさせ、受精のために卵子をつくり出す。一生涯のうち、初潮の後数十年間にわたって、女性はさらに約450回の月経周期を経験する。

◆

　月経周期は、脳が下垂体を刺激するホルモンを産生して、下垂体が卵胞刺激ホルモンや黄体形成ホルモンを含む性腺刺激ホルモンを放出するところから始まる。

　これらの生体内化学物質は、ごく少数の卵胞を刺激して卵子への成熟を開始させるのと同時に、卵巣からのエストロゲンの放出を促す。

　エストロゲンは、子宮の内側を覆う子宮内膜を刺激し、その厚さを増大させて受精卵を受け入れる準備をさせる。約2週間後、十分に成熟した卵子は、どちらか一方の卵巣から隣接するファロピウス管の中に放出されて精子と出合う。空になった卵胞からは、エストロゲンに加えて、妊娠初期の段階において重要なホルモンであるプロゲステロンが分泌される。

　一方、卵子が受精しなかった場合、子宮内膜は崩壊して、3～5日の月経期間にからだから脱落する。これは、排卵後約2週間で起こり、その後、新たな月経周期が再び始まる。

豆 知 識

1. 「月経および女性の健康博物館」(The Museum of Menstruation and Women's Health) は、閉鎖されるまでの10年以上、メリーランド州ニュー・キャロルトンに設置されていた。今日、当博物館の月経の歴史に関する保存記録と広報は、ウェブサイト www.mum.org で閲覧できる。
2. 女児が初潮を迎える年齢は、これまでにも増して早くなっている。専門家は、その理由についてはっきりとは理解していないが、太った女児が増えていることも一因と考えられている。脂肪があると、より多くのエストロゲンがつくられるため、より早い年齢で、月経を起こすのに必要な最低体重に到達するというわけだ。
3. 初潮の後、月経周期が安定するまでには、およそ3年かかる。

第10週 第6日(土)

69 ライフスタイルと予防医学 | ドコサヘキサエン酸とエイコサペンタエン酸

　ドコサヘキサエン酸（DHA）とエイコサペンタエン酸（EPA）は、魚肉および魚油に由来するω-3脂肪酸である。研究によると、魚肉や魚油サプリメントに含まれるDHAとEPAには、トリグリセリド値を低下させる、動脈硬化性プラークの蓄積（動脈が硬くなること）を遅らせる、血圧を低下させる、などの効果が示されている。ほかにも、心臓疾患をもつ人たちにおける死亡、心臓発作、不整脈、脳卒中のリスクを低下させるという。

◆

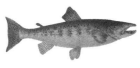
ブラウントラウト

　成人は、毎日、DHAとEPAをそれぞれ0.3〜0.5グラム摂取することが推奨されている。しかし平均的なアメリカ人は、1日当たりわずか0.1〜0.2グラムしか摂取していない。DHAとEPAの摂取量を増加させるためには、少なくとも週に2回、脂肪の多い魚を食べるとよい。

　推奨される脂肪の多い魚は、アンチョビ、アミキリ、コイ、ナマズ、オヒョウ、ニシン、レイクトラウト、サバ、コバンアジ、サケ、シマスズキ、マグロ（ビンナガ）、コクチマスなどである。ただし、魚にはメチル水銀が含まれていることがあるので、幼児や妊婦、授乳中の母親が摂取する量については、医師と相談するべきである。

　また、DHAやEPAの摂取量を増加させるために、魚油サプリメントを飲むのもよいだろう。ただし、その服用にあたっては、注意をしなければならない。あまりにも高用量のDHAやEPAは、出血のリスクを高めるため、有害作用を及ぼす可能性があるからだ。さらに、同じブランドのサプリメントであっても、材料や含有量はまちまちである。

　魚油サプリメントを使う前には、どのくらいの量を摂取したらよいかについて、資格を有する医療関係者と相談するべきである。医師の指示なしに、魚油カプセルを子どもに飲ませてはいけない。

[豆 知 識]

1. DHAは、EPAよりもからだによいと考えられている。
2. DHAとEPAは、母親にとっても胎児にとっても、健康的な妊娠のために重要であることがわかっている。さらに、妊娠中に食品やサプリメントからDHAを摂取した母親の子どもは、問題解決能力に優れ、また視覚系の発達もよいと考えられている。
3. あまり説得力のある研究ではないが、α-リノレン酸は、DHAやEPAと似た利点をもたらすと考えられている。α-リノレン酸は、一部のナッツや野菜の油に含まれている。

第10週 第7日（日）

70 医学の歴史 | ウィリアム・ハーヴィと血液循環

英国の医師ウィリアム・ハーヴィが、心臓は全身に血液を送り出す役割を担っていると主張したのは1628年のことだった。当時、医学界は彼を強く非難したが、今日では、ハーヴィの研究が循環および生理学に関する現代的な理解の基礎を築いたことがわかっている。

◆

ハーヴィ（1578～1657）は、ロンドンの高名な医師であり、国王ジェームズ1世（1566～1625）と息子チャールズ1世（1600～1649）の侍医であった。1615年、ハーヴィは内科医協会の講師となり、持論を展開しては賛否両論をひき起こしていた。心臓の役割に関するハーヴィの考えは、一般に容認されていた考えとはそうとうにかけ離れていた。

一般に容認されていた考えとは、体内の血液は、先天的に備わっている動脈自体の拍動によって流れているというものだった。この従来の考え方によれば、血液には静脈血と動脈血の2種類があり、そのうちの静脈血は肝臓の中で食物から変換されるということになっていた。また、血液は連続して循環するのではなく、単純にからだに吸収され、そして新たな血液がたえずつくられると考えられていた。

ハーヴィの研究は、『動物の心臓ならびに血液の運動に関する解剖学的研究（An Anatomical Essay Concerning the Movement of the Heart and the Blood in Animals)』の出版をもって頂点に達した。この論文では、心拍によって血液が動脈の中に押し出されるしくみが説明された。動物実験では、1時間当たりに心臓から拍出される血液の量が、動物の全身に含まれる血液量をはるかにしのぐことから、血液は循環しているにちがいないことが示唆された。そうでないなら、動脈は圧に耐えかねて、破裂してしまうはずだ。ハーヴィは、動脈から枝分かれしてからだの組織に栄養分を与え、その後、動脈から静脈へと橋渡しをする毛細血管を直接見ることはできなかった。しかし、そのようなきわめて細い血管が存在することも提唱していたのだった。

ハーヴィの考えは、当時、急進的な理論であったがために信用されず、そのために多くの患者を失うこととなった。しかし、ハーヴィが生きているあいだに、彼の考えは最終的に受け入れられた。ただし、瀉血療法などの広くおこなわれていた医療は、その後長年にわたって変わることはなかった。

[豆 知 識]

1. 1651年にハーヴィが出版した『動物の発生に関する研究 (Essays on the Generation of Animals)』は、自身2番目の草分け的な業績となり、現代の発生学の基礎と考えられている。
2. ハーヴィは、ヒトの心臓が血液を拍出する様子を自分の目で直接見る機会に立ち会うことができた。それは、ある若い男性に出会ったときのことだった。男性は、子どもの頃にけがをして、胸にぽっかりと大きな穴が開いていた。男性は、傷の上に着けていた金属の板を取り外し、ハーヴィら観察者たちは、傷跡を通して、露出された心臓が鼓動しているのを見ることができたのだった。
3. ある有名な実験において、ハーヴィは、静脈内に存在する弁とその機能を示した。彼は、止血帯を使って、患者の腕の循環を遮断した。それから、心臓から遠ざかるように、または心臓に向かって、怒張した静脈の血液を押しやった。ハーヴィは、心臓に向かって血液を押しやったときしか静脈を空にすることができなかった。このことから、弁によって、血液が一方向だけにしか流れないようになっていることが示された。

第11週 第1日（月）

71 子ども｜発達遅延

　子どもの初めての喃語、よちよち歩き、あるいは「ママ」という発声は、親ならだれでも喜びで胸がいっぱいになるものである。しかし小児科医にとっては、これらの行動はいずれも、子どもの精神的、身体的発達の重要な節目となるできごとである。同年代の子どもとくらべて、運動、言語、社会性、思考能力など、特定の能力に著しい遅れがみられる状態を発達遅延とよぶ。

◆

　発達におけるそのような節目は、早くも生後1か月頃に始まる。たとえば、生後1か月頃までには、乳児は、頭を左右に動かす、手を握りしめて拳にする、少なくとも30センチメートルくらい離れた物体を注視する、音を認識する、甘い味を好むなどのことができるはずだ。もし、明るい光の近くでまばたきをしない、腕や脚をほとんど動かさない、食事に時間がかかる、大きな音に反応しない、といったことがあれば発達遅延の徴候が疑われる。両親と小児科医はともに、生後3年間は、幼児の発達を注意深く観察することになるだろう。

　発達遅延の原因はひとつではない。さまざまな状態、疾患、病気が、通常より発達を遅らせる原因になることがある。ダウン症候群のような遺伝的原因、感染症や早産といった妊娠や出産にともなう合併症などが発達遅延をひき起こす場合もある。耳の慢性感染症や鉛中毒による難聴など、他の原因であれば治療できる可能性もある。

　もし親から見て子どもの発達遅延が疑われるならば、かかりつけの小児科医の診察を受けることを専門家は推奨している。研究によると、発達遅延の診断が早ければ早いほど、適切な治療が受けられるため、その後の子どもの人生における予後もよくなることが示されている。

豆 知 識

1. 専門家は、3パーセントの子どもは、発達の節目となる行動に遅れがみられると考えている。そのうち、実際に発達に異常が認められる子どもは約15〜20パーセントである。
2. 「正常な」発達の範囲は広い。
3. 未熟児は、通常2歳までに満期出産児の発育に追いつく。

第11週 第2日(火)

72 病気 | アレルギー

およそ5千万人のアメリカ人が、アレルギーを起こす過剰な免疫反応に悩まされている。アレルギー体質の人のからだは、花粉や動物のふけといった無害な粒子を無視できずに、侵入者が来たぞという合図を送って、戦いに必要な炎症性化学物質を放出する。

◆

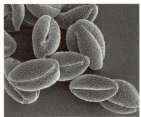

クレマチスモンタナの花粉

アレルギーには4つのタイプがある。I型アレルギー（アナフィラキシー性反応）は、最もよくみられるタイプであり、花粉症、食物アレルギー、虫刺されに対する反応などが含まれる。アレルゲンに暴露されると、からだはすぐにヒスタミンやロイコトリエンをつぎつぎと放出する。その結果、気道や鼻粘膜が腫脹し、鼻づまりや喘鳴を起こしたり、頭がぼんやりしたりする。

治療には、抗ヒスタミン薬の投与や脱感作注射などがある。脱感作注射とは、長い期間をかけて抗原を何回も注射する方法であり、徐々に抗原の量を増やしていくと、やがて抗原はアレルギー反応を惹起しなくなる。I型アレルギーの重篤なタイプは、アナフィラキシーとよばれる致死的なアレルギーで、気道が閉鎖されたり、血管が急速に拡張したりする。アナフィラキシーは、気道を開き、動脈を収縮させる作用をもつエピネフリンというホルモンで治療する。

II型アレルギー（細胞傷害性アレルギー反応）は、細胞レベルで起こる。たとえば、不適合の輸血に対する拒絶反応のように、からだは細胞表面に付着した抗原を撃退しようとする。III型アレルギー（免疫複合体関連アレルギー反応）は、抗原抗体複合体が小血管の壁に沈着し、炎症や細胞や血管の障害が起こったときのアレルギー反応である。III型アレルギーの最も一般的な例は、関節リウマチである。最後の重要なIV型アレルギー（細胞媒介性アレルギー反応）は、症状が現れるまでに2日もかかる。このアレルギー反応は、過剰なT細胞によってひき起こされる。IV型アレルギーには、皮膚アレルギーや移植臓器に対する拒絶反応などが含まれる。

豆知識

1. オーストリアの医師クレメンス・フォン・ピルケ男爵（1874～1929）は、1900年代初頭に、アレルギーという用語をつくった。この用語は、ギリシア語で「変わった」を意味する"allos"に由来する。
2. 多くの人々が自分は食物アレルギーをもっているのではないかと疑っているが、実際に食物アレルギーをもっているアメリカ人は、わずか2パーセントである。
3. 専門家は、地球温暖化の結果のひとつとして、ブタクサの成長が促進され、その結果、季節性のアレルギーの急増がひき起こされていると考えている。

第11週 第3日（水）

73 薬と代替療法 ｜ 血圧の薬

　アメリカの成人のほぼ3人にひとりは、血圧が140/90mmHg（ミリメートル水銀柱）以上の高血圧症である。高血圧は、脳卒中、心臓発作、心不全、腎不全のリスクを高めるので、血圧の高い人は治療を受けることが重要である。食事療法や運動によって血圧を下げることができる人たちもいるが、たいていの人は、次の薬のうちひとつ（あるいは2つ以上）が必要となるだろう。

◆

　利尿薬は、腎臓が余分な水分や塩分をからだから流し出すのを助けることで、血液の量を減らす作用がある。血管壁を押す血液の量が少なくなるので、血圧はより安全なレベルにまで低下する。排尿回数が増え、脱水や口内乾燥、その他の副作用が起こることもある。

　アンジオテンシン変換酵素阻害薬は、アンジオテンシンⅡ（血管を収縮させるはたらきをもつホルモン）の産生を抑えることによって血管を弛緩させ、血圧を低く保つ作用がある。

　アンジオテンシンⅡ受容体遮断薬は、上記アンジオテンシン変換酵素阻害薬とは対照的に、アンジオテンシンⅡ自体の産生を阻害するのではなく、血管をアンジオテンシンⅡによる影響から守ることによって作用を発揮する。しかし、2008年に発表された研究によると、テルミサルタンとよばれる新しいアンジオテンシンⅡ受容体遮断薬は、脳卒中を患ったことのある患者において、偽薬（プラシーボ）【訳注／臨床治験において、被験薬の効果を正確に判定するために使われる、薬理学的に効果のない対照薬。プラセボともいう】と比較して、脳卒中、心臓血管系の疾患、糖尿病の発症率に有意差はないことがわかった。

　β遮断薬は、高血圧症をはじめ、広範囲の病気の治療のために使われている。β遮断薬は、心拍数ならびに心臓の収縮力を低下させることによって血圧を低下させる。しかし、2008年のある研究によると、β遮断薬は、高血圧の人たちにおいて心不全の発症抑制効果が認められないため、第一次治療として使用するべきではないことが報告された。

　カルシウムチャネル遮断薬、**α遮断薬**、**血管拡張薬**、**神経抑制薬**といった他の薬剤は、神経インパルスが血管に及ぼす特定の影響を抑制することにより、血管を弛緩させたり、血液が血管内をもっと自由に通過できるようにしたりする作用がある。これらの薬剤は、通常、他の血圧の薬とともに処方されたり、あるいは2種類の薬剤がひとつの錠剤として処方されたりする。

豆 知 識

1. チキンスープは、血圧を下げるのに有用かもしれない。研究者たちは、鶏肉に含まれるコラーゲンタンパク質が、アンジオテンシン変換酵素阻害薬と同様の作用を発揮するらしいことを見出した。ただし、たいていの鶏肉料理やチキンスープには塩が添加されているので、この潜在的な効果が相殺されたり、あるいは逆効果がもたらされたりする可能性がある。
2. 血圧の薬によって、血圧を過度に低くしてはいけない。2008年におこなわれたある研究では、冠動脈疾患をもつ患者において、薬剤を用いて拡張期血圧（血圧測定における下の値）を70以下にすると、心臓発作、脳卒中、その他の原因によって死亡するリスクが2倍になった。
3. 血圧の高い患者には、診療所に行ったときだけでなく、家庭用血圧計を購入して、もっと頻繁に血圧を測定するよう推奨されることが多い。

第11週 第4日（木）

74 こころ｜記憶

　脳の最も重要な機能のひとつとして、記憶のコントロールがある。つまり、事実や人、できごとなど、以前に学習して、後で利用するために蓄えられている情報を思い出す能力である。灰白質(かいはくしつ)は脳の外側にあるしわの多い大脳皮質を構成しているが、たくさんのファイルを保存しているコンピューターのハードディスクに似ている。さまざまな記憶で満たされており、それらの記憶が呼び覚まされて再び意識的な思考プロセスに引き戻されるときを待っているのだ。

◆

　記憶には、基本的な2つのタイプがある。すぐに必要な情報の断片を記憶するのは**短期記憶**といい、ワーキングメモリーともよばれる。このような情報を鮮明に記憶するためには、頭の中で意識的に努力をする必要がある。たとえば、だれかから電話番号を聞いたのだが、すぐに書き留めることができないような場合である。

　長期記憶は、一時的な記憶がより永続的な脳の貯蔵庫に移されたときに構築される。かならずしも情報の断片がすべて長期記憶になるわけではない。情報を長期記憶に転換するためには、その情報が伝わる神経経路を強化し、さらに時間をかけて強固なものにしなければならない。よく学習参考書に「少なくとも3回は文章を読んだり、情報を復唱したりするとよい」と書かれているのもこのためである。また、記憶を強い感情と関連させると、情報を保持しやすくなる。夜の快眠も、短期記憶を長期記憶に移すためには重要だと言われている。

　長期記憶は、さらに、顕在記憶、潜在記憶、意味記憶という3つのサブタイプに分けることができる。顕在記憶とは、たとえば化学の授業で元素の周期表を暗記するときのように、訓練をしておぼえる記憶で、脳に「○○の情報を検索して」と要求すれば思い出せるものである。潜在記憶には、キーボードを打ったり、自動車を運転したりするような作業が含まれる。潜在記憶では、脳自体が経験を通して訓練を積むので、自動的に作業をおこなうことができる。意味記憶は、たとえば自分自身の名前のように、即座に、わけなく思い出すことができる（と願いたい）物事の情報を記憶するものである。

　成人が、中年期以降に、わずかな記憶力の低下を経験するのは正常である。このような経験は、年寄りの物忘れとよばれることがある。しかし、自分の住所や電話のかけ方といった重要なことを、あまりにも頻繁に忘れるようなことがあれば、脳卒中、アルツハイマー病、その他の認知症の徴候かもしれない。また、記憶障害は、アルコールやある種の薬剤によってひき起こされることもある。定期的な運動や、健康によい脂肪（ω-3脂肪酸(オメガ)など）を摂取することは、脳の栄養状態を保ち、加齢による記憶力の低下を防ぐのに役立つと考えられている。

豆知識

1. ニモニックとよばれる記憶術には、物事をおぼえやすくするような工夫がある。たとえば、"Every good boy deserves fudge"（よい子はみんなチョコレート菓子がもらえるよ）という短文は、E、G、B、D、Fというアルファベットをおぼえるときによく使われる方法である。それぞれのアルファベットは、音楽の五線譜にト音記号を書いたときに線上にくる音【訳注／E［ミ］、G［ソ］、B［シ］、D［レ］、F［ファ］】を表している。

2. 外傷性脳損傷を受けた後、記憶喪失になることはあるが、通常、時間の経過とともに記憶は回復する。

3. 睡眠時無呼吸症候群は、睡眠中に気道が塞がれて呼吸が止まる疾患であるが、脳が短期記憶を長期記憶に移行させる能力に障害が起こる。睡眠時無呼吸症候群を治療しないでいると、記憶を数時間以上にわたって維持することが困難になることがある。

75 性徴と生殖 | 受精

第11週 第5日（金）

　生命の奇跡は、受精、すなわち精子が卵子と出合う瞬間に始まる。受精の現象は、一連のドミノ倒しのようによく統制された一連のできごとである。この一連の過程のどこかで妨害されると受精は成立しない。

◆

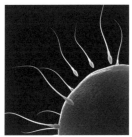
卵子に向かう精子

　最初の要因は、タイミングである。女性は毎月1回排卵し、卵子は24〜72時間生存する。その間、卵子は左右どちらかのファロピウス管を下っていく。この時間帯に、精子は女性のからだの中に入らなければならない。射精された数百万もの精子はそれから、酸性の膣液の中を泳いで進み、頸管粘液を押し分け、さらに子宮を通り抜けて、ファロピウス管の中に入る。そこで、卵子と出合い、受精させる。

　途中、それぞれの精子は外側のタンパク質層を脱落させ、尖体とよばれる頭部の先端を露出する。最終的に、精子が卵子に到達すると、多くの精子が強力な尖体の酵素を集中的に放出し、卵子周囲のじょうぶな透明帯の層を破壊する。ひとたび、1個の精子が透明帯の中に飛び込んで、卵子の内側の膜に到達すると、卵子はその受容体を破壊し、他の精子のさらなる進入を阻止する。

　精子が卵子の中心に到達すると、精子の染色体は膨れ始め、すでに卵子の中にあった染色体とぴったりと並び合う。卵子と精子の核は、女性と男性の染色体を整列させて、それぞれの遺伝メッセージを融合させる。この時点において、卵子は受精卵（初期胚ともいう）の段階へと進む。

　受精卵は、それからさらに1週間をかけて、ファロピウス管を下って、子宮までの旅をつづけなければならない。そのあいだに、受精卵は分裂して、胚盤胞とよばれる、内部に液体を満たしたボール状の細胞集団へ成長する。胚盤胞は、やがて胚に成長し、この胚が子宮に着床する。

[豆 知 識]

1. 胚盤胞は、子宮内部のねばねばしたタンパク質の表面に付着する。約1週間後には、子宮腔の内側を覆っている内膜細胞が完全に胚を覆う。
2. 新たな受精卵は、36時間かけて、2つの新しい細胞に分裂する。

第11週 第6日（土）

76 ライフスタイルと予防医学 │ トランス脂肪

　トランス脂肪（トランス脂肪酸）は、部分的に水素化された油ともよばれる。トランス脂肪は、液体の植物油に水素を添加して固体化する製造過程によってつくられることが最も多い。企業やレストランがトランス脂肪を使用するのは、製造コストが安くて日もちするうえに、食品の味がよくなるからだ。

◆

　トランス脂肪は、多くの食品に含まれている。たとえば、揚げた食品（フライドポテトやドーナツ）、焼いた食品（ペストリー、パイ生地、ビスケット、ピザ生地、クッキー、クラッカー）、ケーキ用マーガリン、ショートニングなどである。商品化された食品の場合は、栄養成分表を読めば、どのくらいの量のトランス脂肪が含まれているかがわかる。成分表では、トランス脂肪はたいてい「部分的に水素化された油」と表示されている。牛肉、ラム肉、バター脂などの肉類や酪農製品のなかには、微量のトランス脂肪が天然に存在する。

　トランス脂肪は、LDL（悪玉）コレステロール値を上げ、HDL（善玉）コレステロール値を下げ、冠動脈性心臓疾患、脳卒中、2型糖尿病のリスクを増大させるので、健康のためにはよくない。トランス脂肪の摂取量は、1日に摂取する総カロリーの1パーセント未満に制限するべきである。かりに、1日に2,000カロリーを必要とする場合は、トランス脂肪からくるカロリーを1日当たり20カロリー未満にしなければならない。

　これはつまり、トランス脂肪が含まれる商品を少しも食べてはいけないというようなものだ。トランス脂肪の代わりに、一価不飽和脂肪や多価不飽和脂肪を摂取するのが最善である。

```
豆 知 識
```

1. 1990年以前は、トランス脂肪が健康に及ぼす影響について知られていなかった。現在では、食品製造業者は、米国政府によって、栄養成分表にトランス脂肪を表示することが義務づけられている。
2. 冠動脈性心臓疾患は、アメリカにおける主要な死亡原因のひとつであり、1,250万人のアメリカ人が冠動脈性心臓疾患を患っている。
3. エナジーバーや栄養バーなどの栄養補助食品のなかには、水素化（硬化）植物油に由来するトランス脂肪を含むものがある。これらの製品の栄養成分表や原材料表を読むことが肝要である。

第11週 第7日(日)

77 医学の歴史 | 輸血

輸血がうまくおこなわれるようになって、まだ1世紀も経っていないが、新鮮な血液が新たな生を与えるという考えは、ずっと前から存在していた。

◆

本格的な輸血が初めて試されたのは、1492年頃のローマ教皇インノケンティウス8世（1432〜1492）の症例であると考えられている。教皇は未知の病により半昏睡状態となっていて、3人の少年から輸血を受けた。血液を提供した3人はすべて死亡し、その後まもなく教皇も亡くなった。

17世紀になると、英国の医師ウィリアム・ハーヴィ（1578〜1657）は、血液が動脈の中をある一方向に流れ、静脈の中ではそれとは反対方向に流れていることを発見し、輸血に関する新たな理論の礎を築いた。英国の医師リチャード・ロウアー（1631〜1691）は、1667年、ヒツジの血液をヒトの腕の静脈に注入し、動物から人間への輸血に初めて成功したひとりになった。フランスの医師ジャン゠バティスト・デニ（1643〜1704）は、人間よりも動物から血液を供給してもらうほうがよいと書いている。動物の血液は、人間の血液にくらべて、「激情や悪徳による汚れ」が少ないからであるという。しかし、1668年、デニが子牛から人間に輸血をしたとき、患者は吐き気を催し、黒色の尿を排泄した。そして、数か月後に2回目の輸血を受けた後に亡くなった。その後、訴訟が起こり、ローマカトリック教会は輸血をおこなうことを禁止した。科学者たちは、輸血をおこなうことを断念した（今日では、動物の血液と人間の血液は不適合であり、ごく少量の動物の血液であっても、輸血すれば致死的な「溶血性輸血反応」をひき起こすことがわかっている）。

輸血に対する関心は、19世紀になってようやく回復した。なかでも注目すべきは、医師ジェームズ・ブランデル（1790頃〜1877頃）によるものであった。ブランデルは、「現代輸血学の父」とよばれ、動物の血液を他の動物の血液で代用することはできないと断定し、また、人間から人間に輸血をするために注射器を使用するという考えを導入した。1829年には、重篤な分娩後出血の女性に輸血をおこない、これが初めての成功症例と見なされている。

異なる血液型の発見ならびに抗凝固剤の開発によって、輸血に関連する死亡や合併症が大幅に減少した。人間の血液は、カール・ラントシュタイナー（1868〜1943）によって初めて、A型、B型、AB型、O型に分類された。1950年代には、アレクサンダー・ウィーナー（1907〜1976）がさらなる血液型分類をおこない、85パーセントの人は、Rh因子とよばれる、アカゲザルの因子を共通してもっていることが示された。Rh因子をもたない女性の免疫系は、妊娠中に、Rh因子をもつ赤ちゃんの血液と反応し、新生児に「Rh病」をひき起こす。今日では、妊婦にRh免疫グロブリンを注射することによって、Rh病を防ぐことができる。

豆 知 識

1. 電気による冷凍技術が開発され、1936年、バルセロナにおいて最初の血液銀行のうちのひとつが開設された。血液を凍結保存する方法は、その後数年の血液供給を可能にした。

2. 1985年、多くのアメリカ人が汚染された輸血を受けた後にAIDSを発症した。その後、HIV抗体の存在を検出するための最初の血液スクリーニング法が認可され、血液銀行や血漿センターで採用された。

第12週 第1日（月）

78 子ども | 反抗挑戦性障害

　子どもはみなどこかの時点において、親や先生、権威のある人に対して、口答えをしたり、わざと言うことを聞かなかったりするなど、つかの間の反抗を示すものである。しかし、このような行動が過激になったり、あるいは6か月以上つづいたりするようであれば、それは、反抗挑戦性障害とよばれる行動障害の徴候かもしれない。およそ5〜15パーセントの子どもは、一生のうちに反抗挑戦性障害を経験する。

◆

　この行動障害の症状としては、怒りっぽい、かんしゃくを起こす、卑劣なことばや憎しみに満ちたことばを発する、などがみられる。また、子どもは頻繁に口答えをしたり、大人の要求や規則に従うことを拒んだり、他人の誤りを非難したりすることもある。専門家は、反抗挑戦性障害の明確な原因についてはよく理解していないものの、多くの遺伝学的、心理学的、社会的要因がこの行動障害発現の一因になっていると考えている。

　反抗挑戦性障害は、注意欠如・多動性障害、不安障害、鬱病など、他の精神機能障害や行動障害とともに起こることが多い。さらに、研究によると、反抗挑戦性障害をもつ子どもにおいては、神経伝達物質とよばれる脳内化学物質の量が異常になっていることが示され、この行動障害の原因として、生物学的要因もあることが示唆されている。児童虐待、暴力を受けていること、監督不行き届きなどの社会的な問題もまた、反抗挑戦性障害においてなんらかの影響を及ぼしている可能性がある。

　医療および心理的カウンセリングはともに、反抗挑戦性障害をもつ子どもに有効である。医師は、反抗挑戦性障害に関連する精神的問題（鬱病や注意欠如・多動性障害など）を、処方薬を使って治療することができる。

　他方、心理的セラピストは、子どもの行動をどのように取り扱えばよいのかを両親に教え、子どもが自分の感情と折り合いをつけられるよう手助けすることができる。

┌─────────┐
│ 豆 知 識 │
└─────────┘

1. 研究によると、脳のある特定領域の障害または損傷によって、反抗挑戦性障害などの行動障害がひき起こされることが示唆されている。

第12週 第2日(火)

79 病気 | 喘息(ぜんそく)

　慢性肺疾患の喘息を治療した医者の記録は、少なくとも古代ギリシア時代からある。たとえば、熱した石の上で蒸された薬草や動物の糞の蒸気の中で呼吸をしたり、大量のチキンスープを飲んだり、あるいは単に祈願するなどの治療が何世紀にもわたっておこなわれていたのだ。喘息を治す方法は現代の科学者もまだ解明していないものの、以前よりはるかに効果的な薬剤は開発されている。

◆

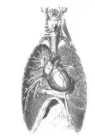
気管支

　およそ2,200万人のアメリカ人を苦しめている喘息は、気管支気道の炎症によってひき起こされる。気管支とは、空気を肺に出し入れする2本の管であるが、この気道が収縮して粘液が気道に詰まると、喘鳴(ぜんめい)、咳、胸部圧迫感、息切れなどの症状が現れる。喘息の症例のおよそ半分は、10歳より前に発症し、その多くは、花粉やイエダニなどのアレルゲンに対する遺伝的感受性と関連している。

　実際に専門家は、両親のうちのいずれかが喘息をもっている場合は、およそ四分の一の確率で子どもも喘息を遺伝的に受け継ぐとみている。両親とも喘息をもっている場合は、その確率は四分の三近くまで上昇する。ただし、アレルギー、ウイルス感染、汚染物質への慢性的な暴露によって、成人が喘息を新たに発現することもある。

　喘息発作の引き金となるものにはいろいろあり、たとえば、アレルゲン、タバコの煙、呼吸器の感染症などがある。このような発作は、即効性のある気管支拡張薬で気道の筋肉を弛緩させることにより治療する。気管支拡張薬は、ハンディタイプの吸入器を使って投与することができる。さらに重篤な場合は、ネブライザーとよばれるマウスピースやマスクが使われる。喘息をもっている人は、副腎皮質ステロイドを毎日服用し、炎症をコントロールすることによって、症状の発現を防ぐことも多い。

豆 知 識

1. 1800年代末、製造業者は喘息治療用に薬草を含むタバコを販売していた。
2. 「喘息」の英語"asthma"は、「喘ぐ」という意味のギリシア語に由来する。
3. 子どもの喘息は、たいてい大人になるまでに治る。

第12週 第3日(水)

80 薬と代替療法 | ダイランチン

アメリカでダイランチンあるいはフェニテックという商標名で売られているフェニトインは、抗てんかん薬（抗痙攣薬）である。フェニトインは、脳の中において、痙攣（てんかん発作）を起こすインパルスを減速させることによって作用する薬で、てんかんやその他の痙攣性疾患をもつ患者に処方される。

◆

フェニトインは、今や広く使われている薬だが、もともとは偶然に発見されたものであった。それは、新たな鎮静薬を開発しようとしていた科学者たちが、ジフェニルヒダントインという薬を開発したところから始まる。この薬は、科学者たちが当初期待していた作用は示さなかったものの、1938年になってようやく、強力な抗痙攣作用があることがわかったのだ。

具体的に言うと、科学者たちは、この薬を強直間代性痙攣（大発作）の治療に使えると気がついたのである（ただし、乳児ミクロニーてんかん、無緊張発作、欠伸発作には効果がない）。この薬はダイランチンとして上市され、その後フェニトインナトリウムという名称のジェネリック医薬品にもなった。ダイランチンならびにジェネリックのフェニトインの錠剤は、最大100ミリグラムまでの用量しか入手することができないが、フェニテックとよばれる新しい製品は徐放型であり、300ミリグラム用量である（1つのカプセルの中に3個の「ミニ錠剤」が入っており、薬剤がゆっくりと放出される）。したがって、患者は1日に2～3回服用する代わりに、1回服用すればよいのである。フェニトインは、チュアブル錠や液剤としても入手可能である。

この薬剤には多くの有害な副作用があり、短期的には吐き気や集中力低下、長期的には発疹や多毛などがみられる。ダイランチンは、抗鬱薬や制酸薬といった他の薬剤と相互作用することがある。

フェニトインの過剰摂取はきわめて危険であり、死に至ることさえある。過剰摂取による症状としては、眼の痙攣、ろれつが回らなくなる、平衡感覚障害、筋肉のこわばり、脱力感、振戦、吐き気や嘔吐、浅くて遅い呼吸などがある。アレルギー反応も重篤になる場合があり、たとえば、発熱、のどの痛み、水疱形成性発疹、精神錯乱、幻覚、極度の口渇がみられたり、あざや出血が生じやすくなったりすることがある。より軽度な副作用は、さらに起こりやすく、筋肉の収縮、軽度の皮膚発疹や痒み、頭痛、関節痛、歯肉の腫れや歯肉圧痛などがある。

豆知識

1. 抗痙攣薬を服用している人は、メディカルアラートブレスレットを身に着けたり、メディカルIDカードを携帯するなど、緊急時には医師や医療従事者に注意喚起できるようにしておくとよい。
2. フェニトインは血糖値を下げることがあるので、糖尿病の患者がこの薬剤を服用するときは、定期的に血糖値を測定するべきである。
3. フェニトインは歯肉疾患のリスクを増大させるので、この薬剤を服用している人は、規則正しく、歯磨きやデンタルフロスによる清掃をするとよい。

第12週 第4日(木)

81 こころ｜学習

「習うは一生」とは古くからいわれていることばであるが、まさにそのとおりなのだろう。研究によると、脳は、健康状態を保ち、頭の体操で刺激を受けていると、生涯にわたって新しい神経細胞をつくりつづけることが示されている。実際、学習は一生つづくプロセスなのである。すなわち、生まれる前からすでに始まっており、新たな知識の断片を得たり、蓄積したりするたびに学習するのである。

◆

　新しい情報を学習するときは、脳の多くの部位が共同してはたらく。たとえば、統計を読んだり、歌を聴いたり、未知の食べ物を味わったり、あるいは初めて熱いストーブに触ったりするなどして受けた刺激は、まず知覚によって検知される。すると脳は、どのように反応して適応するかを決定する。最後には、これらの状況を長期記憶として蓄積し、必要なときにその知識を思い出すことができるのである。

　学習は、何度も繰り返したときに成立する。学校教育で、復習がとても重要な要素になっているのはこのためである。初めて自転車に乗ろうとしたり、新しい数学の公式をおぼえようとしたりするときに苦労するのは、情報を蓄積する神経細胞のあいだに新しい経路がまだ形成されていないからだ。しかし、練習と繰り返しによって神経細胞間の接続が強固になるにつれ上達し、最終的には、ほとんど意識することなく、自転車に乗ったり、公式を適用したりすることができるようになる。新しい経験に反応して、脳が新たな回路を形成したり、物理的に形態を変えたりする能力は、神経可塑性とよばれる。

　また、学習は複数の知覚がかかわっているときに、最も効率よく進むようである。なかでも、においは学習プロセスを強化するのに役立つことが示されている。ある研究によると、最初にバラの香りをかぎながら記憶ゲームをおこない、その後眠っているあいだに再びバラの香りを吸った学生たちは、翌日、よりすんなりと記憶を引き出すことができたという。

　最も単純なタイプの学習は非連合学習とよばれ、ヒトや動物が単に反復することによって学習するものである。一方、連合学習は、脳が2つの刺激のあいだに永続的な結びつきを形成したときに成立するものであり、条件づけともよばれる。連合学習の例として、イワン・パブロフの古典的な実験がある。パブロフは、イヌを訓練して、ベルを鳴らしたら唾液を分泌して餌を欲しがるようにした。

豆 知 識

1. 丸暗記は、しばしば批判される学習法である。丸暗記学習法では、複雑なことや実際の内容を理解しないで、書かれていることや聞いたことを、そっくりそのまま思い出せるように物事を記憶することに焦点を合わせているからだ。

2. 新しい情報を学習するときは、脳内の神経細胞のあいだで物理的な接続が形成されるが、目に見える「しわ」が新しく脳内に刻まれるわけではない。大脳皮質の外側に見えているしわは、脳が頭の中に収まるようにするためにあるだけである。

3. 記憶力を高めるために、これまで数多くの方法が提案されてきた。ハーブ系サプリメントのひとつに、アジア原産の樹木であるイチョウの葉があり、記憶力を増強させるといわれている。その効果については賛否両論さまざまであるが、多くの科学的な研究において、効果がないことが示されている。

第12週 第5日（金）

82 性徴と生殖 | 有糸分裂

　人間の生命のしくみ。その神秘をたどると、下等動物のサンショウウオにまでさかのぼることができる。1880年代、ヴァルター・フレミング（1843～1905）というドイツの生物学者は、この両生類の幼生に関する研究を始めた。そして顕微鏡下でよく見えるように特別な色素で染色し、細胞分裂の異なる段階で、核内にある糸状の物質が短くなったり半分に分かれたりする様子を追跡した。フレミングは、細胞のこの分裂過程を有糸分裂と名づけた。「有糸分裂」の英語 "mitosis" は、ギリシア語の「糸」に由来する。

◆

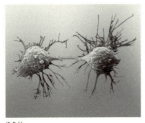
染色体

　しかし、この発見の重要性が十分に受け入れられたのは、それから数十年後、科学者たちがこれらの糸の正体を明らかにしてからだった。これらの糸は、生物がそれぞれにもっている遺伝情報を含む染色体だったのだ。
　ヒトの細胞が同じ構造をもつ2つの細胞に分かれるとき、24時間にわたって一連のステップが進行する。このプロセスは、細胞の指令センターである核の分裂から始まる。前期とよばれる段階では、染色分体（ボタンのような動原体によってつながっている2本ひと組の染色体）は凝集して、密に巻かれたコイル状になる。同時に、中心小体とよばれる管の束2つそれぞれが核の反対の端に移動し、そこから長くて細い管が成長してくる。その細い管は互いに向かって伸張し、有糸分裂紡錘体という構造をかたちづくる。
　中期とよばれる次の段階において、染色分体は、有糸分裂紡錘体に沿って、整然と一列に並ぶ。そして後期になると、動原体が緩み、2つに分かれた染色分体の半分は、それぞれ細胞の反対の端に向かって引っ張られる。こうして、それぞれの染色体は、新しいすみかを築き始める。染色体は広がっていき、その周囲には核膜が成長する。最終的には、細胞質分裂とよばれる過程において、細胞は真ん中でくびれ、2つに分かれる。それぞれの細胞は、完全に相補的な染色体をもつ。

豆知識

1. 有糸分裂が起こる前に、細胞は中間期とよばれる過程を通過する。中間期では、有糸分裂の開始に備えて、細胞のDNAが複製され、新たなDNAの1セットがつくられる。
2. 有糸分裂は、細胞または生物の種類によって、数分から1時間以上までさまざまな時間経過をたどる。

第12週 第6日（土）

83 ライフスタイルと予防医学 ｜ フィットネス

　体調がよいことは、良好な健康状態を維持するためにきわめて重要である。活動的な人は、長生きし、健康的な体重を維持していることが多い。運動によって、糖尿病、心臓疾患、高血圧症、脳卒中、ある種のがんなど内科的疾患の改善や予防ができる。

◆

　フィットネスの定義はさまざまであるが、最も身近なものに心臓血管フィットネスがある。つまり、激しい活動をしたときの心拍（脈拍）が、あなたの年齢で予測される最大値を超えない状態をいう。よく使われる公式では、220からあなたの年齢を引いた値の80パーセントが予測される最大心拍数となる。40歳の人であれば、$220-40＝180$、$180×0.8＝144$が最大心拍数である。

　体調を整えるために、たいていの成人は、週に5日、少なくとも1日30分間の適度な身体的運動をおこなうべきである。適度な身体的運動とは、息が弾むものの、まだ十分に会話をつづけられる程度の呼吸を維持できるような運動である。適度な身体的運動の例として、早足歩行、ダンス、水泳、サイクリングなどが挙げられる。ウェイトトレーニングやストレッチ運動なども、フィットネスレベルの向上に役立つ。

　十分な運動をおこなうのがむずかしいときもある。それでも、身体的運動を最優先することが大事である。早起きをする、昼休みを利用してトレーニングする、夕方ジムやクラブのプログラムに参加するなど、1日のスケジュールに運動を組み込んでいる人もいる。また、家事をもっと精力的におこなうなど、日常の活動に身体的運動を加えることもできる。日常生活に運動を取り入れる方法はほかにもある。たとえば、自由な時間にハイキングやスポーツをしたり、夕食後に散歩に出かけたりするなど、好きなアクティビティを家族や友人とともにおこなうのもよいだろう。

　運動プログラムを成功させるためには、具体的な目標を定めることも重要である。まずは「1日10分、週に3日歩く」のように短期的な目標から始めるとよい。それから「少なくとも週に5日、1日30分の適度な身体的運動をおこなう」のように目標を高めていく。目標や活動を記録すると、成果を目で見て確認できるので、モチベーションを維持するのに役立つ。

豆 知 識

1. 体重を減らし、リバウンドを防ぐためには、1日におよそ30分以上の身体的運動が必要である。
2. 定期的に身体的運動をおこなうことによって、活力が増し、気分がよくなる。
3. 40歳以上の男性、50歳以上の女性、慢性的な健康障害をもつ人は、身体的運動を開始する前に、そのプログラムについて、ヘルスケア提供機関と話し合うべきである。
4. 研究によると、積極的な運動は、女性において乳がんのリスクを30パーセント低下させる効果があることが示されている。

第12週 第7日（日）

84 医学の歴史 | 最初の救急車、ニューヨーク市ベルビュー病院

　ベルビュー病院は、アメリカで最初に設立された最も影響力のある病院のひとつである。ベルビュー病院は、1736年、ニューヨーク市の貧しい人たちのために、6床の診療所兼救貧院としてマンハッタン南端部に設立された。その後200年以上のあいだに、アメリカで最初の産科病棟と小児診療所を立ち上げた。さらに興味深いことに、都市部で初めての救急車サービスを開始した。

◆

　病院の救急車システムの着想は、南北戦争に端を発する。当時、陸軍で救急車による搬送がおこなわれていたのだ。南北戦争中、医師のエドワード・B・ダルトン（1834〜1872）は、ポトマック陸軍の野戦救急車部隊の責任者を務めていた。その後、ベルビュー病院の搬送および組織統合の担当者になったときには、戦場の経験から多くを参考にした。ダルトンが導入した方法は、広く全米中において、ひとつの模範として役立つようになった。

　救急車システムは1869年に始まり、ベルビュー病院センターストリート分院からの電信によって派遣されていた。初年度だけで、ニューヨーク市内から1,800件以上の援助要請の電話に対応した。当時救急車として使われていた馬車には、たいてい高度な訓練を受けた病院の医師や外科医が配置されていた。しかし、医師が行けないときもあり、そのようなとき病院は、用務係職員や門衛、料理人さえ現場に送ったものだった。馬車救急車は何時間も経過してから現場に到着することもあれば、係員がほとんど、あるいはまったく訓練を受けていないこともあった。患者を治療するための設備や備品がないことも珍しくなかった。そのため、重傷患者の多くは病院に到着する前に死亡した。

　ニューヨーク市の人口が急速に増加し、労働災害が多くなるのにともなって、市はもっと大規模で効率のよい救急車システムが必要であることに気がついた（1929年当時、市はわずか45台の救急車で、年間34万3,000件の救急電話に対応しなければならなかった）。今日では、ニューヨーク市の救急車は、病院部救急車・搬送課（Ambulance and Transportation Division of the Department of Hospitals）によって運営されている。

　1999年にニューヨーク大学を退職した医師のモートン・ガルドストン（1913頃〜2003）は、60年前にベルビュー病院で1か月間救急車のインターン生を務めており、そのときのメモ書きを集めて出版した。ガルドストンの観察により、都市部における救急車システムの確立をもたらした経済的、社会的、公衆衛生学的要因が説明されたほか、当時の救急医療がどのようなものであったかも垣間見ることができる。

豆 知 識

1. ニューヨーク市ではもともと、消防車と郵便配達車を除くすべての車両は、救急車に道を譲らなければならなかった。
2. ベルビュー病院では、救急車委員会は、ダルトンによって推奨されたタイプの救急車2台を公認した。さらに委員会は、「それぞれの救急車には、運転席の下に、1クオートのブランデーの瓶、2本の止血帯、6本の包帯、6個の小さな脱脂綿、いくつかの副木、クッション用の古い毛布数枚、締め金の付いたさまざまな長さの紐、ならびに2オンスの過硫酸鉄の瓶が入った箱を用意しなければならない」と指定した。

第13週 第1日（月）

85 子ども｜アプガースコア

　ヴァージニア・アプガー（1909～1974）は、いくつもの障壁を乗り越え、女医としての道を切り拓いた。世界大恐慌による経済的苦難にもかかわらず、アプガーは、当時ニューヨーク市のコロンビア大学医科大学院を卒業した数少ない女性のひとりとなったのだ。卒業後は麻酔科医になり、同校初の女性教授に就任した。1952年にはアプガースコアを開発した。アプガースコアは、出生後数分間の重要な時間において、新生児の状態を迅速に評価するための点数法である。この基準によって、これまで数え切れないほど多くの命が救われてきた。そしてこの基準は今日でもなお使われているのである。

◆

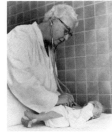

ヴァージニア・アプガー

　医師や看護師は、新生児が生まれた1分後と5分後に検査をおこなう。皮膚の色、心拍数、反射、筋緊張、呼吸の5項目のバイタルサイン（生命兆候）について0～2点で採点をおこない、それらの点数を足し合わせた合計点数0～10点で評価する（医学生は、たいてい、これらの5項目をAPGAR［アプガー］という語呂合わせでおぼえる。すなわち、appearance［外観］のA、pulse［脈拍］のP、grimace［顔をしかめる］のG【訳注／反射を調べるために足底をたたくと、新生児は顔をしかめる】、activity［活動］のA、およびrespiration［呼吸］のRである）。

　合計点数が7点以上の場合は、新生児の状態は安定していると判断する。しかし、合計点数がそれより低い場合は、出生後20分が経過するまで、あるいは2回つづけて7点以上の合計点数が得られるまで5分ごとに評価を繰り返す。

　合計点数が6点以下の場合は、気道吸引や酸素吸入など、なんらかの蘇生術が必要になる。心臓や肺の状態、その他の医学的な問題が原因になっていることがあるからだ。合計点数が0～3点の新生児には、ただちに蘇生術を施す必要があり、たいていは人工呼吸器が使われる。一方、最初の点数が低くても、まったく問題ないこともある。とくに、ハイリスク妊娠、帝王切開、あるいは合併症をともなう出産の後に生まれた新生児のなかには、子宮外の生活に適応するのに、ほんの少し長い時間を要する場合があるからだ。専門家によると、アプガー検査は、出生後20分以降も0～3点のままでなければ、長期にわたる子どもの健康状態を予測するものではない。

［豆知識］

1. ヴァージニア・アプガーは、50歳のときに第二のキャリアに乗り出した。公衆衛生学修士の学位を取得し、マーチ・オブ・ダイムズ【訳注／病気にかかっている新生児を救う活動などをおこなっている米国のボランティア団体】の幹部になった。
2. およそ10パーセントの新生児が、医学的介入を必要としている。

第13週 第2日(火)

86 病気 | 自己免疫疾患

　免疫系は、病気を払いのけるために必要である。しかし、自己免疫疾患をもっている 5 パーセントの人たちにおいては、この自然の防御システムが自身に向けられ、自身の体細胞を危険な外来の侵入者とまちがえて攻撃してしまう。自己免疫疾患には、関節リウマチ、多発性硬化症、全身性紅斑性狼瘡など、80以上のタイプがある。女性は男性にくらべて、自己免疫疾患の発症率が 2 倍高い。

◆

　通常、免疫系の攻撃細胞にはリンパ球とよばれる白血球（B 細胞および T 細胞）があり、からだの主要組織適合抗原複合体を認識する。主要組織適合抗原複合体は、すべての細胞がもっている一種の個別バーコードのようなものである。しかし、遺伝的な欠陥、ウイルス、誘発突然変異などによって、不完全なリンパ球がつくられることがある。そのような不完全なリンパ球は、免疫系の安全機能を無視し、体内の自身の細胞の一部に狙いを定めてしまう。また、からだが、異なる主要組織適合抗原複合体をもつ細胞を増殖させてしまい、免疫系が認識できないこともある。

　自己免疫疾患には 2 つのタイプがある。ひとつは、ある特定の臓器の抗原を標的にする臓器特異的な自己免疫疾患である（ひとつの例として 1 型糖尿病がある。このタイプの自己免疫疾患においては、膵臓のインスリン産生細胞が攻撃される）。さらによくみられるもうひとつのタイプは、複数の臓器または結合組織が攻撃される全身性の自己免疫疾患である。自己免疫疾患の症状はさまざまであるが、よくみられる初期の症状には、疲労感、筋肉痛、微熱などがあり、突然の再発と寛解の繰り返しもよく起こる。治療法はそれぞれの疾患によって決まるが、炎症反応を和らげる薬剤が処方されることが多い。

　　　　　　　　豆 知 識

1. 自己免疫疾患の「紅斑性狼瘡」（英語で "lupus"）という名称は、ラテン語の「オオカミ」を意味することばに由来する。その理由は、皮膚の紅斑や病変がオオカミによる咬傷に似ているからである。
2. 自己免疫疾患治療の至高の目標は、からだ全体の免疫系には影響を及ぼすことなく、有害な免疫機序を抑制することにある。たとえば、多発性硬化症の患者のなかには、過剰反応している B 細胞や T 細胞を中和する抗体の注射によって、症状が緩和される場合もある。
3. 自己免疫疾患は、家族性【訳注／血縁関係にある家族に同一の疾患が認められること。多くの場合は遺伝性と同じ意味だが、まれに遺伝ではなく食事などが原因のことがある】に多くみられる。

第13週 第3日(水)

87 薬と代替療法 | 抗ヒスタミン薬

くしゃみ、眼の痒み、鼻水、といった最も一般的なアレルギー症状は、アレルゲンを撃退するためにからだがつくり出す化学物質ヒスタミンによってひき起こされる。この化学物質のはたらきを弱めて、症状をやわらげる薬剤を抗ヒスタミン薬という。

◆

抗ヒスタミン薬は、アレルゲンによってひき起こされる症状を軽減するために最もよく使われている薬剤である。アレルゲンの例をいくつか挙げると、花粉、ブタクサ、イエダニ、カビ、動物のふけ、ゴキブリなどがある。これらのアレルゲンのいずれかに対してアレルギーをもつ場合は、からだがヒスタミンを産生してアレルゲンを撃退する。ヒスタミンは、細胞表面のヒスタミンレセプターとよばれる部位に付着し、炎症をひき起こし、粘液を産生させる。抗ヒスタミン薬は、ヒスタミンの代わりに、ヒスタミンレセプターに結合し、ヒスタミンが症状を起こすのを防ぐ。

いくつかの抗ヒスタミン薬は処方箋なしで購入することができるが、処方箋が必要な抗ヒスタミン薬もある。抗ヒスタミン薬は、錠剤、カプセル、液剤、あるいは頻度は低いが注射薬や坐薬として投与される。抗ヒスタミン薬の副作用で最もよくみられるのは、眠気である。実際、眠気が出やすいので、抗ヒスタミン薬は、夜間の咳やかぜの処方、あるいは処方箋なしで購入することができる睡眠薬としても利用されている。その他の副作用としては、とくに他の健康障害をもつ高齢の人において、胃のむかつき、便秘、頭痛、口内乾燥などがみられることがある。抗ヒスタミン薬は、小さな子どもにおいて致命的な副作用が生じる可能性があることから、4歳以下の幼児にはけっして与えてはならない。

処方箋なしで購入することができる抗ヒスタミン薬では、ブロムフェニラミン、ジフェンヒドラミン、ロラタジンなどがよく使われる。これらの抗ヒスタミン剤は、それぞれ、ディメタップ、ベネドリル、クラリチンというブランド製品の活性成分になっている。これらの抗ヒスタミン薬は、かぜ、インフルエンザ、アレルギーといったさまざまな症状をまとめて治療するために、鎮痛薬や鼻づまりの薬など他の薬剤とともに使われる。処方箋を必要とする抗ヒスタミン薬には、フェキソフェナジン（アレグラ）、セチリジン（ジルテック）、デスロラタジン（クラリネックス）がある。アゼラスチン（アステリン）という鼻腔用スプレーも使われている。研究によると、これらの処方箋が必要な抗ヒスタミン薬の効果は、市販の抗ヒスタミン薬の効果と同程度であるが、眠気を起こす程度はずっと低いことが示されている。

抗ヒスタミン薬は眠気をひき起こすことがあるので、この薬剤を服用する人は、自動車の運転をしたり、機械を操作したりするときは、とくに注意をしなければならない。睡眠薬、鎮静薬、筋弛緩薬、血圧の薬、アルコールは、抗ヒスタミン薬による眠気を増強することがある。

豆知識

1. 喘息をもつ人は、気道の感受性が高いので、より重篤なアレルギー症状を起こす可能性がある。抗ヒスタミン薬は、アレルギー反応における気道の閉塞を防ぐのに役立つかもしれない。
2. 抗ヒスタミン薬は、蕁麻疹とよばれる慢性の皮膚の蜂巣状発疹を治療するために使われることがある。また抗ヒスタミン薬は、吐き気、頭痛、不安、筋肉のこり、パーキンソン病患者のふるえの治療に処方されることもある。
3. 抗ヒスタミン薬は、昆虫の刺咬、ツタウルシ、あるいはウルシによる痒みも軽減することができる。

第13週 第4日（木）

88 こころ｜知能

　人の思考様式を表す表現はたくさんある。たとえば、あの人は美的感覚が鋭い、創造性に富んでいる、賢い、知識が豊富、記憶力がよいなど。そして、問題を上手に解決したり、世の中のことをよく理解したりすることができる人のことを、私たちは知能があるという。

◆

　広く受け入れられている知能の定義のひとつが、1994年、『知能に関する主流科学』（Mainstream Science on Intelligence）という論文において発表された。

　　知能とは、きわめて一般的な精神的能力であり、論理的に考える、計画を立てる、問題を解決する、抽象的に思考する、複雑な考えを理解する、素早く学習する、経験から学習するなどのことができる能力をいう。知能は、単に本から学んだ知識や狭い意味での学力、試験を受けるための利口さではない。もっと正確に言うと、周囲を理解するためのより広範で深い能力のことをさす。すなわち、物事の「意味を理解し」、「筋道を通して考え」、「するべきことを見つけ出す」能力である。

　研究者たちは、知能を定量化することができるか否かについて議論を重ねてきた。そのために最も広く受け入れられている方法は、知能指数（IQ）テストである。IQテストには、計算や論理の問題、記憶や視覚の演習、並び替えられた単語や文章に関する問題などが含まれている。平均的な IQ の点数は90〜110であり、130点以上であれば優秀知能であると判定され、70点以下の場合は知的障害が示唆される。しかしこのテストは、文化的に偏りがある、主観的な問題でも複数の正解を認めないといった理由により批判にさらされてきた。

　IQテストは知識の量を測定するのみならず、概念を理解する能力も測定する。そのため、新しい情報を学習したからといって、かならずしもIQが上がるわけではないが、新しい情報を学習することによって頭が鍛えられれば、結果的に、認知能力の発達がさらに促進されることはある。全体的に見れば、同じ人の IQ は、何年経ってもあまり変わらない傾向がある。

　高い知能は家族性にみられるようだが、高い知能に大きな影響を及ぼす特異的な遺伝子は、まだ研究によって発見されていない。ただし、脳の容積と体重の比率や脳における灰白質の配置が知能レベルに影響を及ぼしている可能性は示唆されている。幼児期の家庭教育は子ども時代のIQに影響を及ぼすと考えられているが、青年期後期になると、その影響の重要性は減少していく。養子縁組した兄弟姉妹は、成長すると、知能レベルが大きく違ってくる傾向がある。一方、双子や血のつながった兄弟姉妹の IQ はもっと近似しているとみられている。

豆 知 識

1. 1983年、心理学者ハワード・ガードナー（1943〜）は、いくつかの知能のタイプを定義づけた。その定義のなかには、言語、空間、身体、音楽、数学、内省、人間関係などに関する知能のタイプが含まれている。標準的な知能の定義には、これらの特徴はほとんど考慮されないことが多い。
2. アルベルト・アインシュタイン（1879〜1955）が亡くなった後、彼の脳が調べられた。アインシュタインの脳は、たいていの人の脳よりも15パーセント幅が広いことがわかり、頭頂葉の外観も正常とは異なっていた。それがアインシュタインの数学的能力の一助となっていたと理論づけている人たちもいる。
3. 「知能の高い人々のための機関」である米国メンサは、その会員資格を満たすためには、スタンフォード・ビネー IQテスト（第5版）で130以上の評点を得ることを条件としている。

第13週 第5日(金)

89 性徴と生殖 | 減数分裂

からだの中の圧倒的大多数の細胞は有糸分裂を経て増殖するが、精子や卵子は、減数分裂とよばれる別過程を経てつくられる。この過程は、生殖にとってきわめて重要である。なぜなら、減数分裂のおかげで、それぞれの親に由来する染色体が交ざり合い、無二の個体が新たにつくられるからである。

◆

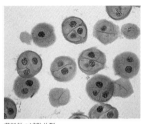

花粉粒の減数分裂

有糸分裂において、細胞は4つのステップを経て分裂し、46本の染色体をもつ(二倍体の)同じ細胞が2個つくられる。減数分裂では、この周期が2回起こり、1セット23本(半数体)の染色体を含む娘細胞が4個つくられる。ただし、この周期が開始する前に、それぞれの染色体は複製され、染色分体のペアを形成している。染色分体は、動原体によってそれぞれ接合しており、一見すると、染色分体のペアはアルファベットのXのように見える。

前期の段階で、これらの染色分体は短くなって、もう片方の親に由来する染色分体のペアとつながれる。このとき、それぞれの染色分体は交叉(遺伝物質の交換)を開始する。子どもが母親と同じような目をしていたり、父親と同じような縮れ毛をもっていたりするのはこのためである。

中期、後期、および終期の後で、半数体1セットの染色分体をもつ娘細胞が2個つくられる。ここで、2回目の減数分裂が起こり、それぞれの染色分体は2つに分かれるのだが、これらの染色分体は複製せずに細胞が分かれるため、娘細胞1個当たりの染色体数は半分に減数する。その結果、つくられた4個の娘細胞は、それぞれが半数体1セットの新たな染色体を、46本ではなく、23本もつことになる。そして、半数の染色体を含む2つの細胞(卵子と精子)が受精によって合体して、固有の人間ができるのである。

[豆 知 識]

1.「減数分裂」の英語"meiosis"(「マイオーシス」と発音される)は、「減らす」を意味するギリシア語"meioun"に由来する。
2. 染色分体の交叉の過程を組み換えとよぶ。

第13週 第6日(土)

90 ライフスタイルと予防医学 | 心臓血管トレーニング

　心臓血管トレーニングは有酸素運動の一種である。より深い呼吸や、心臓から力強く血液を送り出すことができるようになることから、いろいろな面で健康が増進する。たとえば、早期死亡、冠動脈性心臓疾患、脳卒中、高血圧症、2型糖尿病、大腸がんや乳がん、鬱病などのリスクが軽減される。心臓血管トレーニングの例をいくつか挙げると、ウォーキング、ランニング、エアロビック・ダンス、サイクリング、ボート漕ぎ、水泳などがある。

　きちんとした心臓血管トレーニングをおこなうためには、目標とする心拍数に確実に到達する必要がある。これは、心拍数（1分間の心拍数）を測定することによってチェックすることができる。15秒間の脈拍を数えて、その数に4を掛ければ、1分間当たりの正確な心拍数が得られる。

　目標とする心拍数は、年齢によって決まる。一般的に、最大心拍数は、およそ220から年齢を引いた値である。運動プログラムを始めたばかりのときは、最小の目標心拍数に標的を合わせるのがいちばんだ。最小の目標心拍数は、最大の目標心拍数のおよそ60パーセントである。健康状態が向上してきたら、運動の激しさを増して、心拍数を最大目標値の近く、すなわち、最大目標心拍数のおよそ85パーセントまで上げるとよいだろう。

　一般的に、30～60分の運動を週に4～6回までを目標におこなうのが望ましい。最初は、かかりつけの医師と相談して、自分に適したプログラムを開発するべきである。どのような場合においても、ゆっくりと始めるのがよい。

　けがを防ぐためには、かならず5～10分間のウォーミングアップをしてから運動を始めるのが最善である。ウォーミングアップには、ゆったりと軽い運動をしたり、ストレッチをして、筋肉や関節をよりやわらかくしたりするとよいだろう。

　運動の後にも、からだをクールダウンさせ、心拍数を正常値に戻すために、ウォーミングアップと同じようなことをするとよい。痛みが生じる、眩暈を感じる、頭がボーッとする、吐き気がするなどの場合はすぐに運動をやめることだ。

豆知識

1. ときには、運動計画を継続するのがむずかしいと感じることがある。そのようなときは、自分が好きな運動を選び、友達と一緒に運動したり、運動の種類を変えたりするとよい。そうすることによって、運動が退屈になるのを防ぎ、またけがを防ぐことにもつながる。
2. 食後、ならびに屋外が極端に暑いときや寒いときは、運動を避けること。
3. 少なくとも1週間に3回、約1.6キロメートル歩くことは、心臓血管系の健康を改善するのに必要な最小限の運動である。

第13週 第7日（日）

91 医学の歴史 ビタミンCと壊血病

　壊血病は致死的なビタミンC欠乏症であり、18世紀の英国海軍に壊滅的な被害を与えた。壊血病は、航海中の水兵たちを大いに苦しめ、大規模な死をもたらしたのだ。しかし、この壊血病の蔓延から、ひとつの貴重なできごとが生まれたのであった。それは、世界で初めての比較臨床試験であった。

◆

　1700年代における軍隊の衛生状態は悲惨なものであった。かつて、スコットランドの海軍軍医ジェームズ・リンド（1716〜1794）は、陸軍は数世紀にわたって「剣よりも病気によってより多くの兵士たちの命を失っていた」ことに気がついた。英国がその海軍力の絶頂期に近づいたときでさえ、遠征中に、乗組員の半分以上を病気のために失うことがあった。

　壊血病は陰惨で痛みをともなう疾患であり、からだの表面の大きな青黒い傷跡や赤みを帯びた斑点、歯肉からの出血、歯の喪失、そして最終的には心不全による死がひき起こされる。船上の衛生状態が悪かったことが、航海中における高い死亡率の一因となった。

　リンドは、壊血病が軍隊の食事によってひき起こされるのではないかと疑いをもった。軍隊の食事は、保存のきく材料だけを使ってつくられており、新鮮な果物や野菜が不足していた。この仮説を証明するために、リンドは歴史上初めてとなる比較臨床試験のひとつを考案した。

　1753年、リンドは独創性に富んだ『壊血病に関する論文』を発表し、その比較臨床試験の要約を記述した。リンドは壊血病を患う12名の水兵を選び、6つの群に分けた。それぞれの群の水兵には異なる食事を与えた。オレンジとレモンを与えた2人の水兵は、迅速に壊血病から回復したが、他の群の水兵は回復しなかった。リンドは、柑橘類の果物が壊血病を治したと結論づけた。後になって、壊血病を治したのは、これらの果物に含まれているビタミンCであることが発見された。

　18世紀末には、船上の一般衛生は次第に改善され、英国は壊血病に妨げられることなく、帝国を拡張することができた。1790年代までには、英国のすべての軍艦は、柑橘類の果物を積載することが義務づけられた。オレンジやレモンの代わりにライムが使われることも多かったことから、その後、英国の水兵はライミー（Limey）とよばれるようになった。

[豆 知 識]

1. ビタミンCの化学的形態であるアスコルビン酸は、1928年、ハンガリーの研究者アルベルト・セント＝ジェルジ（1893〜1986）によって発見された。多くの業績のなかで、1937年、セント＝ジェルジは、ビタミンCの発見によってノーベル生理学・医学賞を獲得した。
2. アスコルビン酸のサプリメントは、世界中で広く使われており、かぜの治療や予防、老化防止、がんや心臓疾患の治療に効果があるとして評価されている（ただし、明確に証明されているわけではない）。
3. 哺乳類の多くは、みずからビタミンCをつくることができるため、壊血病にかかることはない。しかし、モルモット、ある種のコウモリ、私たちの仲間である霊長類だけは、ビタミンCをつくるのに必要な酵素をもっていない。

97

第14週 第1日（月）

92 子ども｜発疹

　皮膚は、けがや細菌、その他の有害作用を及ぼす可能性のあるものに対する、防御の最前線である。生涯をとおして、皮膚はかなりの打撲傷、外気による無数のダメージ、切り傷、その他の損傷を負う。そのうえ、さらに発疹を発症することがある。発疹とは、一時的な皮膚の炎症や腫れである。

◆

　発疹の形や大きさは、その原因によってさまざまである。ウイルス、カビ、寄生虫、薬剤、化学物質、アレルギー、熱などによって、皮膚の赤み、凹凸、乾燥、ひび割れ、痒み、水疱、痛みなどが起こる。たいていの発疹は軽度で自然に消退する。しかし場合によっては、治療が必要であり、少ない症例ではあるが、ライム病などのようなさらに重篤な疾患の徴候であることもある。

　最もよくみられる発疹のひとつである接触皮膚炎は、隆起した斑状の赤い腫れをひき起こす。この皮膚炎は、石鹸、洗濯用洗剤、ツタウルシ、ゴム製品、宝飾品の金属などの刺激性またはアレルギー誘発性の物質に皮膚が接触したときに起こる。接触皮膚炎は、通常、問題となっている刺激物質との接触をやめれば自然に消退する。

　もうひとつよくみられる皮膚疾患は湿疹である。湿疹においては、痒みをともなう乾燥した落屑性の水疱が皮膚に形成される。科学者は湿疹の原因について明確には理解していないが、湿疹はアレルギーや喘息の家族歴のある人たちに起こりやすい傾向がある。湿疹は、市販もしくは処方されるコルチゾン軟膏で治療する。

　蕁麻疹は別のタイプの発疹であり、ストレス、アレルギー、発汗、極端な暑さや寒さによってひき起こされる。皮膚はヒスタミンという化学物質を産生することによってこれらの要因に反応し、炎症をひき起こす。最も一般的には、蕁麻疹を起こした皮膚は青白く腫れて、その周囲は赤みを帯びる。発疹をひき起こす可能性のある要因には、ほかにもさまざまなものがあるので、皮膚科医を受診するのが最善である。皮膚科医は原因を明確に特定し、適切な治療をしてくれる。

┌─ 豆 知 識 ─┐

1. 痒いところを掻くと、とても気持ちがよいのはなぜだろうか？　神経生物学者によると、掻くことによって軽度の痛みが生じ、その結果、痒みが覆い隠されるそうだ。
2. きわめて皮膚が敏感な人たちは、皮膚に強く接触するとヒスタミンが放出されて、触れた部位が腫れる。そのような状態のひとつとして、皮膚描記症とよばれる疾患があり、皮膚を軽く引っ掻くと、文字を書いたように、隆起した赤い線の跡が現れる。

第14週 第2日(火)

93 病気 | 肺炎

　1936年まで、肺炎はアメリカにおける死因の第一位だった。症例のほとんどにおいて、感染は肺に広がり、肺の炎症をひき起こす。その結果、膿が肺胞に充満し、酸素レベルが低下する。この酸素不足と瀰漫性の炎症とがあいまって、致死的な効果がもたらされることがある。しかし、感染を止める抗生物質の出現のおかげで、現在では通常、肺炎は容易に治療することができる疾患になっている。毎年、肺炎で死亡する人は6万人程度である。

◆

　たいていの場合、肺炎は咳と発熱から始まるが、その症状は、感染の原因によってさまざまである。ウイルス感染の場合は、インフルエンザのような症状を起こし、透明または白色の痰がみられ、すべての肺炎の半分はこれが原因となっている。ウイルスは呼吸器系において過剰な液体を分泌させ、細菌が増殖することができる環境をつくり出す。その結果、二次的な細菌性肺炎が起こることがあり、高熱、悪寒、発汗、黄色もしくは緑色を帯びた痰をともなう咳がみられる。

　とくに肺炎レンサ球菌は、細菌性肺炎のうちで最もよくみられる原因菌である。1977年、この肺炎レンサ球菌を防ぐワクチンが発売された。現在では、慢性疾患をもつ人や高齢者など、リスクのある人たちに対して、ワクチン接種が推奨されている。

　マイコプラズマ肺炎においては、マイコプラズマとよばれるきわめて小さな病原体が、軽度のインフルエンザのような症状をひき起こす。マイコプラズマ肺炎の症状をもつ人たちのなかには、体調がそれほど悪くならず、日常生活をふつうにおこなうことができる人もいるので、そのようなタイプの肺炎はよく「歩く肺炎」とよばれる。真菌性肺炎は、頻度はそれほど多くはないが、軽度から重度の症状をひき起こす。ニューモシスチス肺炎は、免疫不全の人たちを襲い、咳、発熱、息切れをひき起こす。

　肺炎を診断するためには、医師は聴診器を使って呼吸音を聴く。医師は、感染の広がりの診断と確定をするために、胸部X線撮影をおこなうこともある。細菌性肺炎はたいてい肺の1葉に限局してみられ、大葉性肺炎とよばれる。他方、両側の肺が侵される症例は、両側肺炎とよばれる。

豆 知 識

1. カビの生えた室内加湿器やネズミの糞などからくる埃に対するアレルギー反応によって、過敏性肺炎がひき起こされることがある。その症状として、悪寒、咳、筋肉痛、頭痛などがみられる。
2. ダンサーで俳優のフレッド・アステア(1899～1987)、ロシアの作家レフ・トルストイ(1828～1910)、アメリカ大統領ウィリアム・ヘンリー・ハリソン(1773～1841)はみな肺炎で亡くなった。

第14週 第3日(水)

94 薬と代替療法 | コルチゾン

　コルチコステロイドは、ストレスを受けたときに、からだから放出されるホルモンである。このホルモンと同じ作用をもつ合成コルチコステロイドからつくられた薬剤（コルチゾンやコルチゾールなど）は、アレルギー、皮膚疾患、関節炎、呼吸障害などを治療するために広く使われている。また、コルチゾンには免疫系を抑制する作用もある。ストレスを受けると病気にかかりやすくなるのは、ストレスによって放出されたコルチゾンによって免疫系が抑制されるためであると言えるだろう。免疫抑制は好ましくない副作用ではあるが、からだの自然防御機能（免疫）が過剰に反応してしまう自己免疫疾患の治療に役立つこともある。

◆

　1930年代、生化学者エドワード・ケンダル（1886〜1972）とリウマチ専門医フィリップ・ヘンチ（1896〜1965）は、ミネソタ州ロチェスター市のメイヨー・クリニックにおいて、病気や出産、手術などストレスをともなうできごとの後で、一時的に痛みが軽減した関節炎患者がいることに気がついた。この観察にもとづいて、ふたりは、ストレスを経験することによって、からだの中でなんらかの物質が産生され、その物質が自然に抗リウマチ剤として作用したのではないかという理論を立てた。そして、抗リウマチ作用があると思われるホルモンを同定し、化合物Eとよんだ。

　臨床試験は1948年まで開始することができなかったが、その結果は驚くべきものであった。化合物Eの注射を受けた最初の患者は、3日以内に痛みが軽減されたと報告したのだ。今日では、化合物Eはコルチゾンとよばれている。コルチゾンの注射は、関節炎、関節や腱の炎症、からだを酷使するスポーツによる傷害などの治療によく使われている。

　コルチゾールを含む同様の化合物は、アレルギー、喘息、クローン病、紅斑性狼瘡、関節リウマチ、潰瘍性大腸炎といった各種の自己免疫疾患を治療するために、あるいは移植臓器の拒絶を防ぐために、経口または吸入投与される。最もよく使われている経口投与用コルチコステロイドはプレドニゾンである。局所投与用コルチゾン軟膏も、処方箋医薬品または市販薬として、湿疹、乾癬、その他の皮膚炎の治療用に提供されている。

　コルチコステロイドは発熱やからだ全体の免疫系を抑えるので、重篤な疾病や感染にかかりやすくなる副作用がある。コルチコステロイドの治療を受けている人は、水痘（水疱瘡）や麻疹（はしか）に感染している人との接触を避け、生きたウイルスを含んでいるワクチンの接種は控えるべきだ。他の薬剤を服用している人や、肝臓または腎臓の病気、糖尿病、甲状腺疾患、骨粗鬆症、緑内障、白内障、胃潰瘍、精神疾患、高血圧症などの疾患をもつ人は、特別な検査をして、コルチゾンを安全に服用することができるか否か決定しなければならない。コルチゾンの服用は、一般的に、妊娠中と授乳期間中は避けるべきである。子どもの成長に影響を及ぼすこともある。

豆 知 識

1. 体内で自然に存在するコルチコステロイドの多くは、午前中につくられる。
2. エドワード・ケンダルとフィリップ・ヘンチは、コルチゾンの発見によって1950年にノーベル生理学・医学賞を受賞した。
3. 天然のコルチゾンは副腎皮質においてつくられ、ヒドロコルチゾンともよばれている。

第14週 第4日(木)

95 こころ 睡眠

夜になって、目を閉じ、からだを休めても、脳はその活動をやめることはない。睡眠のメカニズムについて科学者がようやく理解し始めたところによると、睡眠は、学習、記憶、からだの回復の重要な部分を担っている。からだにとっては、空気や水、食物と同じように不可欠なものなのだ。

◆

睡眠への移行は多段階の過程であり、からだには多くの変化が生じる。眠気は、化学物質アデノシンが血中に蓄積すると誘発される。また、照明が消えると脳はメラトニンをつくり始めるが、これは暗いところでは私たちをうとうとさせ、明るいところでは私たちを目覚めさせるホルモンである。睡眠には、ゆっくりと進む4段階の周期があり、浅い睡眠から深い睡眠へ進み、その後、レム睡眠（急速眼球運動）の段階へと進む。レム睡眠の段階においては、速い呼吸、まぶたの左右上下の動き、一時的な四肢の麻痺などがみられる。レム睡眠中は、夢を見ること、夜間に記憶を定着させること、翌日に備えての体力回復やすっきりした目覚めにかかわっていると考えられている。

たいていの人は、翌日最適に活動するために、一晩に7～8時間の睡眠を必要とする。長期にわたって睡眠が不足すると、疲労感や機能障害がひき起こされ、糖尿病、心臓疾患、鬱病のリスクが高まることがある。また睡眠不足は、食欲・満腹ホルモンのレベルを変化させるため、寝不足の人は過食になりやすい。

不眠症の発現は、ストレス、こころの動揺、痛み、病気などが引き金になることが多い。数週間以上にわたって不眠症がつづくと、からだが新しい睡眠パターンに慣れてしまうかもしれないので、正常なパターンに戻すために再訓練が必要になることがある。睡眠を誘導するために、市販の抗ヒスタミン薬または処方箋が必要な睡眠薬を使うことができる。

しかし専門家は、慢性の不眠症を克服するためには、認知行動療法が最善の方法であると考えている。認知行動療法では、医師とともに、どのような行動が睡眠を妨げているのかを見つけ出し、よりよい睡眠習慣について学ぶことができるからだ。その他の睡眠障害として、睡眠時無呼吸症候群（気道が塞がれ、夜間に繰り返し呼吸が停止する）、レストレスレッグス（むずむず脚）症候群（たえず脚を動かしたいという衝動のために眠ることができない疾患）、睡眠時随伴症（夢遊症、きわめて不快な悪夢を含む）などがある。

豆 知 識

1. レオナルド・ダ・ヴィンチ（1452～1519【訳注／ユリウス暦にて】）は、4時間ごとにわずか15分しか眠らなかったといわれている。すなわち、合計で、1日にわずか1時間半しか眠らなかった。睡眠の研究者は、その後、このような睡眠スケジュールはできなくもないが、一時的にしかできないということを証明した。

2. 最初の浅い睡眠段階において、多くの人が睡眠時ミオクローヌス（スリープ・スターツ）とよばれる、突然の不随意な筋収縮を経験する。その直前には、落ちる感覚が起こることが多い。

3. 最初のレム睡眠は、入眠後約70～90分で起こる。平均すると、レム睡眠の完全な1周期は90～110分間かかる。

4. レム睡眠のあいだは、一時的に四肢が麻痺するので、夢は頭の中だけで起こる。しかし、レム睡眠行動障害とよばれるまれな疾患では、麻痺が起こらず、夢を演じることがある。その結果は危険が生じることも多い。たとえば、ベッドの横で寝ているパートナーと格闘したり、壁に激突したりすることがある。

第14週 第5日（金）

96 性徴と生殖 | 染色体

　染色体ひとつをとってみても、私たちのからだには驚異的なエンジニアリング能力が備わっていることが証明できる。人間のDNAは、すべてのらせん構造が2万～2万5,000個の遺伝子から成り、長さは約1.8メートルにも及ぶ。そのままではあまりにも長すぎて、細胞の核内に収まらないため、DNAの遺伝子は、染色体とよばれる微細構造の中に効率的に収納されている。糸巻に巻かれた糸のように、DNAは、らせん階段のようなかたちで相互にしっかりと巻き付いている。この構造は二重らせんとよばれ、一連のDNAが一列に並んで染色体をかたちづくる。それぞれの細胞には、このような染色体が46本含まれている。そのうち、1セット23本は母親、そしてもう1セット23本は父親に由来する。

◆

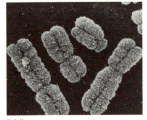

染色体

　それぞれの染色体には、動原体とよばれる、帯で締めたような部分があり、染色体はこの動原体によって2つの部分に分かれる。短い部分は短腕（p）とよばれ、長い部分は長腕（q）とよばれる。それぞれの腕の端には、テロメアという保護作用のあるDNAが伸びている。靴紐の先端のように、テロメアは染色体がほどけるのを防いでいる。

　細胞はみずからを入れ替えるために分裂するので、染色体は、それぞれの新しい細胞が確実に完全なセットの遺伝子を受け取ることができるように分かれなければならない。万一、染色体の数や構造に変化が起こると、重篤な健康上の問題がひき起こされる可能性がある。あるタイプの白血病など、一部のがんは、遺伝子の欠失によってひき起こされる。他方、余分な染色体があると、ダウン症候群のような遺伝性疾患がひき起こされる。

　染色体のセットを調べるために、科学者は細胞を化学物質で処理し、染色体を染色してはっきり見えるようにする。染色した染色体は、写真撮影し核型とよばれる画像にする。この染色過程にもとづいて、染色体という名称が付けられた。「染色体」の英語"chromosome"は、ギリシア語の「色」（"chroma"）と「からだ」（"soma"）に由来する。

豆知識

1. 科学者は1800年代末に初めて染色体を発見したが、その機能については理解していなかった。1900年代初頭、アメリカの遺伝学者トーマス・ハント・モーガン（1866～1945）は、ショウジョウバエを使った研究によって、染色体と遺伝形質の関連を解明した。
2. 細胞が分裂していないときは、顕微鏡で染色体を見ることはできない。細胞の核の中で、丸まったままで存在しているからだ。
3. 細胞によっては、分裂するたびに、テロメアはごく一部のDNAを失う。テロメアが完全になくなると、細胞分裂周期は停止する。これは、加齢にともなう過程の一部である。

第14週 第6日（土）

97 ライフスタイルと予防医学 ｜ 体重負荷運動

　体重負荷運動は、立ちながら、重力にさからっておこなう運動である。骨量を増加、維持させるために最も適した運動であり、骨折や骨粗鬆症のような骨の減少を防ぐためにも重要である。体重負荷運動の例として、エアロビクス、ダンス、ガーデニング、ハイキング、ジョギング、階段を上ること、テニス、ウォーキング、ウェイト・トレーニングなどが挙げられる。一般的に、アスリートは、そうでない人にくらべて、骨密度が13パーセント高い。逆に、完全にベッドで横になったままでいると、重度の骨量減少が起こる。

◆

　骨は生きた組織であり、筋肉と同様に、運動すると強くなる。若いときによくからだを動かしていると、骨量の最高値をより高くしておくことができる。25〜30歳になるまでの骨量が多ければ多いほど、後年からだの骨量が次第に減少しても、より健康でいることができる。

　年齢を重ねるにつれて、運動しても若い頃ほどの骨量増加は望めないものの、体重負荷運動をおこなうことはやはり重要である。筋肉を鍛え、平衡や協調を向上させるプログラムによって、骨密度を維持し、転倒を防ぐことができるようになる。転倒は、高齢者にとっては、大きな懸念である。転倒によって、腰、脊椎、手首などの骨を折る可能性が高まるからだ。骨折は生活の質に影響を及ぼし、その結果、自立性の喪失をもたらし、さらには、早期死亡を招くことさえある。

　高齢者は、少なくとも1日に30分間の適度な身体的活動をおこなうべきである。運動には、体重負荷運動、筋肉トレーニング、バランスをとるトレーニングを交ぜるとよい。運動とともに、適切なカルシウムとビタミンDを摂取することによって、加齢性の骨量減少を軽減することができる。しかし、過度な運動は骨に悪影響を与えることがあり、とくに関節に対して有害である。

［ 豆 知 識 ］

1. トレッドミル、ステアクライマー、スキーマシン、レジスタンスデバイスなどの運動器具を使って、ある程度の体重負荷運動をすることができる。サイクリングや水泳は体重負荷運動ではないが、また他に健康上のメリットがある。
2. 一般的に、すでに骨粗鬆症になっている人は、骨を維持し、背や腰を鍛えるために、運動をつづけるべきである。しかし、無理のある運動は避け、どのような運動が安全であるかについて、かかりつけの医師と相談するべきである。
3. 運動だけでも、骨粗鬆症を予防したり、治したりすることができる。

第14週 第7日（日）

98 医学の歴史 | エドワード・ジェンナーと痘瘡（天然痘）

　伝えられるところによると、英国の科学者エドワード・ジェンナー（1749～1823）は、1700年代中頃の少年時代に、酪農場で働いている女性が次のように言っているのを耳にしたという。「私は牛痘の病気を乗り切ったことがあるから、ヨーロッパで痘瘡が大流行していても病気にはならないわ」。その偶然のできごとのおかげで、今日ありがたくも、致死的な痘瘡ウイルスを撲滅することができている。

◆

　痘瘡は、おそらくアフリカに起源を発し、その後インドに広がり、次いで紀元700年頃にヨーロッパに伝播した。18世紀までには、ヨーロッパにおいて、毎年40万人の人々が痘瘡によって死亡した。生き残った多くの人たちは、盲目になったり、醜い傷跡が残ったりした。この病気は、痘瘡または天然痘とよばれていた。当時、「グレート・ポックス」（"Great Pox"）とよばれていた梅毒と区別するために、痘瘡は「スモール・ポックス」（"small pox"）とよばれていた。

　痘瘡を耐過した人たちは、後の感染に対して免疫を獲得していたので、人痘接種という方法が普及していった。今日でいう予防接種である。人痘接種法では、痘瘡にかかっている人の膿疱から体液の少量を採取して、それを感染していない人の皮下に注射した。ごく一部の人たちは劇症型の痘瘡（または、血液を介したその他の病気）を発症したが、大部分の人たちはごく軽度の痘瘡を発症するだけにとどまり、命を失うことはなかった。

　小さな子どものときに人痘接種を受けたエドワード・ジェンナーは、大人になって、英国の著名な生物学者になった。ジェンナーは、いつも、どのようにして牛痘が痘瘡を防ぐのか知りたいと思っていた。1796年、ジェンナーは、牛痘にかかっている酪農場の女性の腕の膿を8歳の少年に注射した。その少年は、発熱し、軽いかぜにかかったが、その後、ジェンナーが痘瘡ウイルスを注射しても、少年は痘瘡をまったく発症しなかった。ジェンナーは、この処置を「ワクチン接種」（英語で"vaccination"）とよんだ。"vaccination"は、ラテン語の「雌牛」"vaca"に由来する。

　ワクチン接種の実施はヨーロッパの大部分の国に広がり、1800年までには、アメリカに到達した。他方、人痘接種は徐々に廃止されていった。1900年代中頃には、さらに安定した凍結乾燥ワクチンが開発され、そして1980年、世界中で痘瘡が撲滅されたことがWHOにより宣言された。ワクチンは、免疫系をだまして、免疫細胞をつくり出し、それらの免疫細胞がほんとうに病気をひき起こす病原体からからだを守ることによって作用を発揮する。ジェンナーの発見以来、インフルエンザ、肺炎、狂犬病、髄膜炎、その他の重篤な疾患に対するワクチンが開発されてきた。

豆 知 識

1. 現在では、おそらくベンジャミン・ジェスティー（1737頃～1816）が牛痘を使って痘瘡に対するワクチン接種をした最初の人物であるとされている。ジェスティーは、1774年、ワクチン接種を自分自身と家族に実施した。しかし、ジェンナーがその功績を認められているのは、ワクチン接種を世界中に普及させたためである。
2. また、ジェンナーは熱気球にも興味をもっており、1784年に熱気球をつくり、それを飛ばすことに成功した。
3. 痘瘡ウイルスは、とくに2001年9月11日のテロ攻撃以来、生物テロの可能性のある病原体として認識されている。医師のなかには、先手を取ってワクチン接種をすることを提案している者さえいる。

第15週 第1日(月)

99 子ども | 水痘（水疱瘡_{みずぼうそう}）

　水痘といえば、ほとんどの人は子ども時代のとても痒い経験としておぼえていることだろう。なにしろ、毎年約400万人の子どもたちが水痘にかかっていたのだ。それが1995年になって、アメリカ国内における水痘ワクチンの使用が承認された。水痘は今なおよくみられる感染症ではあるが、ワクチン接種の結果、その症例数は急速に低下している。

◆

　水痘・帯状疱疹ウイルスによってひき起こされる水痘は、感染している人と密接に接触することによってうつる。ウイルスはからだの中に入ると、約2週間かけて増殖し、体内に広がる。初期の症状には、発熱、頭痛、咳などがみられ、その後、水痘の顕著な特徴であるピンク色の腫れが現れる。ピンク色の腫れは内部に液体を満たした水疱に変化し、最終的には、硬い皮で覆われ、かさぶたが形成されて治癒する。

　子どもにとっては、水痘は不快だが軽度な疾患である。しかし、成人においては、とくに妊婦や免疫不全の人で重篤化することがある。合併症としては、皮膚の細菌感染、脳の炎症（脳炎）、肺炎などがみられる。さらに、水痘・帯状疱疹ウイルスは神経細胞内に留まり、何年も経ってから再活性化され、帯状疱疹として再び現れることがある。帯状疱疹が発症すると、痛みをともなう水疱が形成される。水痘にかかった人のおよそ10パーセントが帯状疱疹を発症する。

　今日、アメリカでは、すべての子どもに、1歳頃に1回、その後4〜6歳のときに再度水痘ワクチンを接種する。専門家によると、水痘ワクチンは、1回の接種で90パーセントの人が免疫を獲得できるという。また、万一、ワクチン接種をした人が水痘を発症しても、症状はきわめて軽度であるという。

　それでもなお、ワクチン接種を警戒して、我が子を「水痘パーティー」に行かせるほうを選択する親もいる。このパーティーは、感染していない子どもを、すでに感染している子どもに接触させる目的でおこなわれる。感染していない子どもも水痘にかからせて、免疫をつけてしまおうというのである。

> **豆 知 識**

1. 水痘は英語で「チキン・ポックス」"chicken pox"というが、この名称は水痘に特徴的な腫れに由来している。もっとも、専門家たちのあいだでは、どうして「チキン」なのかと議論されている。ある人たちは、傷跡がひよこ豆に似ているからだと言う。ラテン語で"cicer"とよばれるひよこ豆は英語で"chickpeas"という。また別の人たちは、傷跡が、鶏がくちばしでつついた跡に似ているからだと言う。
2. 医療当局によると、65歳以上の人たちは重篤な帯状疱疹を発症する可能性があるので、再度ワクチン接種を受けるべきだという。

第15週 第2日（火）

100 病気 | 気管支炎

　胸苦しさ。空咳（からせき）。黄色または緑色を帯びた痰。これらの症状はすべて、まぎれもなく気管支炎の徴候である。気管支炎とは、肺に通じる主要な気道である気管支の炎症である。気管支が腫れると、内腔に多量の粘液が形成され、呼吸をするのが困難になる。気管支炎はよくみられる疾患で、ウイルスや細菌の感染、タバコや刺激性化学物質の吸入など、多くの原因によってひき起こされる。

◆

　気管支炎には、急性と慢性の2つの主要なタイプがある。急性気管支炎はつかの間の疾患であり、持続期間は数日から数週間までさまざまである。たいていの場合、かぜ、インフルエンザ、レンサ球菌咽頭炎を起こすウイルスや細菌とともにみられる疾患である。

　一般的に、気管支炎は去痰薬、鎮咳薬、気管支拡張薬（空気の通り道を広げるのを助ける薬剤）で治療する。細菌が原因である場合は、抗生剤が必要なだけ処方される。

　慢性気管支炎は3か月以上つづく持続性の疾患で、気管支を刺激するタバコの煙や化学物質によってひき起こされるケースが最も多い。胃食道逆流症（胃酸が食道に逆流する疾患）が原因になることもある。専門家は、1,400万人ものアメリカ人が慢性気管支炎にかかっているものの、そのうちおよそ半分くらいの症例は診断されないままであると推定している。慢性気管支炎の治療法は、急性気管支炎の治療法とほとんど同じである。

　気管支炎が疑われるとき、医師は聴診器で呼吸音を聴いて、気管支炎の可能性を調べたり、胸部X線撮影や痰の中に含まれる細菌を調べる喀痰検査をおこなったりする。さらに、喘息や肺気腫など他の呼吸障害の可能性を排除するために、その他の検査をすることもある。

豆知識

1. 慢性気管支炎は、呼吸をすることが困難になる一群の肺疾患である慢性閉塞性肺疾患（COPD）のひとつである。
2. 慢性気管支炎の症例の80パーセントは喫煙が原因である。

第15週 第3日(水)

101 薬と代替療法 | プロザック

　1987年にアメリカに導入された抗鬱薬のプロザックは、選択的セロトニン再取り込み阻害薬として初めて市場に出され、一般大衆に広く処方される主要商品となった。セロトニンは気分を調節する脳内の化学物質であるが、そのセロトニン量を増加させることによって、何百万人もの鬱病患者を治療してきた薬剤なのである。

◆

　プロザックは、ジェネリック版の塩酸フルオキセチンとともに、今日、臨床的鬱病、強迫性障害、過食症、パニック障害を治療するために使われている。プロザックは過去20年のあいだによく使われたので、映画や本のテーマにもなっている。エリザベス・ワーツェル（1967～）による1994年の自叙伝『私は「うつ依存症」の女』（講談社）もそのひとつである。プロザックは処方箋がないと購入することができず、推奨服用期間は6～12か月である。気分がよくなったとたんに服用をやめると、抑鬱症状の再発に見舞われることも多い。

　プロザックの副作用には、吐き気、不眠、眠気、不安、振戦、食欲不振、性欲減退などがある。これらの副作用は治療初期にみられるが、数週間のうちに消失する傾向にある。発疹は重篤な病状の徴候である場合がある。抗鬱薬には、自殺念慮や自殺行動を増大させる可能性があることが、黒色の枠で囲まれた警告文としてかならず記載されている。患者は、自殺を含めた抑鬱そのものによって起こり得るリスクと、その治療のために薬を服用することで自殺やその他のさまざまなリスクが生じることとを天秤にかける必要がある。これらのリスクのため、抗鬱薬を服用している人は、注意深く観察しなければならない。

　ほとんどの抗鬱薬と同じように、治療の効果を実感し始めるのには4週間またはそれ以上が必要である。また、すべての抗鬱薬がすべての患者に効果があるわけではない。多くの患者は、異なる薬剤をいろいろ試してみて、自分に合う薬剤を見つけなければならない。

　2008年の研究によると、価格や副作用に違いはあっても、概して、抗鬱薬の種類による効果の程度に差は認められないという結論が得られた。プロザック・ウィークリーとよばれる抗鬱薬は、1週間に1回服用するだけでよい、プロザックでは初めての特別処方薬である。プロザックは、大鬱病性障害や強迫性障害をもつ子どもにも使用することが承認されている【訳注／プロザックは、日本では未承認の処方箋医薬品であり、未発売である】。

【 豆 知 識 】

1. 訴訟事件において、抗鬱薬の使用と暴力のあいだに関連のあることが示唆されている。1989年、ケンタッキー州のある男が4週間プロザックを服用した後、銃を乱射して8人を死亡させ、みずからも銃で自殺した。その後、プロザックの製造会社に対して訴訟が起こされた。

2. 他の選択的セロトニン再取り込み阻害薬として、セルトラリン（商標名ゾロフト）やパロキセチン（商標名パキシル）がある。

3. 2007年、アメリカでは2,220万件以上のジェネリック版フルオキセチンの処方が調合された。この数は、抗鬱薬としては、3番目に多く処方されたものである。

第15週 第4日（木）

102 こころ ｜ 夢

"To sleep: perchance to dream: ay, there's the rub"
—— William Shakespeare, Hamlet
「眠れば、おそらく夢を見るだろう。ああ、それが厄介なところだ」
——『ハムレット』、ウィリアム・シェイクスピア

◆

　だれでも夢を見るものだ。この夜ごとの幻影は、数千年間にわたって、芸術家や詩人を魅了してきた。しかし、科学が夢の神秘を解き明かし始めたのはごく最近になってからのことである。夢学者（夢について研究する学者）は、人間の精神における明確な夢の役割について探究をつづけている。何世紀ものあいだ、夢は超自然的な力によってひき起こされるものと信じられており、一連の夢は多くの宗教的伝統のなかにも登場する。夢を科学的に理解するうえで重要なできごとが起きたのは、1953年のことだった。研究者たちは、夢の多くはレム（REM）とよばれる睡眠相において見られることを証明したのだ。レムとは、急速眼球運動（rapid eye movement）の意味である。

　レム睡眠が夢と関連していることは、夢が果たしている精神機能の解明の手掛かりとなった。レム睡眠は学習と記憶に関連しており、科学者のなかには、夢もまた学習と記憶に関連していると考えている者もいる。レム睡眠の相に入ると、からだも一時的に四肢の動きを止める。このような状態のもとで、脳は、実際に行動を起こすようからだに命令することなく、その行動を夢見ることができるのである。また、この睡眠段階では、大脳皮質の活動もみられる。大脳皮質は脳の外層の部分であり、学習、思考、情報整理を担当しており、夢の物語もここでつくられる。

　夢に関してはわからないことも多いが、研究者たちは、夢の多くは5～20分間つづくことを知っている。そして、正常な睡眠サイクルをもつ人は、たとえおぼえていなくても、たいてい一晩に2時間は夢を見ているという。脳は、レム睡眠の最中に、外部からの刺激を夢のなかに組み込むことがある。たとえば、背後で流れている音楽や会話などである。前日や数週間前の個人的な経験が夢のなかに出現することもよくある。平均的な人は、毎年何千もの夢を見る。研究によると、同じ夢を見る人が多いことが示されている。1966年、クリーブランドのウエスタン・リザーブ大学（現ケース・ウエスタン・リザーブ大学）の研究者は、世界中の人たちから集めた報告書を調べ、最もよく夢に見られるテーマのリストを作成した。国や文化を問わず、多く見られた夢のテーマは、追いかけられる、落ちる、歯が抜け落ちる、恥ずかしい体験をする、愛する人の死に耐える、知らない人と恋に落ちるなどであった。性交の夢を見る人は、回答者の10パーセントと比較的少なかった。他の研究によると、12パーセントの人はモノクロの夢しか見ないというが、このことに関しては、議論が分かれている。

豆知識

1. ポール・マッカートニー（1942〜）は、ビートルズのヒット曲『イエスタデイ』のメロディーを1965年5月に夢のなかで聴いたと語った。
2. 夢遊症（または夢中歩行）は、まれな現象で、なんの関係もなく、眠っている人がベッドから起き出し、動き回り、ときには大声でしゃべり、その後眠りに戻る。
3. ネズミ、イヌ、チンパンジーを含む多くの動物も夢を見ると考えられている。

108

第15週 第5日（金）

103 性徴と生殖 | 伴性疾患

　三毛猫の被毛、色覚異常、血友病（出血性疾患）に共通することはなんだろうか？　これら
の状態はすべて、Ｘ染色体上の遺伝子の影響によるものである。このような遺伝子の異常によ
ってひき起こされるタイプの病気は、性染色体のうちの１本によって伝えられるものであり、
伴性疾患とよばれる。

◆

　デュシェンヌ型筋ジストロフィーや脆弱Ｘ症候群といった伴性疾患のほとんどは、Ｘ染色体
上の遺伝子の影響によるものである。その結果、女性よりも男性においてずっと多くみられる。
なぜかと言えば、女性はXXという組み合わせの性染色体をもつという特徴があるのに対して、
男性は XY という組み合わせの性染色体をもつからである。

　多くの場合、女性は、母親からもらったＸ染色体と父親からもらったＸ染色体の両方に異常
がなければ伴性疾患を発症しないのだ。父か母どちらか一方の親からだけ病気の遺伝子を受け
継いだときは、劣性（潜性）遺伝子のキャリアー（保因者）となり、子孫にその遺伝子を伝達
することにはなる。

　他方、男性はＸ染色体を１本しかもっていない。その１本のＸ染色体上に異常な遺伝子が
あれば、男性は病気を発症する。Ｙ染色体上にはＸ染色体ほど多くの遺伝子は含まれていない
ので、Ｘ染色体上の劣性遺伝子を無効にすることはできないのだ。ただし、Ｙ染色体上にも精
巣の形成や機能に関する少数の遺伝子は存在するため、Ｙ染色体も正常な男性のからだの発達
のためには必要である。

$\boxed{\text{豆 知 識}}$

1. 英国女王ヴィクトリア（1819〜1901：在位1837〜1901）は、伴性疾患である血友病のキャリアーであった。血友病は
血液が適切に凝固しない疾患である。ヴィクトリアのひ孫アレクセイ（1904頃〜1918）はロシア国王の後継者となっ
たが、血友病を発症した。アレクセイの両親は神秘主義的な治療家ラスプーチン（1864〜1916）を雇い、アレクセイの
痛みを和らげ、出血を止めるための手助けを求めた。名声に飢えた僧（ラスプーチン）に政治的権力を与えたことは、や
がて1917年に起きたロシア革命に大きな影響を与えることとなった。
2. 伴性疾患のキャリアーである女性は、正常なＸ染色体を１本もっているおかげで、たいていは伴性疾患を発症せずにす
む。しかし、まれな例ではあるが、正常なＸ染色体が不活化されて症状が現れることがある。

第15週 第6日（土）

104 ライフスタイルと予防医学 | ピラティス

　ピラティスは運動の一種で、意識的に動きをコントロールしながら、からだを調整し、鍛えるものである。器具を使っておこなうものもあれば、床にマットを敷いておこなうものもある。ピラティスは、柔軟性ならびに精神的・身体的健康を増進し、筋肉や体幹を強化したり、血の巡りをよくしたりする。また、この運動療法は、姿勢を整え、けがをしにくいからだをつくることから、全般的な健康の増進につながるとも考えられている。

◆

　ピラティスの創始者ジョセフ・H・ピラティス（1883〜1967）は、幼い頃病弱だったことから、たくさんのスポーツに取り組んでからだを鍛えた。ピラティスの技術は、もとはといえば、第一次世界大戦中に看護師だったピラティスが、寝たきり患者のリハビリテーションのために利用していたものだった。ヨガや中国の武道をベースに、集中力や正確な動き、意識的なコントロール、呼吸、流れるような動作などの要素が組み込まれている。

　ピラティスは、運動プログラムを始めたばかりの人にとっても、いつも運動をしている人にとっても、すぐれたエクササイズである。ピラティスのレッスンを受けられる教室はたくさんある。ピラティスを始めるときは、けがを防ぐためにも、かならず資格をもっているインストラクターの監視のもとでおこなうようにしよう。資格のあるインストラクターは、ピラティスの技術や指導に関する数百時間のトレーニングを修了している。

　ピラティスプログラムを始める人は、マットを使った運動をメインに取り組むことが多い。マットピラティスは、自分自身の体重を利用して負荷を与えるものであり、一定の順序でからだを動かし、ひとつの運動から次の運動へと連続的に進めていく。ピラティスには、からだを強化したり、調整したりするために、器具を使って負荷を与えるマシンピラティスもある。ただし、ピラティス運動は、筋肉量を増加させるものではない。

　初心者は基本的な運動から始め、次第に高度な運動へ高めていくとよいだろう。着心地のよい服を着用し、靴は履かず、呼吸とからだの動きを結びつけることに集中し、流れるような動きをすることが重要である。速く運動することによって、心拍数を上げることもできる。トレーニングプログラムを始める前に、かかりつけの医師に相談するとよいだろう。

　豆 知 識

1. ピラティスは、何十年にもわたって、ダンサーや体操選手たちによって好んで利用されてきた。現在では、ハリウッドの俳優たちのあいだでも人気がある。
2. ピラティスのトレーニングは、柔軟性や筋肉の緊張のためだけでなく、心臓血管系にとっても有益である。

第15週 第7日(日)

105 医学の歴史 | エディンバラ医学校と墓泥棒

医学が始まったばかりの頃、人体解剖学者たちは大きな問題に直面していた。医師や学生は、人間の死体を解剖して観察する必要があったにもかかわらず、社会や宗教は人体の冒瀆だとして解剖に反対したからだった。19世紀のスコットランドでは、十分な数の死体が手に入らなければ、科学者たちは墓を荒らし、殺人を犯すことさえもやらざるを得なかった。

1700年代から1800年代初頭にかけて、議会が科学のために提供することを認めていたのは、処刑された犯罪人の死体だけだった。エリート校のエディンバラ医学校では、教授や学生たちが使う解剖用の死体が不足していた。医師や医学研究者たちは、解剖法を通過させるよう議会に要求した。解剖法が通過すれば、救貧院や病院で亡くなり、引き取り手のない遺体を科学者が引き取れるようになる。しかし、その法案に対しては、下層階級の人たちやローマカトリック教会が強く異議を唱えたのだった。

そこで科学者たちは、墓泥棒の闇組織に目を向けた。墓泥棒たちは、死体の需要を満たすために、英国中にネットワークを展開していたのだ。このような「死体盗掘人」は、新しく埋葬された死体を求めて墓地を荒らし回っては死体を医師に売った。医師たちは、死体の出所については、見て見ぬふりをしていた。ひとつの死体が7ポンドで売れることもあった。19世紀初頭において、これは莫大な金額であった。死体泥棒による被害があまりにもひどくなったので、墓地のなかには、見張り番を立てたり、壁をつくったりして泥棒を締め出したところもあった。

エディンバラの労働者ウィリアム・バーク（1792～1829）とウィリアム・ヘア（1792～1870）は、死体泥棒としてビジネス戦略を練った。死体を売れば莫大な利益が得られることを理解したふたりは、墓荒らしをやめて、殺人を選んだのだ。ふたりは町で下宿屋を経営し、そこに貧乏人、放浪者、売春婦を誘い込んだ。そのような人たちは、いなくなってもだれにも悲しまれないだろうし、少なくとも、重要人物によって気がつかれることはないだろうと思われた。死体を買った医師たちが不審に思わないように、バークとヘアは犠牲者を窒息死させ、目に見える傷害や犯罪行為の痕跡を残さないようにしていた。

1828年に逮捕されるまでに、ふたりは16～30人を殺したことが疑われている。ヘアはバークに対して不利な証言をしたので釈放された。他方、バークは1829年1月、2万5,000人の面前で絞首刑に処された。バークの遺体は医学解剖のために提供され、その骨格標本はエディンバラ大学医学部博物館に展示されている。

豆 知 識

1. エディンバラ医学校長ロバート・ノックス（1791～1862）は、それと知っていながらこの悪巧みに加担していたのではないかと疑われている。当時、町ではやっていた歌の一節に、「バークは食肉解体者、ヘアは泥棒、ノックスやろうは肉を買う」というくだりがある。
2. この頃つくられた2つの俗語に、「バークする」と「バーク恐怖症」がある。前者は「殺人をする」という意味で使われ、後者は「殺人者がすぐ近くをコソコソうろつき回っているかもしれない」という、一般市民の興奮状態や被害妄想を意味して使われた。
3. 同じ頃、ニューヨーク市においても、医学校のための墓荒らしが蔓延していた。一般市民の非難の声は強く、家族の遺体が盗まれたかもしれないとおそれた市民が街頭暴動を起こすこともあった。

第16週 第1日(月)

106 子ども | 風疹（三日はしか）

アメリカがまだ英国の植民地で、ろうそくがおもな照明器具だった頃、ドイツの医師ダニエル・ゼンネルト（1572～1637）は、患者のなかに赤い発疹をもつ者がいることに気がつき、これを風疹（ドイツ語で"röteln"）と名づけた。"röteln"は、ラテン語の「赤」を意味することばに由来する。その後2世紀以上が経過してから、ドイツの研究者たちは、この病気にさらなる光明を投じた。同じく赤い発疹がみられるがもっと重篤な麻疹（はしか）と風疹を区別したのだ。そのようなわけで、風疹は英語で「ドイツの麻疹」として知られるようになった。

◆

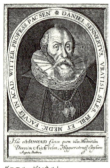

ダニエル・ゼンネルト

風疹は三日はしかともよばれるウイルス性疾患であり、感染している人の咳やくしゃみなど、呼吸器から分泌されたものを吸い込むことによって広がる。微熱、頭痛、眼の充血、鼻づまりなどの症状は、通常、感染してからおよそ2週間後に現れる。

風疹の明確な徴候は小さなピンク色の発疹であり、最初は顔面に発現し、その後、胴、腕、脚へと広がっていき、およそ3日つづく。風疹にかかった成人女性のうち、約4人に3人は1か月間にわたって指、手首、膝の関節炎のような症状を経験する。まれな例ではあるが、風疹ウイルスは、耳、さらに危険な場合は、脳の感染をひき起こすこともある。

風疹の感染は軽度であり、たいてい治療は必要ないので、専門家は風疹が有害作用を及ぼすとは考えていなかった。しかし1941年に、オーストラリアの医師が風疹ウイルスは妊婦の胎児を攻撃し、先天性欠損症、難聴、白内障、発育遅延をひき起こすことを発見した。さいわいなことに、風疹ウイルスワクチンが1969年に開発された。麻疹・流行性耳下腺炎・風疹の新三種混合ワクチンは、12～15か月齢のすべての子どもに接種され、さらに将来の妊娠を守るために、4～6歳の女児に再度接種される。米国疾病管理予防センターは、このワクチンのおかげで、風疹はアメリカにおいてほぼ撲滅されたと表明した。

豆知識

1. 世界中のおよそ半分の国において、風疹ワクチンが使われている。
2. 1999年、アーカンソー州において風疹の症例が12件発生した。
3. 風疹は、発疹が現れる1週間前くらいから、そして発疹が消失した後1～2週間のあいだは人から人へ感染する。

第16週 第2日(火)

107 病気 | 髄膜炎

　頭を照明器具や扉にぶつけたことがある人は、脳を守ってくれた髄膜に感謝するとよいだろう。髄膜は3層からなり、脳と脊髄を覆っているのだ。しかし、脳のクッションになっている脳脊髄液や髄膜が感染して炎症を起こすと、髄膜炎とよばれる、生命を脅かす可能性のある疾患になることがある。

◆

　ウイルス、真菌（カビ）、原虫はいずれも髄膜に感染して、炎症（髄膜炎）をひき起こし得る。ただし、最も危険なのは細菌性髄膜炎だ。細菌性髄膜炎は人から人へと伝染し、大学寮のような狭い場所で容易に広がるので、新聞の見出しになったり、マスコミに大きく取り上げられたりすることがよくある。最も多くみられる原因は、肺炎レンサ球菌（肺炎球菌）と髄膜炎菌とよばれる細菌である。

　細菌性髄膜炎がどうしてそれほどの脅威であるかという理由のひとつは、症状が急激に現れ、そして数時間のうちに致死的となることがよくあるからだ。細菌が血流の中で増殖を始めて最初にみられる徴候は発熱であるが、場合によっては発疹もみられる。細菌が髄膜に感染すると、炎症と膿によって脳脊髄液が粘稠になり、嘔吐、激しい頭痛、項部硬直がみられる。脳脊髄液が脳室を塞ぐと、脳脊髄液は脳室に溜まり、脳に有害な圧を与える。その結果、昏睡状態になり、死に至ることさえある。

　他方、ウイルス性髄膜炎の多くは、致死的であることはほとんどなく、通常、約2週間で治る。ウイルス性髄膜炎の症状としては、発疹、のどの痛み、関節痛、激しい頭痛がみられる。医師は、髄膜炎を診断するために、咽頭培養、胸部X線撮影、脳脊髄液を調べるための脊椎穿刺をおこなう。細菌性髄膜炎と診断されたときは、抗生剤で治療する。まれに、脳内に溜まった脳脊髄液の排液処置がおこなわれることもある。

　　　　　　　　　　　　┃ 豆 知 識 ┃

1. 抗生物質が発明される前は、細菌性髄膜炎の症例の半分は致死的であった。
2. 「髄膜」の英語"meninges"は、「膜」を意味するギリシア語"meninx"に由来する。
3. 髄膜炎はいつでも起こるが、細菌性髄膜炎は冬季に起こりやすく、ウイルス性髄膜炎は夏季によくみられる。

113

第16週 第3日（水）

108 薬と代替療法 | ベイリウム

　ベイリウムは、商標の「Ｖ」が付いた小さな白い錠剤なのですぐにわかる。ベイリウムは、ジェネリック版のジアゼパムとともに、過去半世紀にわたって、世界中で最も多く処方されてきた薬剤のひとつである。ベンゾジアゼピン系薬として最初の大ヒット薬剤となったベイリウムは、1960年代にあった同様の薬剤にくらべて、より安全で、強力かつ効果的な不安障害治療薬であることが示された。ベイリウムは、今日でもなお広く使われている。

◆

　ベンゾジアゼピン系薬は鎮静作用のある薬剤であり、中枢神経系を落ち着かせ、バランスを失った脳内化学物質にはたらいて、パニック、不眠、不安を抑える。ベイリウムは、ホフマン・ラ・ロシュ製薬会社によって開発された同類の薬剤のなかで2番目の製品であり、1963年に承認されるとすぐに、作用と効果の弱い先発の薬剤の販売数量を上回った。

　ジアゼパムは、1969年から1982年にかけてアメリカで最も売れた薬剤であり、いちばんは1978年の23億錠であった。麻薬やバルビツール酸系催眠薬とは対照的に、ベイリウムの危険性はずっと低く、これまでベイリウム単独の原因による死亡例はほとんどない。

　しかし、ベイリウムは習慣性薬物で乱用されることがある。その危険性に関する認知度が増すにつれて、ベイリウムの処方は次第に減っていったが、今なお広く処方されている。ベンゾジアゼピン系薬は、不眠症にもよく処方されるが、非ベンゾジアゼピン系薬とよばれる新しいタイプの薬剤が、睡眠に関連する障害のための第一選択の推奨治療薬となっている。非ベンゾジアゼピン系薬は副作用が少なく、朝の二日酔いのような症状も少ない傾向がある。

　また、ベイリウムは、アルコールの離脱における興奮、ふるえ、幻覚の治療、あるいは手術前の患者をリラックスさせるため、そしてある種の筋肉痛を軽減するためにも使うことができる。アルコールやその他の鎮静薬をベイリウムと同時に服用してはいけない。また、緑内障、喘息、その他の呼吸障害をもつ人、腎臓疾患や肝臓疾患をもつ人、鬱病や麻薬中毒の既往をもつ人は、ベイリウムを安全に服用するために用量を調整する必要がある。

　ベイリウムを服用している高齢者においては、薬剤の影響が増強するために、不慮の転倒がよくみられる。

豆知識

1. 世界保健機関（WHO）は、ジアゼパムを「大多数の人が健康を保つために必要不可欠な必須医薬品」であるとした。
2. 神経科医は、あるタイプのてんかん、まれな疾患である全身硬直症候群の治療のためにジアゼパムを処方するようになった。
3. ベイリウムには、ニックネームが付けられた。企業勤めの人たちに人気があるので「エグゼクティブのエキセドリン」【訳注／エキセドリンは解熱鎮痛薬】とよばれたり、いらいらした中流階級の主婦が使うことから、1966年のローリングストーンズの歌にちなんで「マザーズ・リトル・ヘルパー」とよばれたりした。

114

109 こころ｜脳血管造影

　脳卒中や脳内血管の傷害が疑われるとき、医師は、MRIやCTスキャンをおこなう。場合によっては、磁気共鳴血管造影（MRA）を使って、CTスキャンやMRIではできないような診断を下すこともある。しかしMRAでさえ、詳細は示されず、異常があることしかわからないこともある。画像によって異常が検出されたときは、次なるステップとして、脳血管造影をおこない疾患を診断する。脳血管造影では、色素を血管内に注射することにより、X線で脳血管の流れと形状を調べることができる。

◆

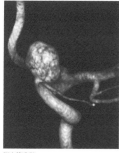

脳血管造影

　動脈はふつうX線では見えない。そこで、造影剤とよばれる特殊な物質を片側または両側の頸動脈に注入する。頸動脈は気管の両側を走る太い血管で、触ると拍動を感じることができる。この検査では、フルオロスコープという特殊なX線透視装置を使ってモニタリングをおこない、画像をテレビモニターに送ることができる。

　造影剤は脚の付け根または頸部の動脈からカテーテル（薄くてやわらかい管）を通して注入する。一定時間ごとに、抗凝血剤であるヘパリンを含む生理食塩水をカテーテルの中に流し込んで、造影剤が血液中を流れるときに血液の凝固を防ぐ。X線撮影をおこない、特別なコンピューターソフトウェアを使って骨や組織の画像を取り除くと、血管と異常な部位だけが画像として残される。たとえば、血管が漏れたり破裂したりしている箇所から、血液などが他の部位へあふれ出ている様子がわかる。このような画像を利用して、医師は手術をする前に、脳内において問題のある位置を正確に特定したり、頭頸部の動脈を調べたりすることができる。

　この処置は全体で1～3時間かかり、患者は検査の後6～8時間は休まなければならない。合併症が起こらなければ、患者は当日に退院することができる。

豆知識

1. 脳血管造影のあいだ、患者は意識のある状態のままである。その間、看護師は患者の具合をモニタリングするために、ときおり質問をしたり、簡単な作業をすることを要求したりすることがある。
2. カテーテルが動脈内を動くときは、軽い圧迫感があり、また造影剤を注射するときは、熱いものが流れる感じがする。

第16週 第5日（金）

110 性徴と生殖 | 脆弱X症候群

　人間はだれでも2万個以上の遺伝子をもっている。遺伝子とは、私たち個人の設計図となるDNAの情報である。それぞれの遺伝子は、からだの形成において重要な役割を果たしており、遺伝子配列に少しでも異常が起こると重大な影響を及ぼすことがある。その代表的な例に、脆弱X症候群として知られる遺伝性の精神遅滞があり、X染色体上のひとつの誤りがおもな原因となって発症することが多い。この遺伝性の疾患は、男性で3,600〜4,000人にひとり、女性で4,000〜6,000人にひとりの割合でみられ、発育遅延、学習障害、言語障害および行動障害を起こす。身体的症状はわかりにくいが、顔が細長い、耳が大きい、といった特徴がある。

◆

　この症候群が遺伝性であるという決定的証拠は、1991年、マーチ・オブ・ダイムズ【訳注／病気にかかっている新生児を救う活動などをおこなっている米国のボランティア団体】の3人の研究者によって最初に発見され、原因となる遺伝子はFMR1（脆弱X精神遅滞‐1）と名づけられた。

　FMR1遺伝子はX染色体の長腕にあり、いわゆる再配列によって繰り返されている。しかし、この繰り返しがあまりにも多く起こると、この遺伝子のはたらきは完全に抑制されて、担当しているタンパク質はつくられなくなってしまう。科学者たちは、この特定のタンパク質は脳の中において神経細胞どうしのコミュニケーションを制御していると考えている。

　FMR1遺伝子はX染色体上にあるため、X染色体を1本しかもっていない男性は、この疾患にかかりやすい。女性は、それぞれの親から1個ずつ、2個のFMR1遺伝子を受け継がなければ発症することはない。女性がFMR1遺伝子を1個だけ受け継いだときは、キャリアー（保因者）となり、この疾患を子どもに伝える可能性がある（およそ259人の女性のうちひとりがキャリアーである）。この遺伝子を調べるための血液検査によって、脆弱X症候群の診断をすることができる。

＿＿＿＿＿＿＿＿＿＿＿＿＿
| 豆 知 識 |

1. 脆弱X症候群は、自閉症の症例の約5パーセントの原因になっている。
2. 通常、女性の脆弱X症候群の患者は、男性よりも症状が軽い。
3. 脆弱X症候群の患者は、光、音、接触、触覚に対して過敏に反応することがある。

第16週 第6日(土)

111 ライフスタイルと予防医学 | ストレッチ運動

　ストレッチ運動は、からだの筋肉の長さを伸ばす行為である。ストレッチ運動は柔軟性を高めるので、あらゆる運動プログラムにおいて重要な部分を占めている。柔軟性が高まれば、日常動作が改善され、あらゆる活動が容易になって、疲れにくくなる。またストレッチ運動には、けがを減らす、関節の可動域を大きくする、緊張した筋肉をリラックスさせる、運動の姿勢を矯正する、筋肉の協調をよくするなどの効果もある。

◆

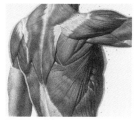
肩甲骨周囲の筋肉

　運動を始める前に筋肉を伸ばすことは有益であるが、少なくとも最初に5〜10分間のウォーミングアップをしておかなければならない。ウォーミングアップには、軽い有酸素運動も含まれる。通常は、これからやろうとしている運動に含まれる動きを軽くおこなうとよいだろう。冷えた筋肉を伸ばすと、肉離れや筋肉の断裂を起こすことがあるのだ。
　運動を終えた後もストレッチ運動をおこなうべきである。運動後だけにストレッチ運動をおこなう場合は、運動前にストレッチ運動をおこなうときよりも、運動の強度をゆっくりと上げていかなければならない。
　ストレッチ運動は適切におこなうことが重要である。まず、ストレッチ運動には痛みがともなってはいけない。痛みを感じたら、筋肉をリラックスさせ、痛みがなくなる姿勢をとるとよい。また、ストレッチ運動をしているときは、飛び跳ねてはいけない。それぞれのストレッチ運動を10〜30秒間維持し、それを2〜3回繰り返すとよいだろう。呼吸を意識して、からだの両側を同じように伸ばそう。
　ふくらはぎ、太もも、お尻、腰、肩、首など、主要な筋肉群のすべてをほぐすとよい。特定のスポーツや特別なタイプの運動をおこなう場合は、その運動で使われる筋肉をターゲットとしたストレッチ運動をおこなうとよいだろう。たとえば、テニスをするのであれば、腕の筋肉はかならず伸ばす、というようにする。

豆知識

1. けがや慢性疾患がある場合は、ストレッチ運動について、かかりつけの医師や理学療法士に相談するべきである。そのような場合は、ふつうのストレッチ運動でも、さらに有害な作用がひき起こされることがあるので、異なるアプローチが必要になる。
2. たとえば日本の指圧のように、ストレッチ運動の技術を使っているマッサージもある。
3. 中国発祥の太極拳やインド発祥のヨガは、それ自体が運動の一形態としてストレッチ運動になっている。

第16週 第7日（日）

112 医学の歴史 ｜ クロロホルム

「クロロホルムがあって、あの子はなんて幸せなのでしょう！」とは、1859年にヴィクトリア女王（1819〜1901）が言ったと噂されたことばである。女王の長女が、当時よく使われていた麻酔薬の助けを借りて出産したのだ。女王自身も、その何年か前にクロロホルムを使って子どもを産んだ経験があった。クロロホルムは、何年にもわたって、多くの人たちの強い痛みを和らげてきたが、多くの死や苦痛をもたらすこともあり、論争をひき起こしてきた歴史がある。

◆

　クロロホルムは、1831年、アメリカの化学者サミュエル・ガスリー（1782〜1848）が、ウイスキーとクロール石灰を混ぜて安価な殺虫剤をつくろうとしていたときに発見された。この神秘的な化学物質は、砂糖よりも40倍甘いとも言われ、「ガスリーの甘いウイスキー」として有名になった。1847年、スコットランドの医師ジェームズ・ヤング・シンプソン卿（1811〜1870）は、手術の前にクロロホルム溶液を使って無意識状態を誘導することを始めた。クロロホルムには引火性がなく、比較的速く人を眠らせることができた。この２つの利点によって、クロロホルムは、当時最もよく使われていた麻酔薬エーテルに取って代わることができたのである。医師は、用量と吸入時間によってクロロホルムの効果は５つの段階に分かれると記していた。

1．患者の感覚はなくなるが、意識はある。
2．患者は嗜眠状態に入るが、多少の痛みを感じることができる。
3．患者は不動化し、痛みを感じない。
4．患者はいびき呼吸を示し、筋肉は完全に弛緩する。
5．患者はしばしば致死的となる胸部の筋肉の麻痺を被る。

　たいていの外科的処置には、第３段階が推奨される。しかし、ほんのわずかなクロロホルムの量の違いで、患者は第３段階から第５段階に移行するため、患者はすぐに命の危険にさらされる。ほかにも、遅発性のクロロホルム中毒の影響で肝臓障害や永続的な健康上の問題がひき起こされることがある。1911年には、アルフレッド・グッドマン・レビー（1866〜1954）は、動物実験において、クロロホルムが心細動（不規則な心臓の鼓動）を起こすことを証明した。しかし、危険であるにもかかわらず、クロロホルムはヨーロッパにおいてはよく使われる麻酔薬となり、またアメリカではそれほど人気はなかったものの使用されていた。クロロホルムによる死亡率は大きく上昇したが、それでも1865〜1920年のあいだに英語圏およびドイツ語圏のヨーロッパ諸国でおこなわれた全麻酔処置のうち80〜95パーセントはクロロホルムを使ったものだった。1930年代になると、亜酸化窒素などを用いた、より安全で簡便なガス麻酔が導入されたことにより、クロロホルムの使用は減少していった。

┌─────────┐
│ 豆知識 │
└─────────┘

1. 今日、クロロホルムは、がんを起こす可能性があると考えられている。
2. 塩素を添加した水道水は、たいてい、ごく微量のクロロホルムを含んでいる。
3. 1800年代末期の女性たちは分娩時にクロロホルムを使っていたが、医師たちはその安全性について激しく議論していた。医師たちは出産を自然現象であると見なし、痛みは分娩に必要なものであると考えることも多かった。

118

第17週 第1日(月)

113 子ども | 麻疹（はしか）

　麻疹は、かつて、だれでも一生に一度いつかはかかる疾患であった。全アメリカ人のうちおよそ90パーセントが、15歳の誕生日を祝うまでに麻疹ウイルスの感染にかかっていたのだ。しかし1963年に麻疹ワクチンが開発されると、事態はすっかり変わった。アメリカにおける麻疹の症例数は、毎年300〜400万件だったのが、わずか60件くらいまでに減少した。

◆

　麻疹ウイルスは密接な接触を介して広がり、その伝染力はきわめて強い。麻疹ウイルスは最初にのどや肺で増殖し、次いでからだ中に広がっていく。はじめは、眼の炎症、咳、微熱、のどの痛み、鼻水がみられる。2日ほど経つと、熱が40度くらいまで急激に上昇し、コプリック斑とよばれる、中央が青みがかった、小さな白い斑点が口腔の内側に発現する。また少し痒みをともなう赤い発疹もからだ中に広がる。これらの症状はおよそ1週間つづいた後、自然に消退する。

　麻疹は、とくに小さな子どもが重篤になったり、致死的になったりすることがある。世界中では、毎年100万人近い人たちが麻疹で死亡している。麻疹は、脱水、気管支炎、肺炎、脳炎を起こすことがあるからだ。麻疹の重篤性を鑑みて、専門家はすべての子どもが麻疹・流行性耳下腺炎・風疹の新三種混合ワクチンを接種することを推奨している。アメリカでは、最初の接種は12〜15か月齢のすべての子どもにおこなわれ、2回目の接種は4〜6歳の女児におこなわれる。

| 豆 知 識 |

1. 10世紀のペルシアの医師ラーズィー（860頃〜932頃）は、麻疹は痘瘡（天然痘）よりも恐ろしいと断言した。
2. コプリック斑という名称は、これを発見したアメリカの医師ヘンリー・コプリック（1858〜1927）の名前にちなんで付けられた。
3. 毎年、世界中でおよそ3,000〜4,000万件の麻疹の症例がみられる。

119

第17週 第2日(火)

114 病気 | 結核

　ロベルト・コッホ（1843〜1910）は、5歳のとき、「ぼくは自分で新聞を読めるようになったよ」と言って両親を驚かせた。これは、このドイツの小さな子どもが早熟な能力を示した最初の兆しであった。コッホは、その後、高名な医師兼科学者になった。1882年には、結核の原因であるMycobacterium tuberculosis（結核菌）という細菌の発見に関する講演をおこなった。聴衆は茫然として座ったままだったが、ひとりずつ立ち上がって、証拠となる染色標本を観察したのだった。

◆

　結核菌は、感染している人が咳、話、くしゃみをしたときに、顕微鏡でしか見えないような小さな滴を空気中にまき散らすことによって拡散される。ただし、結核はかなりかかりにくい病気ではある。たいてい、同じ家族であるなど、感染者と長期間にわたって接触しないと感染しない。感染後1か月くらい経つと、からだの免疫系が発動し、肺の中の結核菌を取り囲む。このような状態を潜在性結核感染症といい、ヒトからヒトへと伝染することはなく、症状もみられない。実際、世界人口の三分の一が結核菌と接触しているにもかかわらず、90パーセントの人たちは、このような無害なかたちの結核にかかっているか、結核菌を封じ込め、栄養不足にして殺している。

　一方、別のグループの患者たちにとっては、結核は致命的である。免疫系が機能不全に陥ると、結核菌は肺を攻撃し、血流の中に侵入して、からだの他の領域へと広がっていくからだ。症状としては、3週間以上つづく咳、血痰、胸痛、発熱、悪寒、体重減少などがある。このような活動性の結核は、ヒトからヒトへと伝染する。

　医師は、ツベルクリン反応検査によって、結核菌の感染を調べる。ツベルクリン検査においては、PPDとよばれる少量の結核菌成分が皮内に注射される。2日後に隆起した腫れが現れれば、結核菌に感染している可能性がある。

　潜在性結核および活動性結核いずれの感染においても、結核菌を死滅させるための薬剤で治療する。結核菌の増殖は遅いので、薬剤療法は、通常、半年から1年に及ぶ。

豆 知 識

1. 古代ギリシアの医師ヒポクラテス（紀元前460頃〜紀元前377頃）は、彼に敬意を表して名づけられた『ヒポクラテスの誓い』と矛盾することを述べた。『ヒポクラテスの誓い』には、医師は医学的な治療を必要とする者には、かならず治療を施さなければならないと規定されているのに、ヒポクラテスは、仲間の医師たちに対して、後期の結核患者を診察してはいけないと警告していたのだ。その理由は、患者の死は避けることができず、臨床家としての医師の評判が汚されてしまうというものであった。
2. 世界中で、1秒間にひとりが結核菌に感染している。

第17週 第3日（水）

115 薬と代替療法 | イフェクサー

　プロザックのような選択的セロトニン再取り込み阻害薬（SSRI）は鬱病のためによく使われる治療法であるものの、かならずしもすべての患者の症状が和らぐわけではない。SSRIに反応しない患者は、イフェクサーのようなセロトニン・ノルエピネフリン再取り込み阻害薬（SNRI）とよばれる別の種類の薬剤によって症状が軽減されることがよくある。

◆

　イフェクサー（ジェネリック版はベンラファキシン）は、1993年に初めて発売された、大鬱病や不安障害のために処方される薬剤である。しかし、イフェクサーは、重篤な副作用があるうえに自殺のリスクを増大させる疑いがあるため、第一選択の治療薬としては推奨されていない。現在は、標準カプセルと徐放性カプセル処方がある。

　イフェクサーは、他のSNRIと同じように、セロトニンとノルエピネフリン（気分に影響を及ぼす重要な神経伝達物質）を脳から取り出して貯蔵小胞に戻すはたらきをもつ輸送タンパク質を阻害することによって作用を発揮する。またSNRIは、利用可能なドーパミンを増やすことも示されているので、セロトニン・ノルエピネフリン・ドーパミン再取り込み阻害薬とよばれることもある。

　患者がイフェクサーや他のSNRIの効果を感じるまでには、ふつう約3～4週間かかる。イフェクサーの半減期は比較的短いので、定められた服用法を厳格に守らなければならない。通常は、1日に2～3錠を服用するが、1回服用しなかっただけでも、離脱症状が起こることがある。

　イフェクサーの副作用としては、高血圧、心拍数の増加、眼圧の上昇などがある。さらに、他の薬剤またはセロトニンに影響を及ぼす他の物質（片頭痛薬、他の抗鬱薬、セント・ジョーンズ・ワート【訳注／ハーブの一種】など）と一緒にイフェクサーを服用すると、患者は致命的な症候群を発症する可能性がある。また患者は、モノアミン酸化酵素阻害薬とよばれる薬剤による治療を終了した後14日以内にイフェクサーの服用を開始してはならない。

　イフェクサーはフェネチルアミンのグループに属する化学物質であり、そのグループには、アンフェタミンやメタンフェタミンが含まれる。これらの化学物質には刺激作用があり、鬱病や不安障害の患者に体重減少をひき起こすことがある。一方、イフェクサーに強い鎮静作用を感じる患者もいる。

[豆 知 識]

1. イフェクサーは、米国食品医薬品局によって正式に認可されていないが、片頭痛、ナルコレプシー患者における筋脱力、ほてりなどのさまざまな疾患を治療する薬剤として処方されている。
2. ベンラファキシンは、1日当たりの推奨最大用量である375ミリグラムを超えると、記憶喪失をひき起こすことが示されている。
3. イフェクサーは、診断未確定の双極性障害の患者において、多幸感および危険な行動を含む躁状態をひき起こす可能性が最も高い抗鬱薬のひとつであると考えられている。

121

第17週 第4日(木)

116 こころ｜脊椎穿刺

　脳脊髄液は脳と脊髄を囲んでいる物質であるが、このサンプルを採取する際、医師は腰椎穿刺（もしくは脊髄穿刺）とよばれる処置をおこなう。この検査では、腰部にある2つの椎骨の間隙に針を刺入し、脊髄周囲を囲んでいる内腔から脳脊髄液を引き抜いて検体とする。脊髄を傷つけないようにするために、患者は30分間の処置のあいだ、胎児のような姿勢でじっと横になっていなければならない。不快感をともなうことはあるが、脊椎穿刺ということばの響きから感じられるような痛みはほとんどない。脊椎穿刺によって、医師は重篤な各種疾患を検出する重要な情報を得ることができる。

◆

　腰椎穿刺は、髄膜炎（脳を囲んでいる膜の炎症）を診断するためにおこなわれる。また、多発性硬化症、神経梅毒、ギラン・バレー症候群とよばれる神経障害などの神経学的疾患の検査にも利用される。局所麻酔薬を使用するが、それでも軽度の不快感や痛みが起こることはある。

　正常な脳脊髄液は透明である。したがって、脳脊髄液のサンプルが濁っていたり、色が付いていたりする場合は、感染、出血、タンパク質や細胞の蓄積が疑われる。脳脊髄液の圧が正常よりも高い場合は、頭蓋内圧が上昇している可能性がある。逆に、脳脊髄液の圧が低い場合は、ショック、失神、糖尿病性昏睡の徴候である可能性がある。

　腰椎穿刺の簡易的な結果は検査後1時間以内でわかるが、細菌培養の診断には一般的に2日ほどかかる。

　多くの場合、医師は患者に、脊椎穿刺の後は横になって休むことを推奨する。5〜10パーセントの患者において頭痛がみられるが、検査後に出血や感染がみられることはまれである。ただし、抗凝血剤を服用している人や、とくに感染症にかかりやすい人にとっては、脊椎穿刺のリスクは増大する。

｜ 豆 知 識 ｜

1. 腰椎穿刺は、ハーバード大学医学部教授のアーサー・ウェントワースによってアメリカにもたらされた。しかし、子どもから脊髄液を採取したことで起訴され、後に無罪判決を言い渡されたものの、ウェントワースのキャリアは終わったも同然だった。
2. 脊髄造影とよばれる処置では、色素を脳脊髄液の中に注射した後、X線撮影またはCTスキャンをおこなう。
3. 脳梅毒の診断のためには、通常、腰椎穿刺をおこなって脳脊髄液を検査する。

第17週 第5日(金)

117 性徴と生殖 | クラフト＝エビング

　性のことに関して言えば、ドイツの精神神経科医リヒャルト・フォン・クラフト＝エビング男爵（1840～1902）は、文字通り性の本を書いた。1886年に出版された、性的倒錯に関する革新的研究書『性の精神病理』がそれだ。この本は、医師や法医学者向けの参考文献となることを意図して書かれたものであり、非専門家の興味をそぐために、卑猥な描写の大部分をラテン語で記述した。それでもなお、この本は商業的な人気を博し、12版まで出版を重ねた。

◆

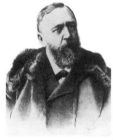

リヒャルト・フォン・クラフト＝エビング男爵

　この本のなかで、クラフト＝エビングは45例の性的異常の症例研究について詳述した。性的異常には、インポテンスから死体性愛に至るまでさまざまな症例があり、クラフト＝エビングは、これらの症例を3つのカテゴリーに分類した。すなわち、感覚過敏（異常に肥大した性的本能）、無感覚（性的本能の欠如）、錯感覚（性的本能の倒錯）の3つのカテゴリーである。患者について記述するにあたって一般読者に紹介した多くの用語（異性愛者、同性愛者、フェティシズムなど）は、今日でも使われている。

　またクラフト＝エビングは、フランスの放蕩作家マルキ・ド・サド（1740～1814）にちなんでサディズムという用語をつくり、そしてオーストリアの作家であるレオポルト・フォン・ザッヘル＝マゾッホ（1836～1895）にちなんでマゾヒズムという用語をつくった。ザッヘル＝マゾッホの小説の登場人物たちは、しばしば、痛みや屈辱を受けることによって性的快楽を得ていた。

　『性の精神病理』は、社会に刺激的な話題を提供したばかりではなく、性的特徴と生物学のつながりも確立した。当時、性的倒錯は狂気や悪魔のしわざによるという考えが主流であったが、クラフト＝エビングは、性的行動が脳や脊髄によって支配されており、また遺伝が関係していることも示唆していた。

　クラフト＝エビングは、性の研究以外においても、精神医学の分野に多くの貢献をし、法医学や催眠術など多岐にわたる研究を社会に広めた。また、「神経症」の人たちのために郊外の療養所を建てることによって、中流ならびに上流階級の人たちが精神科的治療を受けやすくした。

[豆 知 識]

1. クラフト＝エビングは、32歳のときに、フランスのストラスブール大学心理学教授になった。
2. 著名な心理学者カール・ユング（1875～1961）は、考古学の学習をまもなく終えようとしていたときに『性の精神病理』を読み、それが契機となって心理学へと転向した。
3. クラフト＝エビングは、ドイツのハイデルベルク大学から医学博士の称号を得た。

第17週 第6日（土）

118 ライフスタイルと予防医学 | ヨガ

ヨガはこころ、からだ、呼吸を訓練することをおもな目的としたライフスタイルを実現するものである。そうすることで、リラックスしたり、ストレスや不安とうまく付き合ったりすることができるようになる。ヨガには身体的運動が含まれているが、運動は、ライフスタイルにおける哲学の一要素にすぎない。

◆

　ヨガは、3,000年以上前にインドで始まった。ヨガということばは、サンスクリット語で「くびきにかける、結合させる」という意味である。すなわち、こころ、からだ、および魂を結びつけるということだ。伝統的には、ヨガを学ぶ者は厳格な行動、食事、瞑想法を守ることが要求される。しかし、少しストレスを軽減してみたいということであれば、かならずしも厳格なヨガに従う必要はない。

　ヨガの身体的な部分はハタ・ヨガとよばれる。ハタ・ヨガはポーズに重点をおいており、たいていは動物に由来する名前が付けられている。ハタ・ヨガを練習するときは、一連のポーズをとりながら呼吸を整える。

　ヨガは簡単に学習することができ、器械もとくに必要としない。リラックス効果があるだけではなく、からだの調子を整え、筋肉を伸ばし、心臓血管系を強くすることができる。ハタ・ヨガには、さまざまなタイプがある。アメリカでは、ヴィンヤサ・ヨガ（またはパワー・ヨガ）とよばれるペースの速いタイプのハタ・ヨガがとても人気がある。その他のタイプのハタ・ヨガには、37度以上に暖めた室内でおこなうビクラム・ヨガや、ずっと遅いペースでおこなうジェントル・ヨガなどがある。

　ヨガ教室はたくさんの施設で開催されており、ポーズ、呼吸、瞑想、また場合によっては、詠唱などの指導がおこなわれている。それぞれのレベルに合わせたクラスもある。運動プログラムを始める前に、かかりつけの医師に相談するとよいだろう。

　一般的なハタ・ヨガのクラスでは、簡単なものからむずかしいものまで、10〜30種類のポーズを習う。たとえば、比較的やさしい「屍のポーズ」なら、完全にリラックスして床に横たわればよい。しかし、習得するのに何年も練習が必要な、きわめてむずかしいポーズもある。

豆 知 識

1. ヨガのクラスに参加する前に、指導者が資格をもっていることと、少なくとも200時間のヨガ技術の訓練を受けていることを確認するとよいだろう。
2. ヨガを練習するためには、着心地のよい衣服を着用するとよいだろう。はだしでおこなうので、靴は不要である。

第17週 第7日（日）

119 医学の歴史 | ゼンメルワイスと産褥熱

　しばしば「母親の救世主」とよばれているイグナーツ・ゼンメルワイス（1818～1865）は、ハンガリーの医師であった。ゼンメルワイスは、「手洗いをおこなう」という簡単な方法で、19世紀オーストリアの出産クリニックにおける死亡率を劇的に減少させた。

◆

　1844年、ゼンメルワイスはウィーンの研修病院の責任者になった。そこには2つの産科病棟があり、そのうち1棟では助産師が世話をしており、他の1棟では医師や医学生が世話をしていた。ゼンメルワイスは、助産師が世話をしている病棟の女性の死亡率が、医師が世話をしている病棟にくらべて、はるかに低いことに気がついた。死亡率は、それぞれ約2パーセントと16パーセントであり、死因のほとんどは産褥熱とよばれる不可解な敗血症（感染）であることにも気がついた。

　ゼンメルワイスは2つの病棟のスタッフを交換することを提案し、高い死亡率と関係しているのは、病棟そのものではなく、スタッフであることを確信したのだった。ゼンメルワイスは、家で出産した女性においても、産褥熱を発症するリスクがずっと低いことに気がついた。

　出産を世話する人たちは、みな決められた同じ手順に従っていたのだが、ゼンメルワイスはある違いに気がついた。医師や医学生は、毎日、前の日に亡くなった女性の解剖もおこなっており、ほとんど手を洗わずに、死体と分娩する女性のあいだを直接行き来することが多かったのである。1847年、病院の同僚の教授が剖検の最中に誤って自分の手をメスで切ってしまい、その後、産褥熱と同様の疾患にかかって死んでしまった。ゼンメルワイスは、これは同じ疾患にちがいないと断定した。この疾患は明らかに伝染性であり、死んだ女性のからだから、医師の手を介して、生きている女性の露出された生殖器（ならびにひとりの不運な医師［教授］）に伝播したのだ。

　ゼンメルワイスはさまざまな洗浄剤を調べ、出産を世話する人全員に対し、膣検査の前には塩素を添加した石灰溶液で毎回手を洗うことを義務づけた。ほどなく、死亡率は3パーセント以下に低下した。しかし、ゼンメルワイスの理論は広く受け入れられず、産褥熱が細菌によってひき起こされるということを信じていなかった社会の嘲笑を買うことになった。しかし19世紀の末までには、ルイ・パスツール（1822～1895）によって細菌論が確立され、出産時における抗菌剤の必要性については十分に理解されるようになった。今日では、大部分の産褥熱は、出産時、生殖路に侵入したレンサ球菌によってひき起こされることがわかっている。

豆 知 識

1. 医学界がゼンメルワイスの観察を棄却した後、ゼンメルワイスはかつての教授や同僚たちに対して、怒りのこもった辛辣な手紙をつぎつぎと書いた。その手紙のなかで、教授や同僚たちを「医学界の暴君ネロ」あるいは「殺人者」であるとして非難した。
2. ゼンメルワイスは、晩年、精神障害を起こしたと噂されている。ゼンメルワイスは、ウィーンの精神科病院で亡くなった。皮肉なことに、自傷による敗血症がもとで亡くなったと囁かれている。
3. 古代ヒンドゥーおよび古代ギリシアのテキストには、助産師の衛生に関する助言が記載されている。また、『ヒポクラテス全集』にも産褥熱のことが記載されている。しかし、ゼンメルワイスより前に、真の原因を理解していた医師はいなかったものと考えられている。

125

第18週 第1日（月）

120 子ども | 流行性耳下腺炎（おたふくかぜ）

おいしいデザートを食べると唾液が出る。このときはたらいているのが唾液腺だ。唾液腺の
なかで最も大きな耳下腺とよばれる腺は、耳と上顎の間に位置している。この耳下腺に流行性
耳下腺炎ウイルスが感染すると、耳下腺が腫れて、おたふくに特徴的な顔貌の症状が現れる。

◆

「流行性耳下腺炎」の英語 "mumps" は、古いことばの「こぶ」（"lump"）や「つぶやき声」
（"mumble"）に由来する。この病気は、くしゃみを吸い込んだり、食器や飲み物を共有したり
するなど、感染した唾液を介して広がる。症例のうち15パーセントは無症状だが、残念ながら
大多数の症例においては、感染後約2〜3週間で症状が現れる。症状には、発熱、頭痛、疲労
感、食欲不振、唾液腺の腫れ、嚙んだり飲み込んだりするときの痛みなどがある。

たいていの人は2週間もすれば完全に回復するが、流行性耳下腺炎は危険な合併症をひき起
こす可能性がある。ウイルスが広がると、脳炎を起こしたり、難聴になったりすることさえあ
る。その他の合併症として、男性は精巣炎、女性は卵巣炎や流産などがみられる。

大部分の症例は15歳以下の子どもだが、若い成人が流行性耳下腺炎を発症すると、不妊のリ
スクを高めることになる。1967年に流行性耳下腺炎のワクチンが開発されたおかげで、流行性
耳下腺炎を発症する人の数は、毎年20万人から1,000人以下に減少した。それでもなお、流行
性耳下腺炎の流行は起こっている。2006年のアメリカ中西部では、1,100人以上の人が流行性
耳下腺炎ウイルスに感染した。

豆知識

1. アイルランドには、流行性耳下腺炎にかかっている子どもの頭を豚の背中にこすりつけると、病気が豚に移って、子ど
もの病気が治るという言い伝えがある。
2. 流行性耳下腺炎のワクチンは2回にわたって接種されるが、通常、麻疹（はしか）と風疹（三日はしか）のワクチンと混
ぜて接種される。

第18週 第2日（火）

121 病気 | 帯状疱疹

　私たちのほとんどは、一生のうち一度しか水痘（水疱瘡）にかからない。しかし、残念ながら、およそ100万人の人たちには、帯状疱疹（または帯状ヘルペス）とよばれる、痛みをともなう皮膚の発疹として再び症状が現れることがある。

◆

　水痘に感染すると、ウイルス（水痘・帯状疱疹ウイルス）は、たとえ病気が治った後であっても、からだの中からいなくなることはない。数年間、ときには数十年間にもわたって、神経細胞の中に休眠状態のまま留まり、専門家もはっきりとは解明していない理由によって再活性化されるのである。50歳以上の人、がん患者、エイズ患者など、免疫不全の人はとくに発症しやすい。

　ウイルスは神経を伝って皮膚まで移動し、皮膚に赤みを帯びた腫れを発現させる。ウイルスは神経に沿って移動するので、発疹は、通常、からだの片側の、皮膚の神経がある領域だけにみられる。数日後には、発疹は内部に液体を貯留した水疱になり、それとともに、発熱、悪寒、吐き気、下痢などがみられることがある。水疱は1週間すると破裂して、かさぶたが形成されるが、このような帯状疱疹は数週間つづく。帯状疱疹の症例のうち約15パーセントは帯状疱疹後神経痛で、痛みが1～3か月間残る。

　一般的に、帯状疱疹は自然に治る病気だが、医師は回復を早めるために抗ウイルス薬を処方したり、痛みを軽減するために鎮痛薬や抗炎症薬を処方したりすることもできる。万一、症状が眼に広がった場合は、眼の傷害によって視力障害や緑内障がひき起こされることがある。

豆知識

1. イタリアでは、帯状疱疹は「聖アントニウスの火」とよばれる。
2. 2006年、帯状疱疹を防ぐワクチンが発売された。その2年後には、米国疾病管理予防センターは、60歳以上のすべての人はこのワクチンを接種することを推奨した。

127

第18週 第3日(水)

122 薬と代替療法 | エピネフリン

　ほかの人たちには影響を与えない物質に対して、重篤なアレルギーを示す人がいる。そのような人は、たとえば、ハチに刺されたり、甲殻類を一口食べたりしただけで、アレルギー反応が起こって、呼吸困難になったり、死亡したりすることさえある。そこで、気道を広げたり、即時型アレルギー反応を治療したりできるのが、エピネフリン（またはアドレナリン）とよばれる薬剤だ。エピネフリンは、からだの中に自然に備わっている闘争・逃避ホルモンと同じようなはたらきをする物質である。

◆

　エピネフリンを注射すると、心臓が活発になり、気道の筋肉が弛緩する。また、アレルギー反応によってひき起こされるアナフィラキシーショック、喘鳴（ぜんめい）、息切れ、腫れた肺や閉塞した肺の治療にも役立つ。さらに、血管を収縮させることによって、危険なレベルにまで低下した血圧を上昇させることができる。また、心停止しそうな人を治療するためにも使われる。

　重篤なアレルギーをもつ人は、たいてい、あらかじめエピネフリンを入れた、単回使用の自動注射器（商品名エピペンまたはツインジェクト）を携帯している。アレルギー反応を起こしたとき、大腿部に注射をすることができる。自分で注射をしたら、身体的活動は避けて、病院に行くべきである。注射によって、胃のむかつき、発汗、眩暈（めまい）、脱力感、蒼白、頭痛、抑えることのできないふるえなどの副作用が起こることがある。

　またエピネフリンは、点眼薬として緑内障の治療のために処方されたり、眼の手術の際に眼の周囲の血管の圧を低下させるために投与されたりする。エピネフリンの点眼によって、一時的に、視野がぼやけたり視力が低下したり、眼を刺すような痛みやひりひりする痛みを感じたり、頭痛をひき起こしたりすることがある。エピネフリンが過剰に体内に吸収されると、速い心拍や不規則な心拍、気を失いそうな感覚、むくみの増大、蒼白、ふるえなどの症状がみられる。

　喘息、糖尿病、眼疾患、心血管疾患、高血圧症、亜硫酸アレルギー、甲状腺機能亢進症の人は、エピネフリンを使えない場合がある。

<hr>

豆知識

1. ラテン語の「アド」("ad")およびギリシア語の「エピ」("epi")はともに「近くで」または「まわりで」という意味である。また、ラテン語「レン」("ren")およびギリシア語の「ネフロス」("nephros")はともに「腎臓」という意味である。このようなことばから、英語の「副腎」("adrenal")ということばがつくられた。副腎は腎臓の上に付いており、エピネフリンを分泌する。

2. アドレナリン・ジャンキー（アドレナリン中毒者）という用語は、たとえば極限スポーツや危険な行為をするなど、アドレナリンが放出されるようなスリルやストレスをともなう行動に取り憑かれているような人を指すことばとしてよく使われる。

3. 35パーセントもの人は、1回のエピペン投与では重篤なアレルギー反応を十分に抑えることはできない。そのような場合は、2回目の注射が必要になる【訳注／上記「ツインジェクト」は、最初の注射で症状が治まらないときに備えて、1セットで2回に分けて投与できるようになっている。日本では、販売されていない】。

第18週 第4日（木）

123 こころ｜精神科医と心理士

　精神的または感情的な苦痛があり、専門家の助けが必要だと感じたら、精神科医や心理士を訪ねるとよいだろう。どちらでも、カウンセリングを受けたり、家族関係のもつれ、職場でのストレス、薬物乱用、脳損傷からのリハビリテーション、精神疾患などの問題の対処法を学んだりすることができる。精神科医と心理士のおもな違いは、精神科医は薬剤を処方することができるのに対して、大部分の心理士は薬剤を処方することができないということである。

◆

　精神科医は免許をもつ医師であり、たいていは、神経学と精神医学の専門医の資格ももっている。精神科医は、話し合い療法やカウンセリング・セッションについてはあまり訓練を受けていないが、その代わり、生体内化学物質の乱れや薬剤についてなど、行動の問題に関する生物学的な原因とその解決法を専門としている。

　精神科医は、医師として、患者を診断するために必要なあらゆる種類の身体的および精神的検査を依頼して実施することができ、また薬剤ならびに必要に応じて電気ショック療法などの医学的処置を処方することができる。精神科領域のなかには、小児、薬物乱用、高齢者心理学など、たくさんの専門分野がある。

　他方、心理士は博士号（哲学博士、心理学博士、または教育学博士）を取得しているものの、医師ではない。心理士は、臨床か研究いずれかの免許をもっているものである。臨床心理士は、病院、個人診療所、教育あるいはコミュニティの現場において患者に直接対処する。研究が専門の心理士は、たいていは、大学や政府の研究所において、人間の行動の身体的、認識的、社会的側面に関する実験をおこなう。

　心理士も人間の生物学の基本を知っていなければならないが、心理士のアプローチは、ホリスティック治療に焦点を合わせる傾向がある。たとえば、患者に質問をしたり、患者を観察したり、問題について患者と徹底的に話し合ったりする。通常、心理士が注目するのは行動であるが、それには薬剤が行動に及ぼす影響も含まれるため、心理士は実際に薬剤を処方する医師と共同して働くことが多い。

　また、心理士は企業、スポーツ部門、法曹界、学校においてコンサルタントや研究者として働くこともあり、プログラムの評価、目標の設定、目標達成のためのより効果的な方法の提案などをしている。

豆 知 識

1. ルイジアナ州、ニューメキシコ州、そして政府のいくつかの健康管理部門では、適切な訓練を受けた心理士は、合法的に薬剤を処方することができる。
2. 精神科医と心理士の教育と訓練に必要な年数は異なる。精神科医は、大学の学部を卒業した後6〜7年が必要であるのに対して、心理士は3〜4年である。
3. アメリカには、約4万2,000人の精神科医と約16万6,000人の心理士がいる。カウンセリング・セッションは、次第に、一般市民にとって手ごろな料金になってきている。従業員のための健康管理プログラムにメンタルヘルスを含めることの必要性が認識され始めてきたからである。

第18週 第5日（金）

124 性徴と生殖 | リビドー

簡単に言うと、リビドーとは性的欲望のことである。この定義を理解するのはいたって簡単だが、その衝動のメカニズムはつかみどころがなく、大変複雑なものである。

◆

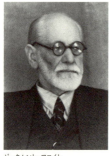
ジークムント・フロイト

心理学において、「リビドーとは、いったいなんなのか」という疑問に対して広く行き渡った理論がいくつか存在する。最初にリビドーという用語をつくったのは、精神分析学の創始者ジークムント・フロイト（1856〜1939）である。

フロイトは、人間のリビドーは生存のための原動力であると考えていた。フロイトは、人はそれぞれ自我、超自我、イドとよばれる3つの機能のあいだで葛藤を抱えているという理論を立てた。

自我は、リビドー的欲望の達成を社会的に許容されるやり方で駆動する。超自我は、社会的行動を内在化し、各個人が自身の性的衝動を恥ずべきものまたは罪悪であると感じるようにさせる。

イド【訳注／日本語では「エス」という用語も使われている。イドは、遺伝するもの、生来的なもの、体質に備わるあらゆるものを含んでいる】は、最も未熟なかたちのリビドーおよび攻撃性である。後に心理学者カール・ユング（1875〜1961）は、リビドーをもっと広い意味の心的エネルギーととらえた。

このような理論に加えて、科学者たちは別の論点を提起している。それによると、リビドーは、テストステロンやエストロゲンといった性ホルモンと精神状態の組み合わせの影響を受けているという。ストレス、抑鬱、その他の感情がリビドーを抑制することがあり、またアルコールや抗不安薬のような処方薬も同様の作用を及ぼすことがある。

豆知識

1. リビドーの反意語はデストルドーであり、フロイト派心理学においては、破壊をもたらす衝動を意味する。
2. オブソラグニウム (obsolagnium) という用語は、加齢にともなって性的欲望が衰えていくことを意味する。しかし多くの専門家は、その原因は身体的なものではなく、高齢の成人の多くが自身を性的な存在として見ることをやめるからだと主張している。
3. 低いリビドーは男性の約15パーセント、女性の約30パーセントにみられる。

第18週 第6日（土）

125 ライフスタイルと予防医学 | 心臓によい食事

　心臓によい食事は血中コレステロールを減少させ、冠動脈疾患、心臓発作、脳卒中のリスクを低下させる。心臓によい食事を維持するためには、次のことが必要である。健康に悪い脂肪やコレステロールを制限し、低脂肪タンパク源を選び、果物や野菜の摂取量を増やし、精製粉ではなく全粒穀類からつくられた製品を選び、塩分の摂取を控え、一食の量を適切に制限することなどである。これらのポイントを意識して、前もって食事プランを立てるようにすると、心臓によい食事をうまいことつづけやすくなる。

◆

　心臓によい栄養摂取を達成するために最も重要なポイントは、飽和脂肪とトランス脂肪を食べる量をいかに減らせるかということにある。飽和脂肪の量は、1日のカロリー摂取量の10パーセント以下、トランス脂肪の量は1パーセント以下にするべきである。コレステロールについては、健康な成人であれば、1日300ミリグラム以下、コレステロール値が高い人は200ミリグラム以下に制限するべきである。バター、マーガリン、ショートニングなど、食事に含まれる固形脂肪の量を制限し、低脂肪の代用品を使うべきである。

　どうしても脂肪を使わなければならないときは、菜種油やオリーブオイルのような一価不飽和脂肪を選ぶとよいだろう。アボカド、ナッツ、オリーブ、種子に含まれている多価不飽和脂肪も心臓によいので食事に取り入れるとよい。いずれにしても、すべての脂肪は控えめに摂取するべきである。

　低脂肪タンパク源については、魚、赤身の肉、皮の付いていない鶏肉、低脂肪酪農製品、卵の白身や代用卵を選ぶとよい。魚のなかにはニシン、サバ、サケなど、とくに心臓によい種類もある。これらの魚には血中の脂肪を低下させるω-3脂肪酸が豊富に含まれているからである。また、インゲンマメ、レンズマメ、エンドウマメなどの豆類、および大豆タンパクもよいタンパク源である。

　　　　　　　　　　　　豆 知 識

1. 脂肪やコレステロールを低下させるためには、1日に食べる肉、鶏肉、魚肉の量を調理後の重さにして170グラム以下にするべきである。少なくとも1週間に2回は、かならず魚を食べるとよいだろう。
2. 塩分の摂取を控えるためには、食卓塩の使用を控えたり、食品パッケージの栄養成分表に注意してナトリウム含量をチェックしたりするとよいだろう。

131

第18週 第7日（日）

126 医学の歴史 | ルイ・パスツールと低温殺菌

　今日、スーパーで買うほとんどすべての牛乳とチーズは、低温殺菌法とよばれる殺菌工程を経ている。低温殺菌によって細菌が殺滅されているので、酪農製品を安全に食べることができるのだ。この低温殺菌法は、フランスの微生物学者ルイ・パスツール（1822〜1895）によって開発された。パスツールは、細菌がどのようにして生まれ、何をしているのかを証明するきっかけをつくった。

◆

　化学者としての教育を受けたパスツールが、仕事を始めたのは1854年のことだった。最初は、フランスのアルコール飲料製造会社が抱えていた製造上の問題を解決するために研究をおこなった。パスツールは、ワインやビールが酸敗するのを防ぐ方法として、低温殺菌を開発した。低温殺菌とは、細菌を殺滅するために、液体を熱して、その後冷やす方法である。この方法は、フランスの醸造会社やワイン業者にとってきわめて有益な発見であった。またパスツールは、古くからの自然発生説が誤りであることを証明するのに大きく貢献した。有名な実験において、パスツールは3つのグループに分けたフラスコの中のスープを観察した。最初のグループのフラスコには、ふたをしなかった。2番目のグループのフラスコは、コットンでしっかりと密閉した。3番目のグループのフラスコには白鳥の首のような形をした注ぎ口を付けて空気を遮断していた【訳注／注ぎ口が白鳥の首のように大きく湾曲していて、空気は出入りすることができたが塵や埃はフラスコ内まで到達できないしくみだった】。白鳥の首フラスコの中のスープだけが解放空気に暴露されておらず、細菌は増殖しなかった。この結果は、微生物が環境から取り込まれたにちがいないことを証明した。

　フランスでは、低温殺菌を酪農製品に適用することによって、食物に起因する病気は急激に減少した。低温殺菌がない頃は、生の牛乳を介して多くの病気が伝播していた。雌牛から直接ミルクを飲むのがいちばんよいと思われていたものの、実際には、牛の体内の細菌によって、人間に致死的な病気をひき起こすことがあったのだ。また、牛が乳房やその周囲から外来性の微生物を取り込んで、最終的に生の牛乳の中にそれらの微生物が混入することもある。

　当初、低温殺菌の過程は、牛乳を沸騰する少し手前の温度まで熱し、その温度のまま長時間維持して細菌を確実に殺滅していた。しかし、今日の商業用のパック入り牛乳は、通常、超高温殺菌法とよばれる方法によって140度で1〜2秒間熱せられている。この方法によって酪農製品を処理すると、冷蔵庫の中で腐敗するまでの期間を延ばすことができるという別のメリットも得られる。今日、低温殺菌をしていない牛乳のほうが健康的で味もよいと主張する人たちがいる。しかし科学者たちは、大腸菌、リステリア菌、サルモネラ属（細菌）などの病原体によってひき起こされる、食物に起因する病気の危険性について警鐘を鳴らしている。アメリカでは生乳の州間販売は違法で、20の州において生乳の販売が禁じられている。

豆知識

1. パスツールは、問題を抱えていた南部フランスの製糸業を救った。そこでは、カイコが異常な率で死に瀕していたのだった。パスツールは、カイコの寄生虫を同定し、さらに寄生虫のいない卵だけを選抜するよう推奨することによって問題を解決した。
2. パスツールは、炭疽、コレラ、痘瘡（天然痘）、結核の原因について説明したり、狂犬病ワクチンを開発したりすることによって、ワクチン接種を世に広めた。

第19週 第1日(月)

127 子ども | 第五病（伝染性紅斑、リンゴ病）

　世界中のおよそ半分の人は、パルボウイルスB19に感染したことがある。しかし、その症状は軽度なので、ほとんどの人は感染に気がつかない。このパルボウイルス感染は、第五病としてもよく知られている。なぜなら、この病気は子どもに同様な発疹を起こす一群の病気、つまり麻疹（はしか）、風疹（三日はしか）、水痘（水疱瘡）、突発性発疹（小児バラ疹）につづく第5番目の感染症であるからだ。

◆

　第五病は、冬の終わりから春の初めにかけて最もよくみられ、ウイルスが感染している物に触ったり、ウイルスを吸い込んだりすることによって、かぜのように広がる。最初の症状はかぜに似ていて、発熱、頭痛、疲労感、軽度の胃のむかつき、鼻づまりや鼻水がみられる。しかし1週間ほど経つと、両頬に真っ赤な発疹が現れる（そのようなわけで、第五病は平手打ち様紅斑ともよばれている）。さらに数日経つと、発疹は腕、胴、お尻、太ももに広がることがあり、ピンク色の網目状の外観を呈する。この発疹は、3週間にもわたって、発現したり消退したりするが、ウイルスは、通常、医学的介入をしなくても自然に消失する。

　第五病は、一般的には、子どもの病気であると考えられているものの、未感染の成人にも感染することがあり、一度このウイルスに感染すれば生涯免疫が成立する。成人においては、パルボウイルスは、手、手首、膝、足首の関節痛をひき起こしやすい。妊婦は、細心の注意をはらわなければならない。とくに妊娠初期に感染した場合、ごく一部の妊婦は、ウイルス感染によって重篤な合併症をもった赤ちゃんを出産することがある。

　最もよくみられる問題は胎児の貧血であり、その結果、新生児の鬱血性心不全がひき起こされることがある。したがって、医師はパルボウイルスに感染した妊婦の胎児を注意深く観察するのである。

［ 豆 知 識 ］

1. パルボウイルスB19感染症は、伝染性紅斑ともよばれる。
2. パルボウイルスはペット（とくにイヌ）にも感染するが、ペットに感染するパルボウイルスは、B19と同じ株ではない。パルボウイルスB19は、動物からヒトに伝播することはない。
3. 鎌状赤血球病の人、または化学療法を受けている患者のように、免疫機能の低下した人は第五病による合併症を起こす可能性がある。

第19週 第2日(火)

128 病気 | 白血病

　体内を循環している血液細胞の大部分は骨髄で成長する。骨髄とは、骨の内部のやわらかい組織である。血液細胞の寿命はわずか数日から3か月くらいなので、骨髄では毎日数十億個もの血液細胞がつくり出されている。しかし、白血病になると、骨髄で、適切に機能しないがん性白血球がつくられるようになる。このようながん細胞は、本来の寿命を超えて生きつづけるため、正常な血液細胞を押しのける。その結果、からだの中で、正常な白血球が感染と戦えなくなってしまう。

◆

　毎年、約4万人のアメリカ人がこの骨髄と血液のがんを発症し、2万1,000人が命を失っている。この病気の危険度は、慢性型か急性型かによって決まる。慢性型はゆっくりと進行し、急性型は急速に悪化する。白血病は、悪性化している細胞の種類によって、さらにそのカテゴリーが分かれる。リンパ性白血病においては、B細胞やT細胞に分化する細胞が影響を受ける。他方、骨髄性白血病においては、赤血球、血小板、白血球に分化するいくつかの種類の細胞が影響を受ける。急性骨髄性白血病は最もよくみられるタイプであり、子どもも成人も発症する。他方、急性リンパ性白血病は、小児白血病の75パーセントを占めている。慢性リンパ性白血病と慢性骨髄性白血病の患者は、病気になってから何年も経って初めて症状が現れる。

　白血病の症状としては、発熱、悪寒、疲労感、リンパ節腫脹、体重減少、骨の痛みなどがみられる。医師は、白血病を診断するために、血液や骨髄の中のがん細胞を調べる。

　白血病の治療には、化学療法、放射線療法、骨髄移植や幹細胞移植がある。科学が発達したおかげで、白血病の5年生存率は、過去50年のあいだに4倍も伸びた。1960年代初期においては、診断後5年間生存する確率は14パーセントであったが、今日では、その確率は約51パーセントである。

| 豆 知 識 |

1. 放射線やある種の有毒化学物質への暴露、喫煙、白血病の家族歴(家族内に白血病の患者がいること)は、白血病のリスクを高める。
2. 古代中国、古代ギリシア、古代ローマにおいては、それぞれ、白血病をヒ素で治療していた。今日の研究者たちは、この毒物(ヒ素)は、がん性細胞の死を誘導することによって、実際に白血病に対してある程度の効果があったのではないかと考えている。

第19週 第3日（水）

129 薬と代替療法 | 抗コリン薬とアセチルコリン

　脳と神経は、アセチルコリンとよばれる神経伝達化学物質を放出する。アセチルコリンは、筋肉運動、汗腺の機能、腸の機能の調節を助けている。アセチルコリンの機能をブロックする薬剤は抗コリン薬とよばれる。抗コリン薬は筋肉を弛緩させ、気道を拡張させるので、胃痙攣、過敏性腸症候群、制御不能な動きや筋肉の痙攣、喘息やそのほかの呼吸障害、尿失禁などの治療に使われる。

◆

　喘息や慢性閉塞性肺疾患（COPD）の治療のために抗コリン薬を使うと、筋肉を弛緩させる作用によって、肺への気道が拡張し、呼吸がしやすくなる。長時間作用型と短時間作用型の抗コリン薬があり、それらは吸入器またはネブライザーによって投与される。

　抗コリン薬（抗痙攣薬ともよばれる）は、吐き気や嘔吐を防ぐために使われたり、手術前の患者をリラックスさせたり、唾液の分泌を抑えたりするために注射して使われることもある。手術中の心拍を正常に保つ目的で使われることもある。

　抗コリン薬は、パーキンソン病の治療のために認可された最初の薬剤であった。パーキンソン病は、脳内のドーパミン濃度が正常より低下することが一因となってひき起こされる疾患である。抗コリン薬は、神経のインパルスをブロックし、四肢およびそのほかの部位の筋肉の統御を助けるために使われる。また、アセチルコリンの濃度を低下させ、ドーパミン濃度とのバランスをよりよくする。

　そのほかによく使われる抗コリン薬には、アトロピン、ベラドンナ、ジサイクロミン、スコポラミンがある。これら抗コリン薬の副作用としては、速いまたは不規則な心拍、乾燥性鼻炎や口渇、便秘、発汗の減少、体温の上昇、かすみ目、眩暈、眠気などがある。

豆 知 識

1. アセチルコリンは最初に同定された神経伝達物質である。アセチルコリンは1914年に発見され、迷走神経（"vagus"）から放出されるので、最初は、"vagusstoff"（迷走神経物質）と名づけられた。
2. 2008年の研究によると、抗コリン薬の使用によって、高齢者における認識能力の低下が早まることが示された。
3. 抗コリン薬として具体的に宣伝や記載をされていなくても、多くの薬剤が実際には軽度の抗コリン作用をもっている。たとえば、ワルファリン、フロセミド、ヒドロクロロチアジド、ラニチジンなどの薬剤が該当する。

第19週 第4日(木)

130 こころ ｜ 水頭症

　脳内に過剰な液体が貯留した状態は、水頭症として知られている。「水頭症」の英語 "hydrocephalus" は、ギリシア語で水を意味する "hydro" と頭を意味する "cephalus" に由来する。しかし、この名称は少し誤っている。なぜなら、問題になっている液体は、実際には、かつて信じられていたような水ではなく、脳脊髄液とよばれる脳内化学物質の混合物だからである。脳には脳脊髄液が必要だが、脳脊髄液が過剰になると、脳の腫脹、精神症状、視覚障害、見当識障害【訳注／ここはどこで、今はいつなのか、自分はなぜ今ここにいるのか、自分は今どういう状況におかれているのか、ということがわからなくなる障害。失見当識ともいう】などがひき起こされる。

◆

　正常な状態では、頭蓋内の液体は脳を浮いた状態に保っており、衝撃を吸収するクッションの役割を果たしたり、栄養分を運び込んだり、老廃物を運び去ったりしている。この液体はたえずつくられているので、血中への再吸収が妨げられるような状態になると、脳室内に過剰に貯留することになる。先天的に水頭症をもって生まれてくる赤ちゃんの顕著な徴候は、頭囲が急速に拡大することである。

　もうひとつのタイプの水頭症は、どのような年齢の人にも起こり得るものであり、頭部の外傷、感染、手術にともなう合併症、その他不明の原因によってひき起こされる。貯留した液体を収めるために頭蓋が拡張することができないときは、吐き気、嘔吐、眠気、興奮、筋肉の協調運動の障害などの症状がみられる。

　水頭症は、超音波検査、CT スキャン、MRI によって診断することができる。最もよくおこなわれる治療は、調整可能な弁の付いたシャントを脳室内に挿入する方法である。シャントによって液体を腹腔内や胸腔内に迂回させ、そこから血中に吸収させることができる。ただし、シャントは、かならずしも完璧なものではないため、通常は、定期的にモニタリングをして、排液過多や排液不足を調整する必要がある。

　適切な治療を施せば、患者はたいてい完全に回復し、ごくわずかな制限はあるものの、ふつうの生活を送ることができるようになる。

豆 知 識

1. 正常圧水頭症は高齢者において最もよくみられる疾患であるが、治療不可能なアルツハイマー病や認知症と誤診されることがある。正常圧水頭症の症状は、見当識障害やぎこちなさ、記憶障害、尿失禁、引きずり歩行などである。

2. 水頭症の最もよくみられる原因のひとつは、脳の中央部における中脳水道狭窄である。中脳水道狭窄とは、シルヴィウス水道とよばれる第3脳室と第4脳室のあいだの細い通路が狭くなることである。

3. 2007年、フランスの科学者たちは、44歳の水頭症の男性のなみはずれた症例について考察した。この男性の脳は、頭蓋内に貯留した液体のために小さくなって、わずか1枚の紙ほどの薄い組織しかなかったのである。この男性は左足の脱力感を訴えて受診したのであるが、医師たちは、二児の父親であるこの既婚男性が、ほとんど脳の組織が残っていないにもかかわらず、IQはまだ75であり、ふつうの生活を送っていることに驚嘆したのであった。

4. 1,000人にひとりかふたりの赤ちゃんは、水頭症をもって生まれてくる。この頻度はダウン症候群と同じくらいであり、二分脊椎や脳腫瘍の頻度よりは高い値である。

第19週 第5日（金）

131 性徴と生殖 | オーガズム

　オーガズムは人によってさまざまであるが、共通してみられることがひとつある。それは、突然に起こる、性的緊張からの快い解放と生殖器部位の筋肉の収縮である。その効果は全身で感じられるものであり、筋肉は収縮し、心拍は速くなり、脳波のパターンは変化し、瞳は散大する。

◆

　最終的な結果はきわめて似ているものの、男性と女性では刺激のされ方が異なる。男性においては、陰茎（とくに先端の陰茎亀頭）の神経終末が刺激されることによって射精が起こる。オーガズムの最中、前立腺に分布する神経が射精をひき起こす。進化生物学者によると、この喜びの感覚は生得的に備わった報酬システムであり、人間の生殖を促進するものであるという（しかし、男性は射精をせずにオーガズムに達することが可能であり、また前立腺に分布する神経を直接刺激することによって、オーガズムに達することなく、射精を起こすことも可能である）。

　女性においては、陰核、乳首、そして小陰唇やＧスポット（腟壁前部の領域であり、男性の前立腺に相当する部位）の神経を刺激することなどによってオーガズムがひき起こされる。刺激シグナルは脳の視床下部とよばれる領域に伝わり、次いで視床下部からオキシトシンとよばれるホルモンが放出される。オキシトシンは血中、脳、脊髄に拡散し、オーガズムの快い感情と筋肉の収縮をひき起こす。

　男性とは異なり、女性のオーガズムは生殖における役割は果たしていない。このことは、性交の最中にオーガズムを経験しにくい女性が約30パーセントいる理由を説明づけているのかもしれない。しかし、身体的には、女性は性交の最中に2回以上のオーガズムを経験することが可能である。男性にとっても女性にとっても、オーガズムには脳がかかわっており、反射作用の一種であるともいわれる。

　快い効果とともに、オーガズムには健康を守るはたらきがあるとも考えられる。研究によると、オーガズムはストレスを軽減し、睡眠の質を向上し、男性においては前立腺がんのリスクを低下させることが報告されている。

[豆 知 識]

1. 『陽気な娼婦』(The Happy Hooker) の著者ザヴィエラ・ホランダー (1943～) は、警察官が彼女の肩に手を置いたときにオーガズムを経験したと伝えられている。
2. フランス語では、オーガズムのことを "la petite mort" (小さな死) という。
3. 1930年代までは、医師は「ヒステリー」を治療するために、女性を刺激してオーガズムをひき起こしていた。この医療行為は、医療マッサージとよばれていた。

第19週 第6日(土)

132 ライフスタイルと予防医学 | 地中海食

　地中海食は、一般的に、オリーブオイル、穀類、果物、ナッツ、野菜、魚に富んでいる。また、適度な量の赤ワインはよいが、肉類、高脂肪酪農製品、赤ワイン以外のアルコールは制限されている。地中海食という名称は、地中海に接している16の国々における伝統的な食文化に由来する。地中海食を食べる人たちは、標準的なアメリカの料理を食べる人たちにくらべて、飽和脂肪の摂取量が少なく、繊維の摂取量は多い。研究によると、地中海式ダイエットをつづけた人たちは、高タンパク質ダイエットまたは低脂肪ダイエットのいずれかをつづけた人たちよりも、2年間で、より体重が減少したことが示されている。

◆

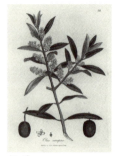
オリーブ

　しかしながら、地中海食には脂肪由来のカロリーが多く含まれていることから、地中海諸国で増加している肥満問題の原因になっている。

　よいこととしては、カロリーの大部分が、オリーブオイルに含まれている一価不飽和脂肪に由来するものであるということである。脂肪の摂取源としてオリーブオイルを選択するのは好ましいことである。なぜなら、一価不飽和脂肪は、動物性食品由来の飽和脂肪ほどコレステロール値を上昇させないからである。その結果、地中海諸国における心臓疾患の発生は、アメリカよりも低くなっている。

　また、地中海食を食べることによって、がん、パーキンソン病、アルツハイマー病のリスクが低下するという証拠も示されているが、心臓疾患による死亡者の数を減少させることができるかについては、さらなる研究が必要である。

[豆 知 識]

1. 現在、米国心臓協会は、体重を減少させようとしているか否かにかかわらず、たいていの人は25～35パーセントのカロリーを脂肪から摂取することを推奨している。肉製品やトロピカルオイルに含まれている飽和脂肪は、1日の摂取カロリーの7パーセントに制限し、また焼き菓子商品に含まれているトランス脂肪は、1日のカロリー摂取の1パーセント以下に抑えることが望ましい。
2. 心臓疾患を患っている人は、飽和脂肪やトランス脂肪を多く含む食品の摂取を最小限にしなければならない。

第19週 第7日（日）

133 医学の歴史 グレゴール・メンデルと遺伝学

「遺伝学の父」グレゴール・メンデル（1822〜1884）は、緑色の瞳や茶色の髪などの遺伝形質に関する理解に貢献した人物である。メンデルは、異なる形質をもつ植物を交雑させることによって、今日でも認められている遺伝の基本法則を発見した。

◆

　メンデルはチェコの司祭であり、ウィーン大学で学んだ。メンデルは、エンドウマメを使った実験によって、遺伝形質がある世代から次の世代へと伝えられていく法則を発見したのだ。メンデルの分離の法則は、植物の配偶子（生殖細胞）には異なる2つの形質があるが、両方の形質を同時にもつことはないというもの。すなわち、エンドウマメは白い花か紫の花のいずれかを咲かせるが、両方の色の花を咲かせることはないのである。独立の法則（今日でいうメンデルの遺伝の法則）は、それぞれの形質は互いに独立して遺伝するというもの。たとえば、金髪で青い瞳の人もいるが、金髪の人がすべて青い瞳をもっているわけではない。

　またメンデルは、それぞれの遺伝形質が2つの遺伝因子（今日でいう対立遺伝子）によって決定されることを確認した。それぞれの因子は、それぞれの親からひとつずつ伝えられる。この遺伝因子によって、ある形質が優性（顕性）か劣性（潜性）かが決まる。言い換えると、ある形質が目に見えるかたちで発現するか否かが決まるのである。

　1856〜1863年のあいだ、メンデルは実験庭園において研究に従事し、異なる形質のエンドウマメを交雑しながら、その結果を注意深く記録していた。メンデルは、7つの形質に関する研究をおこなった。すなわち、エンドウマメの高さ、鞘の形と色、豆の形と色、花の位置と色であった。その結果によると、たとえば、黄色の豆と緑色の豆を交雑すると、その次の世代の豆はすべて黄色だったが、さらに次の世代においては、1対3の割合で緑色の豆が現れた。メンデルは、緑色が劣性形質であり、黄色が優性形質であると断定した。つまり、次世代のエンドウマメは、片方の親からだけではなく、両方の親から緑色の形質（因子）を受け継いだときのみ、緑色の豆ができるのだ。

　メンデルは1866年に研究結果を発表したのだが、メンデルの死後1900年になって初めて、この研究は再発見され、その発見が確立されることとなった。英国の遺伝学者ウィリアム・ベイトソン（1861〜1926）は、メンデルの過去の研究について追跡調査をおこない、1900年代初頭に遺伝子（"gene"）、遺伝学（"genetics"）、対立遺伝子（"allele"）という用語をつくった。その後数十年のあいだに、初期のメンデルの研究のおかげで、遺伝子や染色体についてより明確に理解されるようになった。

豆知識

1. メンデルの研究の再発見により、遺伝子型（生物がもっている遺伝子のセット）と表現型（遺伝子型と環境の両方の影響を受けている、観察可能な生物の形質）という説明がなされるようになった。
2. ホモ接合性（ホモ接合体）とヘテロ接合性（ヘテロ接合体）という用語は後につくられた。ホモ接合体は、たとえば2個の優性［黄色の豆］遺伝子または2個の劣性［緑色の豆］遺伝子をもっているときのように、同じ対立遺伝子を2個もっている。ヘテロ接合体は、たとえば、1個の優性［黄色の豆］遺伝子と1個の劣性［緑色の豆］遺伝子をもっているときのように、異なる対立遺伝子を1個ずつもっている。
3. 1950年代に、アーサー・コーンバーグ（1918〜2007）とセベーロ・オチョア（1905〜1993）は、DNA（遺伝子をつくっている分子）について記述し、ジェームズ・ワトソン（1928〜）とフランシス・クリック（1916〜2004）は、DNAの構造が二重らせんであることを示した。
4. ヒトとチンパンジーの遺伝子は98パーセントが共通である。

第20週 第1日(月)

134 子ども | 悪寒
おかん

　悪寒とは寒気を感じることであり、たいていは、ふるえや蒼白をともなう【訳注／ふるえをともなう悪寒を悪寒戦慄という】。悪寒は、極端に寒い温度にさらされた後、または細菌やウイルスに感染したときに感じるものである。筋肉は、からだの中で熱を発生させようとして、急速に収縮、弛緩を繰り返し、ときには目に見えるふるえをひき起こす。

◆

　感染が起こると、多くの場合、からだは核心温（深部体温）を上昇させることによって感染と戦う。この熱によって、視床下部の体内サーモスタットがリセットされる。視床下部は、脳の基底部の真ん中にある一種のコントロールセンターである。このサーモスタットがリセットされると、からだは多くのメカニズムを使って自動的に反応を起こす。自律神経系が刺激されてストレスホルモンが放出され、発汗がひき起こされる。悪寒をひき起こすのはおもに脳なので、恐ろしい状況や強い感情によっても悪寒が起こることがある。悪寒に冷や汗や毛の逆立ちをともなうときは、この自律神経系の活性化によるものである。さらに、視床下部は空腹ホルモンもリセットするので、食欲も低下する。子どもが病気にかかると、たいてい空腹を感じないのもこのためである。

　子どもが病気で悪寒を感じている場合は、体温をチェックするよう努め、発熱しているときは、かかりつけ医の診察を受けるとよい。市販のアセトアミノフェンやイブプロフェンを1回分服用すれば、熱を下げることができるだろう。

　ただし、悪寒は、マラリア、血流感染症、白血病、リンパ腫とよばれるがん性腫瘍など、もっと重篤な疾病と関連していることもある。

＿＿＿＿
| 豆 知 識 |

1. 古代中国の医療においては、漢方医はショウガを処方して臓器を「温める」ことによって、悪寒を治療していた。

第20週 第2日(火)

135 病気 | ホジキン病（ホジキンリンパ腫）

英国の医師トーマス・ホジキン（1798～1866）の生涯については、いくつかの映画がつくられている。クエーカー教徒として生まれたホジキンは、宗教によって、いとこである恋人と結婚することを禁じられていた。ホジキンは医学の道を進み、聴診器を英国に紹介したり、内科学教授として仕事をしたりした。晩年には第二の人生に乗り出し、地理学や哲学を学んで、中東を旅したのであった。このように多くのドラマや業績があるホジキンだが、免疫系の一部であるリンパ系における、あるタイプのがんを同定したことで最もよく知られている。

◆

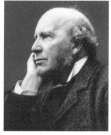
トーマス・ホジキン

リンパ系のネットワークは管と節から成り、白血球を産生し、貯蔵する。扁桃、胸腺、骨髄、脾臓もリンパ系の一部である。B細胞とよばれるタイプの白血球が変異して、がん化したものはホジキンリンパ腫またはホジキン病とよばれる。

別のタイプのリンパ腫は非ホジキンリンパ腫とよばれ、ホジキンリンパ腫よりも多くみられる。これら2つのタイプのリンパ腫の症状や診断法は同じようなものだが、予後に関しては、ホジキンリンパ腫のほうがはるかに良好である。

症状としては、リンパ節の腫脹、発熱、疲労感、体重減少、痒みなどがみられる。病気の重篤度によって、放射線療法や化学療法がおこなわれる。がんが全身に広がっている場合は、骨髄移植が必要になることもある。毎年、およそ8,000人のアメリカ人が非ホジキンリンパ腫を発症し、1,350人が亡くなっている。ただし早期に発見すれば、治療することも可能である。

豆 知 識

1. 異常ながん性B細胞は、リード・シュテルンベルク細胞とよばれる。この細胞の名前は、これを発見したふたりの科学者の名前に由来する。
2. 男性、15～40歳または55歳以上の人、エプスタイン・バー・ウイルス（EBウイルス）による疾患（単核症など）を経験した人は、ホジキン病を発症する可能性が高い。

第20週 第3日（水）

136 薬と代替療法 | ネキシウム

ネキシウム（エソメプラゾール）は胸やけを治療するために使われているが、胃酸逆流症や胃食道逆流症とよばれる刺激性疾患を治療するために最もよく処方されている薬剤のひとつである。ネキシウムは刺激性疾患の症状を治すとともに、胃酸がのどまで逆流することによってひき起こされる炎症を修復する作用もある。

◆

　胸やけは、胃酸が食道（食べ物を口から胃の中へ運ぶ管）を上昇してきたときに起こる。胃酸が長いあいだ食道内に存在すると、より重大な疾病につながることがある。ネキシウムは「紫色の治療薬」として発売され、2001年に米国食品医薬品局によって承認されて以来、1億4,700万回以上処方されてきた。遅延放出カプセルがあり、通常は、持続性の胸やけを軽減させたり、食道の傷害を防いだり治癒させたりするために、4〜8週間にわたって1日に1回服用する。

　ネキシウムの有効成分であるエソメプラゾールは、胃の中の酸をつくるポンプを止めることによって作用する。この薬剤は、ピロリ菌の感染や非ステロイド系抗炎症薬の使用によってひき起こされる潰瘍形成を防ぐために、場合によっては抗生剤とともに処方される。可能性のある副作用として、頭痛、下痢、腹痛などがある。錯乱、眠気、速い心拍、痙攣、かすみ目などがみられる場合は、過剰摂取の徴候が疑われる。

　ある種の薬剤と相互作用する可能性があるので、レイアタッツ（アタザナビル）、ベイリウム（ジアゼパム）、抗凝血剤、鉄分補充薬などと併用する場合は、用量を調整したり、特別な検査が必要になったりすることがある。

　ネキシウムは、化学的にプリロセックにとても似ている。プリロセックは胸やけの薬剤であり、製造会社の排他的特許権が失効した2001年に、処方箋なしで購入することができる薬剤になった。プリロセックの有効成分であるオメプラゾールは、エソメプラゾール分子とロメプラゾール分子の混合物である。いくつかの独立した研究によって、これら2つの分子は胃の中で同じ成分に変換するので、この2つの薬剤にはほとんど違いがないことが示されている。

　批評家は、これら2つの薬剤の製造会社であるアストラゼネカが、もっぱらより多くの利益を得る目的のために、プリロセックの特許が失効した後にネキシウムを導入したと示唆している。

豆 知 識

1. ネキシウムのカプセルは、丸ごと飲むこともできるし、カプセルを開けて、食べ物に混ぜたり、または栄養チューブを通して摂取したりすることもできる。
2. エソメプラゾールは、ゾリンジャー・エリソン症候群などのように、胃内における酸が過剰につくられる疾患を長期にわたって治療するためにも使われている。

第20週 第4日（木）

137 こころ ｜ てんかん

　てんかんは脳細胞の集団が誤った電気信号を送信し、再発性の痙攣（けいれん）をひき起こす疾患である。アメリカの約230万人、すなわち全人口の1パーセント弱の人がなんらかのタイプのてんかんをもっている。

◆

　多くの症例において、てんかんの原因はわかっていないが、病気、高熱、脳外傷、化学物質の乱れ、脳の発達異常など、いくつかの原因が引き金となる。

　てんかん発作の最中は、患者は奇妙な感覚や感情を感じ、異常な挙動を示し、意識を失ったり、トランス様状態【訳注／催眠状態などの場合にみられる、常態とは異なる精神状態】に陥ったりしているように見えることがある。また、激しい筋痙攣がみられることもある。痙攣は数秒間から数分間つづき、患者はすぐに回復することもあれば、しばらくのあいだ放心状態になったり、うとうとしたりすることもある。

　てんかんは難治性ではあるが、自然に治ることもある。自然に治らない場合は、抗痙攣薬によって症状をコントロールすることができる。重度な症例においては、手術や神経刺激装置のような埋め込みデバイスが功を奏することもある。子どものてんかんの治療には、脂肪が多く炭水化物が少ないケトン食療法とよばれる食事療法が役立つことがある。

　てんかんは、患者にこころの傷をもたらすことがよくある。とくに、学校で痙攣発作を起こすと、ばかにされたり、いじめを受けたりすることがあるからだ。さらに、てんかんをもつ成人においても、望まない制限を課されることがある。たとえば、州によっては、自動車運転免許証の交付が拒否される。

　しかし、てんかんの80パーセントの症例においては、治療が可能である。てんかんをもっていても通常の生活を送ることができるし、ほかの人たちと同じ仕事につき、同じように働くことができるのだ。

豆知識

1. てんかんそのものは命を脅かす疾患ではないものの、てんかんをもつ人たちは、健常人にくらべて、溺死、てんかん重積症（30分以上にわたって痙攣発作が持続する症状）、明確な医学的説明をすることができない突然死のリスクが高い。
2. てんかん発作が起こる前に、前兆となる感覚（オーラ）を経験する人もいる。たとえば、音、光、温度の感覚の変化である。アフリカのフォーク歌手ビュージー・マラスラ（1965～）は、自身のオーラをバナナのにおいであると言ったことがある。「バナナのにおいがしたときはいつでも、その場に座り込んで、目の前が真っ暗になるのを待つんだ」
3. 科学者たちは、幹細胞の移植によって、てんかん発作をコントロールすることができるか否かを調べるために、現在、てんかん患者の脳の中にブタの胎仔の神経細胞を移植する実験をおこなっている。

第20週 第5日（金）

138 性徴と生殖 | 持続勃起症

　今日、多くの農家では、農作物を守るために、わらを詰めたかかしを田畑に立てている。しかし古代ローマにおいては、生殖ならびに動植物の繁殖の神プリアポスをかたどったものが立てられていた。プリアポスは、小人のような体格で、巨大な陰茎をもつ、醜い奇形の男として表現されていた。持続勃起症（"priapism"）という名称は、このプリアポス（"Priapus"）の姿に由来する。持続勃起症は、勃起が少なくとも4時間から数日に至るまで持続する疾患である。しかし、このコミカルな神（プリアポス）とは異なり、持続勃起症はけっして笑いごとではない。この疾患は痛みをともなうものであり、迅速に治療しなければ、永続的な傷害や勃起障害に発展することがある。

◆

　正常な勃起では、陰茎を満たした血液は、オーガズムの後にまた体内に戻っていく。しかし、持続勃起症は性的欲望やオーガズムとは関係なく起こり、血液は陰茎の勃起組織の中に閉じ込められてしまう（陰茎の先端は、やわらかいままである）。多くの症例において、コカインのような麻薬、または抗鬱薬、抗不安薬、抗凝血薬などの処方薬、もしくは勃起障害の治療などが原因になっている。

　そのほかの原因として、鎌状赤血球病、血栓、腫瘍、脊髄損傷などもある。まれな例ではあるが、はっきりした原因がまったく認められないこともある。

　持続勃起症には2つのタイプがある。最もよくみられるタイプは、虚血性（低血流）持続勃起症であり、血流が低下したり遮断されたりしたときにみられる。このタイプの持続勃起症は、通常、自然に治まる。アイスパックや圧迫によって症状を軽減することができる。しかし、10パーセントくらいの症例は非虚血性（高血流）持続勃起症とよばれ、動脈の破裂や陰茎の傷害によって勃起が起こる。このタイプの持続勃起症は救急疾患であり、血液の排出処理をしたり、血流を減少させる薬剤を陰茎に注射したり、手術をしたりして治療する。

豆 知 識

1. 持続勃起症は、5〜10歳および20〜50歳の男性において最もよくみられる。
2. 鎌状赤血球病の男性の40パーセント以上は、どこかの時点で持続勃起症を経験する。
3. まれな症例であるが、クロゴケグモの咬傷や一酸化炭素中毒によっても持続勃起症が起こることがある。

第20週 第6日（土）

139 ライフスタイルと予防医学　繊維

　食物繊維は、健康によい食事を語るうえで欠かせない要素である。50歳以下の男性は、1日に少なくとも38グラム、50歳以下の女性は、1日に少なくとも25グラムの繊維を食べることが推奨されている。繊維は豆類、果物、ナッツ、野菜、全粒穀物などに含まれている。

◆

　からだは繊維を消化することができないが、繊維には健康上のメリットがたくさんある。繊維が豊富に含まれている食物は、かさが大きく、食べるとすぐに満腹感が得られるため、体重コントロールの役に立つ。また、繊維は消化や栄養分の吸収を助け、高繊維食品は、便秘、痔、憩室炎（消化管内の小さな袋状の部分［憩室］の炎症）、過敏性腸症候群の治療にも役立つ。高繊維食品は、コレステロール値を低下させ、冠動脈性心疾患、2型糖尿病、ある種のがんのリスクを低下させるという証拠もある。

　1日に少なくともカップ2杯分の果物とカップ2.5杯分の野菜を食べ、精白パンを全粒粉パン、精白米を玄米に置き換えて食べることによって、食事中に含まれる繊維を増やすことができる。さらに、店で買った製品の栄養成分表に記載されている食物繊維の量をチェックし、1食当たり5グラムの繊維を目標にするとよいだろう。また、カップ四分の一のふすま【訳注／小麦を粉にするときにできる皮のくず】をアップル・ソース、調理済みシリアル、ミート・ローフなどの食べ物に加えてもよい。

　食事に繊維を加える場合は、ガス、腹部膨満、腹痛を防ぐために、徐々にその量を増加させるとよい。食事に変更を加えるときは1回にひとつだけとし、少なくとも数日間は様子を見てから次の変更を加えるとよいだろう。

　さらに繊維の摂取量を増やしたときは、飲む液体の量も増やす必要がある。なぜなら、液体はからだが繊維を処理するのを助けるからである。1日にコップ8杯の水または無糖飲料を目標にするとよいだろう。

豆 知 識

1. 食物繊維補助食品が有害であるという証拠はない。
2. 医師は、しばしば、過敏性腸症候群や慢性便秘のような消化器疾患をもつ人たちに高繊維食を推奨する。
3. 食物繊維補助食品を摂取する前に、かかりつけ医に相談するべきである。食物繊維補助食品は、薬剤の吸収を変化させたり、腹部膨満のような望ましくない影響を及ぼしたりすることがある。

第20週 第7日（日）

140 医学の歴史 | リスターと消毒法

　人類が手術をおこなってきた長い歴史のなかで、感染を防いで治癒を促進するために、いくつもの方策がとられてきた。古代文明においては酢やワインを用いて創傷の手当てがなされ、フランスではヨウ素がよく使われるようになり、1800年代にはオーストリアの産科病棟において手洗いが実行に移された。しかし、西欧諸国において、手術室での消毒処置の基準を定めたのは、英国の外科医ジョゼフ・リスター（1827～1912）であった。

◆

　リスターがスコットランドのグラスゴー大学の外科部長になったとき、手術からの生存率はひどいものであった。リスターは、ルイ・パスツール（1822～1895）の著作を読んで、壊疽（生物組織が腐ること）が、開放創に侵入してくる空中浮遊細菌によるものであることを知っていた。また、生下水を肥料として使用している農場の牛における感染を減少させるために石炭酸が有効であることも知っていた。そこでリスターは、創傷を石炭酸で覆う実験をおこなった。リスターは、石炭酸を浸した布で手術部位を処置し、石炭酸のミストを手術室に噴霧し、手術前に石炭酸溶液で手をすすぐことを始めた。リスターが手術をした後の患者の死亡率は、急激に下がっていった。

　1870年の普仏戦争は悲惨な結果をもたらし、消毒の重要性はさらに理解されるようになった。四肢の切断術を受けたフランス軍兵士の半分以上が、最終的に壊疽や熱病で亡くなったのだ。リスターの消毒法は、ほかの国々へ広がり始めた。ミュンヘンでは、ある外科医が担当する病棟での感染率が1872年は5人に4人の割合であったものを、1875年にはゼロにすることができた。

　しかし多くの医師は、顕微鏡でしか見えないような細菌の存在を否定しつづけており、清潔な手術室さえあれば十分であると主張していた。先駆的な外科医であるウィリアム・ハルステッド（1852～1922）はこの消毒法を採用していたが、仲間の医師たちが石炭酸のにおいがきついと文句を言ったため、むりやりニューヨーク市ベルビュー病院の庭で手術をさせられることになった。

　しかし、刺激性のある石炭酸スプレーに対する批判が高まるなかでも、感染を低減させるための新たな方法として、フェイス・マスク、手術衣、加熱滅菌の使用、および大きな公開手術室の廃止が普及していった。「リステリズム」【訳注／石炭酸による消毒法】は、手術中における消毒の重要性を強調することに成功したものの、1900年までにはほとんどおこなわれなくなった。

豆 知 識

1. リスターは生涯をとおして多くの栄誉を獲得した。1897年には、ヴィクトリア女王（1819～1901）がリスターを男爵に叙し、リスターはライム・レジスのリスター男爵になった。また彼の名前にちなんでつけられた口内洗浄液の名称リステリンとして、不朽の名声を与えられている。ただしリスターは、リステリンの発明においてはなんの役割も果たしていない。

2. リスターは、石炭酸を手術室に噴霧するために、「ドンキー・エンジン」を開発した。液体を気化させるための、高さ90センチメートルの蒸気駆動のポンプである。

3. リスターの父ジョゼフ・ジャクソン・リスター（1786～1869）は、高名な光学研究者であり、色収差や球面収差を排除することによって、複雑な顕微鏡を完成させるという重要な役割を果たした。

第21週 第1日(月)

141 子ども | 発熱

　発熱、すなわち人体内部のサーモスタットの上昇は、からだが感染や病気を撃退する方策の
ひとつである。研究者は、この温度上昇が温度変化に弱い細菌やウイルスの破壊に役立ってい
ると考えている。たいていの場合、発熱は数日間で自然に治まる。

◆

　体温を調節しているのは、脳底部の真ん中に位置する視床下部である。体温はふつう約37度
に設定されている【訳注／体温には年齢差や個人差がみられるが、一般的に、日本人の平熱は
36.89±0.34度である】が、午前中はそれより0.5度低く、午後は0.5度高い傾向にある。しか
し、細菌やウイルスがからだに侵入すると、視床下部は体温の基準値を38〜39度などの高い値
にリセットする。その結果、からだが自身を冷やそうとして、発汗、悪寒、筋肉痛、食欲不振
などがひき起こされることがある。
「かぜには大食、熱には絶食」という古い言い伝えは真実ではない。からだは、感染を撃退す
るためには、カロリーを必要とする。通常の食事摂取を維持するよう努め、たくさんの液体を
飲んで水分を補給することを専門家は推奨している。日焼けや熱性疲労によっても、発熱する
ことがある。
　発熱は私たちを憂鬱な気もちにさせるが、通常、若い人たちにとっては、39.5度より高くな
らなければ危険ではない。しかし小児や幼児においては、微熱であっても重篤な感染症の徴候
である可能性がある。赤ちゃんや小児が発熱しているときは、病院を受診するべきだ。熱は、
体温計を口や腋の下、直腸の中に挿入して計ることができる（腋の下、額、口の温度は、一般
的に、直腸温よりも0.5度低い）。いつ受診するべきか、何をすべきかについては、かかりつけ
医に助言を求めるとよいだろう。
　水分をたくさん補給して、温かい水をふくませたスポンジでからだを拭くことによって発熱
をいくらか軽減することができる。冷水浴がよさそうに思えるかもしれないが、皮膚の温度を
低下させることによって、かえって体内の熱が上昇することがある。
　熱を下げるためには、たいていアセトアミノフェンやイブプロフェンが有効である。しかし、
ライ症候群をひき起こすことがあるので、子どもにアスピリンを投与してはいけない。ライ症
候群はまれであるものの、重篤な疾患である。

| 豆 知 識 |

1. イタリアの天文学者であり物理学者でもあったガリレオ（1564〜1642）は、1593年に水温度計を発明した。1714年
　には、ダニエル・ガブリエル・ファーレンハイト（1686〜1736）が最初の水銀温度計をつくった。
2. 正常よりもかなり低い体温は、神経学的障害、重篤な細菌感染症、免疫系の抑制の徴候を示している可能性がある。

第21週 第2日(火)

142 病気 | 結腸がん

いろいろな意味で、結腸はからだの中のごみ圧縮機である。この全長150センチメートルの筋肉性の器官は大腸ともよばれ、食物の中から水分を吸収し、準備した排せつ物を直腸とよばれる最後15センチメートルの直線コースを通して排出する。大腸は、がんの発生頻度が3番目に高い部位である。結腸または直腸のがん（あわせて大腸がんとよぶ）は、20人にひとりの割合で起こる。アメリカでは、毎年、15万5,000人の新たな症例がみられている。

◆

ほかのすべての組織と同じように、結腸の細胞もたえず整然と増殖と分裂をおこない、古くなって消耗した細胞と入れ替わっている。しかし場合によっては、このプロセスが脱線して、新しい細胞が必要でないときにも細胞が増殖することがある。この歯止めがきかなくなった増殖によって、しばしばポリープが形成される。

ポリープとは、腸の内側の粘膜に付着した組織塊である。ポリープが形成されると、たいてい数年かけて、このような規格外の細胞が突然変異を起こし、がん性細胞になる。もっと後の段階になると、がんはからだの中の他の器官やリンパ節に広がっていく。その結果、大腸がんは、がんによる死亡のうち、肺がんに次いで2番目に頻度の高い原因になっているのである。

さいわいなことに、早期に発見されれば、大腸がんは手術によって十分に治療可能ながんである。もっと進行したがんの場合は、化学療法が必要になる。大腸がんの症状としては、腹部の痛み、血便、疲労感、原因不明の体重減少などがある。大腸がんを診断するためには、医師は検便やバリウム注腸造影をおこなうことができる。バリウム注腸造影では、X線を使ってポリープやがんの増殖を検査する。結腸内視鏡検査では、医師は小さなカメラを取り付けた柔軟性のある管を挿入して、結腸の内部を調べることができる。50歳になったら、10年に1回は結腸内視鏡検査を受けることが推奨される。

テレビのニュースキャスターであるケイティ・クーリック（1957〜）は、夫を大腸がんで亡くしており、2000年に放送された「トゥデイ・ショー」という番組のなかで、日常的におこなわれている結腸内視鏡検査法を紹介した。この番組が放送された後の数か月のあいだに、結腸内視鏡検査の件数は20パーセント以上急増した。専門家たちは、この現象をケイティ・クーリック効果とよんでいる。

豆 知 識

1. 他の大部分のがんと同じように、ライフスタイルを変えることによって、結腸がんの発生リスクを低下させることができる。全粒穀類、果物、野菜が豊富に含まれ、飽和脂肪の少ない食事をとれば、結腸がんのリスクを大幅に削減できることが研究によって示されている。
2. 科学者たちは、2億年以上前に生きていた恐竜の遺骨の中にがんがあることを発見した。
3. 結腸がんの手術の最初の成功例は、1829年にパリの外科医ジャック・リスフラン（1790〜1847）によっておこなわれた。

第21週 第3日(水)

143 薬と代替療法 | エンドルフィン

からだがストレスや痛みを感じると放出されるエンドルフィンは、オピオイド薬剤【訳注／モルヒネ、コデイン、フェンタニルなどのような、麻薬に指定されている鎮痛薬】を使用したときに経験するのと似たような多幸感をもたらす天然の脳内化学物質である。エンドルフィンの急激な放出は、スポーツ選手が長時間激しい運動をした後や身体的傷害を受けた直後によくみられることが報告されている。

エンドルフィンの発見は1970年代にさかのぼる。当時、研究者たちは、脳の中に、モルヒネのようなオピオイド・アルカロイド剤に反応する一群の特別な受容体があることを発見して頭を悩ませていた。研究者たちは、世界中の人たちの脳の中に、もともと中東にしかなかった薬剤に反応するしくみが備わっていることを奇妙に思っていたのだ。受容体の存在によって、からだの中で天然の鎮痛薬がつくられているのではないかという手がかりが得られた。このような化学物質は、まもなく体内で発見され、内因性オピオイドともよばれている。

オピオイド薬剤とは異なり、からだに自然に存在するエンドルフィンは、少なくとも身体的な依存性はない。エンドルフィンは寿命が短く、からだがこの化学物質に対する依存性を形成する前に消滅するからだ。エンドルフィンがつくられなくても、からだが離脱症状を感じることもない。

しかし、エンドルフィンの中毒になっていると主張する人たちがいる。長時間にわたって激しいランニングをしている最中に経験する「ランナーズハイ」がそれだという。ランナーズハイという考えは、何年も前に仮説として提案されたものであるが、運動の前と後においてだれかの脳の中を見ることは不可能だったので、2008年までは立証することができなかった。

ドイツの研究者たちは、陽電子放射断層撮影(PET)スキャンと心理テストを組み合わせて、ランニングをすることによって、実際に脳の辺縁系と前頭前野に膨大な量のエンドルフィンが流れ込むことを証明した。脳のこれらの部位は、感情や多幸感に関連する領域である。筋肉への酸素の流れが低下し、アシドーシスとよばれる過程において乳酸が蓄積すると、エンドルフィンが血中に放出されると考えられている。その結果、足の痙攣や身体の疲労がひき起こされることもある。

[豆 知 識]

1. 慢性の疼痛をもっている人においては、脊髄液中のエンドルフィン濃度が正常よりも低いことが研究によって示されている。薬剤や治療のなかには(たとえば、鍼治療など)、患者のからだの中でエンドルフィン系を活性化するものがある。
2. エンドルフィンは、血液中のナチュラルキラー細胞を活性化することによって免疫系を刺激したり、加齢の影響を遅らせたりすることもできる。
3. エンドルフィンには α、β、γ、σ という4つの異なるタイプがある。β-エンドルフィンは、30個のアミノ酸サブユニットから成り、運動の最中に最も大きく増加する。

第21週 第4日(木)

144 こころ | 聾（ろう）

　生まれつき聾の人がいる。他方、外傷や感染、あるいは長期間にわたって大きな音にさらされることによって聴力を失う人もいる。そのほかに、加齢にともなって、次第に耳が聞こえなくなる人もいる。どのような理由であれ、聾と診断されると、まったく新しい方法でコミュニケーションをとることを学ぶ必要が出てくるだろう。

◆

　聴覚は、音波が外耳の中に入り、鼓膜によって音波が振動に変換されたときに生じる。この振動は、中耳にあるとても小さな３つの骨（アブミ骨、ツチ骨、キヌタ骨）によって増幅される。これらの小さな骨は、鼓膜に反応して信号を内耳に伝える。この振動は、内耳の中の神経中心部で処理されて電気インパルスになり、その電気インパルスが脳へ送られる。脳において、電気インパルスは音として認識されるのである。

　たいていの聴覚障害は、内耳または聴覚神経が傷害を受けたときに起こる。とくに、大音量の音楽や騒音、髄膜炎、高熱によって、内耳の中にある蝸牛（かぎゅう）が傷害を受けることがある。ある種の抗生剤、化学療法剤、またはアスピリンなどの抗炎症薬をきわめて高い用量で服用することによっても内耳が傷害されることがあり、その結果、聴覚障害や耳鳴りがひき起こされる。液体が溜まっていたり、耳垢が多くなりすぎたり、鼓膜に穴があいたりしたために音波が内耳に届かなくなったときに、一時的に聴覚障害が起こることもある。

　低下した聴力は、音波を増幅する補聴器を使うことによって改善できることも多い。重度聾の人たちのなかには、最近開発された人工内耳埋植とよばれる外科処置を受けて、傷害を受けた内耳の部分を置き換えることによって聴力を回復した人たちもいる。

　しかし、生まれつき聾の人や完全な聾の人にとっては、たいてい、手話を学ぶことがコミュニケーションをとるための最善の方法である。19世紀に開発されたアメリカ手話は、アメリカならびにアメリカ手話を取り入れた他の国々において、数百万の人たちによって用いられている。

| 豆 知 識 |

1. 150年以上前に設立されたワシントンDCのギャローデット大学を含めて、聾者のための学校や大学が数多くつくられてきた。
2. 老人性難聴は、75歳以上の人たちのおよそ四分の三に影響を及ぼす。
3. 85〜90デシベル（オートバイ、スノーモービル、芝刈り機の音量）以上の音に暴露されると、聴覚障害の危険にさらされる可能性がある。実際に耳が音によって傷害を被る痛覚閾値（いきち）は140デシベルである。これは、離陸時のジェットエンジンの音量である。

150

第 21 週 第 5 日（金）

145 性徴と生殖 | キンゼイ

　アルフレッド・キンゼイ（1894〜1956）は、44歳のとき、インディアナ大学本部から結婚に関する講座を担当してくれないかと依頼された。キンゼイは生物学を専門とし、とくにカリバチの研究をしていたのだが、この依頼を承諾することにした。キンゼイのキャリアならびに人間の性的特徴の研究は、このときの決断を期に変わったのであった。キンゼイは、18年間にわたって性行動の研究をおこなった。1万8,500人以上の男女にインタビューをおこない、収集した研究データをもとに著した『人間における男性の性行為』と『人間女性における性行動』（共にコスモポリタン社）という2冊の本は、合わせて50万部以上が売れ、12の言語に翻訳された。

◆

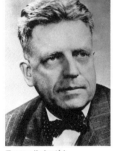

アルフレッド・キンゼイ

　なぜキンゼイの研究が世界に衝撃を与えたかは容易に理解できる。キンゼイは、約30%の男性と約13%の女性が、45歳までに同性とのあいだでオーガズムを経験すると主張したのだ。キンゼイは、同性愛は精神疾患または異常な行動であるという、当時広く普及していた考えに疑いをもって、同性愛と異性愛は相互排他的な行動ではないと書いた。その代わり、同性愛者と異性愛者は変動する連続体として存在し、人間は生涯を通して、同性愛と異性愛とのあいだを行き来することができると主張した。
　キンゼイが覆した別の見解として、女性は性交には興味がなく、おもにパートナーを喜ばせるためと子を産むために性交をおこなうという考えがある。キンゼイは、インタビューをした女性のうち半分は婚前交渉の経験があり、4人にひとりは婚外交渉の経験があったと報告した。
　さらにキンゼイは、マスターベーションが広くみられる行為であり、大部分の男性と女性が一定の間隔でおこなうことを見出した。キンゼイの生涯を通して、また死後においても、専門家たちはキンゼイの調査結果に異議を唱えた。専門家たちは、キンゼイが35歳以下の裕福な白人成人だけしか調べていないことから、そのインタビューのやり方は科学的に正当ではないと主張した。
　それでもなお、キンゼイの研究は、医学界や社会全体が性について考える道筋に消すことのできない足跡を残した。

――――――――― 豆 知 識 ―――――――――

1. 『愛についてのキンゼイ・レポート』という伝記映画が2004年に劇場で公開された。俳優リーアム・ニーソン（1952〜）がキンゼイを演じた。
2. キンゼイの研究は、後に単に『キンゼイ・レポート』とよばれるようになった。
3. キンゼイは後にインディアナ大学性科学研究所長となった。この研究所の名称は、キンゼイの死後数十年たった1982年に、「性・性差・生殖に関するキンゼイ研究所」に変更された。

第21週 第6日(土)

146 ライフスタイルと予防医学 | ボディ・マス・インデックス(BMI)

　ボディ・マス・インデックス（BMI）は、身長にもとづいて健康体重を算出する式から得ることができる。太りすぎの人、つまりBMIが高すぎる人は、2型糖尿病、心臓疾患、高血圧、睡眠時無呼吸症候群、関節炎、静脈瘤などの重大な健康上の問題を起こすことがある。

◆

　BMIを計算するためには、まず身長（メートル）を二乗する。得られた値で体重（キログラム）を割る。身長が160センチメートル（1.6メートル）で体重が55キログラムの人のBMIは $55 \div (1.6)^2 = 21.5$ である。

　BMIには5つの標準的なカテゴリーがある。BMIが18.5未満の人はやせすぎ、18.5～24.9の人は健康体重、25.0～29.9の人は太りすぎ、30.0～39.9の人は肥満、そして40以上の人は病的肥満である。ただし、これらのカテゴリーは子どものBMI評価には使えない。

　BMIは、ある程度は遺伝によって決まる。民族的背景が異なる人たちは、体脂肪の分布（脂肪が蓄積する部位）も異なり、また身体組成（骨、筋肉、脂肪の比率）も異なる傾向がある。しかし、遺伝的素因にかかわらず、バランスのとれた低カロリーの食事をとり、運動をすることによって、健康的なからだをもち、体重を管理することはできる。

　たとえば、1日20分のウォーキングなどの簡単な運動によって、健康によい効果が得られ、BMIのコントロールにも役立つ。

$\boxed{\text{豆知識}}$

1. アメリカにおいては、国民が健康的なBMIを維持すれば、毎年30万人の死亡を防ぐことができると見積もられている。
2. 初めて心臓発作を起こす平均年齢は、BMIが18.5以下の人は75歳、BMIが40以上の人は59歳であることが研究によって示されている。
3. 場合によっては、BMIは体重を減らすべきかどうかの指標にはならないことがある。たとえば、きわめて筋肉質の人は、筋肉が脂肪よりも重いために高いBMIになることがある。また65歳以上の人は、25以下のBMIよりも25～27のBMIのほうが健康によいことがある。

152

第21週 第7日（日）

147 医学の歴史 | 超音波

音の反響を利用して目的物までの距離を決定するという超音波技術の理論は、何世紀も前からあった。峡谷の壁が遠ければ遠いほど、声が反響して戻ってくる時間も長くなる。しかし、人類がこの概念を海洋計測に応用するようになって初めて、科学者たちは超音波を医療にも利用できるのではないかということに気がついた。

◆

一般的に、フランスの物理学者ピエール・キュリー（1859〜1906）による1880年の圧電性の発見が超音波学のはじまりであると見なされている。圧電性とは、ある物質に圧力が加えられたときに、パルスエネルギーを発する性質をいう。

この新しい発見を初めて実際的に応用したのは、第一次世界大戦の最中のことだった。学生のときキュリーの教えを受けたポール・ランジュバン（1872〜1946）が、圧電性をもつ結晶から音波を発生させることができれば、その音波から海上で距離を測定し、敵艦船を発見できることに気がついたのだ。ランジュバンはこの考えをもとに、最初の超音波画像装置を開発した。さらに、フランスや英国の科学者と協力して原始的な超音波探知機を開発し、ドイツのUボート（潜水艦）に対抗するために利用した。

1920年代になると、超音波技術は、万能な治癒力のある驚異の治療法として誤解されたまま広く採用されることになった。がんを含む多くの病気を治療するために使われたものの、成功することはなかった（実際には、超音波はからだに当てることのできる波動のなかで、最も貫入性の低いものである）。

実際のところ、超音波学が本当に医学に貢献するのは、治療することではなく、その診断能力であった。1940年代になると、オーストリアの神経学者カール・ドゥシック（1908〜1968）は、脳腫瘍の正確な位置を示すために、患者に初めて超音波を当てることを試みた。その数年後、アメリカの海軍軍医ジョージ・ルドウィック（1922〜1973）は、胆石の診断のために超音波を利用した。さらに、乳がんや結腸がんを検出するために超音波が使われた。今日、最もよく知られている超音波の応用、すなわち、胎児の心拍の検出と胎児の成長のモニタリングは、グラスゴー（スコットランド）の医師イアン・ドナルド教授（1910〜1987）が1958年に初めて記述した。

現代の超音波装置は比較的簡単な機械である。放出された超音波パルスはからだの中を進み、組織の境界に衝突したところで超音波は跳ね返って装置に戻る。コンピューターが距離、形状、ならびに超音波が放出されてから装置に戻ってくるまでの時間を計算して、2次元、または、コンピューター処理の進歩のおかげで3次元の当該領域の画像をつくり出す。

⎡ 豆 知 識 ⎤

1. 超音波反響定位装置が開発される前は、長いロープに一定の間隔で結び目を付け、その先端に重たい鉛の塊を結んで、水深を測定していた（その単位は「ノット（knot）」【訳注／英語で「結び目」の意味】）。この方法は、英語で「サウンディング（sounding）」【訳注／英語で「音を出すこと」の意味】とよばれるが、その理由は不明である。
2. ランジュバンは、1920年代に、超音波を当てた水槽の中に自分の手を入れたときに痛みを感じたので、強力な超音波が治療的性質（ただし、治療に使うのは危険である）をもっていることに最初に気がついていた。

153

第22週 第1日（月）

148 子ども｜脱水症

　平均すると、水は人間の体重の60パーセントを占めている。この単純な物質が、多くの役割を果たしており、毒素を流し出したり、栄養素を細胞に運んだり、体温を調節したりするほかにも不可欠な機能を果たしている。人間は、呼吸、発汗、排尿、ときには下痢、発熱、嘔吐のため1日にカップ約10杯分の水を失うので、毎日、それだけの量の液体を補充しなければならない。摂取する量よりも多くの水分を失ったときは、脱水症とよばれる水分不足がひき起こされる。

◆

　脱水症の最初の症状は、口内乾燥、疲労感、口渇、頭痛、色の濃い尿、眩暈（めまい）や浮遊感などである。このような軽度または中等度の症例は、単に液体をたくさん飲むことによって治すことができる。重度の脱水症は、はるかに重篤であり、からだを致死的なショック状態に陥らせることがある。その症状は、血圧低下、頻脈、発熱、くぼんだ目、極度の口渇、精神錯乱、しわが寄った皮膚、乾燥した皮膚などである。こうなると経口投与用の水分補給用飲料が、さらに重篤な症例においては静脈注射用の溶液が必要になる。

　専門家は、脱水症を防ぐためには、1日に少なくともカップ8杯の水分を飲むことを推奨している。固形の食物からは、私たちの水分摂取量の約20パーセントが得られる。たとえば、レアのステーキは約70パーセントが水分であり、スイカやトマトなどの果物や野菜は90パーセント以上が水分である。

　特定の状況においては、さらに水分摂取が必要になる。暑い気候や湿度の高い気候、妊娠や授乳、発熱をひき起こす病気、下痢、嘔吐はすべて、より多くの体液喪失をひき起こすからだ。発汗を誘発する運動もまた脱水症のリスクを増大させる。

　短時間の運動をおこなうときは、カップ1〜3杯の水分を余分にとるとよいだろう。激しい運動を1時間以上にわたっておこなうときは、汗によって失われるナトリウムを補うために、ナトリウムを添加した飲料を飲むことが必要になる。

豆 知 識

1. ビール、ワイン、コーラ、コーヒーは全体的な液体摂取に寄与するものの、これらの液体が摂取液体量の大部分を占めてはいけない。
2. 人間が生命維持装置から外されると、たいてい、脱水症のために死亡する。

第22週 第2日(火)

149 病気 | 囊胞 （のうほう）

「囊胞」の英語 "cyst" は、「袋」を意味するギリシア語に由来する。医学においては、囊胞は、膜によって包まれた袋状の構造を意味し、たいていは内部に空気、液体、または半固形物質を含んでいる。腎臓、乳房、肝臓など、囊胞が形成されやすい器官がいくつかある。症例によっては、囊胞の形成や囊胞性疾患が有害作用を及ぼしたり、痛みをともなったりすることがある一方、有害作用を及ぼさないこともある。

◆

　囊胞はさまざまな原因の組み合わせで起こり、その大きさもさまざまである。たいていは、異常なしこりとして発現する。よくある囊胞は、細菌感染によって皮下ににきびの腫れが形成されるなどの感染症である。

　また、囊胞性線維症のように、囊胞が遺伝によってひき起こされる場合もある。囊胞性線維症は粘液腺の疾患であり、異常に多量の粘液が蓄積することによって、肺の中に瘢痕組織や囊胞が形成され、呼吸をするのが困難になる。

　からだの中で閉塞が起こると、それが囊胞形成の原因にもなる。たとえば、乳房の中で乳腺や組織が異常増殖して乳管をふさぐと、囊胞が形成される。乳房内のしこりはがんである可能性もあるので、医師はたいてい、しこりが良性か否かを確認するために、超音波診断や針吸引（しこりの中の液体サンプルを採取すること）を推奨する。

　囊胞は卵巣にも形成される。どちらかの卵巣において、卵胞が破裂して卵子を放出することができなかった場合は、卵胞が大きくなって囊胞になることがある。大部分の卵巣囊胞は数か月以内で自然に治るが、ときに破裂して、突然激しい骨盤痛が起こることがある。

　囊胞はさまざまな疾患によって形成されることがあるので、からだの中のどこかに異常なしこりがあることに気がついたときは、医師の診察を受けることを専門家は推奨している。

⎡ 豆 知 識 ⎤

1. 女性の約10パーセントは、多囊胞性卵巣症候群（卵巣にたくさんの囊胞がある疾患）をもっている。
2. 2007年、オクラホマ州のある女性は、42キログラムの卵巣囊胞の外科的摘出術を受けた。この囊胞の大きさは、ほぼビーチボールの大きさであった。
3. 乳房内の囊胞は、たいてい、女性の月経周期の段階によって大きさが変わる。

155

第22週 第3日（水）

150 薬と代替療法 | ホメオパシー

ホメオパシーは、高用量では疾病を起こす物質を、その疾病を撃退する治療薬としてごく少量用いる代替医療である。この概念は、正式には同種の原理として知られており、一般的には「毒を以て毒を制す」とよばれている。

◆

1700年代末期には、一般的な医療として、瀉血、瀉下、水疱形成がおこなわれており、また硫黄や水銀が薬剤として使われていた。ドイツの医師であり化学者でもあったザムエル・ハーネマン（1755〜1843）は、キナの樹皮を用いたマラリアの治療における植物性生薬に関する古い書物を読んだ後、より危険性の少ない病気の治療法を提案した。ハーネマンは、キナの樹皮を大量に投与すると、健常者にマラリアのような症状がひき起こされることを観察した。そして少量のキナの樹皮は、すでに病気になっている人の免疫系を活性化するかもしれないという考えがホメオパシーの基礎になった。

この医療は1835年にアメリカに輸入され、多数のホメオパシー病院が開設された。しかし、ルイ・パスツール（1822〜1895）の細菌論、消毒技術の開発、エーテル麻酔の発見といった医学の進歩にともなって、第一線の医療としてのホメオパシーの人気は衰えていった。大部分のホメオパシー病院は、1930年代までには閉鎖された。

ホメオパシーは、アメリカや他の国において、ちょっとしたリバイバルを迎えている。世界中の人たちが、慢性疾患の治療を補完または代替する療法として、ホメオパシーの「レメディ」（薬）を求めているのである。1999年の調査によると、600万人以上のアメリカ人が1998年にホメオパシーを利用したという。

植物や他の自然源から多くのホメオパシー治療薬がつくられているが、通常、その主成分はポーテンタイゼーションとよばれる工程において高度に希釈される。ときには、あまりにも希釈しすぎて、元の物質が1分子も残らないほどである。

ホメオパス【訳注／ホメオパシー治療を専門におこなう者】は、希釈によって元の物質の必須エッセンスが抽出され、実際にその処方はさらに効果的になると考えている。このような製品はサプリメントとして販売されているが、米国食品医薬品局の検査や規制は受けていない。

豆 知 識

1. 同種の原理の起源は、古代ギリシアのヒポクラテス（紀元前460頃〜紀元前377頃）にさかのぼることができる。ヒポクラテスは、反復性嘔吐は催吐薬（トコンなど）を使って治療することができることに言及していたが、そのような治療は疾患をさらに悪化させることになるであろう。

2. アメリカにおいては、ほとんどのホメオパシーは、免許をもった施術者がいる医療施設において、他の医療とともにおこなわれている。たとえば、通常の診療所、歯科診療所、カイロプラクティック診療所、自然療法診療所、鍼療法診療所、または（動物を治療する場合は）獣医診療所などである。アリゾナ州、コネチカット州、ネバダ州では、ホメオパシー専門の医師の免許を与えている。

3. ホメオパシー療法は、個々の患者に合わせておこなわれる。施術者は、患者の症状、ライフスタイル、情動状態や精神状態、ならびにその他の要因にもとづいて、「レメディ」（薬）を選択するため、実際に、同じ症状のふたりが異なる治療を受けることがある。

第22週 第4日（木）

151 こころ | 麻痺

　麻痺とは動けなくなることであり、脳や脊髄の神経細胞が傷害を受けて、筋肉が適切に機能しなくなったときに起こる。麻痺は病気やけがのために起こることがあり、一時的な麻痺もあれば永久に麻痺が残ることもある。麻痺には、からだの片側の麻痺（片麻痺）から四肢すべての麻痺（四肢麻痺）までさまざまなタイプがあり、ほとんどすべてのからだの部位に起こり得る。

◆

　よくみられる麻痺の原因は、自動車事故による脊椎骨折や頭部への激しい打撲など、頭部、頸部、背部への重篤な外傷である。また、脳性麻痺、多発性硬化症、筋ジストロフィー、ギラン・バレー症候群、末梢神経障害など、多くの病気によって麻痺が生じることがある。さらに、脳腫瘍や脳卒中によっても麻痺がひき起こされる。

　まれな場合であるが、アレルギー、薬剤、ボツリヌス毒素などのような毒素、または特異的な貝毒によって汚染されたイガイ、アサリ、カキなどによっても麻痺が起こることがある。

　一般的に、脳の左側が傷害されると、からだの右側の麻痺が起こり、逆に脳の右側が傷害されると、からだの左側の麻痺が起こる。腰部の脊髄が損傷すると、両脚の麻痺が起こることがあり、他方、脊髄上部の頸部の脊髄が損傷すると、四肢すべてが麻痺することがある。麻痺の程度は、どの神経細胞が傷害されたか、どのくらいの領域の脳や脊髄が傷害を受けたか、傷害後どのくらいの時間で血流が傷害部位に戻ってきたか、あるいは麻痺の原因になっている疾患をどのくらい迅速に治療することができたかなどによって決まる。

　重篤な症例においては、栄養管や静脈内栄養補給が必要になることもある。麻痺をしている患者においては、体位を頻繁に変え、皮膚のケアを十分におこなうことによって、筋肉の正常な緊張を維持し、合併症や組織の萎縮を防ぐことができる。

豆 知 識

1. 麻痺のひとつのタイプに痙性麻痺がある。痙性麻痺を起こしている患者は動くことはできるものの、筋肉や姿勢をコントロールすることがむずかしくなり、痙縮を示すことがある。
2. 1955年にポリオワクチンが開発されるまでのアメリカでは、ポリオが麻痺の主要な原因であった。
3. レム睡眠に移行するとき、あるいはレム睡眠から覚めるときに、一時的な麻痺が起こることがある。レム睡眠の最中に、私たちは夢を見る。睡眠中に麻痺をしている人は、自分の周囲で起こっていることを認識しているものの、動いたり話したりすることはできない。

第22週 第5日（金）

152 性徴と生殖 | マスターズ・アンド・ジョンソン

　バージニア・ジョンソン（1925～2013）はオペラ歌手を目指していたが、1957年にインディアナ大学の婦人科医ウィリアム・マスターズ（1915～2001）の研究助手に応募した。当時、ふたりは知るよしもなかったが、それは個人的にも仕事のうえでも、生涯にわたるパートナーシップのはじまりであった。ふたりは1971年に結婚しただけではなく、後にマスターズ・アンド・ジョンソンとして広く知られるようになった。マスターズ・アンド・ジョンソンは、数多くの本と論文を発表しつづけて、社会の性に対する見方を変えるのに一役買った。マスターズ・アンド・ジョンソンがいなければ、テレビドラマ「セックス・アンド・ザ・シティ」も、今日のライフスタイルも、存在することはなかっただろう。

◆

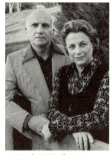
マスターズ・アンド・ジョンソン

　マスターズ・アンド・ジョンソンが初めて人間の性的特徴についての研究を始めたとき、それはまだタブーとして避けるべきトピックと見なされていた。ふたりの草分け的な研究は、性に関するそのような概念を変えることを促進し、性行為は大きな喜びと親密さの源であると見なされるようになった。ふたりは研究を実施するために、ポリグラフ【訳注／多用途記録計。心電図、脳波、筋電図、心音、血圧、呼吸、体温などを記録することができる】のような装置を使って、性的活動における個人の反応を測定した。

　マスターズ・アンド・ジョンソンは、この装置を使って、700人以上の男女が性交をしたりマスターベーションをしたりするのを観察した。ふたりはこれらの研究結果を1966年の本『人間の性反応』（池田書店）のなかで発表した。この本のなかで、性的反応の4つの段階を興奮期、プラトー期、オーガズム期、消散期として詳細に記述した。この本は、発売されたとき、熱狂的な騒ぎを巻き起こし、ベストセラーとなった。

　マスターズ・アンド・ジョンソンは、その後の研究において、著書『人間の性不全』（池田書店）のなかでインポテンスや早漏の課題に取り組んだ。その本のなかで、90パーセントの症例において、その原因は身体的なものではなく、感情的な理由によるものであると主張した。これにより、インポテンスの治療法に変化がもたらされた。

　またマスターズ・アンド・ジョンソンは、1979年にふたりで書いた研究書『同性愛の実態』（池田書店）のなかで、同性愛は精神疾患ではなく個人的嗜好であると主張した。マスターズとジョンソンは1990年代はじめに離婚したものの、その後もふたりは親しい友人であり、共同研究者でもあった。

豆知識

1. ジョンソンは、2つの名誉理学博士号を取得した。

第22週 第6日（土）

153 ライフスタイルと予防医学 | 肥満症

　肥満症とは、体脂肪が過剰に蓄積して、健康障害があることをいう。肥満症は、通常、長期間にわたって、消費するよりも多くのカロリーを摂取し、そして余分のカロリーを体脂肪として蓄積したときに起こる。肥満の人においては、糖尿病、心臓疾患、脳卒中、関節炎、ある種のがんのリスクが高まる。

◆

　必要なカロリー摂取量と健康体重を維持するために消費するカロリー量のバランスは、人によって異なる。このバランスに影響を及ぼすものには、遺伝的組成、過食、高脂肪食の摂取、運動不足など、さまざまな要因がある。もし肥満であるならば、体重をほんの5〜10パーセント減らすだけでも、病気のリスクを減少させることができる。

　一般的に、体脂肪のレベルは、体重と身長からボディ・マス・インデックス（BMI）を算出することによって測定する。BMIは、たいてい、からだに蓄積している体脂肪の量と相関している。BMIが30以上の成人は肥満であり、25〜29.9の成人は太りすぎと見なされる。BMIは体脂肪を実際に測定した値ではないため、たとえばスポーツ選手のように筋肉質の人は、身長の割に体重が重いことから、正確さに欠くこともある。

　体脂肪は、ほかの方法を使って評価することができる。たとえば、つまんだ皮膚の厚みや胴回りを測定したり、胴回りとヒップ回りの比率（腹部脂肪は肥満関連疾患リスクの予測因子である）を算出したり、あるいは超音波やコンピューター断層撮影（CT）、MRIなどの技術を使うことができる。さらに、肥満関連疾患のリスクの決定にあたっては、体脂肪のレベルを調べることに加えて、血圧や運動量などほかの要因も考慮しなければならない。

豆 知 識

1. 成人のためのBMI設定値を子どもに使ってはいけない。子どもやティーンエイジャーに関しては、BMIの範囲は、少年と少女における体脂肪の正常な差異、および年齢による正常な差異を考慮に入れて決定される。
2. 十分な睡眠は、成人が肥満になることを避けるのに役立ち、さらに子どもが大人になったときに肥満になることさえ防ぐらしいことが研究において示唆されている。
3. 現在の情報によると、アメリカ人のうち30パーセントは肥満であると見積もられている。

第22週 第7日（日）

154 医学の歴史 | ウィリアム・ハルステッドと現代的な手術

　私たちが今日知っている手術は、一般的に安全で効果的、かつ可能なかぎり非侵襲的である。このことに関しては、私たちはアメリカの外科医ウィリアム・ハルステッドに感謝しなければならない。

◆

　アメリカの科学史における巨人ハルステッド（1852〜1922）は、ニューヨーク市の裕福な家庭に生まれ、コロンビア大学医学部で医学の学位を取得した。医学部卒業後はヨーロッパを旅行して、外科診療に関する新しいアイデアを吸収した。帰国すると、ニューヨークのベルビュー病院医科大学の外科専門医になった。

　またハルステッドは、ニューヨーク市において、鎮痛薬としてのコカインの使用を第一線に立って擁護する者のひとりになった。コカインを使った実験の多くは、ハルステッド自身および仲間の医師に対しておこなわれたので、その結果、ハルステッドは2年間にわたってコカイン中毒になり、また仲間の何人かは死亡した。コカイン中毒はハルステッドのキャリアを大いに脅かすことになり、1886年にニューヨークを去るよう促されて、ボルチモアに当時開設されたばかりのジョンズ・ホプキンス病院の新たな病理部に差し向けられることになった。そこでは、患者に接することなく仕事をすることができた。

　ハルステッドは、ボルチモアに落ち着くと、（コカインをモルヒネに切り替えて）コカイン中毒を克服し、新たに設立されたジョンズ・ホプキンス大学でキャリアを再開した。1890年には外科部長になった。ハルステッドは一連の外科技術を開発し、それらの外科技術は後に「ハルステッド学派手術」（Halsted School of Surgery）とよばれるようになった。ハルステッドは、衛生的な手術環境を維持し、高品質の縫合糸を使って小さな縫合を施し、体組織をできるかぎりやさしく扱うことを力説していた。ハルステッドが推奨したことは、ジョンズ・ホプキンスで訓練を受けた世代のアメリカ人医師たちに影響を及ぼし、彼らはハルステッドの考えを医学界に広めていった。

　ハルステッドはボルチモアを離れたがらない、内気で引きこもりがちな性格であったが、アメリカで最も人気のある外科医のひとりになった。また、乳がん、胆石、甲状腺疾患などさまざまな疾患の治療の発展にも貢献した。たとえば、ハルステッドの乳がん治療法は、今日においては一般的ではないものの、半世紀以上にわたって実践された治療法となった。皮肉なことに、ハルステッドは胆嚢の手術後の感染によって亡くなった。

[豆 知 識]

1. ハルステッドは、モスキート鉗子（血管をつかんで閉じるために使われる小さな鉗子）とゴム製の手術用手袋を発明したことでも高い評価を受けている。ゴム製の手術用手袋は、ハルステッドがグッドイヤー・ラバー・カンパニーにオーダーメイドでつくらせたものであった。
2. シカゴのハルステッド通りは、ハルステッドの祖父の名前に由来する。ハルステッドの祖父は、シカゴの不動産に投資した初期の投資家であった。
3. ハルステッドの学生のうち最も有名なふたりは、神経外科医のハーヴェイ・クッシング（1869〜1939）とウォルター・ダンディ（1886〜1946）であった。

第23週 第1日(月)

155 子ども | 扁桃炎

のどのいちばん奥、舌の後方上部に、扁桃とよばれる2つの肉質の球状構造がある。この2つの球状の組織は免疫系の一部であり、細菌やウイルスを濾過して取り除いたり、疾病と戦う抗体をつくったりする。しかし、感染によって扁桃が赤く腫れたとき、それは扁桃炎とよばれる。この疾患は、とくに子どもによくみられる。

◆

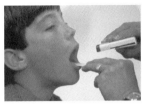
扁桃の診察

扁桃炎のおもな症状は、のどの痛み、発熱、悪寒、声が出なくなること、顎や頸部のリンパ節の圧痛などである。扁桃は腫れて、白色の斑点で覆われる。子どもは胃の痛みを訴えることもある。大部分の症例はウイルスが原因で、感染は4日〜2週間で自然に治る。温かい食塩水でうがいをしたり、イブプロフェンを服用したりすることによって痛みを和らげたり、のどの炎症を抑えたりすることができる。

子どもに扁桃炎の疑いがあるときは、医師の診察を受け、咽頭培養をおこなってレンサ球菌咽頭炎ではないことを確認するとともに、その他の細菌感染でないことも確定するべきである。レンサ球菌咽頭炎であっても、その他の細菌性扁桃炎であっても、抗生剤による治療が必要になる。

扁桃を外科的に摘出すること（扁桃摘出術）は、成人に対してはほとんどおこなわれない。しかし、子どもや青年期の人においては、扁桃が腫れて呼吸がしづらい、抗生剤を使用しても症状が改善しない、感染が頻繁に再発する、という場合に扁桃摘出術が推奨されることもある。頻繁に再発するというのは、1年に少なくとも7回ののどの感染がある、1年に5回以上ののどの感染が2年間つづいている、1年に3回以上の重篤なのどの感染が3年間つづいている状態をいう。処置は外来でおこない、回復にはおよそ2週間かかる。扁桃摘出術は、以前はよくおこなわれていたが、扁桃の免疫学的機能がよく理解されるようになってきたので、現在はそれほど頻繁におこなわれてはいない。

豆 知 識

1. 最初の扁桃摘出術は、紀元30年にローマの医学文筆家ケルススによってなされたと伝えられている。
2. うがい用の食塩水をつくるためには、カップ1杯の温かいお湯にティースプーン四分の一の塩を混ぜればよい。

第23週 第2日（火）

156 病気 | 乳がん

　今日のピンクリボン運動【訳注／乳がんに無関心な人たちに乳がんの早期発見の大切さを広く伝え、乳がんについての啓発を進める運動。ピンクリボンは、世界共通のシンボルマークになっている】やマンモグラフィー【訳注／乳がんの発見と診断に使われる乳房の単純X線撮影】のための注意喚起の時代においては、私たちは乳がんがかつて治療困難で、ほとんど議論されなかった病気であったことを忘れがちである。1970年代および1980年代までは、乳がんは秘密に包まれていた病気であった。しかし、大統領夫人であったベティ・フォード（1918〜2011）やナンシー・レーガン（1921〜2016）をはじめ、勇気ある多くの女性たちが進み出て、自身の個人的な経験について議論し、乳がんに関する公開講演を始めたのであった。研究や検査が盛んにおこなわれるようになり、乳がんの生存率は、過去数十年のあいだに急上昇した。

◆

　それでもなお、80歳までの女性の8人にひとりは、人生のどこかで乳がんを発症するという。乳がんはおもに女性を襲うが、乳がんの症例のうち1パーセントは男性であり、1年間に約1,500人の男性が発症する。がんは、プログラムされたとおりに死なない異常な細胞によってひき起こされる。そのような異常細胞は、制御不能な状態で増殖し、最終的には腫瘍塊を形成する。乳がんのうち約85パーセントは乳管、残りの乳がんは小葉（乳がつくられる嚢）が原発巣である。かつて、腫瘍は増殖してから、からだの他の領域に転移すると考えられていたが、がんのある種の変異形においては、がん性細胞が早い時期に転移することを科学者たちは見出しつつある。

　できるかぎり早く乳がんを見つけるためにも、女性は乳房のしこりを自己検査し、40歳を過ぎたら1年に1回マンモグラフィーを受けることを公衆衛生機関は推奨している。乳がんにおいては、いくつかの遺伝子が役割を果たしているので、乳がんの強い家族歴がある女性のなかには、BRCA1やBRCA2の突然変異に関する遺伝子検査を受ける人もいる。これらの遺伝子に変異のある女性は、3〜7倍乳がんを発症しやすくなる。

　乳がんの徴候には、乳房の大きさや形の変化、凹凸のある乳首やくぼんだ乳首、硬いしこり、乳首からの血液性分泌物などがある。乳がんの治療は、たいてい、いくつかの方法を組み合わせておこなわれる。たとえば、手術、放射線療法、化学療法、ホルモン療法、標的療法などである。早い段階で乳がんが見つかれば、回復の可能性はきわめて高い。今日では、5年生存率（診断されてから5年後に生存している可能性）は86パーセントである。

豆 知 識

1. 太りすぎの女性は、乳がんを発症するリスクが若干高いことが研究によって示されている。
2. 1日に2種類以上のアルコール飲料を飲むと、体内のエストロゲンのレベルが上昇し、乳がんを発症する可能性が増大する。

第23週 第3日(水)

157 薬と代替療法 | バイアグラ

男性が性交をしたいときに、勃起をしたり、勃起を維持したりすることが困難なことがある。このような状態を勃起障害(ED)という。EDは高齢の男性においてはよくみられる。また、鬱病、糖尿病、高血圧症などの健康問題によってひき起こされることもある。1998年、米国食品医薬品局は、バイアグラとよばれる、ほとんどのタイプのEDを治療するための最初の経口薬を承認した。

◆

バイアグラ(シルデナフィル)は、もともと心臓の薬として試験されていたが、そのほんとうの価値は偶然に発見された。バイアグラは、EDのそれまでの注射治療にくらべて、大きな進歩をもたらした。バイアグラは、即座の抑制できない勃起ではなく、性的に興奮したときだけ勃起を起こす。今日、毎秒9錠のバイアグラが服用されている。これは、年間にして3億錠に近い数である。バイアグラの作用機序を理解するためには、まず勃起がどのようにして起こるかを理解することが重要である。男性が性的に興奮すると、一酸化窒素が血中に放出される。一酸化窒素は、サイクリックグアノシン一リン酸(cGMP)とよばれる化学物質の産生を刺激する。cGMPは、陰茎を裏打ちしている平滑筋を弛緩させる。すると、血液が自由に陰茎内に流入し、陰茎は水を入れた風船のように膨らむ。それと同時に、ホスホジエステラーゼ(PDE)とよばれる別の酵素がはたらいて、cGMPを不活化させる。射精が起こるまでcGMPのレベルを維持するために、からだは、十分な量の一酸化窒素をつくらなければならない。しかし、EDをもつ人は、かならずしも十分量の一酸化窒素をつくることができるわけではない。バイアグラは、陰茎の中のPDEに付着して不活化させることにより、陰茎内のcGMP量を長持ちさせる。cGMPの量が多ければ多いほど、血流も多くなり、勃起の程度も強くなる。

バイアグラは、主として陰茎の中に存在し、PDE-5とよばれる酵素に特異的に作用する。しかし、バイアグラはPDE-6とよばれる網膜に存在する酵素にも影響を及ぼす。その結果、バイアグラを服用すると、一時的にものが青みがかって見えることがある。またバイアグラは頭痛を起こしたり、まれに、痛みをともなう勃起(持続勃起症とよばれる)が24時間もつづいたりすることがある。若い人が興味本位でバイアグラを服用すると、依存性をもつようになり、バイアグラを使わないと性交をすることができなくなる懸念もある。

たとえばニトログリセリン(胸痛の薬)などの硝酸塩を含む薬剤は、バイアグラと相互作用することがある。バイアグラは、心臓病、高血圧症、鬱病の薬剤と一緒に服用しても安全だが、バイアグラを服用した後で、ときには性交をしている最中に、心臓発作のために亡くなる患者の症例が報告されている。ひとつ考えられるのは、高齢の患者においては、性的活動をするにあたり、身体運動の準備が十分でなかったということがある。

豆 知 識

1. 2008年、グーグルで「バイアグラ」を検索すると、1,700万件以上のウェブページがヒットした。それに対して、「アスピリン」を検索すると、わずか330万件しかヒットしなかった。
2. アメリカでスイカの生産量が最も多い州のひとつであるテキサス州にあるテキサスA&M大学は、2008年、研究者たちがシトルリンとよばれるバイアグラのような化合物をスイカの皮の中で同定したことを発表した。シトルリンは、体内の血管を弛緩させるはたらきがある。

163

第23週 第4日（木）

158 こころ｜頭痛

だれもが一度ならず経験するもので、最もよくみられるタイプの痛みと言えば頭痛である。頭痛は、たいていは重篤な疾患ではないが、頻繁に起こり、ときには、もっと危険な傷害や健康状態の徴候であることがある。

◆

緊張型頭痛は最もよくみられるタイプの頭痛であり、ストレスや感情的な緊張によって生じることが多い。数分間から数日間にわたって持続し、通常は、頭部両側における痛みや圧を感じるのが特徴だ。医師は、緊張型頭痛は脳内化学物質の変化によってひき起こされるものであり、頸部、顎、顔面、頭部、頭皮の筋肉の痙攣も原因のひとつであると考えている。

群発頭痛は周期的に起こる頭痛である。数か月にわたって1日に何回も起こり、その後長いあいだ消失する。原因は不明である。群発頭痛は、頭部の片側に、より強い痛みを感じることが多く、痛みが激しいため体力を消耗する。群発頭痛は、女性よりも男性に多くみられる。

片頭痛はアメリカ国民の約11パーセントが経験する。片頭痛は、激しい痛みをひき起こす頭痛であり、ときには、何もできない状態になる。片頭痛は、吐き気、嘔吐、光過敏、音過敏、嗅覚過敏をともなうことが多い。このズキズキする頭痛には、脳の中の化学物質や血管の変化がかかわっており、6～48時間持続する傾向がある。片頭痛を起こす頻度は、1か月に数回の人もいれば、1年に1回またはそれ以下の人もいる。片頭痛の患者のなかには、食べ物やにおいなどで片頭痛の引き金になるものを知っていて、それらを避けるようにしている人たちもいる。片頭痛は、男性よりも女性によくみられる。

頭痛は、副鼻腔感染症、眼精疲労、頭部強打、脱水症、発熱、かぜなどによって起こることがある。ほかにも、カフェインやアルコールの摂取や鎮痛薬の服用を中止することによって起こることもある。あまりにもひどい頭痛や長引く頭痛は、脳腫瘍、損傷、炎症、脳卒中、頭蓋内の内出血といった、もっと重大な問題の兆候である可能性がある。

たいていの頭痛は、アスピリン、アセトアミノフェン、イブプロフェン、ナプロキセンなど、市販の鎮痛薬で治療することができる。涼しくて暗い室内で休んだり、頭部に温湿布や冷湿布を当てたりすることによっても痛みをやわらげることができるであろう。

豆知識

1. 片頭痛の患者の約15～20パーセントは、光や波線を見るなど、オーラとよばれる視覚信号を経験する。その原因は解明されていないが、オーラを経験する人たちは、心臓疾患や脳卒中のリスクがより高い。
2. 20歳以下の人はだれであってもアスピリンを服用するべきではない。なぜなら、ライ症候群と関連しているからである。ライ症候群はまれな疾患であるが、子どものみに影響を及ぼす重篤な疾患である。
3. モニタリング装置からの信号を用いて、血圧、心拍、皮膚温、その他の自律神経機能を精神的にコントロールする方法を学習する、生体自己制御とよばれる技巧がある。生体自己制御法によって、頭痛や片頭痛の痛みを軽減できることが示されている。

164

第23週 第5日（金）

159 性徴と生殖 | 性同一性

　18か月齢のよちよち歩きの幼児でさえ、自分が男の子か、女の子かをすでに知っている。この生まれつき備わっている男性もしくは女性としての自意識は性同一性とよばれる。性同一性は、着る服から髪形、振る舞い方、話し方にまで影響を及ぼす。専門家のなかには、性同一性は子どもが4歳になるまでに強固に確立されると言う者もいる。

◆

　突き詰めていくと、染色体や生物学的構造は性を決めるのみならず、性同一性にも影響を及ぼしている。しかし、どのような文化においても、育てられた環境もまた性同一性に影響を及ぼす。

　誕生にはじまり、両親は赤ちゃんをその身体的性に従って扱う。アメリカやヨーロッパのような西洋社会においては、男の子は、青色の毛布にくるまれて元気いっぱいに扱われ、一方、女の子はピンク色の毛布にくるまれてもっとやさしく扱われるものだ。そうして、子どもたちはそれぞれの性にふさわしい行動を発達させる。もちろん、人形が好きな男の子がいたとしても、その子が男であることを認識したうえで満足していれば、性同一性の問題を抱えているということにはならない。同様に、むかしであれば「おてんば」とよばれたような、スポーツが好きであったり、木登りをしたりするような女の子の行動も、現在では、ほかの女の子たちとなんの違いもないと見なされている。

　しかし、もし自身の性同一性と一致しないからだに閉じ込められていると感じているとしたら、それは性転換症とよばれるタイプの性同一性障害である。このような状態の人は、自分とは違う性別の人間として生きることを強く望んでおり、たいてい、異性の衣服を着たり、異性のように振る舞ったりするようになる。場合によっては、ホルモン療法や不可逆的な性器手術を受けて、性転換することがある。

中 豆 知 識 中

1. 西洋文化と同じように二極性をもって性をとらえない文化も存在する。たとえばタイにおいては、男性と女性のほかに、カトゥーイとよばれる、中間的な第三の性が存在する。
2. 小さな町の医師であったスタンリー・H・ビーバー（1923～2006）は、1969年に初めて性別適合手術をおこなった。ビーバーは、コロラド州ホニーにおいて、およそ4,000件の性別適合手術を達成した。
3. 生まれつき男性生殖器官と女性生殖器官の両方をもつ半陰陽者は、男女どちらか一方の性別の人間として育てられれば、性同一性障害になることはない。

165

第23週 第6日（土）

160 ライフスタイルと予防医学 ｜ やせ薬

　やせ薬は、肥満の治療に使われ、食欲を抑えたり、脂肪の吸収を阻止したりするなどの方法によって作用する。しかし、これらの薬剤は、だれが服用してもよいというものではない。体重に関連した健康上の問題をもっていて、体重を減らすのに苦労している人たちに処方されるのである。これらの薬剤は、体重をほんの1～2キログラム減らしたいと願っている人たちのためのものではない。

◆

　やせ薬を使うには、通常、いくつかの条件を満たさなければならない。条件のひとつには、ボディ・マス・インデックス（BMI）が30以上であることが含まれる。そのほか、BMIが27以上であって、他の体重減少法が効果的でない、あるいは肥満のために糖尿病、高血圧症、睡眠時無呼吸症候群などの医学的合併症をもっていることなどが条件となる。

　やせ薬のなかには、長期使用が承認されているものもあれば、短期間の使用のみに適しているものもある。食欲抑制剤のシブトラミン（メリディア）と脂肪吸収抑制剤のオルリスタット（ゼニカル）は長期使用することができる。食欲抑制剤のフェンテルミン（アディペックスーP）とオルリスタットの作用を弱めたアライは、短期使用薬として承認されている。これらの薬剤はすべて、血圧が上昇したり、油のような便が出たりするなどの副作用を起こす可能性がある。

　ほとんどのやせ薬は、わずかな効果しか得られないものであるが、やせ薬を低カロリー食や運動と組み合わせると、生活習慣を改善するだけのときよりも効果的に体重を減少させることができる。体重をわずか5～10パーセント減らすだけでも、血圧、血糖値、インスリン、トリグリセリドが低下するなど、健康にとって大きな利益がもたらされる。やせ薬は、発売されてからまだ十分に長い期間が経っていないので、長期にわたる研究がおこなわれておらず、その安全性はまだ十分には解明されていない。

╔══════════╗
　　豆 知 識
╚══════════╝

1. 比較的新しいリモナバンとよばれる薬剤はいくつかの国において使用することが承認されているが、アメリカでは承認されていない。
2. フェンフルラミンとデクスフェンフルラミンという2つの食欲抑制剤は、1997年に市場から撤退させられた。その理由は、これらの薬剤は、単独使用またはフェンテルミン（フェン・フェン）との併用において、心臓弁膜症や原発性肺高血圧症の発症という命にかかわる疾患と関係していたからである。

第23週 第7日（日）

161 医学の歴史 | 放射線治療

　がんの最も一般的な治療法のひとつに放射線治療がある。放射線治療においては、がん性細胞を殺滅するために、高エネルギー放射線を当てて腫瘍を攻撃する。放射線治療は、20世紀をとおして、多くのタイプのがんに対してきわめて効果的な治療法へと進化していった。とくに、手術と化学療法を併用することによって効果的な治療となる。

◆

　放射線は、ドイツの物理学者ヴィルヘルム・コンラート・レントゲン（1845～1923）が1895年にX線を発見して以来、ずっと治療の目的のために使われてきた。レントゲンによるX線の発見後まもなく、エミル・グラブ（1875～1960）というシカゴの医学生はX線に関する研究を開始し、何回もX線を照射すると、頸部や手の皮膚が剝離することに気がついた。もしX線が皮膚を傷つけるのであれば、腫瘍に対しても同じような効果があるのではないだろうか、とグラブは疑問を抱いた。

　グラブはこの考えを試してみるために、乳がんの患者にX線を照射した。X線治療の後、患者は大きな改善を示した。その後数年以内に、アメリカおよびヨーロッパの至る所で、がんの患者が放射線治療を受けるようになっていった。

　1898年、マリ・キュリー（1867～1934）は、放射性元素のポロニウムとラジウムを発見した。これらの元素もまた、がんの治療に利用されるようになった（ラジウムは、その後、有害作用の弱いコバルトやセシウムに取って代わられた）。CTスキャンやMRIの発明にともなって、腫瘍を二次元ではなく、三次元で見ることが可能になった。その結果、放射線照射は、より安全で効率的、かつ効果的におこなうことができるようになった。

　今日では、がん患者の半数近い人に放射線治療が利用されている。放射線は、いくつかの方法によって照射することができる。からだの外から機械で照射したり、放射性物質（ヨウ素、ストロンチウム89、リン酸塩、コバルトなどの同位体）をカプセルの中に入れて飲み込んだり、あるいは小さな「シード（種）」を腫瘍の部位の近くに注射したり外科的に埋め込んだりすることができる。

　放射線によって健康な細胞も傷害を受けることがあるため、よくみられる副作用として、腫れ、吐き気、強度の疲労感などがある。ただし、一般的に健康な細胞は、がん細胞にくらべて抵抗性があり、回復力も強い。

司　豆 知 識　田

1. グラブは放射線治療の先駆者のひとりであるが、放射線に過剰に暴露されたために、重度の健康上の問題をいくつも被った。グラブは1929年に片方の手を失い、悪性腫瘍の手術をたくさん受け、そして最終的にはがんで亡くなった。

2. 放射線は副作用を起こす可能性があるので、今日では、重篤な病気の治療のみに使われている。しかし放射線の危険性が十分に理解される以前は、にきびといった比較的軽度の病気を治療するために放射線が使われることもあった。

3. 放射線治療は皮膚のトラブルをひき起こすことが多いので、患者は、腫れたり剝離したりした皮膚の治療に軟膏を使用して、患部を搔いたりこすったりしないよう勧められる。

第24週 第1日（月）

162 子ども ｜ レンサ球菌咽頭炎

　レンサ球菌咽頭炎は、化膿レンサ球菌という細菌によってひき起こされる感染症である。毎年、とくに春のあいだに、数百万人の人たちがこの伝染力の強い病気にかかる。レンサ球菌咽頭炎は、とくに子どもや青年期の人たちにおいてよくみられる。

◆

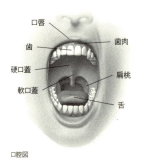

口腔図

　レンサ球菌咽頭炎の明らかな症状は、重度の咽頭痛、赤く腫れた扁桃、口蓋の小さな赤い斑点などである。飲み込むのが困難になったり、頸部の腺が腫れたりすることがある。発熱、頭痛、胃痛、発疹もすべてレンサ球菌咽頭炎に関連しているが、鼻づまりや咳はたいていかぜやインフルエンザの徴候である。

　レンサ球菌咽頭炎を診断するために、医師はレンサ球菌の存在を検査する。医師はのどの奥を綿棒でぬぐい取って咽頭培養するか、迅速抗原検査をおこなう。前者の場合は、結果が得られるまでに2日はかかる。検査結果が陽性であれば、医師は細菌を殺滅させる抗生剤を処方する。1940年代に初めて抗生剤が発明されたとき、専門家たちのなかには、すべての細菌感染症は完全に撲滅されるであろうと考えていた者もいた。しかし10年も経たないうちに、いくつかの細菌株は進化して、ある種類の抗生剤に抵抗性をもつようになった。そのような理由で、多くの公衆衛生専門家たちは、レンサ球菌咽頭炎の検査をせずに抗生剤を処方することをやめるよう医師に勧告しているのである。

　レンサ球菌咽頭炎は自然に治る疾患であるが、治療をしないと、副鼻腔炎や耳の感染症などのさらに重篤な合併症をひき起こすことがある。またレンサ球菌咽頭炎を治療しないと、腎炎やリウマチ熱がひき起こされ、永続的な障害がもたらされることがある。リウマチ熱の場合は、心臓や他の体組織に炎症性沈着物が形成されることがある。

豆知識

1. レンサ球菌咽頭炎を治療しないと、患者の約1パーセントは腎臓疾患を発症し、約3パーセントは心臓疾患を発症する。

第24週 第2日(火)

163 病気 | 前立腺がん

　前立腺は、男性生殖器系のなかにあるクルミ大の腺である。前立腺は小さいにもかかわらず、アメリカ人男性において診断されるがんとしては、2番目に標的になりやすい器官である（いちばん多いのは肺がんである）。毎年、20万人以上が前立腺がんと診断され、4万人が前立腺がんで死亡している。

◆

　他のタイプのがんと同様に、正常な細胞より速く増殖する異常な細胞によって前立腺がんは起こる。前立腺がんにおいては、がん性細胞が集まって、腫瘍とよばれる塊を形成する。早期に治療を施さないと、これらの腫瘍は転移し（からだの他の領域に移動し）、広範囲にわたる損傷をひき起こす。

　さいわいなことに、前立腺がん細胞はたいていゆっくり広がってゆく。初期症状としては、尿の流れが弱い、尿が出にくい、排尿に時間がかかる、頻尿、排尿時の痛み、射精時の痛み、尿中の血液や膿などが挙げられる。これらの症状は、60歳以上の男性の半分を襲う良性の前立腺肥大症の症状とも同じである。

　前立腺がんの症状は軽度であるがゆえ、腫瘍が転移するまで見過ごされやすいので、米国がん協会は、50歳以上のすべての男性は、毎年、前立腺がんの検査を受けることを推奨している。この検査には、前立腺がんのマーカーである前立腺特異抗原（PSA）のレベルを調べるための血液検査および直腸指診が含まれる。直腸指診においては、医師は手袋をはめた指に潤滑剤を塗って患者の直腸に挿入し、前立腺表面の凹凸を触診する。

　がんが検出されたときは、手術、放射線療法、化学療法など、治療の選択肢はたくさんある。また、凍結療法やホルモン療法の選択肢もある。前者においては、組織を凍結することによって破壊する。さらに重篤な症例においては、外科的に前立腺を摘除することが必要になってくる。

　生活習慣を大きく改善することによって、前立腺がんのリスクを軽減することができる。定期的な運動や低脂肪食は、トマトやスイカのようにリコピンを豊富に含む食品をたくさん摂取することとともに、前立腺がんを防ぐ効果が示されている。

豆 知 識

1. 前立腺がんは、白人、アジア系アメリカ人、ラテンアメリカ系アメリカ人の男性にくらべて、アフリカ系アメリカ人の男性に多くみられる。
2. 南アフリカの元大統領ネルソン・マンデラ（1918〜2013）、元ニューヨーク市長ルドルフ・ジュリアーニ（1944〜）、俳優のロバート・デ・ニーロ（1943〜）は、みな前立腺がんを克服した人たちである。

第24週 第3日(水)

164 薬と代替療法 | スタチン

世界で最も売れている薬剤はリピトール（アトルバスタチン）である。リピトールはスタチン系の薬剤であり、肝臓によってつくられたコレステロールの量を低下させる。スタチンは、コレステロールの合成にかかわっている特異的な酵素（ヒドロキシメチルグルタリル補酵素A還元酵素）を阻害することによって作用する。

◆

　高い総コレステロール値とは、200mg/dℓ以上の値であると考えられている。また、総コレステロール値が200mg/dℓ以下であっても、LDL（悪玉コレステロール）値が130mg/dℓ以上であれば問題があると考えられている。太りすぎている人、タバコを吸う人に関しては、総コレステロール値がたとえ180mg/dℓであっても望ましくないと医師は考える。運動や食事療法によって、コレステロールのレベルをコントロールすることができる人もいる。そうでない人たちに対しては、医師はスタチンを処方することがある。この薬剤は、たいてい一生涯服用するものである。スタチンの服用をやめると、患者のコレステロール値は、おそらくもとのレベルに戻ってしまうだろう。スタチン系の薬剤は、通常4～6週間以内に、LDLコレステロールを20～60パーセント低下させることが研究によって示されている。また、トリグリセリドやC反応性タンパク質（CRP）とよばれる炎症および心臓疾患のマーカーのレベルも低下させる。さらにHDL（善玉コレステロール）をわずかに上昇させることも示されている。通常は、このような結果は、心臓発作や心臓疾患のリスクを大きく減少させることにつながる。

　また、スタチンは、ある種のがん、血栓、その他の健康上の問題となるリスクを低下させることにも関連しているようではある。ただし、このような主張を確かめるためには、さらに長期間にわたる研究が必要である。認知症は、とくに議論の多い分野である。研究者のなかには、スタチンが認知力低下のはじまりを防ぎそうだと主張している者がいる。一方、他の研究者たちは、スタチンは患者に精神錯乱や記憶喪失を実際に起こしていることを示唆している。

　世界中の2,500万人以上の人たちが次に示すスタチンのうち少なくともひとつを服用している。すなわち、アトルバスタチン、シンバスタチン（ゾコール）、ロスバスタチン（クレストール）、プラバスタチン（プラバコール）、ロバスタチンおよびロバスタチン徐放剤（メバコール、アルトプレブ、アルトコール）、フルバスタチン（レスコール）である。これらの薬剤は、効力ならびに阻害することができるコレステロール産生量が異なり、価格も1か月に35ドルから有名ブランドの140ドルまでさまざまである。いくつかの薬物治療においては、スタチンと別のタイプのコレステロール降下剤を合剤として投与する。たとえばバイトリンは、シンバスタチンとエゼチミブ（コレステロール吸収阻害剤）の合剤である。

豆知識

1. スタチンの使用によって、栄養素コエンザイムQ$_{10}$の欠乏がひき起こされることがある。その結果、筋肉痛、筋肉の痙攣、あるいはまれな症例であるが、横紋筋融解症とよばれる重篤な筋疲労がひき起こされることがある。2001年、バイエル・ヘルスケア製薬会社は、横紋筋融解症による複数の死亡例の報告を受けて、スタチン系薬剤のセリバスタチン（バイコール）を自主的に市場から撤退させた。
2. 多くの種類のスタチンを服用しながら、グレープフルーツを食べたり、グレープフルーツジュースを飲んだりすると、危険な合併症を発症することがある。医師は、たいてい、スタチンを服用している人たちに果物を避けるよう助言する。
3. スタチンを服用している人は、医師に相談せずに、大量のナイアシン補給剤を摂取すべきではない。

第24週 第4日（木）

165 こころ｜脳卒中

脳卒中は、脳の中の血管が詰まったり破裂したりして、血液や酸素が脳のある領域に届かなくなったときに起こる。酸素や血液を奪われた脳の部位においては、細胞は適切に機能することができなくなり、死に始める。そのような理由で、脳卒中の患者はろれつが回らなくなったり、部分的な麻痺を起こしたりするようになるのである。脳卒中を起こした後、その治療が早ければ早いほど回復の可能性は高くなる。しかし多くの人たちは、脳卒中の症状や前兆についての知識をもっていない。

◆

脳卒中には2つのタイプがある。およそ80パーセントは脳梗塞である。脳梗塞においては、脳の中で血栓が形成されたり、血栓が他の部位から脳に飛んできたりして、血管をふさぐ。もうひとつのタイプは、脳梗塞よりは頻度が低いが、より致命的な脳内出血である。脳内出血は、脳の中の動脈が漏れたり、破裂したりして、脳内で出血が起こったときに発生する。

脳卒中を起こすと、脳はすぐに障害を受ける。症状としては、無感覚、脱力感、からだの一部または片側の麻痺、視覚障害、理解したりコミュニケーションをとったりすることが困難になること、眩暈、激しい頭痛などである。症状がより軽度であれば、一過性脳虚血発作（TIA）の可能性がある。TIAは、軽度脳卒中とよばれることもあり、さらに重篤で本格的な脳卒中が起こる前触れであることがある。

脳卒中を診断するために、医師はCTスキャンや他の検査法を利用して、脳の中の血栓や出血の位置を探す。最初の3時間以内に脳梗塞であると診断されたときは、アスピリンなどの抗血栓剤（抗凝血剤）を使って血栓を溶解し、回復のチャンスを増大させることができる。脳内出血の治療はさらにむずかしい場合がある。医師は手術をしたり、薬剤を使って出血を止めたり、脳にかかる圧を低下させたりするが、どのようなタイプの脳卒中であるかを確定することが重要である。なぜなら、ある患者を治療するための薬剤が、別のタイプの脳卒中を患っている患者にとっては致死的になることがあるからだ。

脳卒中を起こした後、患者は、失った技能（たとえば、からだの片側の使用など）を回復させたり、残された技能を使って機能することを学んだりするためにリハビリテーションを始める。

しかし、米国国立保健研究所によると、脳卒中は再発の確率が高く、患者のおよそ四分の一は、5年以内に別の脳卒中を起こすという。脳卒中の再発を防ぐために、薬剤を使って血圧やコレステロールをコントロールしたり、健康的な生活習慣を取り入れたりするなどの予防的措置をとることを医師は推奨している。

豆知識

1. 脳卒中の結果よくみられる身体的障害には、麻痺（片麻痺）やからだの片側の脱力感（不全片麻痺）などがある。
2. 喫煙やコカインのような違法薬物の使用はともに、脳卒中のリスクファクターである。
3. TIAは脳卒中よりも軽度であるが、永久的な脳の障害や認知症をひき起こすことがある。

171

第24週 第5日（金）

166 性徴と生殖 | 同性愛

　10人にひとり —— これは、著名な性科学者アルフレッド・キンゼイ（1894～1956）が報告した同性愛者の割合だ。キンゼイの言う同性愛者とは、おもに同性の人に惹かれる性的指向をもっている人のことである。しかし、もっと最近の研究によると、キンゼイの数値は誇張して記載されていたようだ。科学者たちは、アメリカ人の同性愛者は3パーセントだと言っている。

◆

　正確な数値がなんであれ、キンゼイは、人間の性的指向は、一方の端に完全な異性愛者、他方の端に同性愛者を置いた連続体であると主張した。ほとんどの人は、その線上のさまざまな点のどこかにいるのだという。1950年代に発表されたキンゼイの研究は、それまでは保守的であった社会に、過激な考えを導入することになった。

　ただし、同性愛はかならずしも社会的不名誉と結びつけられていたわけではなかった。古代ギリシアや古代ローマにおいては、けっして珍しいことではなかった。最もよくみられた結びつきは、成人男性が少年と関係をもつ少年愛だった。しかし、ユダヤ・キリスト教やイスラム教が広まるにつれて、同性愛は罪深いおこないであるという考えが増大していった。アメリカでは、同性愛者の権利と受容に関する運動が活発におこなわれている。たとえばアイオワ州やマサチューセッツ州などは、物議を醸しているものの、同性婚を容認する法律を通過させた。しかし、同性婚は却下されたり、法務に関する役所的形式主義によって阻まれたりすることも多い。

　同性愛を容認するべきか、禁止するべきか、あるいは罰するべきかという論争の根底にあるのは科学的な議論である。つまり、この性的指向選択の原因が、育った環境にあるのか、それとも生まれつきなのかという議論だ。

　心理学者のなかには、同性愛者であることは、環境ならびに親の育て方の結果であるという人たちがいる。他方、双子を調べた科学的研究によると、同じ遺伝情報をもつ一卵性双生児のふたりがともに同性愛者である確率は、異なる遺伝情報をもつ二卵性双生児のふたりがともに同性愛者である確率よりも高いことが示されている。

―――――――――――――――――――

豆 知 識

1. 同性愛（homosexual）ということばが最初に現れたのは、1869年のカール・マリア・ケートベニー（1824～1882）の政治パンフレットだった。
2. 19世紀および20世紀の心理学者たちは、同性愛を精神疾患の1タイプであると分類していた。

第24週 第6日（土）

167 ライフスタイルと予防医学 | 依存症

依存症は、アルコールや違法薬物などの物質の使用について歯止めが利かなくなったときに起こる。依存症には、身体的依存、精神的依存、またはその両方があり、アルコールや違法薬物に加えて、タバコや処方薬、さらには接着剤に対する依存もよくみられる。

◆

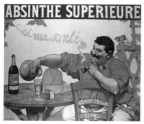

Absinthe Superieure（アブサン・スューペリュール）

身体的依存は、通常、ある特定の物質に対して依存性がある場合に起こる。

からだは依存性のある物質に対して耐性を獲得するので、同じような身体的効果（たとえば、喫煙による爽快感）を得るために、より多くの物質を要求するようになる。

精神的依存は、薬剤やその他の物質に対する欲望が感情的な場合に起こる。欲望はとても強いので、その物質を手に入れるために、うそをついたり、盗んだりすることもある。依存症になった人は、気まぐれになったり、仕事や趣味、グループ活動などの日常活動に加わらなくなったりする。

依存症を克服するのはきわめてむずかしく、たいていは専門家の助けや専門的な治療プログラムが必要となる。さらに、依存症者の回復にあたっては、友人や家族からの励ましや支援もいるだろう。

[豆 知 識]

1. アメリカ人の15パーセントが生涯をとおしてなんらかの依存症を発症する。
2. 身体的および精神的依存を起こさないでマリファナのような違法物質を使用しているうちは、単なる乱用である。ただし、乱用によって、深刻な依存がひき起こされることはある。
3. コカインやヘロインの依存性はとても強いので、たった1回試しただけで、依存症になることがある。
4. 物質ではなく、ギャンブルのような行為に対して依存するようになることもある。ギャンブル依存症に対する薬物療法もある。
5. 最近の研究によると、依存には遺伝がかかわっていることが示されている。ハイリスク・ハプロタイプ【訳注／ハプロタイプとは、同一染色体上に存在する対立遺伝子の組み合わせをいう】としてまとめて親から伝えられる遺伝子変異をいくつかもっている人は、17歳になる前に初めてタバコを吸うと、ヘビースモーカーになるリスクが500パーセントも上昇する。

第24週 第7日（日）

168 医学の歴史 | ケルスス：発熱、疼痛、発赤、腫脹

炎症（英語で inflammation）ということばは、ラテン語で「火をつける」という意味のことば "inflammare" に由来する。紀元1世紀の古代ローマの医学文筆家アウルス・コルネリウス・ケルススは、炎症の主要な4つの徴候として calor、dolor、rubor、tumor について記述した初めての人物であるとされている。

◆

これらの4つのことばは、それぞれ、発熱、疼痛、発赤、腫脹を意味する。これらの症状は、典型的な炎症反応であり、筋肉断裂などの傷害を受けた数分後から数時間後、または感染しているときにみられる。

今日では、炎症はからだが私たちを守るための方策であることがわかっている。たとえば白血球は化学物質を放出して外来物質を撃退したり、傷害部位への血流を増大させたりするが、その際に発赤や発熱が生じる。これらの化学物質のなかには、体液を組織中に漏出させて腫脹をひき起こすものもある。すると神経が刺激されて痛みが生じる。筋肉の挫傷や捻挫であれば、患部を氷で冷やしたり、心臓より高い位置に持ち上げたりすることによって、血液が傷害部位に押し寄せるのを防いで炎症を和らげることができる。

ケルススによる炎症に関する記述は、根本原理にもとづいた医学というよりは、むしろ臨床的な観察に重きが置かれている。ケルススの1世紀後には、古代ギリシアの医師ガレノス（129〜216）が炎症の理論について詳しく記述し、そのなかで炎症と膿は治癒過程において必要な要素であると提言した。1871年、ドイツの病理学者ルドルフ・ルートヴィヒ・ウィルヒョウ（1821〜1902）は、炎症の第5番目の徴候として「機能の喪失」（ラテン語で functio laesa）を追加した（文献によっては、この追加された徴候もガレノスによるとするものがある）。

また、ウィルヒョウは炎症とがんを結びつけて考えた最初の人物でもあり、炎症ががんの形成の素因になると記述した。

豆 知 識

1. これらの5つの徴候は、一般的に、からだの表面において急性の炎症が起こったときにみられる。他方、からだの内部で起こる炎症の場合は、かならずしもこれら5つの徴候がすべてみられるわけではない。たとえば、肺の炎症（肺炎）では、痛みを感じないのがふつうだ。
2. 炎症のなかでもとくに感染症の場合は、発熱、悪寒、頭痛、筋肉のこわばりなどインフルエンザ様の症状がみられることがある。
3. ケルススは、著書のなかで、白内障の除去や膀胱結石の治療、骨折の固定など、1世紀の古代ローマにおける外科的処置についてもたくさん記述している。

第25週 第1日(月)

169 子ども │ 伝染性単核球症

単核球症は一般にキス病とよばれている。この感染症を起こすウイルスが唾液を介して広がるのは事実であるが、単核球症は咳、くしゃみ、飲み物や食べ物の容器を共有することによっても伝播する。単核球症の症状は、通常、感染してから6か月経過しないと発現しないので、ほんとうの原因を確定するのはなかなかむずかしい。

◆

単核球症を起こすウイルスは、エプスタイン・バーウイルスとよばれ、1964年にこのウイルスを発見した英国のふたりの科学者アンソニー・エプスタイン（1921～）とイボンヌ・バー（1932～2016）にちなんで名づけられた。このウイルス株は、最もよくみられるヒトウイルスのひとつで、35～40歳になるまでに95パーセントもの人が感染する。しかし、青年期に感染する人においては、3人のうちわずかひとりくらいしか実際に単核球症を発症しない。

単核球症の症状は、発熱、脱力感、頭痛、皮膚発疹、ならびにのど、扁桃、リンパ節の腫れである。医師は、エプスタイン・バーウイルスに対する抗体を調べる検査をおこなうことによって、単核球症を診断することができる。他の多くのウイルス性疾患と同じように、単核球症を治すための治療法や薬剤は存在しないが、エプスタイン・バーウイルスは4～8週間で自然にからだからいなくなる。付随して起こるレンサ球菌咽頭炎の治療用の抗生剤を含めて、いくつかの薬剤は、症状や二次感染を治療するのに役立つだろう。

まれな症例ではあるが、単核球症において、脾臓が腫大して破裂することもあり得る。これは、医学的緊急事態である。その他の合併症として、軽度な肝臓の炎症（肝炎）が起こり、黄疸になって皮膚が黄色になることがある。

┌─ 豆 知 識 ─┐

1. 水痘（水疱瘡）と同じように、ひとたびエプスタイン・バーウイルスに感染するとウイルス抗体がつくられるが、この抗体では後に起こる再発を防ぐことはできない。
2. エプスタイン・バーウイルスは、ヘルペスウイルスに属するタイプのウイルスである。
3. 単核球症にかかっている人は、運動や激しい活動を避けるよう指示される。なぜなら、過度にからだを動かすことは、回復を遅らせる可能性があるからだ。

第25週 第2日（火）

170 病気 | 肺気腫

　健康な肺の内部は、なめらかで、ピンク色をした蜂の巣のようになっている。毛細血管には肺胞とよばれる、とても小さな空気の袋が3億個付着しており、そこで酸素の交換がおこなわれて、酸素が血中に取り込まれる。しかし、肺気腫を患っている人たちは、肺胞が傷害を受け、肺は月の表面のクレーターのような外観を呈する。

◆

　肺気腫は進行性の疾患で、肺の炎症にともなって、肺胞の繊細な壁が破壊されていく。その結果、小さな毛細血管は崩壊し、長い時をかけて肺胞は破裂する。やがて弾力性のない大きな空間が形成されると、呼吸の効率が低下して呼吸が困難になる。

　肺気腫のおもな原因は、喫煙である。タバコの煙は気管支を裏打ちしている線毛に悪影響を及ぼし、数年という期間をかけて炎症をひき起こす。事実、肺気腫を患っている300万人のアメリカ人のうち91パーセントは45歳以上である。あまり多くはないが、遺伝性疾患のために肺気腫のリスクが高い人たちもいる。このような人たちは、α－1抗トリプシンというタンパク質（タバコの煙によって起こる肺の傷害を防ぐ酵素）のレベルが慢性的に低くなっている。そのため、この異常な遺伝子をもっていながら喫煙すると、たいていの人は40歳以前に重度の肺気腫を発症する。他方、この異常な遺伝子をもっていても、タバコを吸わなければ肺気腫は発症しないことが多い。

　残念ながら、肺気腫による傷害は不可逆的である。医師は、呼吸困難、疲労、慢性の咳などに対する対症療法しかできない。たとえば、収縮した気道を拡張するためのステロイド剤の吸入や酸素の補給などがおこなわれる。重症例においては、肺不全のみならず心不全を起こすこともあり、手術や肺移植が必要になるケースがほとんどである。

豆 知 識

1. 葉巻タバコやパイプタバコも肺気腫のリスクを上昇させる。
2. 「肺気腫」の英語 "emphysema" は、「吹き込む」という意味のギリシア語に由来する。

第25週 第3日（水）

171 薬と代替療法 | トリプトファン

「七面鳥を食べると眠くなる」というのはほんとうだろうか？　この都市伝説は、何年にもわたって語り伝えられてきた。その理由の一部は、感謝祭のディナーにある。アメリカ人は、感謝祭の日に七面鳥を食べたり、フットボール観戦をしたりするのだが、その後で睡魔に襲われることがよくあるからだ。たしかに七面鳥にはトリプトファンといって、眠りを誘導する性質をもつ化学物質が含まれている。しかし、七面鳥料理が他の食事にくらべて、より強力に眠りの世界に誘うものであるとは考えにくい。

◆

　トリプトファンは必須アミノ酸である。人間はトリプトファンを体内でつくることができないので、植物性食品や動物性食品からトリプトファンを摂取しなければならない。トリプトファンは、健康的な睡眠と安定した気分をもたらす作用があると考えられている。トリプトファンを含む食べ物には、七面鳥、チキン、卵、牛乳、チーズ、魚、大豆、ナッツ、種子、マメ科植物などがある。ただし、トリプトファンは胃の中が空のときに最もよくはたらくので、食物中に含まれている形態のトリプトファンは、それほど効果的に睡眠を助ける物質であるとは言えない。

　一方、サプリメントとしてのL－トリプトファンは、脳内のセロトニンのレベルを上昇させる。不眠症の患者のなかには、症状が改善されたという人たちもいる。また、L－トリプトファンのサプリメントについては、月経前不快気分障害、注意欠如障害、季節性情動障害、または禁煙の治療に関する研究もおこなわれているが、その結果はまちまちである。

　1988年、汚染されたL－トリプトファンのサプリメント（日本製）によって好酸球増多筋痛症候群が起こった。この症候群においては筋肉の痛みや死亡例がみられ、米国食品医薬品局は、2002年までL－トリプトファンサプリメントの販売を禁止した。今日では、トリプトファンは、健康食品やビタミンの小売店で入手することができるし、また処方薬（トリプタン）としても販売されており、抗鬱薬と併用してよく使われている。

　L－トリプトファンは、指示どおりに服用すれば安全であると考えられている。しかし、セント・ジョーンズ・ワートのようなハーブ、ならびにアルコール、かぜ薬、鎮痛薬、筋弛緩薬、抗鬱薬や抗不安神経症薬などのように眠気を起こす薬剤と相互作用することがある。

| 豆 知 識 |

1. トリプトファンは、体内でナイアシンやセロトニンなどの物質に変換される。
2. 果糖吸収不全症という疾患においては、腸内でトリプトファンが適切に吸収されなくなるために、血中のトリプトファン濃度が低下し、鬱病がひき起こされる。
3. 過去数年間に、好酸球増多筋痛症候群の症例は報告されていないが、L－トリプトファンを服用している人は、その症状を知っておくとよいだろう。好酸球増多筋痛症候群の症状は、重度の筋肉痛、脱力感、無感覚、灼熱感（とくに夜間）、ならびに皮膚の乾燥、黄変、硬化などである。

第25週 第4日(木)

172 こころ｜末梢神経障害

　末梢神経障害は、痛み、無感覚、ならびに足やその他のからだの部位にひりひりする感覚や灼熱感をひき起こす神経学的疾患であり、脳とからだをつなぐ神経ネットワークが障害を受けたときに起こる。

◆

　この神経ネットワークは末梢神経系として知られており、脳からからだへ指令を伝え、また、からだから脳へと知覚を伝える。末梢神経系は、栄養欠乏、習慣性の飲酒、遺伝性疾患、糖尿病、自動車事故のような外傷といったさまざまな原因によって障害を受ける。

　しかし、多くの場合において、末梢神経障害の特異的な原因は確定することができない。このような疾患は、特発性ニューロパチーとよばれる。

　脳や脊髄から最も遠く離れたからだの部位である手や足が最初に侵される。末梢神経障害を患う人のなかには、筋肉の脱力、無感覚、あるいはいつも手袋や靴下を身に着けているような感覚を経験する人たちがいる。他方、触覚に対して神経過敏になり、四肢に焼けるような痛みや灼熱感を感じる人たちもいる。

　末梢神経障害には100以上のタイプがある。そのなかには、突然激しい症状を示すタイプもあれば、きわめてゆっくりと進行し、生活の質に重度の影響を及ぼさないタイプもある。呼吸、心拍、発汗、消化などの不随意な反応を調節している自律神経系が障害を受けると、命にかかわることがある。

　遺伝性の末梢神経障害は治療することはできないが、薬剤を使って痛みをコントロールしたり、機械装置を使って身体機能の障害を補ったりすることができる。その他のタイプの末梢神経障害に関しては、神経細胞自体が死滅していない場合は、神経が再生することがある。治療や治癒の過程は遅々としていることもあるが、運動や健康的な食事をしたり、アルコールやタバコの煙を避けたりすることによって、回復を促すことができる。

豆知識

1. 最もよくみられる遺伝性の末梢神経障害は、シャルコー・マリー・トゥース病である。この疾患においては、脳や脊髄の神経周囲を囲んでいる、保護作用のあるミエリン鞘が傷害を受ける。症状としては、歩行異常、下腿と足の筋肉の脱力および消耗、腱反射（たとえば、医師がゴムのハンマーで膝をたたいたときの膝蓋腱反射）の消失などがみられる。
2. 末梢神経障害を患う患者のなかには、比較的簡単な治療によって、一時的に症状が緩和する人たちがいる。リドカイン・パッチという、麻酔薬のパッチを痛みのある部位に直接貼り付ける方法である。
3. 末梢神経障害を患う患者は、足に水膨れや切り傷ができてもすぐに感じないことがあるので、難治性の感染や疼痛を被りやすい。

第 25 週 第 5 日 (金)

173 性徴と生殖 | 女性同性愛

古代ギリシアの女流詩人サッフォーの作品は、官能と情熱に満ちあふれている。サッフォー（紀元前610頃〜紀元前580頃）は、年頃の若い女性に言い寄るときに、よく愛の女神アフロディーテに祈願して、気に入った女性を誘惑していた。女性同性愛（レズビアニズム）ということばは、サッフォーの故郷レスボス島に由来する。今日では、レズビアニズムということばは、2人の女性のあいだにおける同性愛的結びつき、または他の女性に対する感情的もしくは性的結びつきを述べるのに使われている。現在、アメリカには、600万人〜1,300万人の女性同性愛者（レズビアン）が住んでいると推定されている。

◆

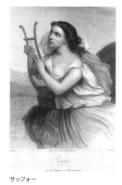

サッフォー

専門家たちは、性的指向は子ども時代の中頃から成人時代の早期にかけて形成され始めると考えている。その経験は人それぞれである。自身の同一性を受け入れる前に同性愛的行動をとる人たちもいる一方、性体験をする前に自身がレズビアンであると認識する人たちもいる。

歴史の流れのなかで、レズビアンは、あるときは受け入れられ、またあるときは罰せられ、またときに禁止されることさえあった。1800年代末期、「ボストンマリッジ」ということばが浮上した。2人の女性のあいだのロマンチックな結びつきを意味することばで、かならずしも性的なものではなかった。ボストンマリッジに関する最も著名な女性に小説家サラ・オーネ・ジュウェット（1849〜1909）がおり、小説『ディープヘイヴン』（"Deephaven"）のなかで自身の恋愛関係について書いた。

今日、レズビアニズムは、メリッサ・エザーリッジ（1961〜）やエレン・デジェネレス（1958〜）といった著名人、ならびに『Lの世界』のようなテレビドラマの影響を受けて主流にさえなってきている。

豆知識

1. 2008年4月、ギリシアのレスボス島に住む3人が同性愛権利擁護団体「ギリシア・ホモセクシュアル・レズビアン・コミュニティ」を相手取って、レズビアンということばを団体名に使った廉で訴訟を起こした。
2. 米国精神医学会誌『American Journal of Psychiatry』に掲載されたある研究によると、レズビアンは、他の女性にくらべて、レズビアンの姉妹をもつ確率が3倍高いことが示された。このことは、レズビアニズムには遺伝的要因があることを示唆している。

179

第25週 第6日(土)

174 ライフスタイルと予防医学 | 喫煙

　喫煙は、葉巻タバコ、紙巻きタバコ、パイプタバコのいずれであっても健康に悪い。喫煙は体内のあらゆる器官に影響を及ぼし、肺がん、肺疾患、心血管障害、脳卒中、白内障などの原因になる。喫煙する女性においては、妊娠中に問題を起こすリスクが高くなり、また赤ちゃんが乳児突然死症候群で死亡するリスクも上昇する。さらに、近くにいる喫煙者のタバコの煙を吸い込む二次喫煙によっても、喫煙と同じような多くの問題をひき起こす。1日にわずか1〜4本のタバコを吸っただけでも病気のリスクを高め、タバコを吸わない場合にくらべて早期に死亡するリスクも上昇する。

◆

　これらの健康上の問題にかかわるリスクを軽減するためには、喫煙をやめなければならない。これは、けっして容易なことではない。なぜなら、喫煙は中毒性があるからだ。タバコには依存性薬物のニコチンが含まれている。少量のニコチンは心地よい感じを作り出すので、喫煙者はもっとタバコが吸いたくなるのだ。

　この心地よい感じは数分で徐々に消えていくので、たいていの喫煙者は次の1本を強く欲しがるようになる。タバコを吸わないと、イライラ感、神経緊張感、頭痛、不眠などの離脱症状が起こる。

　一般的に、ティーンエイジャーのときに喫煙を始める人が多いのは、好奇心や仲間からのプレッシャーのためである。友達や親がタバコを吸っていると、自分もタバコを吸い始めやすい。広告を用いたタバコ会社の商品宣伝もティーンエイジャーに影響を与えている。

　タバコを吸い始めると、だれでも中毒になる危険性がある。喫煙を始める年齢が若ければ若いほど、より中毒になりやすくなる。成人喫煙者の90パーセント近くが19歳以前に喫煙の習慣を身につけている。

豆知識

1. 成人による喫煙は、1965年にはアメリカ国民の約42パーセントであったが、2006年には約21パーセントに減少した。
2. 現在、アメリカでは4,500万人の成人がタバコを吸っている。およそ24パーセントの男性、18パーセントの女性が喫煙者である。
3. 教育レベルが喫煙率に関係している。学歴が高ければ高いほど、喫煙する率が低くなる。

第25週 第7日（日）

175 医学の歴史 | ラントシュタイナー、ウィーナーと血液型判定

すべての血液が同じわけではない。医学の歴史におけるこの重要な道標は、1900年、オーストリア生まれの病理学者カール・ラントシュタイナー（1868～1943）によって発見された。ラントシュタイナーは、4種類の異なるタイプの血液を同定し、安全な輸血を初めて可能にしたのであった。

◆

　動物と人間のあいだにおける輸血の初期の試みはうまくいっていなかった。医師たちは、人間のからだが動物の血液を拒絶することを発見した。しかし、人間から人間への輸血も、成功しないことが多かったのだ。ラントシュタイナーは、このような輸血について研究している最中に、ある人たちの血液を混ぜると、赤血球が凝集することに気がついた。それは、からだの中における危険な凝集反応であり、致命的になり得るものであった。しかし、組み合わせによっては、この有害な反応は起こらなかった。

　ラントシュタイナーは、人間は異なるタイプの血液をもっており、輸血をしたときに凝集が起こるか否か、あるいは安全に血液を混ぜ合わせることができるか否かは、血液のタイプの違いによって決まるという結論を下した。さらに、血液のタイプの違いは、赤血球が特異的な抗原をもっているか否かによって決まるという仮説を立てた。

　ラントシュタイナーは、血液型のうち2種類をA型とB型とよんだ。この2つのタイプの赤血球は凝集してしまうので、互いに混ぜ合わせることはできない。O型とよばれるもうひとつのタイプの赤血球は抗原をもっていないので、他のタイプの血液と安全に混ぜ合わせることができる。別のタイプの血液型、すなわちAB型の赤血球は、A型およびB型両方の抗原をもっている。

　ラントシュタイナーはアメリカに移り、ニューヨーク大学の医師アレクサンダー・ウィーナー（1907～1976）と共同研究を始めた。ウィーナーは、自分の赤ちゃんの血液と適合しないように思われる血液をもつ母親について研究をしていた。これは1939年に初めて見つかった奇妙な現象だった。人間と動物の血液サンプルを調べたところ、アカゲザルおよび調べた7人のうち6人の人間が、これまで知られていなかった抗原をもっていることを発見した。その抗原はRh因子と名づけられた。ごく一部の人がRh陰性（現在では、単にRh（－）とよばれる）であることもわかった。Rh陰性の人の血液は、そうでない人の血液とは適合しない。

　今日では、O型の人は万能供血者といって、どの血液型の人にも血液を供与することができるが、自分自身はO型の人からしか輸血を受けられない。AB型の人は、すべての血液型からの輸血が可能である。Rh陰性の女性が、（Rh陽性の父親から遺伝する）Rh陽性の血液をもつ赤ちゃんを妊娠したときは、赤ちゃんに有害な作用を及ぼす抗体がつくられないようにするために、薬剤の注射が必要になる。

豆 知 識

1. アメリカでも世界的にも、O型が最も多い血液型である。
2. 2008年、日本の1位から10位までのベストセラー本のうち4冊が血液型と性格の関係をテーマにしていた。日本の文化において、血液型と性格が関係していることは広く受け入れられている。
3. ウィーナーは、血液型の研究をしているあいだに、警察と協力して最初の法医学的血液検査法をいくつか開発し、また弁護士たちと協力して最初の実父確定検査法のいくつかを立案した。

第26週 第1日（月）

176 子ども | 蕁麻疹
じんましん

　およそ5人にひとりは、からだの一部あるいは全身の皮膚が痒くて、みみず腫れのように赤く膨隆した経験をもっている。この疾患は蕁麻疹とよばれ、数日から数週間にわたって持続し、その膨疹の大きさは、鉛筆の端に付いている消しゴムのサイズからディナー用大皿のサイズまでさまざまである。

◆

　アレルギー、ストレス、または食物、処方薬、市販薬に対する反応といったさまざまな要因が蕁麻疹の引き金になり得る。また、猛暑、発汗、寒冷への暴露などによっても蕁麻疹が起こる。このような刺激のどれかひとつによっても、からだからヒスタミンという化学物質が放出され、一連の炎症反応が起動することがある。その結果、血漿が毛細血管から皮膚に漏れ出てゆき、体液が満たされた膨疹が形成される。1回の発症で、蕁麻疹は何回も現れたり消えたりすることがある。

　大部分の症例において、膨疹はとくに副作用を及ぼすことなく自然に消退する。しかし、まれに重篤な症例においては、腫れのために呼吸や嚥下が困難になり、治療が必要になることもある。蕁麻疹の症状は、たいてい、市販のまたは処方箋が必要な抗ヒスタミン薬によって治療することができる。冷湿布を当てたり、ゆったりした衣服を着用したりすることによっても症状を緩和できる。

　しかし、蕁麻疹を完全に治すための唯一の方法は、原因となる要因を取り除くことである。慢性の症例で、医師がアレルギー検査をおこなうのはこのためである。アレルギー検査では、可能性のある原因物質のごく少量を皮膚に暴露する。原因物質が同定されたら、患者はその原因物質を避けることができるようになる。

―――――――――――

[豆 知 識]

1. 蕁麻疹の原因としてよく知られている食物には、ナッツ類、チョコレート、貝類、トマト、卵、ベリー類、牛乳、ならびに食品添加物や食品保存料などがある。
2. 関連疾患として、血管性浮腫とよばれる疾患がある。蕁麻疹においては腫れが皮膚の表面に形成されるのに対して、血管性浮腫においては皮下に形成される。

第 26 週 第 2 日（火）

177 病気 | 塞栓症

　ドイツの医師ルドルフ・ルートヴィヒ・ウィルヒョウ（1821〜1902）は、近代的な下水処理や食品安全検査を提唱した公衆衛生の先駆者であった。その輝かしいキャリアは、病理学の研究から始まった。1847年、ウィルヒョウは動物の動脈の中に血栓がいくつもあることに気がついた。そして、血栓が心臓への血流をふさぐと、心臓発作がひき起こされるという理論を立てた。脚や腕など他の部位の静脈内に形成された大きな血栓からちぎれた断片が、離れた場所にある小さな血管まで移動して組織の血液や酸素を枯渇させることがあったのだ。「これはきわめてよくみられる過程であり、私は塞栓（Embolia）と名づけた」とウィルヒョウは記述した。

◆

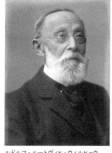

ルドルフ・ルートヴィヒ・ウィルヒョウ

　今日では、専門家はこの疾患を塞栓症とよび、血栓の断片が脚、足、腎臓、腸、眼の血管をふさぐと、ひき起こされることがわかっている。一般的に、皮膚の近くの血栓は有害ではないが、からだ深部の静脈内血栓（深部静脈血栓症）は有害な作用を及ぼす可能性がある。たとえば、脳内の動脈中に塞栓が形成されると脳卒中をひき起こし、心臓の動脈中に塞栓が形成されると心臓発作をひき起こすことがある。もうひとつよくみられる疾患として、肺につながる静脈が詰まってしまう肺塞栓症がある。肺塞栓症の症状は、息切れ、胸部の放散痛【訳注／病気の原因部位とかけ離れた部位に現れる痛み】、血液の交じった咳、速い心拍などである。

　アテローム性動脈硬化症（動脈が硬くなる疾患）の人や高血圧症の人は、塞栓症を発症する確率が高い。座ることの多い生活習慣、喫煙の習慣、太りすぎや肥満は、塞栓症のリスクを高める要因である。

　塞栓症は、塞栓の位置によって、さまざまな方法で治療される。血栓溶解薬で血栓を溶かすこともあれば、抗凝血剤や抗血小板薬で新たな血栓の形成を防ぐこともある。また、動脈バイパス、血栓摘出、血管形成（カテーテルを用いて動脈を広げる手術）といった手術が必要になる症例もある。

[豆 知 識]

1. 長時間座っていると、血流が遅くなり、リスクのある人たちには血栓が形成されることがある。
2. 塞栓症は、組織片、コレステロールの結晶、細菌塊、羊水によってもひき起こされることがある。

第26週 第3日（水）

178 薬と代替療法 | モノアミン酸化酵素（MAO）阻害薬

　プロザックのような一般的な抗鬱薬が効かないときや、その副作用に耐えることができない鬱病患者には、モノアミン酸化酵素（MAO）阻害薬が処方されることがある。MAO阻害薬は、MAOの量を減少させることにより、鬱病の原因とも考えられる脳内化学物質の不均衡を改善する薬剤である。さまざまな商品名の錠剤やカプセルが販売されている。MAOは、神経伝達物質を分解して、脳内の神経伝達物質の不均衡をひき起こす化学物質である。これらの神経伝達物質が適切に均衡を保てれば、鬱病の症状はたいてい軽減される。

◆

　イソカルボキサジド（マープラン）、硫酸フェネルジン（ナルジル）、硫酸トラニルシプロミン（パルネート）といった薬剤はMAO阻害薬の例である。MAO阻害薬は、ある種の食べ物や飲み物、薬剤と一緒に服用すると重篤な副作用を起こすので、幼児や十代の子どもには勧められないし、また成人においても、通常、鬱病治療のために処方される第一選択薬ではない。たとえば、チーズ、肉やソーセージ、ソラマメ、ザワークラウト、熟しすぎた果物といったチラミンを豊富に含む発酵食品と一緒にMAO阻害薬を服用すると、危険なほどの高血圧がひき起こされることがある。また、MAO阻害薬の服用中および服用をやめてから少なくとも2週間は、アルコール飲料、ノンアルコールビールやノンアルコールワイン、大量のカフェインを避けなければならない。

　異常に高い血圧の症状には、胸痛、瞳孔散大、不整脈、重度の頭痛、発汗亢進、頸部のこわばりや痛みなどがある。このような症状がみられたときは、ただちに医師の診察を受けなければならない。MAO阻害薬のその他の副作用としては、とくに高齢者において、眩暈、失神、口渇、不眠、かすみ目、性欲減退、食欲や体重の変化などがみられる。他のすべての抗鬱薬と同じように、MAO阻害薬のラベルにも、自殺のリスクが高まることに関する、黒枠で囲まれた警告文が付いており、患者の自殺念慮や自殺行動は注意深く監視しなければならない。

　研究によると、MAO阻害薬は他の抗鬱薬と同じように、重度の鬱病の治療に効果があることが示唆されている。さらに、寝すぎる、食べすぎる、拒否に対して過剰に敏感であるといった、あまりみられない症状を示す患者の治療においては、MAO阻害薬は他の抗鬱薬よりも効果があるかもしれない。

豆知識

1. フェネルジンとトラニルシプロミンという2つのMAO阻害薬は、慢性頭痛、パニック障害、パーキンソン病の治療のため、ならびに禁煙を助けるためによく認可外処方される。
2. 妊婦に関する研究によると、妊娠3か月以内にMAO阻害薬を服用すると、出生異常のリスクが高まることが示されている。
3. 皮膚用パッチ剤のセレギリン（エムサム）が2006年に承認された。薬剤が消化管の中に入らないので、この投与方法であれば、薬剤が食物と相互作用する危険性を回避することができる。

184

第26週 第4日（木）

179 こころ｜盲

　眼底への光の通り道を妨害するもの、または脳への視神経インパルスを遮断するものはすべて視覚を妨げる。眼鏡によって矯正することができない視覚の喪失を盲とよぶ。弱視者は形や色を見ることはできるものの、適切に焦点を合わせることができず、細部を見ることができない。他方、全盲の人は、臨床的には「光覚なし」と分類される。アメリカならびにヨーロッパのほとんどの国では、法的に盲であることの定義は、よく見えるほうの眼の視力が0.1以下であるとされている。つまり、法的な盲人は、健常人が60メートル離れた位置から見える物が6メートル離れた位置からでもよく見えないことを意味している。

◆

　世界的に見ると、盲のおもな原因は、白内障、ハンセン病、トラコーマ、ビタミンA欠乏症、ならびにオンコセルカ症（河川盲目症）のような感染症などである。オンコセルカ症は、ブユが媒介する寄生虫病である。白内障の手術が広くおこなわれていて、生活の質が良好な先進諸国においては、盲のおもな原因は、糖尿病、緑内障、黄斑変性症、とくに網膜剥離をともなう損傷などである。突然の失明に襲われたら、ただちに医師の診察を受けることが重要である。どのようなタイプの失明であっても、回復を確かなものにするためには、迅速に治療しなければならないからである。

　世界保健機関（WHO）は、全世界の人口の約2.6パーセントが視覚障害または失明であると推定している。眼が不自由になった人でも、自力で生活する術を学ぶことはできる。たとえば点字は、ぽつぽつと盛り上がった点の組み合わせによって表した国際アルファベットであるが、この点を指先で触れることによって文字を読むことができる。先端の赤い白杖は、視覚障害者であることを周囲に知らせる国際的なシンボルとなっている。近所を安全に歩くために、この白杖を使う人もいれば、訓練された盲導犬のサポートを受けている人もいる。

　2008年、科学者たちは、異常な遺伝子によってひき起こされるまれなタイプの遺伝性盲の3人の若い成人に対し、正常なRPE65遺伝子をかぜのウイルスに付けて眼に導入した（このような研究においては、よく利用される安全な遺伝子導入法である）。3人の患者は処置後に視力が改善したと報告し、研究者たちは将来このような遺伝子治療が利用できるようになることを期待している。

　そのほかに進行中の研究として、視覚障害者が「舌で見る」ことを可能にする装置がある。これは、画素化された映像を、舌の上のセンサーを介して、視覚にかかわる脳の部位に直接送るというものである。

┌─────────┐
│ 豆 知 識 │
└─────────┘

1. 盲人のなかには、毎日のリズムの手がかりとなる明暗がわからないために、不眠症になったり、標準的な時間に眠るのが困難になったりする人がいる。
2. 盲導犬を訓練するのには、最長で18か月もかかる。寿命がより長いという理由で、盲人を助けるためのミニチュアホース（小型のウマ）やサルを好む人もいる。
3. 盲人が普段の生活ができるようにするための方法として、紙幣の金額によって折り畳み方を変える、身の回り品や家庭用電気製品にラベルを付ける、食べ物は種類によって食事用の皿の決まった場所に置くなどがある。

第26週 第5日（金）

180 性徴と生殖 | ジヒドロテストステロン欠乏症

　1970年代初頭、内分泌学者ジュリアン・インペラート = マギンリーは、ドミニカ共和国の山間の辺鄙な村まで長い旅をした。その村の子どもたちについて聞いた話に触発されてのことだった。インペラート = マギンリーが村に着いて発見したのは、生まれたときは外観上女の子のようであって、その後も女の子として育てられたが、思春期を迎えて男性に変化していく子どもたちだった。声は低くなり、筋肉は発達し、精巣は下降し、陰茎は大きくなった。この子どもたちは、村ではゲヴェドース（「12歳になったら陰茎」という意味）やマチエンブラ（「最初は女性、後で男性」という意味）とよばれている。

◆

　アメリカに戻ると、インペラート = マギンリーと他の科学者たちは、この疾患に関する研究をつづけた。ドミニカ共和国の村では、およそ2パーセントの子どもたちがこの疾患に襲われていた。

　数年後、研究者たちは、遺伝子の突然変異による5 - α 還元酵素の不足が原因であることを確定した。この酵素は、強力な男性ホルモンであるジヒドロテストステロン（DHT）の産生に必須の酵素である。DHTは、男性型脱毛症や前立腺の成長といった、男性らしさを司るホルモンである。DHTの産生は、思春期になると下垂体ホルモンによって刺激される。その結果、男性的な特徴が現れるのである。インペラート = マギンリーの研究が発表された後、世界各国でDHT欠乏症の人に関する報告が表に出てきた。

　また、インペラート = マギンリーの研究は、製薬会社の研究者たちの目にも留まることとなった。研究者たちは、DHTの欠乏が前立腺の成長を妨げるのであれば、DHTによって高齢期における前立腺肥大を回避することができるのではないかという理論を立てたのだ。その結果、1992年に5 - α 還元酵素阻害薬であるフィナステリドが市販された。この薬剤は、良性の前立腺肥大症のためによく処方されている。

> ### 豆 知 識
>
> 1. インペラート = マギンリーの報告によると、19人のゲヴェドースのうち16人が以後の人生において男性として生きることを選択した。残りの3人は、最終的に女性として生きた。その19人はみな無精子症であり、全員が機能する陰茎をもっているわけではなかった。
> 2. フィナステリド（商品名プロペシア）は、男性型脱毛症を改善するためにも処方される。

181 ライフスタイルと予防医学 | 虫歯

虫歯は齲蝕(うしょく)によってひき起こされる。齲蝕は、かぜに次いで、2番目に多い健康障害である。齲蝕は、子どもと若い成人が歯を失う原因としてよくみられるが、だれにでも起こり得るものである。

◆

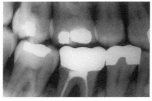

歯のレントゲン写真

齲蝕は、歯垢がたまって、それを完全に取り除かないでいると起こる。歯垢の形成は、口腔内に存在する正常な細菌が食物を酸に変換するところから始まる。その後、細菌、酸、食物残渣、唾液が混合して歯垢を形成し、歯に付着する。

歯垢は、とくに奥歯や歯と歯茎の境目に形成されやすい。歯垢中の酸が歯の表面を溶かし、穴(虫歯)をつくる。虫歯は、とても大きくなって神経に影響を及ぼしたり、歯が割れたり折れたりしないかぎり痛みをともなうことは少ない。しかし、虫歯が上記のような状態にまで進行すると、歯に開いた穴が見えるようになり、痛みを感じるようになる。虫歯を治療しないと膿瘍(歯の内部に形成される感染物質の嚢)が形成されたり、歯の内部構造が破壊されたりして、最終的には歯を失うこともある。

たいていの虫歯は定期検診で見つかる。歯のX線検査では、まだ目で見えない虫歯も見つけることができる。鋭利な器具で調べると、虫歯のある歯の表面がやわらかくなっていることがある。

虫歯の治療には、充填術、人工歯冠術、歯根管治療などがある。治療を早く始めるほど、費用は少なく、痛みも小さくてすむ。虫歯を防ぐためには、6か月に一度、専門家による歯石除去をおこない、フッ素入り歯磨き粉で1日2回歯を磨き、毎日デンタルフロスで掃除をするべきである。砂糖、でんぷん、粘着性の食物の摂食をできるかぎり避け、間食の回数を減らすとよいだろう。

[豆知識]

1. 歯垢は、食後20分以内で歯に形成され始める。
2. 除去されなかった歯垢は、硬くなって歯石になる。歯垢や歯石は、歯肉を刺激して、歯肉炎や歯周炎といった歯周病をひき起こす。

第26週 第7日（日）

182 医学の歴史 │ 黄熱

米西戦争時の米軍は、敵兵や戦傷よりもずっと心配すべきものがたくさんあった。当時、とても大きな脅威は黄熱であった。そのウイルス性疾患は、インフルエンザのような症状や黄疸（皮膚が黄変するので、黄熱という病名が付けられた）、そしてしばしば内出血や「黒吐病」をひき起こし、死に至る疾患であった。

◆

黄熱発生の中心となっていたのは、米西戦争の戦いが多くおこなわれていたキューバであった。黄熱は、1596年に初めて西インド諸島において記録されており、アフリカからの奴隷船に乗ってやってきたものと考えられていた。黄熱は、大陸の他の地域も襲った。1793年には、フィラデルフィアが黄熱の流行に見舞われ、市内の人口の10パーセントが亡くなったため、政府は避難を余儀なくされた。しかし、ハバナほど黄熱の流行した地域はほかにはなかった。

アメリカは、米西戦争に勝利をおさめた後、一時的にキューバを支配下に置いた。1900年、米国陸軍医療隊は、2人の医師ウォルター・リード（1851～1902）とジェームス・キャロル（1854～1907）に対し、黄熱撲滅を目的とする任務を指揮するよう命じた。長きにわたり、カ（蚊）が黄熱の媒介動物であると疑われていたことから、リードとキャロルは兵士を2つの群に分けて、この仮説を調べることにした。ひとつの群の兵士たちは、黄熱に感染した人たちの衣類や寝具の中で生活させ、他の群の兵士たちは、黄熱感染者からは隔離して、カに刺されるようにした。最初の群の兵士たちは、ひとりも発症しなかったが、カに刺された群の兵士たちの80パーセントは黄熱を発症したのだった。

その翌年、アメリカの軍医ウィリアム・ゴーガス（1854～1920）のもとでキャンペーンがおこなわれ、政府はカを撲滅するための大規模な取り組みを開始した。淀んだ水が溜まる可能性のある樽や貯水槽、水槽を取り払い、さらには原始的な殺虫剤を用いてカを殺した（ゴーガスは池に灯油を注いだのだった）。こうしてゴーガスは3か月でカの集団を絶滅させ、事実上、ハバナから黄熱を排除したのであった。次いで、ゴーガスはパナマを標的にした。その少し前に、黄熱による死者があまりにも多いため、フランス人たちはパナマ運河の建設をあきらめていた。1904年にアメリカ人がその事業を引き継ぎ、パナマ運河地帯は2年で黄熱のない地域になった。ブラジル、グアテマラ、ホンジュラス、メキシコ、ニカラグア、ペルー、エルサルバドルにおいて、同じような黄熱撲滅プログラムがおこなわれ、たいていは大成功をおさめた。

┌─── 豆 知 識 ───┐

1. 1925年、アフリカにおいて、人間にもサルにも感染する黄熱が新たに発生した。ジャングルのカを撲滅する方法はないので、黄熱の流行と戦うために、研究者たちはワクチンを開発した。
2. リードは、現在に至るまで、バージニア大学医学部を最年少で卒業した学生であり、17歳で2年間の課程を修了し、学位を取得した。1870年、19歳のときにニューヨーク大学ベルビュー病院医学校から2回目の医師の学位を取得した。
3. また、ゴーガスも1879年にニューヨーク大学ベルビュー病院医学校を卒業した。その後、陸軍軍医総監ならびに米国医師会会長になった。
4. キャロルは、黄熱患者の血液を吸ったカに自分自身を刺咬させ、4日後に黄熱を発症した。キャロルは生き延びたものの、心臓疾患を患い、それが原因で17年後に亡くなった。

188

第27週 第1日(月)

183 子ども | 成長板

幼少期から青年期にかけて、骨は長い骨幹と丸みを帯びた骨端の間にある2つの特定の部位で成長する。この短く伸びたやわらかい軟骨の線を、成長板または成長軟骨板とよぶ。

◆

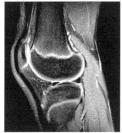

成長板のレントゲン写真

骨は、軟骨細胞が分裂して伸びる。軟骨細胞が分裂をやめると、その領域は硬くなって骨になり(骨化)、そこに骨端線が形成される。

骨端線の形成は、通常、十代後半から二十代になって、大人の身長に達したときに起こる。しかし、それ以降の年齢であっても、骨の量はまだ増大することができる。ちょうど皮膚の細胞のように、骨の細胞も生涯をとおしてたえずつくられ、そして壊されているのだ。ただし加齢にともなって、骨細胞の生成と破壊の速度は遅くなり、たいていの人の骨量は30歳までにピークを迎える。

成長板は靭帯よりも繊細であり、からだの中で最も弱い部位のひとつであるため、損傷を受けやすい。激しくころんだり、倒れたりすると、成長板が折れることがある。

男の子は、女の子にくらべて成長が遅いので、成長板骨折を2倍起こしやすい。たいていの場合、成長板骨折は合併症を起こすことなく治癒するが、およそ6症例に1例の割合で、骨が曲がって成長したり、成長不良を起こしたりすることがある。子どもが骨折したときに、医師の多くが外科処置を施したり、骨折部位のX線検査を継続しようとしたりするのはこのためである。

豆 知 識

1. 軟骨無形成症として知られている骨成長障害は、成長軟骨板に影響を及ぼし、小人症をひき起こす。
2. 成長板骨折は、子どものすべての骨折の15パーセントを占めている。

第27週 第2日（火）

184 病気 | 肺がん

　かつて肺がんが目立たない病気であったことは信じがたい。およそ150年前、肺がんは、がんのわずか1パーセントを占めるにすぎなかった。しかし今日のアメリカにおいて、肺がんは、がんによる死亡原因の第一位になっており、リンパ腺がん、前立腺がん、乳がんによる死亡者を合わせた数よりも多くの人たちの命を奪っている。

◆

　どうして、こんなに極端に増加したのだろうか？　それは、1900年代初頭に、タバコを吸うハリウッドスターたちの魅惑的な映像が流れてタバコの人気が上昇したことが原因だ（研究によると、肺がんによる死亡のうち82パーセントは喫煙が原因である）。アスベスト、ラドン、その他の化学物質への暴露を含む大気汚染の増大もひとつの要因になっている。このような有害粒子を吸入すると、がんをひき起こす物質（発がん性物質）が肺の内部を覆っている細胞を傷害するからだ。傷害を受けた細胞はそれ自体で修復するが、慢性的に有害物質にさらされると、細胞の行動は異常になり、がん性細胞になる。

　肺がんには、2つの主要なタイプがある。肺がんの13パーセントを占める小細胞肺がんは、おもにヘビースモーカーを襲い、早期から転移しやすい。非小細胞肺がんは包括的な名称であり、小細胞肺がん以外のタイプの肺がんを含む。肺がんは、最も初期の段階では症状を現さない。しかし、進行するのにともなって、長引く咳、息切れ、胸痛、喘鳴、嗄声（しわがれ声）などがひき起こされ、喀血することもある。

　肺がんを診断するためには、医師はX線検査や組織生検をおこなう。肺がんの治療には、化学療法、放射線療法、標的治療、手術がある。早く見つかるほど、予後もよい。早期発見、早期治療をすれば、肺がん患者の5年以上生存する確率は約50パーセントである。がんが転移していれば、その確率はわずか2パーセントに落ちてしまう。

| 豆 知 識 |

1. 肺がんは、毎年、17万人以上を襲い、15万7,000人が亡くなっている。研究によると、強力な喫煙反対プログラムを実施している州においては、肺がんで亡くなる人の割合は低下している。
2. 喫煙と肺がんの関連について初めて記述したのは、ドイツの医師フリッツ・リッキント（1898〜1960）であった。リッキントは、その後、ドイツにおいて喫煙反対キャンペーンを展開したが、ほとんど相手にされなかった。

第27週 第3日（水）

185 薬と代替療法 | タイレノール

タイレノールは、現代の薬品棚に欠かせない市販の解熱鎮痛薬であり、からだを冷やし、からだが痛みを感じる機序を変えることによって作用する。タイレノールの有効成分はジェネリック名にもなっているアセトアミノフェンであり、医学の分野では1893年に初めて使われ、1950年代には広く使われるようになっていた。タイレノールは胃にやさしいので、アスピリンに代わる人気商品である。

◆

アセトアミノフェンは、鎮痛薬（軽度ないし中等度の関節痛、筋肉痛、頭痛をやわらげる薬）および解熱剤（熱を下げる薬）とよばれる薬剤の一種であり、北アメリカ以外ではパラセタモールとして販売されている。2つのジェネリック名ならびにブランド製品タイレノールは、化合物 N‐アセチル‐パラ‐アミノフェノールの化学名に由来する。

アセトアミノフェンは、処方箋なしで購入することができ、少量の服用であれば安全であると考えられている。しかし、過剰に服用すると市販のどの薬剤よりも救急搬送につながるものであり、その件数は年間1万5,000にも達する。アセトアミノフェンを含む薬剤はとても多いので、知らないうちに推奨用量を超えて摂取しやすい。過剰摂取の症状には、吐き気、嘔吐、食欲不振、発汗、極度の疲労、異常出血やあざ、右上腹部の痛み、皮膚や眼球の黄変などがある。ほんの少しの過剰摂取であっても、とくにアルコールと一緒に摂取したときは、重度の肝障害を起こすことがある。

200以上の市販薬にアセトアミノフェンが含まれており、それらの薬剤には、たいてい、アセトアミノフェンに加えて、一般的な疼痛以外の症状を治療するための成分も含まれている。たとえば、ブランド製品のタイレノールには、とくにかぜや頭部鬱血、副鼻腔の痛み、生理痛、関節炎、胸部鬱血、咳、のどの痛みなどのための処方が含まれている。また、眠気をひき起こす抗ヒスタミン成分を含む夜用の製品、徐放剤、液剤、チュアブル錠、「溶ける」トローチ剤、幼児や小児用の薬剤も市販されている。

豆 知 識

1. 鼻づまりの薬、抗ヒスタミン剤、鎮咳剤、または去痰剤とアセトアミノフェンの合剤は、2歳以下の子どもに与えてはいけない。
2. アセトアミノフェンのチュアブル錠は、甘味料としてアスパルテームが添加されていることがあるので、フェニールケトン尿症の患者は服用してはいけない。

191

第27週 第4日（木）

186 こころ ｜ 脳動脈瘤

　脳動脈瘤は、命取りになる可能性のある脳の異常であり、頭蓋内の動脈が膨らんで、その壁が薄くなり、危険なほど大きくなる。この膨らんだ血管は、やがて破裂したり漏れたりして、血液が脳の中に流れ込んでいくことがある。アメリカでは、毎年、約2万7,000件の脳動脈瘤破裂の症例が報告されており、たいていは30歳から60歳のあいだの人たちである。

◆

　脳動脈瘤は、感染、腫瘍、頭部外傷、プラーク【訳注／動脈の内壁に蓄積した脂肪やコレステロール】が蓄積した不健康な動脈、高血圧などによって形成される。人によっては、脳動脈瘤が胎児の生育期に形成され、生涯にわたって存続することもある。脳動脈瘤は、ほとんどの場合、頭蓋底部の近くに形成される。脳動脈瘤はありふれたものであり、何百万という人々がもっているが、そのほとんどは破裂しない。

　しかし、脳動脈瘤がひとたび破裂すると、脳内への出血によって脳卒中、神経損傷、または死がひき起こされる。脳動脈瘤破裂から生還した人たちは、脳浮腫、重要な血管の閉塞といった長期的な健康上の問題を抱えることになる。脳動脈瘤破裂を経験した人たちによると、「生涯で最も激しい頭痛である」と感じるらしい。高血圧、喫煙、大量の飲酒、薬物乱用（とくにコカインの使用）は、脳動脈瘤破裂のリスクを高める。

　たとえ破裂しなくても、人によって動脈瘤は深刻な問題をひき起こすことがある。大きくなった血管が膨れ出て周囲の脳を圧迫し、眼の痛み、顔面麻痺、視覚障害をひき起こす可能性がある。

　脳動脈瘤は、CTスキャンまたはMRIによって検出することができる。治療法の選択は、その大きさと位置によって決まる。動脈瘤が小さく、脳の中でもリスクの低い部位にある場合は、医師はただそのままにしておくこともある。

　豆 知 識

1. 少数の患者においては、脳動脈瘤が破裂する前の血液が漏れ出ているときに、予兆となる頭痛を数日〜数週間にわたって経験することがある。

2. 通常は症状が実際に現れた後になるが、医師は、CTスキャン、MRI、または血管造影法（色素を注射してから、血管をX線で調べる方法）を使って、脳動脈瘤の位置を正確に特定する。

3. 医師は、リスクをともなうものの、傷害された動脈を修復するために手術をおこなうことがある。

4. 手術をせずに治療する場合は、血管内を通した細い管を介して、脳動脈瘤のすぐ近くに薬を注入することもある。脳動脈瘤破裂を起こした患者のうち40パーセントは最初の24時間以内に死亡し、さらに25パーセントの患者は6か月以内に死亡すると推定されている。脳動脈瘤が破裂する前に治療を受けた人は、概して予後がよい。より速く回復し、リハビリ治療も少なくてすむ。

第27週 第5日(金)

187 性徴と生殖 | 副腎性器症候群

　左右それぞれの腎臓の上に、三角形の副腎が位置している。副腎は長さ2.5センチメートルと小さいが、からだの中では男性ホルモンやコルチゾールのようなステロイドホルモンを放出するという大きな役割を果たしている。しかし、およそ1万人にひとりの割合で、副腎が正常にはたらかない劣性（潜性）遺伝子疾患がみられる。コルチゾールのようなコルチコステロイドの産生は低下し、過剰なアンドロゲンホルモン（とくにアンドロステンジオンや他の17－ケトステロイド）を血流中に送り出す。この副腎性器症候群とよばれる疾患は、男性にとっては、人生を変えるほどのものではない。その症状は、肥大した陰茎、小さな精巣、にきび、低身長などである。しかし、女性がこの疾患になると、生まれて最初の10年の間にどんどん男性化していく。思春期以降に発症した女性のなかには、生理不順や不妊がひき起こされる人もいる。

◆

　過剰なアンドロゲンのために、女児は、女性の染色体と女性の生殖器系を有しているにもかかわらず、男児のような見た目で生まれてくる。身体的には、陰核が陰茎ほどの大きさにまで肥大することがあり、陰唇は融合して空の陰嚢を形成する。

　つまり、このような女の子は、外観上は男の子のようであり、正しく診断されなければ、男性として育てられることもある。たいていの親は、思春期を迎えても精巣が下降しないときに、初めて子どもの疾患に気がつく。外部生殖器を改変するための美容整形を選択する人もいるし、通常、医師はその不均衡を是正するためにホルモン剤を処方する。このような患者が性同一性の問題を解決するためには、精神科的治療が必要になるであろう。

　成人女性が副腎性器症候群を発症すると、無月経や低い声など、男性の特性が現れてくる。また、過剰に毛が成長することもある。もしも余興などでひげを生やした女性を見たことがあるなら、まさに副腎性器症候群の女性を見たのかもしれない。

豆知識

1. 副腎性器症候群は、たいてい、21－ヒドロキシラーゼ酵素のレベルを低下させる遺伝子異常によってひき起こされる。その結果、副腎におけるコルチコステロイドの産生も低下する。
2. この疾患は、アシュケナージ系ユダヤ人、イタリア人、ラテンアメリカ人、ある地域の東欧の人たちにより多くみられる。
3. 羊水穿刺（子宮内の体液から胎児細胞のサンプルを採取する方法）によって、胎児がこの症候群をもっているか否か調べることができる。

第27週 第6日(土)

188 ライフスタイルと予防医学 | 歯周病

　歯周病は、口腔内の健康を脅かす歯肉疾患である。歯肉疾患には、歯肉炎とよばれる単純な歯肉の炎症から骨を傷害するような疾患に至るまで、さまざまな重症度のものがある。歯肉疾患はきわめてよくみられる疾患であり、アメリカの成人の約80パーセントがなんらかのタイプの歯肉疾患をもっている。

◆

　歯肉が赤く腫れていて、出血しやすいならば、それは歯肉炎かもしれない。毎日歯を磨き、デンタルフロスで掃除をして、定期的に歯科医院を受診すればたいてい治る。歯肉炎を治療しないと、歯周炎を起こすかもしれない。そうすると、歯肉は歯から引き離され、菌で汚れたポケットが形成される。

　歯周炎を治療しないで放っておくと、下部の骨、歯肉、結合組織が回復不能な傷害を受けたり、破壊されたりして、最終的には歯を失うことになる。

　歯肉炎は、口腔内にふつうに存在する細菌によってひき起こされる。細菌は、粘液やその他の粒子とともに歯垢を形成し、それが歯に付着する。歯磨きやデンタルフロスで歯垢を取り除かないと、歯垢は硬くなって歯石になる。歯石の中は、細菌でいっぱいである。

　通常の歯磨きでは、歯石を取り除くことはできない。歯石は、歯科医師または歯科衛生士による専門的な清掃によってのみ取り除くことができる。極端な場合は、歯肉疾患やその結果ひき起こされた傷害を治療するために、薬剤、手術、または骨や組織の移植が必要になることもある。

　歯肉疾患発症の可能性を増加させるリスクファクターがいくつかある。たとえば、喫煙、少女や成人女性におけるホルモンの変化、ある種の病気、ストレス、ある種の薬剤、遺伝的感受性などである。関節リウマチを患っている人も、歯肉疾患のリスクが高いことがある。

┌─────────┐
│ 豆 知 識 │
└─────────┘

1. 歯肉疾患は、口以外の部位においても健康上の問題をひき起こすことがある。たとえば、心臓発作や脳卒中のリスクが高まる。
2. たいてい、30歳代または40歳代になるまでは、歯肉疾患は起こらない。男性は、女性にくらべて、歯肉疾患を発症しやすい。
3. 妊婦においては、歯肉疾患は、早産児や低出生体重児を出産するリスクと関連があるとされている。

第27週 第7日（日）

189 医学の歴史 | 腹腔鏡検査

腹腔鏡検査法は、電球の付いた長い管と複数の鏡を使ってからだの内部を見たことから始まった。しかし20世紀になると、医師たちは、腹腔鏡を使った、もっと積極的な治療や外科的処置の可能性に気がついた。

◆

1910年、スウェーデンの医師ハンス・クリスチャン・ヤコビウス（1879～1937）は、最初の腹腔鏡手術と見なされている処置をおこなった。ヤコビウスは、膀胱鏡（膀胱を調べるために、尿道に挿入される細いチューブ）を使って、結核患者が訴える腹部の症状の原因をつきとめた。すぐに、ボルチモアのジョンズ・ホプキンス病院も独自にオーガノスコピー（organoscopy）とよばれる、同様の処置について報告した。1950年代のニューヨーク市では、アルバート・デッカー（1895～1988）がクルドスコープを導入し、腟管を通して女性の骨盤を観察した。

腹腔鏡検査に使われた初期の器具には、ばねを取り付けた針や鉗子があった。ばねを取り付けた針は、手術中の視界を確保し、操作をしやすくするために、腹腔内に空気を満たす気腹術で使われた。鉗子は、出血部位を電気凝固するために用いられた。1961年、フランスの婦人科医ラウル・パーマー（1904～1985）は、体外受精に使うための卵子を腹腔鏡下で初めて採取した。同じ頃、ドイツの医師クルト・ゼム（1927～2003）は、婦人科領域の処置をしている最中に、腹部に大きな切開を施すことなく、初めての腹腔鏡下虫垂切除術をおこなった。1970年までには、婦人科医たちは、日常的に、避妊のための卵管結紮術を腹腔鏡下でおこなうようになった。1971年、ニューヨークの婦人科医ブルース・ヤング（1938～）は、骨盤の腹腔鏡検査のために臍部切開法を導入した。あるベリーダンサーから目立った傷跡を残さないでほしいと依頼されたことがきっかけだったが、その方法のほうが安全で簡単であった。

1970年代初頭、シカゴのグラント病院の外科医たちは、腹部の小さな切開を通して手術をおこなう技術を標準化した。この技術は、とくにビデオ腹腔鏡が導入された後、1980年代までに広く受け入れられていった。初めての腹腔鏡下胆嚢摘出術は、1987年にフランスでおこなわれ、腹部に開けた4箇所の小さな切開を通して胆嚢が摘出された。今日では、胆嚢摘出術は、腹腔鏡下でおこなわれる最も一般的な処置であり、鋏や捕捉器具など、わずか5～10ミリメートル径の器具を使っておこなわれる。胆嚢は小さな風船のようなものなので、最初に内部の胆汁を吸引すれば、1センチメートルの切開を通して引き出すことができる。今日、腹腔鏡下でおこなうことができるその他の処置には、結腸、腎臓、脾臓の摘出、肥満症治療手術、ならびに婦人科領域および泌尿器科領域の手術がある。一般的に、腹腔鏡下手術における回復期間は従来の手術よりずっと速い。手術当日に退院することができる患者さえいる。

豆 知 識

1. 腹腔鏡下手術は、低侵襲手術、鍵穴手術、ピンホール手術などともよばれている。
2. 今日の腹腔鏡下手術のなかには、ロボット制御でおこなわれるものもある。ロボット制御でおこなうことによって、人為的ミスを防いだり、医師が離れた場所から手術をしたりすることができるようになる。リンドバーグ（1902～1974）【訳注／1927年、最初の大西洋横断無着陸飛行に成功したアメリカの飛行家】手術として知られている、大西洋を越えておこなわれた最初の遠隔手術は、2001年の胆嚢摘出術であった。
3. からだの中に腹腔鏡検査の器具を導入するための「入り口」として使用される装置はトロカールとよばれる。

195

第28週 第1日（月）

190 子ども｜思春期

　幼児期を除けば、思春期は人生においてからだが最も著しく成長する段階である。この時期、性ホルモンがからだに変化を起こし始め、少女は女性に、少年は男性に変わっていく。アメリカでは、思春期が始まる平均年齢は、少女では12歳、少年では14歳である。この一連の変化やできごとは、人によって異なり、6か月から長いときは6年間にもわたってつづくものである。また、民族や地理によってもさまざまである。

◆

　少年少女たちのからだの中では、まず副腎がより多くのホルモンをつくるようになり、腋毛や陰毛が生え始める。次いで、視床下部とよばれる脳の部位が思春期をもたらす一連のできごとを始動させる。

　視床下部はホルモンを放出し、下垂体（脳底部にあるエンドウマメ大の腺）にさらに黄体形成ホルモンと卵胞刺激ホルモンという2つのホルモンを分泌するよう指令して、性的な発育が始まる。少年においては、これら2つのホルモンが精巣に指令を与え、男性ホルモンであるテストステロンとジヒドロテストステロンがからだ中に放出され始める。その結果、精巣と陰茎が成長し、陰部、腋の下、胴、四肢、顔に毛が生え始める。テストステロンの影響によって、喉頭や声帯が大きくなり、声が低くなる。

　少女においては、同じ黄体形成ホルモンと卵胞刺激ホルモンが卵巣に信号を送り、エストロゲンが産生され始める。その結果、胸が大きくなり、臀部に脂肪が沈着し、少量の男性ホルモンによって腋の下や陰部に毛が生える。思春期が始まって数年経つと、十分な量のエストロゲンがつくられ、子宮が刺激される。すると、最初の月経周期が始まる。その後、毎月排卵する（卵巣から卵子を放出する）のにともなって、月経周期は規則的になり、赤ちゃんを生むことができるようになる。

　思春期をとおして、性ホルモンは少年少女に急速な成長をひき起こし、一般的に、身長は大人に近くなり、思春期後に大人の身長に達する。性ホルモンが長骨の成長帯を閉じたときに成長は止まる。

豆 知 識

1. 思春期に、にきびができやすいのは、テストステロンが皮脂の分泌を増加させるからである。
2. 思春期が平均より数年早かったり、遅かったりするのは、たいてい遺伝的なものである。
3. 思春期のはじまりは、世界で太陽光照射の多い地域において早く到来する。

第28週 第2日（火）

191 病気 ｜ 膵がん

　お腹がすくと胃がグーグー鳴るが、膵臓も空腹に影響を及ぼしている。膵臓は、上腹部の奥に水平に位置している長さ15センチメートルの器官であり、消化に役立つ酵素を分泌するのみならず、からだの中の血糖値を監視し、調節するホルモンも分泌しているのだ。膵がんの症状には、吐き気、腹痛、黄疸（皮膚や眼の黄変）に加えて、食欲不振、体重減少などがある。これらの症状は、病気の過程の後期になって初めて現れる。

◆

　膵がんは最も致命的なタイプのがんのひとつであり、毎年 3 万8,000人を襲い、 3 万4,000人の命を奪う。膵がんは検出するのも治療するのもむずかしいので、 5 年生存率（診断後、 5 年間生存している患者の割合）は、わずか約 5 パーセントである【訳注／2009年時点において】。

　専門家は膵がんの原因がなんであるかをはっきりとは理解していないが、膵がんの家族歴がある人、がんのリスクを増大させるような遺伝的症候群（たとえば、BRCA【訳注／がん抑制遺伝子のひとつであり、この遺伝子に変異が起こると、損傷を受けたDNAの修復がうまくおこなわれなくなり、がんの発生頻度が高くなる】の変異など）をもっている人、また、アフリカ系アメリカ人は膵がんを発症するリスクがより高いことがわかっている。大量の飲酒、喫煙、太りすぎであることなどの生活習慣が膵がん発症の確率を上昇させることもある。膵がんを発症する人は、たいてい、70歳代または80歳代と高齢である。

　乳がんにおけるマンモグラフィーとは異なり、膵がんに関しては標準的な検査法がない。膵がんを診断するためには、X線、MRI、CTスキャン、超音波、または生検をおこなって膵臓を調べる。膵がんは浸潤性が高いので、急速にからだの他の部位に広がっていく。たとえ膵臓のすべてまたは一部を外科的に摘除しても、治癒する可能性がとても低いのはこのためである。ほとんどの場合において、がん性細胞を殺滅するために、化学療法または放射線療法がおこなわれる。現在、研究者たちは、膵がんに対するワクチン、ならびにがん性細胞の転移を防ぐ薬剤の開発をつづけている。

豆 知 識

1. 膵がんは、がんによる死亡原因のなかで 5 番目を占めている。
2. 俳優のパトリック・スウェイジ（1952～2009）は、映画『ダーティー・ダンシング』のスターであったが、2008年に膵がんと診断された。

第28週 第3日（水）

192 薬と代替療法 ｜ インドメタシン

インドメタシンは、発熱、関節炎、痛風、その他の疾患に対抗するための処方薬である。非ステロイド性抗炎症薬とよばれるタイプの薬剤に属し、適切に使用すれば、腫れを抑え、痛みを緩和することができる。しかし、服用には注意が必要である。重篤な副作用を起こし、人によっては死に至ることさえあるからだ。

◆

インドメタシンは1965年に初めて承認され、錠剤、液剤、坐剤として販売されている。インドメタシンは、痛みをやわらげる目的で服用することが多く、一般的には、痛みのもとになっている疾患を治すことはできない。インドメタシンは、痛風の発作を治療するために処方される第一選択薬である。痛風は、足の親指などが激痛に襲われるタイプの関節炎で、近年ますますよくみられるようになっている。

インドメタシンによって治すことができる疾患のひとつに、動脈管開存症という、新生児によくみられる心臓障害がある。この疾患は、新生児の循環系が子宮外の環境にうまく適応できないために、心臓に過剰な負担がかかってしまうというものだ。出生後数日以内にインドメタシンを投与すれば、たいていは治療できる。

インドメタシンは、他の非ステロイド性抗炎症薬と同じように、多くの有害な副作用を起こす可能性があり、心臓発作や脳卒中のリスクを増大させることがある。また、吐き気、頭痛、腹痛を起こすこともある。まれな症例ではあるが、インドメタシンの服用によって致命的な腸の疾患がひき起こされたことがある。

インドメタシンを服用している人は、アルコールを飲んではいけないし、また医師に相談をせずに、市販のかぜ薬、アレルギー薬、鎮痛薬を服用するべきではない。このような薬には、同じような成分（たとえば、アスピリン、イブプロフェン、ケトプロフェン、ナプロキセン）が含まれていることがあるので、誤って過剰摂取するおそれがある。

豆知識

1. インドメタシンは、子宮の収縮を遅らせることによって、早期陣痛を48時間まで遅らせる目的で認可外適用されることがある。
2. 他の非ステロイド性抗炎症薬と同じように、インドメタシンは、生理痛を和らげることができる。
3. インドメタシンは、てんかん、パーキンソン病、精神疾患などの慢性の健康障害を悪化させることがある。

第28週 第4日（木）

193 こころ | 脳腫瘍

脳組織における異常な細胞の増殖を腫瘍とよぶ。その細胞増殖には悪性（がん性）と良性（非がん性）があるが、重要な脳組織の近くにあって、頭蓋内に収まっているという理由のために、いずれのタイプも命にかかわるものである。脳腫瘍は、一般的に、その増殖速度によって、低悪性度と高悪性度に分類される。

◆

　アメリカでは、毎年、約5万2,000人が脳または神経系の腫瘍をもっているという診断を受け、そして毎年、1万3,000人以上が脳腫瘍の合併症で亡くなっている。研究によると、男性である、白色人種である、70歳以上である、仕事場で放射線や有毒化学物質に暴露される、脳腫瘍の家族歴があることなどは、脳腫瘍のリスクを増大させることが示されている。ただし、このようなリスクファクターをもっている人たちがすべて脳腫瘍を発症するわけではないし、このようなリスクファクターをもっていなくても脳腫瘍を発症する人たちは多い。

　腫瘍が神経を圧迫したり、脳のある領域を損傷したりすると、起床時の激しい頭痛、吐き気、嘔吐、言語・視覚・聴覚の変化、平衡感覚や記憶の障害、痙攣などの症状が起こることがある。世界保健機関（WHO）は、126種類の中枢神経腫瘍を識別している。よくみられる脳腫瘍を次に示す。

　髄膜腫は、脳の原発腫瘍の27パーセントを占める。この腫瘍は髄膜（頭蓋骨の内側を覆っている膜）に形成され、男性にくらべて、女性に2倍多くみられる。髄膜腫はめったに転移しないので、たいていは手術によって治療することができる。医師は、腫れや炎症をコントロールするためにステロイドを処方したり、経過観察とよばれる受動的方法を採用し、腫瘍の増殖を監視しながら手術を考慮する。

　高悪性度の星細胞腫と膠芽腫は、脳の星状膠細胞と結合組織細胞に由来する。これらの腫瘍は速く増殖し、近くにある脳のひだの中に浸潤していくので、手術、放射線療法、化学療法によっても治療は困難である。星細胞腫と膠芽腫は、脳のすべての原発性がんの約25パーセントを占める。

　他の部位で発生したがんが脳に転移した腫瘍は、とくに患者が原発がんを克服して長い期間にわたって生存するようになってからは、最もよくみられる脳腫瘍である。

豆知識

1. 科学者たちは、携帯電話が脳腫瘍を起こすか否かを研究しているが、これまでのところ、そのような証拠は見つかっていない。
2. 白血病に次いで、脳腫瘍は子どもや若い成人において2番目に多いがんである。たとえば、髄芽腫はまれなタイプの腫瘍であり、おもに少年や若い男性を襲う。

第28週 第5日（金）

194 性徴と生殖 | 精巣性女性化症

　精巣性女性化症は、アンドロゲン不応症候群ともよばれ、遺伝的に男性である人が男性ホルモンであるテストステロンに反応しないときにみられる。その結果、さまざまな程度の女性化が起こる。完全な精巣性女性化症においては、外観はまるで女性である。膣があり、女性らしいからだつきをしている。しかし、子宮や卵巣、卵管といったその他の内部生殖器官は存在しない。卵巣の代わりに、精巣が体内にある。精巣性女性化症は、およそ2万の出産あたりひとりの割合で起こる。

◆

　それでは、何が原因なのだろうか？　科学者たちは、Y染色体上の遺伝子異常により、細胞の受容体タンパク質の機能が失われることを特定した。それは、あたかもテストステロンを締め出すために、だれかがドアロックを変えたようなものである。この男性ホルモンが重要な組織に結合しようとしても、阻害されて流れ去ってしまうのだ。

　性別をわかりにくくするほかの疾患と同じように、この疾患も思春期に見つかることが多い。精巣性女性化症の人は、胸は大きくなるが、排卵や月経はみられず、また腋毛も生えない。この疾患をもつ人は、女性として育てられ、女性としてのアイデンティティーをもっているので、大部分の人たちは女性のままでいることを選択する。

　治療法の選択肢としては、手術によって、残存している精巣組織を摘除し、より完全な膣を再建する、思春期以降にエストロゲン補充療法をおこなう、精神的なカウンセリングをおこなうことなどがある。

豆 知 識

1. 1953年、内分泌学者のJ・C・モリス（1914〜1993）は、この症候群に対して精巣性女性化症という名称を提唱した。
2. 精巣性女性化症を診断するためには、たいてい骨盤内診察とホルモンレベルの検査をおこなう。

第28週 第6日(土)

195 ライフスタイルと予防医学 | アルコール

アルコールは、ビール、ワイン、ウイスキーなどに含まれている酔わせる成分であり、イースト、糖、でんぷんを発酵させることによってつくられる。たまにアルコール飲料を飲むことは、アメリカではごくふつうのことである。

◆

ほとんどの人にとって、適度な飲酒は安全であり、心臓にとっての健康上のメリットさえある。適度な飲酒とは、一般的には、女性は1日に1杯の酒、男性は1日に2杯以下の酒と定義される。この量は1日当たりに飲む量であって、数日間にわたって飲んだ総量の平均ではない。

アルコールは中枢神経系を抑制する。アルコールは胃と小腸からすぐに血流の中に吸収され、肝臓の中で酵素によって分解される。肝臓は一度にごく少量のアルコールしか代謝できないので、過剰なアルコールは全身を循環する。アルコールを飲めば飲むほど、酔いも強くなる。

飲みすぎがよくないのは、疑いの余地がない。アルコールを飲むと、反応時間が遅くなり、判断力や協調運動能力が低下する。飲酒運転をぜったいにしてはならないのはこのためだ。一気飲みをしたり、一度に5杯以上のアルコール飲料を摂取したりすると、事故や暴力を起こすリスクが増大する。

長年にわたって大量の飲酒をつづけると、肝疾患、心疾患、がん、膵炎をひき起こすことがある。飲酒は、からだの中のあらゆる器官に影響を及ぼす。

[豆 知 識]

1. アルコール依存症の人、子ども、妊婦、ある種の薬剤を服用している人、ある種の疾患をもっている人たちは酒を飲んではいけない。
2. アメリカにおける標準的な1杯の酒とは、純アルコール13.7グラム、ビール340グラム、モルト・リカー230グラム、ワイン140グラム、40度の蒸留酒(ジン、ラム酒、ウオツカ、ウイスキーなど)43グラムである。
3. アメリカにおいては、自動車を運転しているときの血中アルコール濃度の法定限界は、21歳以上の運転手については、0.08パーセント(80mg/dℓ)である。アメリカでは、21歳未満の人は、少しでもアルコールを飲んだら、自動車を運転することは許されない。

第28週 第7日（日）

196 医学の歴史 | ジョゼフ・ゴールドバーガーと ペラグラ

ペラグラとよばれる致死的な疾患と栄養不足や貧困との関連は、20世紀初頭に医師のジョゼフ・ゴールドバーガーによって初めて確認された。

◆

ゴールドバーガー（1874～1929）は、ハンガリーに生まれ、少年時代にニューヨーク市に移住した。ニューヨーク大学医学部を卒業した後、米国海軍病院局（後の米国公衆衛生局）に入局し、感染症の原因を解明し対処する技能に優れていることで有名になった。ゴールドバーガーは国内を旅して、黄熱、腸チフス、シャンバーグ病（ベッドのダニによってひき起こされる痒みをともなう皮膚病）と戦った。1914年には、米国公衆衛生局長官から、全国で大流行していたペラグラとよばれる皮膚病の調査を依頼された。

ペラグラはバラ色病ともよばれ、アメリカでは20世紀の最初の40年間に10万人以上がこの病気のために亡くなっていた。とくに南部諸州は大きな影響を受け、死亡率もずっと高かった。医師たちは、4つの特徴的な症状に関連して、ときに、ペラグラのことを「4D」の病気と表現していた。「4D」というのは、皮膚炎（dermatitis）、認知症（dementia）、下痢（diarrhea）、死（death）のことである。

ゴールドバーガーは、この病気のことを研究し始めた頃、精神科病院、児童養護施設、その他の施設において、入所者はこの病気にかかっているのに、施設職員たちはかかっていないという事実に衝撃を受けた。そして、この病気は当時考えられていたような伝染病とは考えにくく、なにかほかの要因が絡んでいるにちがいないと確信した。

ゴールドバーガーがミシシッピー州の2つの児童養護施設の子どもたちとジョージア州立養老院の入所者たちのために新鮮な肉、牛乳、野菜を送るよう指示したところ、これらの施設のペラグラは消失した。ゴールドバーガーは、貧困にあえいでいた南部でよく摂取されているトウモロコシ主体の食事には含まれていないなんらかの栄養素がこの病気を防ぐと断定した。

ゴールドバーガーは、残りの人生をこの「ペラグラ予防因子」の探究に費やしたものの、その謎を解明することはできなかった。ゴールドバーガーは病気になり、その謎の栄養素がビタミンB（ナイアシン）であることに気がつく前に亡くなった。この発見はゴールドバーガーの死後10年経ってなされたが、彼の研究に多くを負っている。

豆知識

1. 同時代の人たちにペラグラが伝染性ではないと説得することを決意して、苛立ったゴールドバーガーとその支持者たちは「汚物パーティー」を開催し、ペラグラ患者の体液を共有した。すなわち、彼らはペラグラ患者の血液を自分自身に注射したり、ペラグラの皮疹のかさぶたが入ったカプセルを飲んだり、ペラグラ患者の粘液を自分たちののどや鼻の中にこすりつけたりした。

2. ペラグラの流行は、1920年代に南部の綿畑を襲ったワタミゾウムシ【訳注／綿の害虫であり、成虫は葉を、幼虫は蕾を食べる】の大発生によっていくぶんおさまった。害虫が大発生したために、多くの農民たちが綿だけに頼るのではなく、他の作物に転向せざるを得なくなったのだが、その結果、より健康的な食事をするようになったからであった。

3. ペラグラは、吸血鬼神話の起源である可能性が示唆されてきた。ペラグラの患者は、吸血鬼と同じように太陽光線を嫌い、（下痢のために）食事をとらないことが多く、栄養失調のため舌は腫れて赤くなり、血液を連想させたからである。

第29週 第1日(月)

197 子ども | 初経

「初経」の英語 "menarche" には、ラテン語の「月」（men）とギリシア語の「はじまり」（arche）が含まれている。今日、初経という用語は、最初の月経周期を表すことばとして使われている。初経の平均年齢は11〜14歳であるが、正常な場合でも、9歳という早さで発来したり、15歳になって発来したりすることもある。

◆

　初経は一般的には、思春期が始まった後、数年経ってから起こる。その数年の間に、ホルモンがからだにはたらいて、生殖への準備をさせる。

　下垂体は、卵胞刺激ホルモンと黄体形成ホルモンとよばれる2種類のホルモンを分泌しはじめ、その2つのホルモンによって、成長および卵巣におけるエストロゲンの産生が刺激される。これらのホルモンのレベルが2週間かけて上昇したところで、片方の卵巣の卵胞から卵子が放出され、隣接する卵管を下っていく。この時点において、卵巣からさらにプロゲステロンというホルモンが分泌されると、子宮内膜を成長させて、受精卵を迎える準備をする。しかし、卵子がうまく精子と遭遇しないときは、月経期に子宮の内壁は脱落する。

　28日の生殖周期は、からだが適応するまでの何回かは試行的なものである。たいていの少女においては、初経の後の1年間は排卵がみられない。その間の月経周期は定期的ではなく、その間隔も21日から40日までとさまざまである。女性は、閉経に至るおよそ45〜55歳まで、1か月に1回の月経周期を繰り返す。

　世界中のたくさんの社会や文化において、初経は少女から女性への通過という神聖な儀式として歓迎されている。たとえば、アラスカのコロシ族インディアンは、思春期に達した少女たちを小さな小屋に1年間閉じ込め、一方、カンボジアでは、ある少女たちは蚊帳の中のベッドの上に100日間留め置かれる。この幽閉期間の後、少女たちは結婚することができる女性として現れ出る。

豆知識

1. これまで知られている最も早い初経は8か月と言われている。このペルーの少女リナ・メディナは、その後、推定5〜6歳のときに男児を出産した。
2. 月経期には、子宮内膜の表層のみが脱落する。基底層は残り、正常な月経周期ごとに新たに厚い内膜へと成長する。

第29週 第2日(火)

198 病気 | 皮膚がん

　日焼けした輝く肌の色は健康的に見えるが、無防備に太陽にさらされた場合は、危険であり、死に至ることさえあり得る。なぜなら、日焼けによる皮膚の色の変化は、紫外線の照射によって皮膚の細胞が傷害を受けていることを示しているからだ。その結果、皮膚の細胞に変異が起こり、がんがひき起こされることがある。

◆

　皮膚がんは、毎年、100万人以上のアメリカ人を襲っている。すべてではないものの、たいていの症例は日光に関連していると考えられている。最もよくみられるタイプである基底細胞がんは、たいてい、真珠のような、円形の赤みを帯びた隆起、または瘢痕様の病変である。基底細胞がんは、現在では99パーセント治るがんであり、その増殖速度は著しく遅く、たいていは、からだの他の部位に広がることもない。隆起が硬くて赤かったり、表面が硬いうろこ状であったりする場合は、おそらく扁平上皮がんであろう。増殖や転移の速度は速いが、早期に診断されれば、容易に治療することができる（扁平上皮がんのうち、致死的なものはわずか1パーセントである）。

　最も重篤なタイプの皮膚がんは悪性黒色腫であり、毎年、6万近くの人たちを襲っている。他の皮膚がんとくらべて、悪性黒色腫の転移は速く、化学療法などの治療にも抵抗性が強い。このがんはメラノサイト（皮膚に存在する、色素を合成する細胞）を襲い、その外観は、平坦で褐色の斑点状であり境界は不整、黒色または灰色の塊、または小さな斑点のある隆起した褐色斑などの形態をとる。

　ほとんどの皮膚がんは患者自身によって見つけられるので、専門家は、すべての人たちが皮膚がんのABCDEを知っておくべきだと勧告している。（A）形が非対称（asymmetrical）である、（B）境界が不鮮明（blurry）またはぎざぎざである、（C）色（color）が薄くなったり、濃くなったりする、（D）径（diameter）が6ミリメートル以上である、および（または）（E）変化（evolving）する、もしくは皮膚表面よりも盛り上がっているほくろを探すとよい。

　皮膚科医は、疑いのあるほくろの生検によって、がんの検査をおこなうことができる。ほとんどの皮膚がんは、病変部を切除することによって、容易に治療することができる。たとえば、小さなほくろを凍結させて除去する凍結外科療法やレーザー手術などがある。がんが転移している場合は、放射線療法や化学療法が必要になるであろう。

| 豆 知 識 |

1. 太陽光線は、午前10時から午後4時の間に最も強くなるので、米国がん協会は、この時間帯はできるかぎり日陰で過ごすよう推奨している。
2. 80パーセントまでの紫外線は雲を通り抜けるので、曇った日や霧雨の降る日であっても、日焼け止めが必要である。

第29週 第3日(水)

199 薬と代替療法 | アーユルヴェーダ療法

世界で最も古い医療システムのひとつにアーユルヴェーダというものがある。アーユルヴェーダとは、サンスクリット語で「生命の科学」という意味である。アーユルヴェーダ医療は数千年前のインドに起源を発し、からだ、こころ、魂の浄化とバランスのために、ハーブやオイル、マッサージといった材料や技術を使用する。

◆

2,000年以上前に書かれた2冊のサンスクリット語の本が、アーユルヴェーダ医療に関する主要なテキストと考えられている。その2冊の本には、医学における8つの部門について記載されている。すなわち、内科学、外科学、頭頸部疾患の治療、精神医学、毒性学、精力増進、産婦人科学と小児科学、ならびに高齢者のケアと若返りである。

アーユルヴェーダは、南アジアのなかでもとくにインドで高い人気がつづいており、今もなお、国民のおよそ80パーセントがなにかしら古代の医療に頼っている。インドの主要都市には、たいてい、アーユルヴェーダの大学や病院がある。2002年の調査によると、アメリカでは国民の約0.4パーセントにあたる約75万人が、一度はアーユルヴェーダ医療を利用したことがあるという。

アーユルヴェーダには、健康や病気に関するいくつかの重要な基盤がある。すなわち、相互関連性の概念、個人的な体質の重要性、すべての人にはたらきかけている3つの生命力である。
「相互関連性」とは、この宇宙における生きとし生けるものはすべて、ある意味において、ひとつの全体の一部であり、この生存のネットワークと調和を保つことが健康にとってきわめて重要であるということを意味している。また、個人的な体質「プラクリティ」も健康全般において重要な役割を果たしている。最後に、3つの生命力「ドーシャ」は、呼吸、消化、心臓の鼓動といった基本的なからだの機能をコントロールすると考えられている。

アーユルヴェーダの薬剤は、米国食品医薬品局の規制を受けていない。なかには、大量に摂取したり、他の薬剤と併用したりすると毒性を発揮するものがある。アーユルヴェーダ薬剤はすべて東南アジアで作られているが、いくつかの研究によって、多くの市販薬に鉛、水銀、ヒ素が含まれていることが示されている。

[豆 知 識]

1. 現在、いくつかのアーユルヴェーダ療法に関する研究が進行中である。たとえば、心血管疾患の治療のためのウコン、アルツハイマー病の治療のためのハーブ（ゴツコラ）、 関節炎や喘息などの炎症性疾患を治療するためのショウガ、ウコン、ボスウェリアといった植物などの使用に関する研究である。
2. ボストン大学の研究者による2008年の報告書において、インターネット上で購入したアーユルヴェーダの治療薬のうち21パーセントに不純物が含まれていたことが示された。
3. インドでアーユルヴェーダの訓練を受けた学生は、学士または博士の学位を取得することができる。アメリカでは、アーユルヴェーダ施術者のために国が定めた訓練や認定書はない。しかし、州によっては、アーユルヴェーダの学校を教育機関として認めている。

第29週 第4日（木）

200 こころ｜動静脈奇形

　　動静脈奇形は循環系における短絡であり、胎児の発達段階または出生後すぐに生じると考えられている。動静脈奇形が疑われる30万人のほとんどは、あるとしても軽度な症状しか示さないが、およそ12パーセントの症例においては、頭痛、痙攣、脳卒中、または死亡さえひき起こされることがある。動静脈奇形は、からだのどの部位においても形成されるものであるが、脳の中に形成されたときはとくに危険である。

◆

　　正常な状態では、酸素を運搬する血液は動脈および毛細血管とよばれるきわめて細い血管を通って、脳やその他の器官に流れ込む。毛細血管の血液は、周囲の組織に栄養分を与えた後、静脈を通って心臓に戻る。

　　動静脈奇形の領域においては、細い毛細血管が欠損しており、血液は（心臓から末梢へ向かう）動脈から直接（末梢から心臓へ向かう）静脈に流れ込む。この動脈と静脈の結合部位は、瘻孔（またはシャント）とよばれる。動静脈奇形の異常な血管の塊はナイダスとよばれ、その周囲の組織は血液や栄養分を受け取ることができない。

　　頭痛や痙攣は動静脈奇形の最も一般的な徴候であるが、からだの中の発生部位によって、ほかにもさまざまな症状がみられる。たとえば、筋力低下、協調運動障害、記憶障害、幻覚、精神的欠陥などである。

　　毎年、動静脈奇形をもつ人の約4パーセントは、血圧の上昇や血流の増大によって、瘻孔が破裂し、内出血が起きている。たいていの症例は致命的な障害を起こすほど重篤ではないが、場合によっては、脳卒中や血流の変化をひき起こし、進行性の神経学的障害がもたらされることがある。

　　動静脈奇形の症状のなかには、薬剤によって緩和することができるものもある。しかし、ほんとうに治療するためには手術をおこなうよりほかに方法がない。ところが、中枢神経系の手術にはそれなりのリスクがともなう。

　　動静脈奇形が見つかったときは、かならず患者を注意深く観察して、出血のリスクが増大している兆候がないか監視するべきである。

豆知識

1. 動静脈奇形を治療するための手術には3つの選択肢がある。脳や脊髄の表層部位にある比較的小さな動静脈奇形の場合は、通常の手術が最善である。比較的大きな動静脈奇形やリスクの高い領域の動静脈奇形の場合は、通常の手術の代わりに、または通常手術に加えて、塞栓術（細いカテーテルを通して、接着剤、コイル、または小さなバルーンを血流の中に導入し、塊を形成させることによって血流を迂回させる方法）や放射線外科療法（高線量の放射線を動静脈奇形に当てて、血管壁の形を変える方法）がよくおこなわれる。

2. 動静脈奇形は、CTスキャンやMRIによって検出することができる。しかし、症状を示す人はほとんどいないため、他の疾患の検査をしているとき偶然に見つかったり、死後の剖検で見つかったりすることが多い。

3. オスラー・ウェーバー・ランデュ病や多発性嚢胞腎などのように、遺伝的に動静脈奇形を起こすことが知られている疾患がいくつかある。

第29週 第5日(金)

201 性徴と生殖 | ロキタンスキー症候群

　オーストリアの病理学者カール・フォン・ロキタンスキー男爵（1804〜1878）は、生涯を通して、研究のために3万体以上の剖検をおこなった。そのうちのひとつの剖検において、驚くべき遺体に遭遇した。その女性は生まれつき子宮、子宮頸、膣が十分に形成されていなかったのだ。この先天性欠損症は、のちにロキタンスキー症候群またはマイアー・ロキタンスキー・キュステル・ハウゼル症候群（MRKH）として知られるようになった。後者の名称は、ロキタンスキーのほかに、この疾患について研究をした他の3人の科学者の名前に由来する。MRKHと診断された症例は世界中で2万件にも満たないが、専門家たちは、報告されていない症例がほかにもたくさんあると考えている。5,000人にひとりの女性がこの症候群をもっていると推定している専門家もいる。

◆

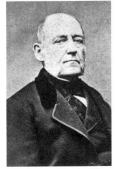

カール・フォン・ロキタンスキー男爵

　この症候群の明確な原因は不明であるが、胎児が3か月齢のころに、生殖器系が十分に発達しないことがわかっている。卵巣と卵管は形成されるものの、子宮や子宮頸、膣の上部がなかったり、完全な形態をとらなかったりする（形成不全とよばれる）。症例によっては、腎臓の異常がみられることもある。
　MRKHをもつ多くの女性は、膣がきわめて浅い窪みのようになっている。正常な膣の深さは14センチメートルほどであるが、このような膣の窪みが5センチメートルもない。したがって、性交は困難または不可能となる。
　MRKHをもつ女性は、生殖器官が欠損していても、外観上は正常な生活を送ることができる。46本の完全な女性の染色体（XX）一式をもち、思春期には、他の若い女性たちと同じように、からだとホルモンの変化を経験し、毎月排卵する。おもな違いは、機能する子宮がないので、月経はなく、妊娠することができないことである。
　MRKHの夫婦が子どもをもつことを望む場合は、体外受精をして代理母に依頼することを選択できる。MRKHをもつ女性の多くは治療を望まないが、拡張（徐々に伸ばすこと）または手術によって造膣処置を受ける人もいる。

豆知識

1. 研究者のなかには、MRKHは22番染色体上の劣性（潜性）遺伝子によって起こるのではないかと考えている人たちがいる。
2. MRKHは、ミュラー管異常として知られている一群の膣または子宮の先天性欠損症のひとつである。ミュラー管異常は、女性の10パーセントに影響を及ぼしている。
3. 今日MRKH症候群とよばれている疾患は、ヒポクラテスの『女性の本性について』("Nature of Women") という医学文献の記載にまでさかのぼることができる。

第29週 第6日（土）

202 ライフスタイルと予防医学 | 食中毒

食中毒は、細菌、寄生虫、ウイルスなどによって汚染された食物が原因でひき起こされる。その症状は軽度なものから重篤なものまでさまざまであり、胃のむかつき、痙攣性腹痛、吐き気や嘔吐、下痢、発熱、脱水などがみられる。症状はたいてい数時間から数日つづく。ほとんどの場合、液体の摂取量を増やすことが唯一必要な治療法であるが、ときに、入院して静脈内輸液が必要になることもある。

◆

食中毒は、多くの原因によって起こる。食べ物を購入したとき、すでに細菌が付着していることもあれば、食肉解体処理場で肉が汚染されることもある。果物や野菜は、農産物を育てたり、処理したりするときに、糞便やそのほかの病気の原因物質に接触する可能性がある。

ふつうの食べ物にしても、室温で2時間以上放置すれば傷むだろうし、食事を準備しているときに、汚染される場合もある。さらに、収穫や処理の最中に、危険な化学物質が食物に接触することで、食中毒が起こることもあり得る。

食中毒を防ぐためには、食物を冷蔵保存したり、十分に加熱したりすることが重要である。食物の温度が4度から60度のときに、細菌は最も速く増殖する。汚染された食物中の細菌を殺滅するためには、十分に加熱することが何より大事である。

肉は内部温度が75度になるまで加熱するべきであり、とくに鶏肉は内部温度が82度になるまで加熱するとよいだろう。さらに、冷蔵庫は4度以下、冷凍庫はマイナス18度に設定するべきである。

小さな子ども、免疫機能が低下している人、妊婦と胎児、高齢者は、細菌感染のリスクが最も高い。ある種の微生物は、まれに自然流産や成人の死亡をひき起こすことがある。子どもは、大腸菌O157:H7に対してとくにリスクが高く、腎不全や死がひき起こされることがある。

[豆 知 識]

1. アメリカでは、毎年7,600万の人たちが汚染された食べ物によって病気になっている。その大部分は報告されないが、毎年、5,000人が食中毒のために亡くなっている。

2. 1万個に1個の卵がサルモネラ属菌によって汚染されていると推定されている。ホウレンソウ、レタス、トマト、スプラウト、メロンのような農産物は、サルモネラ属菌、赤痢菌、または大腸菌O157:H7によって汚染されていることがある。

208

第29週 第7日（日）

203 医学の歴史 | 1918年のインフルエンザの大流行

　今日、インフルエンザにかかるのは、まちがいなく不愉快なことだ。しかし、大部分の人にとっては、生きるか死ぬかの問題ではない。しかし、1918年に世界を席巻したインフルエンザの大流行は話が違う。わずか6か月という短期間に、インフルエンザによって2,500万人以上が亡くなったのだ。その数は、第一次世界大戦で亡くなった人の数の3倍以上であり、歴史上最も致死的な大流行になった。

◆

　1918年の春、インフルエンザの報告は静かに表れてきた。死者はほとんどなく、回復も早かった。その年の秋、インフルエンザが戻ってきた。今度は、すぐに肺炎がひき起こされたが、当時は効果的な治療法がなかった。

　この伝染病は、少し前に終結した世界大戦の余波で、人々や貨物を運ぶ船に乗って、急速に世界中に広まっていった。とくにひどい大流行に見舞われた都市は、シエラレオネのフリータウン、フランスの軍港ブレスト、ボストンであった。ボストンでは、住民の10パーセントがインフルエンザにかかり、そのうちの60パーセントの人たちが亡くなった。インフルエンザの大流行は、国内外の米軍にも大打撃を与え、10月までには、3万4,000人の兵士が戦闘で亡くなり、インフルエンザで2万4,000人の兵士が亡くなった。

　アメリカ中で集会が禁止された。学校、教会、映画館、職場は閉鎖され、人々は家の外ではマスクを着けた。多くの医療関係者が戦争のために海外に行ってしまっていたので、残された医師や看護師たちは、長距離を移動して患者を診察し、また途中で自身が病気になったり、十分な準備ができず、目的地に着いても支援できなかったりすることもあった。

　全体で、アメリカでは50万人、イングランドとウェールズでは20万人が亡くなり、サモアは国民の4分の1を失った。さいわいにも、インフルエンザは1919年に突然消滅した。ただし、その後も、それほど大きくはないが流行が何度か発生した。

　科学者たちは、最初は、細菌が1918年の大流行をひき起こしたと考えていた。しかし、研究者たちは、1933年にインフルエンザAウイルスが原因であることを正確に突き止めた。さらに、つづく20年の間にインフルエンザBおよびCを発見し、それらを防ぐためのワクチンを開発した。

　インフルエンザウイルスはすぐに変異するので、今日では、毎年新しいワクチンを接種するよう推奨されている。

豆 知 識

1. 1918年の大流行を起こしたインフルエンザは、もともとアメリカに由来するにもかかわらず、しばしばスペインかぜとよばれた。
2. インフルエンザの拡散を防ぐためには、ワクチン接種を受けることに加えて、手を頻繁に洗い、咳やくしゃみをするときに口を覆うことが最も効果的である。
3. インフルエンザの大流行は、1957年、そして1968年にもやってきた。それぞれの流行において、数万人のアメリカ人が亡くなった。

第30週 第1日（月）

204 子ども ｜ 痤瘡（にきび）

　アメリカ人は、毎年、にきびを治療する市販薬を購入するために１億円以上を費やしている。にきびができるとイライラするし、見た目も悪い疾患であるからだ。にきびは、ティーンエイジャーおよび若い成人の85パーセントにみられ、さらに女性の12パーセント、男性の３パーセントの人たちは44歳ころまでみられる。

◆

　にきびは、毛包（毛が成長する穴）が脂、死んだ皮膚細胞、細菌によって塞がったときに発生する。通常は毛包の穴から分泌されるはずの潤滑成分（皮脂）が毛包を詰まらせると、白にきびとよばれる隆起を形成する。皮膚表層に近いところで詰まると暗い色になり、黒にきびができる。皮膚の表面に常在する細菌が増殖して炎症を起こすと、赤く腫れた赤にきびができる。

　にきびの重症度は、毛包がどのくらい深い位置で塞がっているかによって決まる。丘疹と膿疱は赤い腫れものであり、皮膚表面のすぐ下には白い膿がある。結節は痛みをともなうしこりであり、毛包の深い場所が塞がったときに形成される。嚢腫は、皮膚表面の下にできたおできのような腫れものであり、後に瘢痕が残る。

　にきびは、たいてい、思春期にテストステロンのようなホルモンのレベルが上昇することによってもたらされる。これらのホルモンは、皮膚から過剰な皮脂を放出させるからだ。化粧品や濃厚なローションなど、油性の物質にさらされることによっても、にきびのリスクが高まる。軽度の症例においては、細菌を殺滅し、脂を乾燥させる作用のある市販の軟膏で治療すると効果的である。

　もっと重症な症例においては、細菌を殺滅する抗生剤を、そして女性ならホルモンを調整する経口避妊薬を用いて治療することができるだろう。新しい治療法として、イソトレチノイン（薬剤）、レーザー療法、紫外線療法がある。

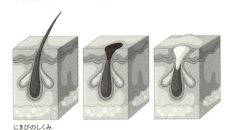

にきびのしくみ

　　　　　　　　　　　　　豆 知 識

1. にきびは、たいてい、家族性にみられる。親がにきびをもっていたならば、その子どもにもにきびができやすい。
2. 一般的に信じられていることに反して、食べ物によってにきびができやすくなることはない。
3. 強力な洗浄剤で、あまりにも頻繁に顔を洗うことは、実際には、にきびができやすくしているようなものだ。

第30週 第2日（火）

205 病気 | 乳糖不耐症

　5,000万人近いアメリカ人は、1杯の牛乳または1枚のチーズを口にするだけで、胃痛や腹部膨満、下痢に見舞われる。こうした人たちは乳糖不耐症をもっており、酪農食品に含まれている乳糖を消化することができない。なぜだろうか？　それは小腸を覆っている細胞で、ラクターゼとよばれる酵素が十分に作られていないからである。ラクターゼは、乳糖を単純な糖に分解し、からだが吸収できるようにするはたらきをもつ。

◆

　乳糖を分解する酵素が少ないと、乳製品を摂取したときに不快な症状がひき起こされる。たとえば、ガスの貯留、激しい腹痛、吐き気などである。このような症状は、乳製品を食べた後30分〜2時間で始まることが多く、軽度なものから重度なものまでさまざまである。

　この疾患は、ほとんどが生まれつきのものであり、一部の民族や人種においてリスクが高くなっている。実際に、ユダヤ人、アメリカ先住民、メキシコ系アメリカ人は成人の75パーセント、さらにはアジア系アメリカ人の90パーセントもの人たちが、ある程度の乳糖不耐性をもっている。

　年齢とともに乳糖不耐症を発症する人たちもいる。なぜなら、子ども時代を過ぎて酪農製品の摂取が少なくなるにつれ、からだの中のラクターゼ産生も次第に減少していくからである。クローン病や胃腸炎といった腸の疾患は、炎症によって小腸におけるラクターゼの産生が妨げられるので、一時的な乳糖不耐症をひき起こすことがある。

　ラクターゼ酵素を含むサプリメントもあるが、その効果は一時的なものでしかない。さいわい、乳糖不耐症の人たちは、現在では、たいていのスーパーマーケットの乳製品コーナーで乳糖の入っていないさまざまな酪農製品を購入することができる。

　本来なら乳製品は主要なカルシウム源となるので、専門家たちは、乳糖不耐症の人たちにカルシウムのサプリメントを摂取することを推奨している。

豆知識

1. 早産児は、乳糖不耐症になる確率が高い。
2. 乳糖不耐症を診断するためには、医師は、呼気中水素ガス分析法、乳糖耐性試験、糞便酸性度試験などをおこなう。

第30週 第3日(水)

206 薬と代替療法 | ステロイド

　ステロイドとよばれる薬剤は、コルチコステロイド、女性ホルモン、男性ホルモンという3つのカテゴリーに分類される。コルチコステロイドは、医師によって広く処方されており、からだの炎症をコントロールするために市販もされている。女性ホルモンのエストロゲンとプロゲステロンは、ホルモン補充療法やバースコントロール（受胎調節）のために使われている。

◆

　コルチコステロイドや女性ホルモンとは対照的に、同化作用のある男性ホルモンは、たいてい違法に作られて、スポーツ選手の筋肉を増やして維持するために使われている。同化ステロイドホルモンは、テストステロンの化学構造を模倣して合成されたホルモンである。テストステロンは天然のホルモンであり、筋肉量の増加、顔のひげの成長、低い声といった男性的な特徴を作り出す。テストステロンと同じように、アンドロゲン作用同化ステロイドも、筋肉の成長を刺激し、筋肉の破壊を防ぐはたらきがある。

　これらの薬物は、性腺機能低下症（男児の精巣が、正常な成長や性的な発育のために十分なテストステロンを分泌しない疾患）を治療するために、1930年代後期に開発された。ステロイドは、今日でも、思春期の遅れ、あるタイプのインポテンス、HIV感染やその他の疾患にともなう合併症などを治療するために使われている。しかし、ステロイドが発見されてまもなく、科学者たちは、ステロイドが筋肉組織を成長させることも確認した。まもなく、ボディービルダーや重量挙げ選手たちが、ステロイドを乱用しはじめた。

　アメリカでは、処方箋なしで同化ステロイドホルモンを摂取することは違法である。しかし、アンドロステンジオン（アンドロ）のような薬剤は、未だに、フットボールから自転車競技に至るスポーツの選手によってよく使われている。アンドロステンジオンは、経口摂取することもできるし、筋肉に注射することもできる。また、ジェルやクリームとして皮膚に塗ったりもする。アンドロステンジオンは、たいてい、断続的に使用したり、時間をかけて徐々に用量を上げながら使用したりする。

　しかし、ステロイドを使いすぎると、望まない副作用がひき起こされることがある。ステロイドによって、からだの中にテストステロンが危険なレベルにまで上昇することがあり、その結果、インポテンス、精巣の縮小、にきび、禿頭、男性における乳房の成長などが起こる。女性がステロイドを使うと、月経周期が乱れたり、顔やからだに過剰な毛が生えたり、声が低くなったり、長期にわたる生殖障害を経験したりすることがある。

　また、ステロイドは、ティーンエイジャーの成長を妨げることもある。骨の成熟をあまりにも速め、若いうちに骨の成長を止めてしまうのだ。ステロイドの使用は、肝腫瘍、心筋の異常な肥大、心疾患の原因となる血液異常、ロイドレージ（ステロイド激高）として知られている暴力的、攻撃的行動と関連していると考えられている。

豆知識

1. いくつかの研究によると、十代の少年の5パーセント、十代の少女の2.5パーセントがなんらかのタイプの同化ステロイドホルモンを使用したことがあるという。
2. 種類の異なるステロイドをいくつか併用することをスタッキング（積み重ね）とよぶ。スタッキングすると、異なるステロイドが相互作用して、それぞれのステロイドを単独で使用したときよりも筋肉を大きくできると利用者たちは考えている。

第30週 第4日（木）

207 こころ ｜ 髄膜腫

髄膜は、脳および脊髄を囲んでいる数層の膜であり、髄膜に形成された腫瘍を髄膜腫とよぶ。脳原発の腫瘍としては、最もよくみられるタイプの腫瘍である。90パーセントの髄膜腫はがん性ではないが、脳や脊髄の重要な部位を圧迫することによって、命が脅かされたり、失明、または麻痺などの合併症をひき起こしたりする。

◆

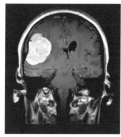

髄膜腫のレントゲン写真

このタイプの腫瘍が発生するのは、なんらかの要因（遺伝子、環境暴露、またはその2つの要因の組み合わせ）が髄膜の細胞に変化を起こし、細胞の増殖速度を速めているからであると考えられる。

髄膜腫は、白血病の治療で放射線療法を受けた子どもによくみられる。また、女性にも多くみられるので、科学者たちは、女性ホルモンがなんらかの影響を及ぼしているのではないかと考えている。

大部分の患者は40歳以降に髄膜腫を発症するが、年齢に関係なく発現する。通常、髄膜腫はきわめてゆっくりと増殖し、症状を示さなかったり、緊急治療を必要としなかったりすることも多い。医師は、脳のCTスキャンやMRIによって髄膜腫を検出できるが、たいていは、髄膜腫がすでに大きくなって、患者に痙攣や持続する頭痛、難聴、筋肉の脱力といった症状が現れてからとなる。手術がおこなわれることもあるが、たとえば眼の近くなどのように、傷つきやすい部位に形成された腫瘍は、かならずしもすべてを摘出できるわけではない。

髄膜腫を完全に取り除けなかった場合、医師は放射線療法によって残った腫瘍を破壊し、再発のリスクを低減させる方針を立てることもある。

豆知識

1. いくつかの研究によると、髄膜腫と農業で使われる除草剤や農薬への暴露とのあいだには関連があるらしい。女性は、これらの化学物質に長年にわたって暴露されつづけると、とくに髄膜腫のリスクが高まるようだ。
2. 良性の髄膜腫で、治療を受けないことを選択した患者は、たいてい、腫瘍の増殖をモニタリングするために数か月ごとに脳スキャン検査を受ける。
3. ウイルスまたは細菌によってひき起こされた髄膜の感染や炎症は、髄膜炎とよばれる。髄膜炎は、脳損傷、難聴、学習障害、そしてまれな症例ではあるが、死がもたらされることもあり得る。

第30週 第5日(金)

208 性徴と生殖 | 半陰陽（インターセックス）

　古代ギリシア、古代ローマの神話において、水の精は、湖のほとりを歩いていた美形の神ヘルマプロディートスを一目見るなりまっさかさまに恋に落ちた。しかし、ヘルマプロディートスは水の精のアプローチを拒絶した。恋に破れた妖精は、ヘルマプロディートスが泳いでいるところを、強く抱きしめ、ふたりがけっして離れないよう祈ったのであった。神々は水の精の望みを認め、ふたりのからだは融合して、女性と男性の特性をもったひとりの人間になった。今日、身体的に男女両性を有する人を、この神話にもとづいてヘルマプロディート（半陰陽）とよぶ。しかし、多くの人たちは、この用語には聖瀆の響きがあるとして、かわりにインターセックス（間性）ということばを好んで使っている。

　この疾患にはさまざまな程度がある。真性半陰陽の患者が卵巣組織と精巣組織の両方をもっているのに対して、仮性半陰陽の患者は男女どちらかの内部生殖器をもつものの、外観は他の性の特性を有している（例として、副腎性器症候群や精巣性女性化症の患者が挙げられる）。真性半陰陽の症例のほとんどは遺伝子異常によるものである。最もよくみられる症例は、1本の性染色体が追加されて、本来46本であるべき染色体の数が47本あるというものだ。そのため、患者はXXやXYではなく、XXYのセットの染色体をもっている。まれに、両性の内部生殖器（卵精巣）をもつ患者もいる。

　1960年代に始まったことであるが、半陰陽の赤ちゃんは、どちらかひとつの性に帰属させられてきた。どちらの性にするかは、通常、外部生殖器の男性化、女性化の程度の強さに従って決定された。そして、手術によって帰属しない性の生殖器を摘除するのだった。

　しかし、1990年代になると、心理学者のグループやその他の専門家たちは、このような処置に対する反対運動を展開しはじめた。彼らは、間性（半陰陽）は医学的な緊急事態ではなく、そのような手術を受ける子どもたちは、成長するのにともなって、喪失感や場違い感を経験する可能性があると説明している。つまり彼らはこう主張している。判断するのは、子どもたちがもっと大人になってからにするべきだと。

――――― 豆 知 識 ―――――

1. 間性（半陰陽）の疾患は、およそ1,500〜2,000件の出生当たりひとりの割合で起こる。
2. 16世紀の文献によると、女性として生きていた半陰陽の人が雇い主の娘を妊娠させたという理由で処刑された。

第30週 第6日(土)

209 ライフスタイルと予防医学 | 水銀汚染

　水銀はきわめて毒性の高い元素であるが、自然界の物質および環境中の汚染物質として存在する。水銀がとくに危険である理由は、私たちが気づかないうちに水銀汚染が起こり得るからである。たとえば、魚や貝はメチル水銀とよばれる最も毒性の高いタイプの水銀によって汚染されていることがあるのだが、メチル水銀は味もにおいもしないのだ。

　ほとんどすべての魚や貝は微量の水銀を含んでいる。魚が水銀に汚染される原因は、工場からの廃液が川や海に捨てられたり、空気中に放出されたものが川や海に落ちてきたりするからである。魚は、水中で餌を食べるときに水銀を吸収する。

　さいわい、魚や貝を食べることによって起こる水銀中毒は、一般的には、健康上の懸念にはならない。むしろ魚や貝は、健康によい食事の重要な構成要素になっている。高品質のタンパク質を含んでおり、飽和脂肪酸が少なく、ω-3脂肪酸のよい供給源だからである。

　しかし、発育中の胎児がメチル水銀に暴露されるのは非常に危険である。胎児は、成人にくらべて、メチル水銀に対する感受性が5〜10倍も高い。メチル水銀は、免疫系に影響を及ぼしたり、遺伝系や酵素系を変化させたり、協調運動や触覚、味覚、視覚などの神経系を損傷したりする。

　妊婦、妊娠する可能性のある女性、授乳中の女性、小さな子どもは、オオサワラ、サメ、メカジキ、アマダイなど、高濃度の水銀をもっている可能性の高い魚を避けるべきである。上記ハイリスク群の人たちは、他の種類の魚や貝であっても、1週間の摂取量を340グラム未満にするべきである。小さな子どもは、340グラムよりもさらに少なく摂取するとよい。

豆知識

1. 元素水銀とよばれる水銀は、壊れた体温計から出てくることがある。元素水銀は、メチル水銀ほど毒性は高くないが、長期間にわたって吸入されれば、振戦、歯肉炎、興奮性をひき起こす。元素水銀を飲み込んだ場合は、有害作用を及ぼすことなく、消化器系を通り抜けていくことが多い。
2. 魚が年をとって大きければ大きいほど、体内に含まれるメチル水銀濃度も高くなる。大きな魚は、より長い期間、汚染された水からメチル水銀を蓄積しているからである。

第30週 第7日（日）

210 医学の歴史 | バンティング、ベスト、およびインスリン

糖尿病は、数世紀にわたって、医師たちを困惑させていた。しかし19世紀後期に、この不可解な「糖の病気」と膵臓のあいだに一連のつながりができた。今日私たちが当然のこととして受け入れている、命を救うインスリン治療への道が開かれたのだった。

◆

それ以来、インスリンは何百万人もの命を救ってきた。アメリカだけでも、2,360万人が糖尿病を患っており、そのうちの多くの人たちが、毎日のインスリン注射に頼って生きている。

糖尿病には1型と2型の2つのタイプがあり、糖を代謝する能力をからだから奪う。糖尿病には遺伝的基盤があるが、最もよくみられるタイプは2型糖尿病とよばれ、不健康な生活習慣、とくに肥満と関連している。通常は成人期後期に発現する2型糖尿病とは対照的に、1型糖尿病はたいてい子ども時代または青年期に発現する。1型糖尿病の症状は、多尿、体重減少、のどの渇きによる多飲である。治療をしないと、ただちに嘔吐、昏睡を起こし、死に至る。2型糖尿病は、ほとんどの場合症状を示さないが、皮膚感染の頻度の増加、尿路感染、治癒不良などがみられることがある。

現代における糖尿病に関する理解が得られるようになったのは、1869年にドイツの生物学者パウル・ランゲルハンス（1847〜1888）が今日ランゲルハンス島とよばれている膵臓の部位を初めて発見したときからだった。ランゲルハンスの死後、1889年の研究によって、ランゲルハンス島を除去すると、実験動物に糖尿病を発症させることができることが示された。科学者たちは、「膵臓の中の何かが糖の代謝を担っているにちがいない。だから、健康な人は糖尿病にならないのだ」と推論した。

研究者たちは、インスリンを補充すれば、糖尿病を治療することができるのではないかという理論を立てた。しかし、医療に使える物質を分離することは、1921年まで成功しなかった。その年、カナダの外科医フレデリック・バンティング（1891〜1941）と助手チャールズ・ベスト（1899〜1978）は、トロントの研究室で糖尿病のイヌにインスリンを注射することに成功した。つづいてトロントでおこなわれた患者へのインスリン注射もまた成功し、瀕死の状態にあったひとりの若い少年の命を救った。

バンティングはその功績が認められ、1923年、31歳という異例の若さでノーベル生理学・医学賞を授与された。ジョン・マクラウド（1876〜1935）との共同受賞であったが、マクラウドの研究室でおこなったほとんどの研究はバンティングによるものだった。バンティングは、賞金の半分を助手のベストに分け与えた。

豆 知 識

1. 「糖尿病」の英語"diabetes"は、ギリシア語で「サイフォン」の意味である。古代ギリシアの医師たちは、糖尿病について、砂糖たっぷりの尿、頻尿、持続するのどの渇き、そして最終的には急速な体重減少と死をひき起こす病気であると記載していた。医師たちは、かつて、患者の尿を味見して糖尿病の診断をしていた。
2. インスリンが発見される前は、多くの治療法が提案されては失敗に終わった。ある治療法では、病気の器官によいのではないかと期待して、患者に膵臓の断片を食べさせた。

第31週 第1日(月)

211 子ども｜急成長期

　人生の最初の20年間において、子どもと10代の若者は着実に成長しつづける。しかし、まったく同じペースで成長する人はいない。ちょっとした急成長期の間に、数週間から数か月にわたる、ゆっくりした成長期が組み込まれている。

◆

　最も速い成長期は、生まれてから最初の1年間である。乳児の身長は25センチメートル伸び、体重は出生時の3倍近くになる。この急成長期の間に、赤ちゃんは、たくさん食べて、たくさん寝て、たくさん大騒ぎする。

　最初の1年間が過ぎると赤ちゃんの成長速度は遅くなり、2歳になるころから青年期までは毎年5〜8センチメートル背が伸びるようになる。

　この間に、子どもは2番目に速い急成長期に達する。8歳から15歳の間に、子どもは思春期を迎える。思春期には、下垂体（脳底部近くにあるエンドウマメ大の腺）が性ホルモンの産生を増大させる化学物質を放出し、からだに成熟変化が起こる。また、下垂体は成長ホルモンも送り出し、細胞の増殖を刺激する。骨細胞が分裂して増殖し、骨の幅と長さが大きくなって子どもの身長が伸びる。

　少女は少年よりも数年早く思春期を迎える傾向があるので、急成長期に達するのも早い。16〜17歳ころの思春期以降は、成長が止まる傾向があるが、若い成人は20代になってからも成長することがあり得る。

豆 知 識

1. 生存した最も背の高い男性ロバート・ワドロー（1918〜1940）は、身長272センチメートルまで成長した。8歳のときには、すでに183センチメートルであった。
2. 子どもは、春に成長が速くなる傾向がある。

第31週 第2日（火）

212 病気｜セリアック病

　セリアック病は、食物からの栄養吸収が阻害される消化器疾患である。この疾患については過去20年くらいでよく知られるようになったが、その起源は1世紀にまでさかのぼることができる。古代ギリシアの医師カッパドキアのアレタイーオス（2世紀）は、「［食物が］消化されずにそのまま通過し、からだに何も吸収されない場合は、そのような人をセリアック病患者とよぶ」と記載した。アレタイーオスの記述は、1888年に英国の著名な医師サミュエル・ジー（1839～1911）がこの疾患について記載するまではほとんど無視されていた。

◆

　今日の科学者たちは、セリアック病が消化の過程に影響を及ぼす遺伝性の自己免疫疾患であることを知っている。セリアック病の患者がグルテン（小麦、ライ麦、大麦に含まれているタンパク質）を摂取すると、免疫系が小腸を攻撃しはじめ、絨毛（小腸の内側を覆っている小さな突起）が失われる。絨毛には食物から栄養素を吸収して、血流中に運ぶはたらきがあるので、セリアック病になると栄養不良がひき起こされる。

　その結果、セリアック病の患者は、骨粗鬆症、貧血、疲労感といった関連疾患を発現することがよくある。また、およそ4人にひとりの患者は、疱疹状皮膚炎を発症し、肘、膝、臀部に痒みをともなう水疱形成性皮疹を発現する。

　専門家は、およそ300万人がセリアック病を患っていると推定しているが、そのうちわずか3パーセントしか診断されていない。なぜなら、セリアック病の症状は、過敏性腸症候群や慢性疲労症候群など、他の疾患の症状と区別がつきにくいことが多いからである。医師は最初に血液検査をおこない、ある種の抗体価が正常値より高くないかを調べて、自己免疫疾患の徴候をみる。血液検査によってセリアック病が示唆された場合は、小腸の組織サンプルを採取して、絨毛が傷害を受けていないかを調べる。

　残念なことに、セリアック病の治療法はない。唯一の治療法は、無グルテン食を摂取すること、つまり、穀類、パスタ、シリアル、大部分の加工食品を避けることである。多くの食品メーカーが、ジャガイモ、米、大豆、そば粉などを原料にグルテンを含まない食品を生産しているので、セリアック病の患者はバランスの取れた食事をとることができる。

豆 知 識

1.「セリアック病」のセリアック（celiac）ということばは、ギリシア語で「腹部」を意味することばに由来する。

2. セリアック病は家族性にみられる。研究によると、セリアック病患者の一等親血縁者の4～12パーセントが同じ疾患をもつことが示されている。

第31週 第3日（水）

213 薬と代替療法 | 緑茶

　5,000年もの長いあいだ、人々は茶葉を熱湯に浸して摂取してきた。しかし、茶のなかでも、とくに緑茶は単なる飲み物以上のものである。研究によると、茶は、減量やコレステロール値の低下に役立ち、さらには、がんを治したり予防したりするのを助けることが示されている。かつては、緑茶は飲料としてのみ提供されていたが、今では、カプセルに入った抽出物として市販され、減量サプリメントやエネルギー補助食品、さらには美顔軟膏の材料にもなっている。

◆

　緑茶は、白茶、紅茶、ウーロン茶と同じ植物（チャノキ）から作られる。違いは処理過程である。緑茶と白茶は、発酵させていない茶葉から作られ、抗酸化物質の一種であるポリフェノールの含量が最も高い（ハーブティーやルイボス茶は、茶とはまったく別物であり、異なる種類の植物を混ぜ合わせて作られる）。緑茶に含まれる最も強力な抗酸化物質のひとつは、没食子酸塩エピガロカテキン（EGCG）とよばれる。茶にはカフェインも含まれており、注意力を高める作用に役立っている（ただし、緑茶と白茶のカフェイン量は、紅茶にくらべて2～3倍低く、すべての茶のカフェイン量は、同じ容量のコーヒーにくらべてかなり低い）。

　伝統的に、中国やインドにおいて、茶は興奮作用と利尿作用があるので高く評価されてきたが、現代医学においても、緑茶には頭脳のはたらきを活性化する作用があることが示されている。また、研究によると、緑茶は、ある種のがんや良性の皮膚腫瘍の増殖速度を低下させ、代謝を良くして脂肪の燃焼を助け、そして関節炎、クローン病、潰瘍性大腸炎にともなう炎症を抑えることが示唆されている。

　研究の多くは、1日当たり1～10杯の緑茶の効果について調べている。この量であれば、大部分の成人にとって緑茶は安全である。しかし、抗凝血薬を服用している人は、緑茶に含まれているビタミンKによって、治療効果が低下する可能性がある。カプセルで高濃度の緑茶を摂取する人たちにおいて、数例の肝臓障害も報告されている。

豆知識

1. 証明はされていないものの、緑茶やEGCGは、日焼けによる損傷を防ぐのに役立つことが示唆されている。今では、日焼け止めやスキンケア製品の成分としてよく使われている。
2. 緑茶を含む製品を使った初期の研究において、緑茶には女性を妊娠しやすくさせる効果があると考えられているが、緑茶のみを使ったさらなる研究が必要である。
3. 緑茶を飲料として販売するときは、たいてい、産地によって分類されている。中国南西部産の最も高価な品種は、450グラム当たり1万5,000円もする。

第31週 第4日(木)

214 こころ｜無嗅覚症（カルマン症候群）

においを嗅ぐ能力が失われることを無嗅覚症とよぶ。この感覚は、だれでもかぜをひいたり、アレルギーや副鼻腔感染症を患ったりしたときに経験するものである。しかしときには、生まれつき、または頭部外傷、薬物の副作用、脳腫瘍、鼻腔内の大きな腫れものなどによって、長期的あるいは永続的な無嗅覚症が起こることがある。嗅覚のない人たちは、さまざまなことに対する反応のしかたが違ってくる。食べ物の風味に関しては限られており、煙やその他の危険なにおいを感知することができない。また、ほかの人たちにとっては当たり前のアロマを楽しむことができない。

◆

無嗅覚症のひとつの原因として、カルマン症候群がある。カルマン症候群は、まれな遺伝性疾患であり、おもに男性が発症する。カルマン症候群の患者は、生まれつきほとんど、またはまったく嗅覚をもたず、思春期を経験しない。たいていは不妊であり、外部生殖器は小さい。この疾患は、視床下部から放出される性腺刺激ホルモン放出ホルモンの欠乏によって起こる。性腺刺激ホルモン放出ホルモンは、性成熟において役割を果たす化学物質であり、また、嗅覚を司る嗅球の調節も助ける。

カルマン症候群は、色覚異常やその他の視覚異常とも関連しているが、科学者たちはその理由について理解していない。

カルマン症候群は、輸液ポンプや注射で欠乏しているホルモンを補充することによって、部分的に治療することができる。このような治療によって生殖能力を誘導することもできるが、一時的なものにすぎない。また、この疾患は、患者に心理的孤立感もひき起こす。

カルマン症候群をもっていない人においても、加齢にともなって多少嗅覚が衰えることはある。魚や汗のにおいなど、生まれつき、ある特定のにおいだけに対して無嗅覚になる人もいる。このような疾患は、特異的嗅覚脱失とよばれる。

嗅覚の消失は、アルツハイマー病、内分泌系疾患、鉛中毒、栄養障害、放射線療法、またはアンフェタミン、エストロゲン、鼻づまりの薬などの薬剤によっても起こることがある。

豆 知 識

1. 無嗅覚症の人たちは、牛乳のにおいを嗅いで、腐っているか否か判断するといった基本的な行動をすることができないので、そのような危険に対しては、とくに注意しなければならない。
2. 医師は、引っ掻いてにおいを嗅ぐ「スクラッチ・アンド・スニッフ法」によって無嗅覚症を診断することができる。この検査では、コーヒーやレモン、ブドウ、バニラ、シナモンのような、馴染みのあるにおいを試験する。
3. 生まれつき無嗅覚症の人たちの多くは、子どものころにうそをついて、ほかの人たちが嗅ぐことができるもののにおいがわかるふりをしたと報告している。たとえば、ほかの人たちの顔真似をして、自分自身が正常であるように見せかけようとしていたのだ。

第31週 第5日（金）

215 性徴と生殖 | 性別適合手術（ジョン・マネー）

　男性。女性。ニュージーランド生まれの心理学者ジョン・マネー（1921〜2006）は、キャリアの大部分を男性と女性、そしてそのあいだのさまざまな状態に関するあらゆる研究に捧げた。マネーは、ボルチモアのジョンズ・ホプキンス大学で心理ホルモン研究部門長を務めていたときに、性同一性（ジェンダーアイデンティティ）および性的役割（ジェンダーロール）という用語を造った。性同一性とは、本人による男性、女性、間性の分類のことであり、性的役割とは、男性、女性、間性のいずれであるかを特徴づける個人の行動のことをいう。

◆

　マネーは、半陰陽（インターセックス）などの遺伝的疾患によって生じることの多い不明瞭な外部生殖器を有する子どもたちに対し、3歳になる前に性別適合手術を受けることを支持した研究によって最も有名となり、最も多く批判されもした。マネーが支持した手術に関しては、1967年にカナダ人夫婦が救いを求めてきたときに、衝撃的な展開をみせた。1965年に生まれた双子の少年のうちのひとりが包皮切断術に失敗したのだった。

　マネーは、ホルモン療法と性別適合手術をすれば、その少年を少女として育てることができると言った。これは、発生学的に正常な（半陰陽ではない）幼児に対しておこなわれた最初の性転換であり、その子どもはブレンダと名付けられ、女の子として育てられた。しかし、ブレンダはいつも自分を男性と同一であると見なし、ドレスを引き裂き、スポーツをおこない、肩で風を切って歩いた。

　ブレンダが14歳になり、両親はついにブレンダの過去について説明をした。ブレンダは、即座に、自分は男性デイヴィッド・ライマーになりたいと決意した。デイヴィッドは、エストロゲン療法を中止し、陰茎再建術を受け、その後女性と結婚した。しかし、結婚生活も仕事もうまくいかず、双子の弟は自殺した。そして、2004年、デイヴィッド自身も自殺した。デイヴィッドが死ぬ数年前に、新聞やそれにつづく本によって、デイヴィッドの症例は注目を集めていた。

　批評家たちは、マネーが科学者として自分自身が見てみたかった結果を強要したのだと主張した。マネーの同僚たちによると、マネーはこれらの批判によって打撃を受け、晩年は引きこもっていたという。

豆 知 識

1. デイヴィッド・ライマー（1965〜2004）の話は、「ジョン／ジョアン症例」【訳注／ジョン（John）は男性の名前であり、ジョアン（Joan）はジョンの女性形である】として知られるようになり、『ブレンダと呼ばれた少年 —— 性が歪められた時、何が起きたのか —— 』（扶桑社）という本のなかに記録されている。

2. マネーは、余暇に世界中を旅しながら人類学に関する美術品を集めていた。マネーは、後に、それらの美術品をニュージーランドはゴアの美術館に寄贈した。

221

第31週 第6日(土)

216 ライフスタイルと予防医学 | ビタミン

　ビタミンは食物に含まれている物質であり、子どもの健やかな成長や発達、ならびにすべての人たちが一生健康でいるために必須のものである。からだに必要なビタミンには13種類ある。ビタミンA、C、D、E、KならびにB複合体とよばれる一群のビタミンである。ビタミンB複合体には、ビオチン、葉酸、ナイアシン、パントテン酸、リボフラビン、チアミン、ビタミンB6、ビタミンB12が含まれる。

◆

　それぞれのビタミンは、特異的なはたらきをする。ある特定のビタミンが不足すると、ビタミン欠乏症が起こる。たとえば、十分な量のビタミンDを摂取しないとくる病に、ビタミンAが足りなければ夜盲になる恐れがある。高齢者においては、ビタミンB12のレベルが低下すると、脳萎縮が起こって脳が小さくなるリスクが高まることがある。

　さまざまな食材を含むバランスのよい食事をすれば、たいていは、必要なビタミンをすべて摂取することができる。しかし、よりよい健康状態を維持するためには、総合ビタミン剤を飲む必要もあるだろう。ただし、栄養のある食物を摂取しないで、ビタミンサプリメントに頼ることはできない。なぜなら、からだが必要とするすべての栄養素をサプリメントだけで補うことは不可能だからだ。

　サプリメントではなく、自然食品を重視することには、3つの大きなメリットがある。自然食品には、サプリメントが提供することのできない複雑な組み合わせの栄養素が含まれており、食事によって最もすぐれた栄養を摂取することができる。また、多くの自然食品には食物繊維が含まれていることから、便秘や心臓疾患、2型糖尿病の予防に役立つ。

　また、サプリメントに含まれていない防御物質を含んでいる最適な食物もある。たとえば、果物や野菜に含まれるファイトケミカルはがんを予防し、抗酸化物質は細胞や組織の損傷と戦う。

　1日当たり1,600キロカロリー以下しか食べない人、妊婦、妊娠する予定のある女性、授乳中の女性、栄養素の吸収に影響を及ぼす疾患（たとえば、慢性の下痢、食物アレルギー、食物不耐性）をもつ人は総合ビタミン剤、菜食料理を食べる人はビタミンB12サプリメントを摂取するとよいだろう。ほとんどの人にとっては、米国農務省マイピラミッド（My Pyramid）【訳注／現在は、マイプレート（My Plate）が利用されている】にもとづいた、バランスの取れた食事によって、からだが必要とするすべてのビタミンを摂取することができる。

豆知識

1. 私たちのからだが作れるビタミンはビタミンDとKのみである。そのほかのビタミンに関しては、食物やサプリメントから得られる。
2. 他の多くのものに関しても言えることだが、ビタミンに関しても、多ければ多いほどよいというわけではない。ある種のビタミンは、過剰摂取すると病気になることがある。

第31週 第7日（日）

217 医学の歴史 ｜ 人工関節

　年齢を重ねると、関節がいたんできて関節炎を発症することがある。保護作用のある軟骨が
すり減って骨と骨が擦れると、痛みがひき起こされて動きが悪くなる。最もよくみられる関節
炎は、膝関節炎と股関節炎である。

◆

　関節の痛みと不快感を軽減するためには、傷害を受けた関節を単純に置き換えるのが最も効
果的なのではないか。医師たちは、数十年にわたって、このような理論を立てていた。しかし、
安全で効果的な置換術を見つけることは、医療における大きな挑戦となっていた。

　関節を置換したり、関節の表面を滑らかにしたりする初期の試みにおいては、筋肉や脂肪、
ブタの膀胱、金、マグネシウム、亜鉛などが使われたが、いずれもうまくいかなかった。人間
の関節と置き換えられるほど安全性と強度を兼ね備えたものがなかったのだ。

　人工関節を開発しようとしていた医師のひとりに、ボストンの外科医マリウス・スミス＝ピ
ーターソン（1886～1953）がいた。最初のデザインは、型にはめて作ったガラスによる置換
であった。ガラスの関節は機能しなかったものの、スミス＝ピーターソンは、型を使った関節
形成術の研究をつづけ、最終的に、プラスチックとステンレススチールを使ってまずまずの成
功を収めた。機能する置換関節を設計するための取り組みは、1936年に金属合金ビタリウムが
発明されると、その後押しを受けることになった。この合金は、一部がコバルト、一部がクロ
ムであり、歩くために十分な強度をもち、からだの中でも十分に安全だった。ビタリウムを用
いた股関節置換における最初の報告は、1940年にボルチモアのジョンズ・ホプキンス病院でお
こなわれたものだった。

　ニューヨーク市の医師エドワード・ハブーシュ（1904～1973）は、既存の人間の骨に人工
関節を接着させる方法を開発することによって、関連する問題を解決した。英国の外科医ジョ
ン・チャーンリー卿（1911～1982）は、1958年に、骨頭だけではなく、寛骨臼をテフロン
製の移植片と置換することによって、痛みと機能の問題に取り組んだ。テフロンはうまく機能
しなかったのでポリエチレンを試してみたところ、すばらしい効果を発揮した。チャーンリー
卿は、骨セメントとして知られているポリエチレン接着剤を歯科医師から借りて、それを使っ
て人工関節を骨にしっかりと固定した。その結果、人工股関節全置換術がもたらされたのであ
る。同じころ、膝の関節炎の治療法も発展していた。たとえば、骨と骨が擦れるのを防ぐため
の蝶番型人工関節や金属スペーサーである。1972年、ニューヨーク市において、ジョン・イン
サール（1930～2000）は、現在の膝人工関節の原型を開発した。それには、膝関節を構成す
る3つの要素（大腿骨、脛骨、膝蓋骨）すべてが含まれていた。

豆 知 識

1. 今日、アメリカでは、関節形成術ならびに金属やプラスチックのパーツを利用して、毎年、10万件以上の股関節置換と
15万件以上の膝関節置換がおこなわれている。
2. 1960年、ビルマの外科医サン・ボー（1922～1984）は、象牙の人工関節を使った股関節置換術を初めておこなった。つ
づく20年の間に同様の置換術を300件以上おこない、88パーセントの手術が成功したと述べた。患者は、術後数週間で
歩き、スクワットをし、自転車に乗り、フットボールをしたという。
3. 医師たちは、ステンレススチールを人工関節に使うアイデアを海運業から得た。航海中、船の腐食を防ぐために初めて
使われたのがステンレススチールだった。

223

第32週 第1日(月)

218 子ども | 成長ホルモン

　下垂体は、脳底部にあるエンドウマメほどの小さな腺であるが、からだにおいてきわめて大きなはたらきをしている。下垂体は成長ホルモンを分泌し、その成長ホルモンによってからだの中の細胞が刺激され、分裂や増殖をするのだ。

◆

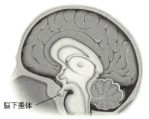

脳下垂体

脳下垂体の模式図

　成長ホルモンがある種の細胞に付着すると、その細胞は反応して、分裂と増殖を始める。成長ホルモンは、タンパク質の合成を促進し、体脂肪を分解してエネルギーとして利用する。適切なホルモンバランスを保つことが重要なのはこのためである。

　成長ホルモンが過剰になると巨人症がひき起こされ、身長が240センチメートル以上にまで成長をつづける。成長ホルモンが少なすぎると小人症がひき起こされ、身長は150センチメートル以下の低身長になる。

　子どもはとくに、大量の成長ホルモンをもっている。しかし、40歳になると、下垂体から産生される成長ホルモンが減少しはじめる。このホルモン量の低下が加齢にともなうフレイル（たとえば、もろい骨）につながると考えている人たちもいる。しかし、研究によると、健康な成人が成長ホルモンを摂取すると、糖尿病や心臓疾患といったさまざまな健康上の問題が生じるリスクが高まることが示されている。ただし、合成成長ホルモンは、極端に低身長の子どもの治療に有益であることが多い。

豆知識

1. 成長ホルモンは、1956年に初めて発見され、その2年後には、人間の死体から採取された成長ホルモンによって小人症の治療がおこなわれた。合成された成長ホルモンの使用が承認されたのは1985年だった。
2. ボディービルダーやスポーツ選手のなかには、筋肉量を増大させるために、合成ヒト成長ホルモンを乱用する人たちがいる。

第32週 第2日（火）

219 病気｜骨粗鬆症（そしょう）

　かがむ、または咳をするだけといった簡単な動作によって骨の一部が折れるようなことがあるだろうか？　それが、骨粗鬆症を患っている1,000万のアメリカ人にとっては現実なのだ。この進行性の疾患においては、骨がもろく壊れやすくなるので、ごく小さな圧力であっても危険である。事実、全女性の半数近く、ならびに4人にひとりの男性は、一生のうち一度は、骨粗鬆症に関連した骨折を経験する。

◆

　顕微鏡下では、骨は蜂の巣の内部のように見える。コラーゲン線維が、硬いカルシウムとリン酸の複合体および生きている骨細胞と織り合わせられているのだ。骨の厚さと密度を測定した値を骨量とよぶ。骨粗鬆症になると、骨量は減少し、基質には、下手に編まれたセーターのように、隙間や穴が点々と形成される。

　骨粗鬆症は何年もかけて進行するものであり、おもに50歳以上の人たちを襲う。その準備段階は、すでに子ども時代に始まっている。人生の最初の数十年の間は、骨は分解されるよりもずっと速く成長する。18歳になるまでには、骨量の90パーセントが形成され、30歳までに骨量がピークに達する。それ以降は、骨量は新しい骨が作られるよりも速く失われていく。

　女性は、更年期を迎えると、骨を守るホルモンであるエストロゲンのレベルが低下するので、骨粗鬆症のリスクが大きくなる。

　たとえば、骨を形成するビタミンDやカルシウムをたくさん摂取するなど、特定の生活習慣が、年を重ねたときに骨格を守るのに役立つであろう。ランニングや筋力トレーニングのような体重負荷運動によっても、骨の形成が刺激される。骨格は、重力や衝撃に適応するために骨細胞の数を増すからである。

　医師が骨粗鬆症の検査をするときは、X線検査や超音波検査を利用して、脊椎、股関節、手首の骨密度を測定する。この3つの部位は、骨粗鬆症の影響を最も受けやすいのだ。有害な骨折を防ぐために、医師は選択的エストロゲン受容体療法やビスホスホネート製剤などの骨を守る薬剤を処方する。

───

豆 知 識

1. 更年期に達した後5～7年くらいすると、大部分の女性は、骨量の約20パーセントを失う。
2. 喫煙している人、喫煙していた人、細い体格の人、摂食障害を経験したことがある人は、骨粗鬆症を発症しやすい。
3. 白色人種、アジア系の人、骨粗鬆症の家族歴のある人も骨粗鬆症のリスクが増大する。

225

第32週 第3日(水)

220 薬と代替療法 | ブラックコホシュ
【訳注／和名はアメリカショウマ】

ブラックコホシュ（学名：*Actaea racemosa*、*Cimicifuga racemosa*）はキンポウゲ科の植物であり、ホットフラッシュ（顔面紅潮）など更年期の症状をやわらげるのに使われている。ブラックコホシュの調製剤は、根と地下茎を原料としている。

◆

ブラックコホシュは先住アメリカ人によって広く使われていたが、19世紀のアメリカにおいて、とくに代替療法士のグループのあいだで人気のある万能薬となった。代替療法士たちは、ブラックコホシュをマクロティスとよび、月経不順、子宮や卵巣の炎症、不妊、陣痛や合併症といった女性の生殖器疾患のためによく処方していた。

科学者たちは、ブラックコホシュの作用機序については理解していない。ブラックコホシュに含まれている活性成分のフキノール酸が女性ホルモンのエストロゲンのようなはたらきをしている可能性はある。

ただし、この分野における研究では一致した見解が得られていない。更年期に達した女性の体内では、一般的に、エストロゲンのレベルが低下しており、その結果、ホットフラッシュ、急激な気分変動、体重増加、膣の乾燥といった症状がひき起こされることがある。ブラックコホシュのメリットに関する報告の多くは、ホットフラッシュや気分変動が軽減されることを強調している。

米国産婦人科学会は、2001年、ブラックコホシュは6か月以内の摂取であれば、更年期症状をもっている女性に有用であるいう声明を発表した。予備的な研究では期待できそうな結果が得られたが、偽薬（プラシーボ）【訳注／臨床治験において、被験薬の効果を正確に判定するために使われる、薬理学的に効果のない対照薬。プラセボともいう】を使った研究はほとんどなされておらず、用量にも一貫性がないので、政府の保健機関は正式に推奨していない。

ブラックコホシュは、指示どおりに摂取すれば安全であると思われるが、頭痛、胃の不快感、脚が重い感じなどがひき起こされることがある（ごく少ない割合の人たちが肝障害についても報告している）。このハーブは、通常、長期間にわたって使用されることはないが、研究でも女性に対して6か月以内までの追跡調査しかしていない。

妊婦あるいは乳がんや肝障害をもつ女性は、医師に相談せずにブラックコホシュを摂取するべきではない。

豆知識

1. ブラックコホシュを示す名称のうち、ほかによく使われているのは、ブラックスネークルート、バグベイン、バグワート、ラトルルート、ラトルトップ、ラトルウィードなどである。これらの名称のいくつかは、昆虫がブラックコホシュを忌避することに由来する。

2. 広く使われているブラックコホシュの市販品のひとつにレミフェミンという錠剤がある。たとえば、ブラックコホシュの抽出液とアルコールを混ぜたものなど、他の調製剤については、あまり研究がなされていない。

3. ブラックコホシュとブルーコホシュ（学名：*Caulophyllum thalictroides*）とを混同してはならない。ブルーコホシュは、ニコチン様のハーブであり、同じように月経不順や婦人科疾患の治療のために使われているが、その効果や安全性については十分に調べられていない。

第32週 第4日（木）

221 こころ｜アスペルガー症候群

　1944年、オーストリアの小児科医ハンス・アスペルガー（1906～1980）は、診療において気づいた、ある子どもたちの不可解な性質について記載した。これらの子どもたちは、すばらしい語彙をもち、正しいことば遣いができるものの、基本的な社会的交流をするのが困難だった。アスペルガーは、このような子どもたちを「小さな教授たち」とよんだ。

◆

　現在では、このような行動パターンは、アスペルガー症候群として知られており、自閉症によくあるタイプのひとつである。自閉症スペクトラム障害は、通常、言語能力および社会性の欠如に加えて、強迫性障害的関心、そしてときには、高い知性を示す疾患である。

　アスペルガー症候群の子どもは、ある特定のトピックだけに関心をもち、そのほかのことについては何も話さないようなことがある。次から次へとカタログを開いてカメラの型番をかたっぱしから憶えることはしても、写真撮影にはほとんど関心を示さなかったりする。

　自閉症は胎児発達の初期に形成されると考えられているが、症状は通常5～6歳に発現する。他のタイプの自閉症をもつ子どもたちとは異なり、アスペルガー症候群の子どもたちは、初期の言語技能を維持している。アスペルガー症候群は、社会的環境における不適切な行動、ふつうでないことば遣い、ボディー・ランゲージを嫌がるといったことで識別される。

　また、アスペルガー症候群の子どもたちは、ぎこちない動きや、手をひらひらさせたり、ぐるぐる回したりするなどの繰り返す運動を示し、ほかの子どもたちが当たり前にできる身体作業（たとえば、自転車に乗ること）をおこなうのが困難になる。ただし、効果的に治療をすれば、成人になって職場でうまくやっていくことを学習することができる。ただし、個人的なやりとりは困難なままであることが多い。

　また、アスペルガー症候群の患者は不安神経症や鬱病を患うことがあり、治療には、たいてい、それぞれの疾患のための薬剤も利用する。また、強迫性障害の傾向やコミュニケーションの問題に対する方法も探る。通常は、社会的交流ができるように、訓練がおこなわれる。専門家の多くは、治療はできるかぎり早くに始めるべきだという意見で一致している。

　アスペルガー症候群の患者数の推定に関しては、大きなばらつきがみられる。その理由のひとつは、アスペルガー症候群と高機能自閉症を区別することがむずかしいからである。ケンブリッジ大学教授のサイモン・バロン＝コーエンが率いる学派は、これら2つの疾患は、障害ととらえるべきではなく、興味深いユニークな思考様式ととらえるべきであると主張している。

―――――
豆知識
―――――

1. アスペルガー症候群の患者は、しばしば、卓越した聴覚および視覚をもっており、模様や配列のごくわずかな変化にも気がつく。しかし、空間認知や視覚的記憶がかかわる作業には弱い。また、触覚、接触、味覚、嗅覚、その他の刺激に対して、過敏になりすぎたり、無感覚であったりする。
2. アスペルガー症候群ならびに軽度のぎこちない行動やコミュニケーションの問題は、家族性に発現するようである。科学者たちは、多くの伝達された遺伝子が組み合わさって、アスペルガー症候群の重症度や症状を決める要因になっていると考えている。

227

第32週 第5日（金）

222 性徴と生殖 ｜ 梅毒

　梅毒は、歴史をとおして多くの名称でよばれてきた。グレートポックス（great pox）とよばれたり、フランスの兵士のあいだに流行した後にはフランス病（French disease）とよばれたりもした。しかし、現代の科学においては、梅毒（syphilis）という名称に決められた。"Syphilis"という名称は、古代ギリシア神話において、神々によって恐ろしい病気にかかるよう呪いをかけられた羊飼いに敬意を表して付けられたものである。医師たちは、梅毒のことをニックネームで「偉大なる模倣者」とよんでいた。なぜなら、その兆候や症状が他の多くの病気の症状と似ていたからである。

◆

　それでは、多くの名称をもつこの疾患は、いったいどのようなものなのだろうか？　梅毒は、梅毒トレポネーマという細菌によってひき起こされる感染症であり、傷に直接接触することによって伝播する。

　この傷は、最初は、陰茎、膣、肛門、直腸に生じる。また、唇や口内にも発現する。妊婦は、この病気を赤ちゃんにうつすことがある（一般的に信じられていることに反して、梅毒は便座、温水浴槽、温泉を介して伝播することはない）。毎年、約3万6,000人のアメリカ人が梅毒に感染している。

　症状は休止状態になり得るので、多くの人たちは、梅毒にかかって何年もしてから初めて、病気であることに気がつく。しかし、平均すると、約1か月で最初の症状が現れる。この第一期においては、1個の傷（硬性下疳とよぶ）または複数の傷ができる。この傷は、自然に治るものであるが、治療をしないと、傷が治った後に病気が進行していく。

　次の段階に進むと、手や足に発疹ができ、疲労感、悪寒、のどの痛みがひき起こされる。治療をしないでいると、心臓、脳、肝臓、骨、関節などの内部器官が傷害を受けるようになる。

　さいわい、梅毒は、簡単な血液検査によって容易に診断することができる。一般的には、ペニシリンを用いた抗生剤治療によって、梅毒トレポネーマを死滅させることができる。

豆 知 識

1. イタリアの医師であり作家でもあったジローラモ・フラカストロ（1478頃〜1553）は、1530年に、この病気に梅毒（syphilis）という名称を与えた。
2. 梅毒の患者は、5倍もHIVに感染しやすい。なぜなら、ウイルスは傷口を通して容易に感染するからである。
3. 治療をしない梅毒の患者においては、動脈瘤が形成され、それが声帯を圧迫して、しわがれ声になることがある。これは、14世紀になると、「売春婦のささやき」として知られるようになった。

223 ライフスタイルと予防医学 | 抗酸化物質

　抗酸化物質は、体内の化学反応によって放出された活性酸素の有害作用からからだを守ることによって、免疫系を活性化する物質である。抗酸化物質という名称は、酸化の過程によってひき起こされる損傷の予防と修復を助ける能力に由来する。

◆

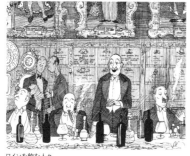
ワインを飲む人々

　酸化的損傷は、からだが食物を分解して活性酸素を発生させたとき、またはタバコの煙や放射線のような環境毒素にさらされたときに起こる。
　この酸化的損傷によって、細胞の適切な機能が妨げられる。時間が経つにつれ、細胞に対する損傷は不可逆的となり、糖尿病、がん、心臓疾患といった病気がひき起こされる。
　食事にβ-カロテン、ルテイン、リコピン、セレン、ビタミンA、C、およびEなどのような抗酸化物質を確実に取り入れることによって、酸化的損傷を防ぐことができる。
　これらの化合物は、おそらく私たちがすでに食べている多くの食物に含まれている。たとえば、果物や野菜、ナッツ、穀物、肉、魚、さらには赤ワインなどである。最大の恩恵を得るためにも、抗酸化物質を含む食物は三度の食事ごとに食べるとよい。
　消化には酸化の過程をともなうので、酸化的損傷と戦うためには、食事をとる際には、食物または毎日摂取するサプリメント由来の抗酸化物質をあらかじめ血流中に用意しておくことである。

豆 知 識

1. 1日1杯の赤ワインに含まれる抗酸化物質は、ある種のがんの発生を防ぐのに役立つと言われている。1日1杯の白ワイン、ビール、ウイスキーでは、同様の恩恵が得られないことが示されている。
2. 脳は酸化的損傷に対して弱い。したがって、脳損傷の薬物治療のために抗酸化剤はよく使われており、また、アルツハイマー病やパーキンソン病の治療のための薬剤として抗酸化剤を利用する研究が進行中である。
3. 抗酸化の過程は、カットしたリンゴが空気にさらされて茶色になるのを防ぐ過程に似ている。カットしたリンゴをオレンジジュースに浸すと、リンゴは酸化されず、果肉は白いままである。これはオレンジジュースに抗酸化作用のあるビタミンCが含まれているからである。
4. アメリカ人のうち、30パーセントもの人たちが抗酸化サプリメントを摂取している。

第32週 第7日（日）

224 医学の歴史 | アレクサンダー・フレミングと ペニシリン

> だれもが知る世界初の「特効薬」の発見は、散らかった研究室とアレクサンダー・フレミングのすばやい思考がもたらした、まったくの偶然であった。

◆

フレミング（1881〜1955）は、第一次世界大戦中に軍医を務め、細菌感染による身のすくむような英国軍の犠牲者たちを目の当たりにした。1918年に大戦が終わると、フレミングは効果的な治療法を模索しはじめた。ロンドンのセント・メアリーズ病院でおこなった実験では、まずリゾチームとよばれる天然の化学物質を発見した。この酵素は体内で作られ、涙などのいくつかの体液中に存在した。しかし、リゾチームは細菌を殺滅するものの、重篤な感染症を治療するためには作用が弱すぎた。フレミングは、さらなる研究をつづけた。

そして1928年になり、フレミングは研究室の片づけをしていたところ興味深い発見に遭遇した。黄色ブドウ球菌を培養していたシャーレの中にカビが生えていて、そのカビの周囲の細菌がどうも死滅しているように見えたのだ。

フレミングはそのカビを調べて、ペニシリウム（*Penicillium*）属のカビであることを見出した。翌年、フレミングはその発見について発表したものの、まったくと言ってよいほど評価されず、その業績は数年間ほとんど忘れられていた。

しかし1935年に、オックスフォード大学のがん研究者たちがリゾチームとペニシリウムに関するフレミングの古い論文を偶然に見つけた。彼らはペニシリンに関する研究を開始し、細菌を感染させた生きたマウスにペニシリンを注射した。その結果が有望であったので、人間の患者へのペニシリン注射を試みた。擦過傷から感染を起こして瀕死状態にあった警察官は、ペニシリンで治療をすると、きわめて良好な改善を示した。しかし、ペニシリンの供給は不十分であり、数日後にペニシリンが足りなくなると、警察官は再び具合が悪くなり死亡した。研究者たちは、ペニシリンの大量生産の必要性をすぐに実感した。

そのころまでには、英国は第二次世界大戦に突入しており、薬剤生産のための資源には余裕がなかった。研究者たちはアメリカに頼り、ロックフェラー財団から資金援助を受けて、イリノイ州ピオリア市に生産施設を設置した。アメリカも1941年に大戦に参加すると、政府は民間の化学薬品会社に圧力をかけて、ペニシリンの生産を開始するよう指示をした。戦争の初期の段階においては、ペニシリンはまだきわめて欠乏していたのだ。

このような取り組みは大きな影響を及ぼし、大戦が終わるまでには、アメリカは毎月6,500億単位のペニシリンを生産していた。

豆知識

1. フレミングは、1945年、オックスフォード大学の研究者ハワード・ウォルター・フローリー卿（1898〜1968）とエルンスト・ボリス・チェーン（1906〜1979）とともにノーベル生理学・医学賞を受賞した。
2. 技術的には、ペニシリンは、フレミングが研究室で見つける前に発見されていた。ジョン・ティンダル（1820〜1893）およびエルネスト・デュシェーヌ（1874〜1912）というふたりの科学者は、それぞれ1875年と1897年にペニシリンの現象について記載していた。
3. 2000年、コスタリカの医師たちは、科学者クロドミロ・ピカド・トゥワイト（1887〜1944）に関する原稿を発表し、トゥワイトは1915〜1927年の間にペニシリンカビの抗細菌作用についてすでに報告していたと記載した。

230

第33週 第1日(月)

225 子ども | 甲状腺

甲状腺は、のどの前面にある長さ約5センチメートルの蝶形をした器官であり、体内で最も重要な役割のひとつを果たしている。

◆

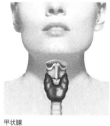
甲状腺

甲状腺は内分泌系のコントロールセンターとして、いくつかのホルモンを送り出している。それらのホルモンは、カロリーをエネルギーに変換したり、心筋を収縮させたり、記憶を呼び起こしたりするなど、からだの円滑かつ迅速なはたらきを助ける。

つまり、甲状腺はあらゆる細胞に影響を及ぼしているのである。甲状腺ホルモンの分泌量が少なすぎたり多すぎたりすると、体内のすべてのシステムが影響を受ける。このような状態は、甲状腺疾患とよばれる。

甲状腺疾患には特徴的な症状がないので、ほとんどの症例は診断されないままであり、その数は1,300万件にも及ぶ。甲状腺疾患は、たいてい思春期に発症し、男児よりも女児に多くみられる。甲状腺機能低下症の症状としては、疲労感、体重増加、筋肉や関節の痛み、物忘れ、気分の変動などが挙げられる。

この疾患は、血液検査をして、体内の甲状腺刺激ホルモンの量を測定することによって検出することができる。甲状腺機能低下症と診断された場合、医師は、ふつう甲状腺ホルモン補充剤を処方する。

甲状腺機能亢進症においては、不安、急激な体重減少、激しい心臓の鼓動、不眠症などがひき起こされる。この疾患は、甲状腺ホルモンの産生を抑制する抗甲状腺薬によって治療することができる。もっと重篤な症例においては、放射性ヨウ素を用いた治療が必要になるかもしれない。

放射性ヨウ素は甲状腺を破壊するが、からだのほかの部位には有害な作用を及ぼさない。この治療法を受ける人は、治療後一生にわたって、甲状腺ホルモン補充剤を服用しなければならない。ときどき、青年期に始まった症状が自然に治まったり、1年間の薬物治療後に治まったりすることがある。

[豆 知 識]

1. アメリカ人の約5パーセントは甲状腺機能低下症であり、1パーセントは甲状腺機能亢進症である。いずれの疾患も、女性のほうが男性よりもはるかにかかりやすい。
2. 成人は、甲状腺ホルモン産生のために、1日当たり約150マイクログラムのヨウ素が必要である。ヨウ素は、魚や海藻、ヨウ素添加塩に含まれている。
3. 甲状腺疾患は女性にとても多いので、35歳以降の女性は3年ごとに甲状腺の検査を受けるべきだと推奨している医師もいる。

第33週 第2日(火)

226 病気 | 憩室炎
けいしつえん

　健康な結腸は、約1.5メートルの平滑筋組織の管である。ところが、筋肉の弱い部分に小さな膨らみができる人たちがいる。それは憩室症とよばれる疾患の症状で、60歳以上の人たちの半分以上においてみられる無害な膨らみである。しかし、腸粘膜にできた、このビー玉大のポケットが炎症や感染を起こすと、憩室炎になる。

◆

　憩室症をもつ人たちの、じつに約4人にひとりが憩室炎を発症する。最も一般的な徴候は、左下腹部の激しい痛みである。そのほかの症状としては、発熱、吐き気、激しい腹痛、便通の変化などが挙げられる。

　医師は、身体検査、血液検査、腹部CTスキャンによって憩室炎を診断する。症例のほとんどは、感染を抑えるために、抗生剤による治療がおこなわれる。すぐに治療をしないと、感染によって腸壁に膿瘍（膿の塊）が形成されることがある。膿瘍が破裂したり、膿が漏れ出したりすると、腹膜炎が起こる。腹膜炎は重篤な病気であり、適切な治療を施さなければ、死に至ることがある。

　憩室炎にともなう他の合併症に瘻孔がある。傷害を受けた複数の組織が接触すると、融合し、
ろうこう
相互に異常な連絡通路ができて瘻孔が形成される。瘻孔および繰り返し起こる憩室炎は、問題のある結腸の部分を外科的に切除することによって治療する。

　これらの憩室疾患を防ぐための最善の方法は、食物繊維が多く含まれる食事をとることである。専門家は、便秘になると排便の際に力むので、結腸に圧がかかり、腸粘膜が弱くなると考えている。

　成人は、果物、野菜、全粒穀物といった食物から1日に25グラムの繊維を必要とするが、ほとんどの人は、その半分も摂取していない。たくさんの液体を飲み、サラダ、全粒シリアルを食べることも、正常な腸機能を維持し、結腸を健康に保つのに役立つ。

豆 知 識

1. 大部分の人たちが繊維の多く含まれる食物を摂取しているアジアやアフリカでは、憩室疾患はまれである。
2. 憩室症は、男女とも同じように発症するが、憩室炎は女性により多くみられる。

第33週 第3日（水）

227 薬と代替療法 ｜ 助産師

　アメリカの植民地化以来、助産師は、アメリカにおいて、妊婦のケアをし、出産に立ち会ってきた。今日、認定看護助産師は、自身で診療所をもったり、臨床的な検査をおこなったりすることができるだけでなく、妊娠中にかぎらず、女性の一生のあらゆる段階で薬剤を処方することさえできる。ただし、ほとんどの州では、助産師の仕事には医師の支援や監督者が必要であることが規定されている。

◆

　専門的職業としての看護助産師制度は、アメリカにおける乳児および母親の憂慮すべき高い死亡率を受けて1918年に確立された。この問題に対処するために、産科医、看護師、母親のグループがニューヨーク市にマタニティ・センター・アソシエーション（Maternity Center Association [MCA]）を設立した。MCAは、母親と子どもに関するすぐれた記録をもつ海外の国々を調べて、出生サイクルにおいて最も重要な人物は、看護助産師であることに気がついた。

　アメリカにおける最初の看護助産師たちは、英国からやってきた。その看護助産師たちは、フロンティア・ナーシング・サービス（Frontier Nursing Service）に参加した。フロンティア・ナーシング・サービスは、ケンタッキー州に設立された組織であり、看護師を馬に乗せて、アパラチア山脈の中の隔離された地域に送っていた。その数年後に、最初の看護助産師学校が設立された。今日、7,000人以上の認定看護助産師がおり、毎年、アメリカの出産の約8パーセントに立ち会っている。認定看護助産師たちは、もはや隔離された、または貧しい女性や子どもたちをケアするだけではない。今日では、多くの裕福な人たちも看護助産師たちが提供している個別のホリスティック（全人的）医療を高く評価している。認定看護助産師は登録された正看護師であり、助産術に関する大学院レベルの訓練を修了し、国家試験にも合格している。認定看護助産師は、家庭、助産施設、診療所、病院で仕事をしたり、薬剤を処方したりすることができる。また、そのサービスは、たいてい保険から払い戻しを受けることができる。多くの患者がかかりつけの看護助産師を訪ねて、年1回の健康診断を受けたり、バースコントロール（受胎調節）や乳がん、更年期といった女性の健康問題についての助言を求めたりしている。

　ほとんどの州が看護助産師の免許を与えているが、その免許は健康な患者のケアのみを許可するものであり、病気または出産にともなう合併症の治療のための免許ではない。

　看護助産師以外の職種として認定助産師やダイレクトエントリー助産師があるが、実施することができる業務は州法によって異なる。そのほかのタイプの助産師に、ドゥーラがいる。ドゥーラは、陣痛や出産に際して、女性およびそのパートナーに身体的および精神的支援を与える女性であるが、疾患の診断や医学的助言をおこなうことはできない。ドゥーラは、通常、特別な訓練を受けたという免許や認定を与えられない。

豆知識

1. 女性であっても、男性であっても、助産術の施術者は助産師とよばれる。「助産師」の英語 "midwife" は、「ともに」を意味する語幹 "mid" と「女性」を意味する "wif" に由来する。

2. 世界の多くの地域において、昔ながらの「助産師」（世界保健機関や他のグループによって、昔ながらの「出産立会人」に名称が変更された）は、出産する女性が利用できる唯一の介助人である。昔ながらの助産師は、いくらかの経験はもっているものの、特別な訓練はほとんど、あるいはまったく受けていない地域の女性であり、免許が必要になる前のアメリカの助産師と同じような人たちである。

233

第33週 第4日（木）

228 こころ 脳萎縮

病気、外傷、加齢によってひき起こされる脳の組織やニューロンの喪失は、脳萎縮とよばれる。脳萎縮には汎発性と巣状性のものがある。汎発性脳萎縮では全体にわたって組織が小さくなり、巣状性脳萎縮では限られた部位のみが小さくなり、その部位がコントロールしている機能だけが損なわれる。

◆

　脳萎縮は医療診断ではなく、医師が MRI や CAT スキャンで見ることができる解剖学的所見である。進行性の脳萎縮は、一般的に、アルツハイマー病やその他の加齢性認知症と関連している。しかし、加齢にともなって脳の大きさや容積が小さくなるのは、だれにとっても自然なことであり、ある程度の脳萎縮は起こる。

　加齢性の脳萎縮は、おもに前頭葉にみられる。前頭葉は、思考や行動を計画、コントロール、または抑制するといった「高次機能」を担当している。他の脳の領域に萎縮が起こると、協調運動、言語技能、知性が影響を受けることがある。脳萎縮の症例は、ほとんどが、脳への血流低下が原因であると考えられている。

　早期の脳萎縮または正常よりも程度の大きな脳萎縮を起こすその他の疾患として、脳性麻痺、脳炎、ハンチントン病、多発性硬化症、脳卒中、外傷性脳損傷、または AIDS のような感染症が挙げられる。これらの疾患の多くは、記憶障害、痙攣発作、コミュニケーションの問題をひき起こす。

　たとえば、パズルをする、読書をする、友人と交流するといった精神的または社会的な刺激は、脳萎縮を防ぐための重要な要素である。定期的な身体運動や良好な栄養状態もまた、認知症をもつ高齢者における脳萎縮の進行を遅らせたり、なくしたりするのに役立つようだ。

　研究によると、肉、乳製品、卵などに含まれているビタミン B_{12} のレベルの低い人は、正常レベルの人にくらべて、脳萎縮になりやすいことが示唆されている。

┌─ 豆 知 識 ─┐

1. 研究によると、脳萎縮は高齢者における判断力ならびに不快な考え、突然の鬱、ギャンブルの問題、社会的に不適切な行動、意図的ではない偏見や人種差別を抑える能力に影響を及ぼすことが示されている。
2. 脳萎縮は、しばしば失語症をひき起こす。失語症は感覚障害であり、2つのタイプがある。受容失語症においては、他の人が話したことばの意味を「受容」（理解する）することが困難になる。表現性失語症においては、自分自身をことばで表現することが困難になる。その結果、奇妙なことばを選択する、ことばを思いつかない、日常的な物の名前が思い出せない、不完全な語句や文章をしゃべるといった症状が起こる。

第33週 第5日(金)

229 性徴と生殖 | クラミジア

　クラミジア感染症は、性感染症のなかで最も見過ごされている疾患のひとつであると同時に、最も流行している感染症のひとつでもある。毎年、1,000万ものアメリカ人がクラミジアに感染しているにもかかわらず、そのうちわずか20パーセントしか診断や適切な治療を受けていないと考えられている。その理由は、クラミジアに特徴的な症状は、他の疾患の症状ときわめてまぎらわしいからである。たいていの場合、陰茎や膣からの分泌物がみられ、また骨盤に軽度の痛みも起こる。

◆

　クラミジア感染症がしばしば見過ごされているひとつの理由は、科学者や医師が、他の細菌にくらべて、原因菌であるクラミジア（学名：*Chlamydia trachomatis*）のことについてよく知らないからである。この細菌は研究室の中で増殖させるのがむずかしいので、1965年までは同定することができなかった。さらに、数十年前までは、クラミジア感染症の診断をおこなうためには、終了するまでに1週間もかかる複雑な検査が必要であり、また、検査ができる場所もきわめて少なかった。

　今日では、医師たちは簡単な培養または塗抹によってクラミジア感染症の検査をおこなうことができるようになり、抗生剤のテトラサイクリンかエリスロマイシンを1週間投与することによって治療することが可能になった。

　残念なことに、医師はときどき他の性感染症である淋疾の症状とまちがえて、誤った薬剤を処方することがある。その結果、女性においては、クラミジアの上行性によって子宮や卵管に感染することにつながる。そのような感染症は骨盤内炎症性疾患とよばれ、女性生殖器が損傷されて、子どもを産む能力に影響を及ぼすことがある。しかし、淋疾を治療しない場合にも、まったく同じようなことが起こり、クラミジア感染症または淋疾のいずれかに感染している人は、もう一方の疾患に感染するリスクもきわめて高い。

　　　　　豆 知 識

1. およそ大学生の10パーセントは、クラミジア感染症を発症したことがある。
2. クラミジアの感染によって、女性の子宮外妊娠のリスクが高まる。また妊娠中にクラミジアに感染すると、早産や分娩後感染の可能性が高くなる。
3. 性交によってクラミジアに感染すると、症状が現れるまでに1〜4週間かかる。

235

第33週 第6日(土)

230 ライフスタイルと予防医学 | ビタミンC

　ビタミンCはアスコルビン酸ともよばれ、良好な健康状態を維持するためにからだが必要とするビタミンである。からだは、ビタミンCを使って、骨、軟骨、筋肉、血管の中のコラーゲンを作り、鉄の吸収も助けている。ビタミンCは果物や野菜のなかでも、とくに、レモン、ライム、オレンジといった柑橘類に多く含まれている。現在、アメリカにおけるビタミンCの1日当たりの推奨摂取量は、18歳以上の男性においては90ミリグラム、18歳以上の女性においては75ミリグラムである。妊婦や授乳中の女性はより多くのビタミンCが必要であるため、かかりつけの医師に相談するとよいだろう。子どもは、年齢によって、必要なビタミンCの量が異なる。

◆

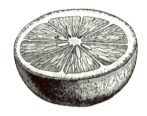

柑橘類(レモン)の断面図

　ビタミンCが欠乏すると、壊血病がひき起こされることがある。壊血病は重篤な病気であり、突然、死に至ることさえあり得る。壊血病はまれな病気であり、極度のビタミンC欠乏のときのみに起こる。壊血病は、栄養失調の人、または母乳のみが栄養の供給源である乳児においてみられることがある。壊血病の患者はビタミンCで治療するが、その症状は、通常、24〜48時間以内で改善する。
　ビタミンCの使用法については、さまざまな提案がなされている。研究者たちは、とくに、かぜや呼吸器感染症の予防や治療にビタミンCを使用することに関する研究をつづけているが、たいていの場合、かぜを発症するリスクを有意に減少させることを証明できていない。ただし、ビタミンCは、一般大衆におけるかぜの持続期間を短縮するようである。極寒地帯に住んでいる人、または激しい運動をする人においては、ビタミンCは、かぜを発症するリスクを50パーセントも低下させるようだ。ビタミンCが白内障、心臓疾患、がんの予防にメリットがあるということは示されていないが、そのような効果を評価するための研究はたえずおこなわれている。

豆 知 識

1. 私たちのからだは、ビタミンCを蓄えておくことができない。したがって、ビタミンCが毒性を発揮することはきわめてまれである。
2. 1日に2,000ミリグラム以上のビタミンCを摂取すると、胃のむかつきや下痢がひき起こされることがある。
3. ライムが水兵たちの食事に加えられるまでは、英国海軍には壊血病が蔓延していた。英国の水兵がライミー (limey) とよばれるのは、そのためであると信じられている。

第33週 第7日（日）

231 医学の歴史 | 心臓カテーテル

　1900年代初頭、科学者たちは、拍動する人間の心臓の内部を調べ、操作するための新しい方法をずっと探し求めていた。心血管疾患、動脈血栓、心臓発作のために亡くなる人がますます多くなっていることは明らかであったが、心臓カテーテル検査が利用されるようになって初めて、医師たちは、生きている人間における循環系の内部の様子を実際に見ることができるようになったのである。

◆

　心臓カテーテル法の発明者のひとりは、ヴェルナー・フォルスマン（1904～1979）であった。フォルスマンはドイツの医学生時代、最も簡単に利用できるモルモット、すなわち自分自身を使って、心臓カテーテルの実験をおこなうことを決めた。1929年、フォルスマンは自分の腕に細長い管を挿入し、その管を静脈に沿って滑らせながら進めた後、みずからのX線写真を撮影した。

　その結果、カテーテルは、はるかフォルスマンの右心房の中にまで押し進められていることがわかった。このことが新たな一連の可能性への扉を開いたのであった。2年後、フォルスマンは再び実験をおこなった。そのときは、X線フィルム上に写ることが知られている液体を注射した。実質的に、これが初めての血管心臓撮影法であった。

　これらのフォルスマンの実験にもとづいて、アンドレ・フレデリック・クルナン（1895～1988）とディキンソン・リチャーズ（1895～1973）は、ニューヨーク市のベルビュー病院で実験動物を使った心臓カテーテルの研究をつづけた。ふたりは、心臓カテーテル法が安全であることを、今度はクルナン自身が実験台になって示した。そして1941年には、臨床の場において初めて心臓カテーテルを使用した。

　心臓カテーテル法によって、医師たちは心臓から直接血液を採取することができるようになったので、心臓や肺を調べる新たな方法がもたらされた。また、カテーテルの先端に小さな装置を取り付けることによって、血圧、ならびに体内を流れる血液の酸素レベルや二酸化炭素レベルも測定することができるようになった。

　これらの発見により、1956年、フォルスマン、クルナン、リチャーズは、ノーベル生理学・医学賞をともに授与された。

豆 知 識

1. 今日、心臓カテーテルは、腕、頸部、脚のいずれかの静脈または動脈に挿入される。
2. 先端にバルーンを付けたカテーテルは、心血管形成術や経皮冠動脈インターベンション（プラーク【訳注／動脈の内壁に蓄積した脂肪やコレステロール】を圧迫して、狭窄した血管を広げる技術）のために利用される。
3. 心臓カテーテル法は、1時間から数時間にわたっておこなわれる。通常、患者をリラックスさせるために事前に鎮静剤が投与されるが、一般的には、患者は処置の間は覚醒したままである。

237

第34週 第1日（月）

232 子ども | アデノイド

アデノイドは海綿状組織の塊であり、鼻と口蓋のあいだにおいて、のどの両側に存在する。アデノイドは、通常、扁桃と同じグループに分けられているが、口を開けても外からは見えない。

◆

扁桃と同じように、このリンパ組織の塊は、濾過装置の役割を果たすことによって、からだを守るはたらきをしている。それぞれのアデノイドは、粘液と線毛の薄い層で覆われている。線毛とは、毛髪のような突起であり、粘液を下方ののどに向かって押し出しているものである。この粘液とアデノイド自体も、私たちが呼吸をしたり飲み込んだりするときに、有害な細菌やウイルスを捕捉している。さらに、この腺（アデノイド）は抗体も産生し、感染症を撃退するのに一役買っている。

専門家は、小児期の早い時期において、アデノイドが重要な役割を果たしていると考えている。実際、子どもが5歳になると、アデノイドは縮小しはじめる。したがって、ティーンエイジャーになるころまでには、事実上、アデノイドは完全に消失してしまう。アデノイドが感染して大きく腫れるのは、この小児期初期の数年の間である。

アデノイドの炎症は、たいてい、扁桃炎と同時に起こる。その症状は、のどの痛み、腺の腫れ、鼻づまり、耳の感染などである。

感染の原因が細菌である場合は、医師は抗生剤による治療を処方するであろう。しかし、薬物治療によって症状が治まらない場合、または感染が繰り返し起こる場合には、医師は外科的にアデノイドを切除することを推奨するであろう。

アデノイド切除術からの回復には、通常、1週間くらいかかり、扁桃の切除も同時におこなわれることが多い。

［ 豆 知 識 ］

1. アデノイドが肥大すると鼻が詰まるので、口呼吸をすることになり、その症状のひとつとして、うつろな顔つき【訳注／アデノイド顔貌とよばれる】がみられることがある。
2. アデノイド切除術を扁桃切除術と同時におこなうことを一般的に"T and A"（TとA）とよぶ。

第34週 第2日(火)

233 病気 | 膀胱炎

　ギリシアのコス島には、近代医学の創始者としても知られている古代ギリシアの医師ヒポクラテス（前460頃〜前377頃）によって設立された研修病院があった。建物は丘の中腹に建てられ、それぞれの部門は該当する人体の部位に対応していた。丘の頂上の建物は精神疾患の研究部門の所在地であり、一方、腸や膀胱が専門の部門は丘の麓に位置していた。膀胱炎の研究が初めておこなわれたのは、この病院の麓の区域であった。

◆

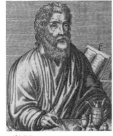
ヒポクラテス

　膀胱炎は、膀胱に細菌が感染することによってひき起こされる。細菌（最もよくみられるのは大腸菌）は尿道を上行性に進み、尿路内で増殖する。その結果、感染が成立すると、頻尿、尿意切迫感、排尿時痛（焼けるような痛み）がひき起こされる。その他の症状としては、混濁尿、血尿、微熱、骨盤の痛みなどがみられる。最近は、膀胱炎の診断は尿検査によっておこなわれており、尿中の細菌、血液、膿を検査し、さらに原因となっている細菌を同定するために培養もおこなわれる。

　最も一般的な治療法は、抗生剤を用いて細菌を殺滅することである。症状は、通常、数日以内で治まる。性感染による細菌によって膀胱炎がひき起こされることもある。

　また、細菌が感染しなくても、膀胱は炎症を起こすことがある。バスタブの気泡剤や避妊ゼリーの成分などの化学性刺激物質、または性交による外傷によって膀胱が刺激されることがある。

　およそ100万の人たちが慢性の膀胱炎（間質性膀胱炎）を患っているが、この病気は自己免疫疾患と関連しているとされてきた。間質性膀胱炎の治療法はないものの、医師は症状をやわらげるために、神経刺激、または骨盤痛や頻尿を軽減するための薬剤投与といった治療をおこなうことができる。

[豆 知 識]

1. 女性の尿道は短いので、膀胱炎を起こしやすい。
2. 妊婦は、膀胱炎のリスクがとくに高い。なぜなら、妊娠すると、膀胱を完全に空にすることがむずかしくなるからである。
3. クランベリーに含まれる化合物は、細菌が尿路壁に付着するのを妨げることによって、膀胱炎を防ぐことが示されている。

第34週 第3日（水）

234 薬と代替療法 | ロルフィング

「ロルフィングの福音：からだが適切に機能すれば、重力はからだの中を流れていく。そうすれば、自然に、からだはみずから癒される。」── アイダ・P・ロルフ

◆

　ロルフィング・ストラクチュラル・インテグレーション（ロルフィング身体的構造の統合）は、軟組織の取り扱い方法であり、深部マッサージと同じように、姿勢を改善し、ストレスを軽減し、慢性疼痛を緩和することを目的としている。創始者アイダ・P・ロルフ（1896～1979）は、1920年代の医学の分野における先駆者であったが、ホメオパシー、カイロプラクティック、ヨガなどの代替療法に興味をそそられた。ロルフは、骨が適切に調整されているときに、からだは最もよく機能し、そして身体的構造の不均衡は筋肉、腱、靭帯に悪影響を及ぼすと感じていた。このような信条にもとづいて、ロルフ自身がストラクチュラル・インテグレーションと名づけた方法を確立した。それは、指関節、親指、他の指、肘、膝を使って、ゆっくりとした動きで、筋肉やその周囲の軟組織に圧を加える方法である。

　ロルフの運動（ロルフィング）は、10シリーズより成る一連のセッションとして教授される。それぞれのシリーズは、特定の構造と運動をテーマにしている。第1セッションでは、おもに、肋骨、肺、横隔膜において、押さえつけられた「拘束」を解放するための呼吸パターンを利用することに焦点を合わせている。つづくセッションでは、足、足首、股関節、腕、頸部、頭部の運動パターンに取り組む。

　ロルフィングの支持者たちは、この運動は筋肉の協調を改善したり反復運動損傷を防いだりすることができ、また身体構造上の問題をもつ可能性のある子どもたちの予防対策として利用することができると主張している。また、ロルフィングは単なる深部マッサージではなく、ロルファー（ロルフィングの施術者）は、高度な技能をもっていなければならないことを強調している。ロルファーは、最初に問題のある場所を見つけ出し、次いで、ストレスやけがによって本来の場所から逸脱した筋肉に焦点を合わせることによって、問題点を「識別する」。ロルフ・インスティテュート・オブ・ストラクチュラル・インテグレーション（Rolf Institute of Structural Integration）によると、ロルファーは、最終的に「からだのパーツ間の関係を改善し、重力場における身体的バランスをもたらすことによって、からだを統合する」ものであり、このようなことは単なるマッサージではできないと言う。いくつかの臨床研究によると、ロルフィングは、不安を軽減する、脳性麻痺の患者の動きを改善する、慢性疲労症候群の患者の健康を増進する、腰背部疾患を治療するなどの効果があることが示されているものの、この分野におけるさらなる研究が必要である。骨粗鬆症、皮膚損傷、出血性疾患の患者、ならびに抗凝血薬を服用している人はロルフィングを避けたほうがよいだろう。

| 豆 知 識 |

1. 100万以上の人たちがロルフィングを受けたと推定されている。ロルフィングは、現在、27の国々において商標登録されている。
2. ロルフ・インスティテュート・オブ・ストラクチュラル・インテグレーションによると、世界中で1,550人の専門家がロルフィングのサービスを提供している。
3. ロルフは、コロンビア大学から生化学の博士号を授与された。

第34週 第4日(木)

235 こころ | パーキンソン病

　俳優マイケル・J・フォックス（1961〜）は、2002年に出版した自叙伝『ラッキーマン』（SBクリエイティブ）の中で、パーキンソン病との闘いについて、薬が効いているときと効いていないときのあいだで循環する「ジキルとハイドのメロドラマ」であると記載している。薬が効いていないときは、とりわけ、固縮、引きずり足歩行、平衡感覚障害、コミュニケーションの困難といった症状に取り憑かれるのだ。

　健康な脳においては、ドパミンという化学物質が適切な信号を脳に送ることによって、運動を調節している。したがって、ドパミンを産生する細胞が壊れると、からだが思うように動かなくなる。パーキンソン病の症状は、通常、50歳ころに始まり、長い年月をかけてゆっくりと悪化していく。

　パーキンソン病の主要な4つの症状は、腕や脚のふるえ（振戦）、筋肉の固縮、ゆっくりした動作（動作緩慢）、平衡感覚の障害である。振戦は、最初は、たいてい片側の腕または脚から始まる。しかし、やがてパーキンソン病は全身の筋肉に影響を及ぼし、便秘や嚥下困難といった症状をひき起こすことがある。認知症の徴候を示す患者もいる。

　加齢および環境有害物質（たとえば、除草剤や殺虫剤）は、パーキンソン病のリスクファクターであると考えられている。また、パーキンソン病患者が近親者にいる場合も、パーキンソン病を発症する可能性が高くなる。しかし、科学者たちは、直接の原因を見つけ出すことはできていない。

　パーキンソン病は血液で検出することはできず、診断は、たいていは、医師による身体検査にもとづいておこなわれる。レボドパとよばれる薬剤によって症状は緩和するようであるので、医師はレボドパを処方して患者の反応を見ることによって、確定診断を下すことがある。

　レボドパ（L-ドパともよばれる）ならびにカルビドパという他の薬剤を併用して、脳内のドパミン産生を助ける治療がよくおこなわれている。そのほかのタイプの薬剤、たとえば、ドパミン作動薬なども処方されることがある。

　しかし、パーキンソン病治療薬は不快な副作用を示すことがあり、たとえば、幻覚、混乱、さらには強迫性賭博さえみられることがある。また、薬剤の効果は数年経つと次第に減弱することがあるので、医師は軽度の症状の患者には、できるかぎり長い期間、薬剤投与を控えるようにしている。

[豆 知 識]

1. レボドパに対する反応が不安定な患者に対しては、脳深部電気刺激法とよばれる外科的処置がおこなわれることがある。きわめて細い電極を脳内に設置して、運動を調節している領域に信号が送られる。
2. パーキンソン病の患者においては、鬱病がよくみられる。ときには、運動症状が現れる前でも鬱病が発症することがある。
3. パーキンソン病の患者においては、まばたき、ほほえみ、歩行時に腕を振ることといった無意識の動作が少なくなったり、見られなくなったりすることがある。パーキンソン病の患者のなかには、じっと見つめる表情を示したり、話すときにもはや生き生きとしていないように見えたりする人がいる。

241

第34週 第5日（金）

236 性徴と生殖 | 淋疾（淋病）

　淋疾が英語で"clap"【訳注／拍手をするという意味】ともよばれる理由については、少し誤解がある。拍手をする、平手打ちをするという意味はさておいて、ほんとうのところは、この俗語は16世紀のフランス語"clapoir"（性交による痛み）に由来する。おそらく、"clapoir"は、梅毒（淋疾とともによくみられる別の病気）による硬性下疳であったのだろう。淋疾においては、排尿時の焼けるような感覚、血尿、膣帯下といった最もよくみられる徴候はあまり顕著ではなく、たいていは、その持続時間も短い。この性感染症には、毎年、約100万のアメリカ人が罹患するが、大半は30歳以下の人たちである。症状は、感染後1〜14日で発現する。

◆

　この感染症は、淋菌（学名：*Neisseria gonorrhoeae*）とよばれる細菌によってひき起こされる。淋菌は生殖路や尿道の粘膜で増殖し、炎症をひき起こす。淋疾のすべての症例のうち半分近くは検出されていない。なぜなら、症状は軽度であり、たいていは、1週間から数か月という短期間で自然に治るからである。

　しかし、性的に活発な成人は、性感染症の検査を受けることが重要である。多くの女性において、淋疾は生殖路を通して広がることがあり、卵管や卵巣を侵すことがある。このような疾患は骨盤内炎症性疾患とよばれ、疼痛や不妊がひき起こされることがある。

　淋疾は、尿検査または膣分泌物によって診断することができる。大部分の症例において、ペニシリンまたはテトラサイクリンを用いた抗生剤治療によって、十分に淋菌を死滅させることができる。

　しかし、細菌はますます抗生物質に対する耐性を獲得してきているので、大量投与またはセフォキシチンのようなより強力な薬剤が必要になることがある。

豆 知 識

1. 淋疾をひき起こす細菌は、1879年にドイツの医師アルベルト・ナイセル（1855〜1916）によって発見された。ナイセルは、その後、ハンセン病の原因菌も同定した。
2. まれな症例ではあるが、性的接触によって伝播した淋疾が眼の感染症をひき起こすことがある。
3. 薬剤耐性の淋菌は、ベトナム戦争の任務を終えて帰還してきた軍人に発現した。

第34週 第6日(土)

237 ライフスタイルと予防医学 | ビタミンE

　ビタミンEは、人間のからだにとって必須の栄養素である。ビタミンEは、からだが赤血球を作ること、ならびにビタミンKを利用することを助ける。また、ビタミンEは抗酸化物質でもあり、フリーラジカル（細胞、組織、器官に有害な作用を及ぼすことのある不安定な物質）による傷害からからだを守る。フリーラジカルは、ある種の加齢性疾患にも影響を及ぼすと考えられている。

◆

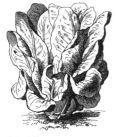
ホウレンソウ

　ビタミンEは、アスパラガス、トウモロコシ、マーガリン、ナッツ、オリーブ、種子、ホウレンソウおよびその他の緑色葉野菜、植物油、小麦の胚芽などの多くの食物に含まれている。低脂肪食をとっている人は、ビタミンEの摂取量が適切になるように、注意して食物を選択する必要がある。

　しかし、ビタミンEの過剰摂取は有害である。1日に400国際単位【訳注／医薬品、ビタミン、ホルモン、酵素などにおいて、特定の効果を生じさせる量を国際的な基準で表した単位】を超える量を摂取すると、出血性障害がひき起こされることがある。なぜなら、ビタミンEは、抗凝血剤として作用するからである。ただし、たいていの総合ビタミン剤に含まれているビタミンEの量は、一般的に有害ではない。

　ビタミンE欠乏症はめったにない疾患であるが、食物脂肪を吸収することができない人、ある種のまれな遺伝的異常をもつ人、極度の低出生体重児においてはビタミンEが欠乏しやすい。ときに、亜鉛欠乏症の人は、ビタミンEのレベルも低いことがある。

　ビタミンEのレベルが十分でないと、神経変性に関連した神経学的障害がひき起こされ、その結果、手や足にチクチクする感じや焼けるような感じがすることがある。

[豆 知 識]

1. 14歳以上の人は、1日に15ミリグラムのビタミンEを摂取することが推奨される。子どもは、それぞれの年齢にもとづいて、異なる量のビタミンEを必要とする。授乳中の女性はより多くのビタミンEを必要とするので、かかりつけの医師に相談するとよいだろう。
2. ビタミンEサプリメントは、通常、酢酸α-トコフェロール（抗酸化作用のあるα-トコフェロール）として販売されている。
3. ビタミンEには、8種類の異なるタイプがある。人間において最も活性が高いタイプは、α-トコフェロールである。

第34週 第7日（日）

238 医学の歴史 | 軟性内視鏡検査

手術をするにしても、診断をするにしても、はたまた増殖や修復の過程を図にするにしても、からだの内部を見る能力は、ほぼすべての医学分野においてきわめて有益である。この目的のために、今日の医師たちは、軟性内視鏡検査を利用している。

◆

さかのぼることはるかローマ帝国の時代、医師たちは、生きたからだの中をのぞき込む方法を探し求めていた。そのような装置を作るために古代の医師たちがおこなった初期の努力の跡は、イタリアの遺跡発掘現場において見ることができる。

ドイツでは、1805年、フィリップ・ボッチーニ（1773〜1809）が管状プローブの原型を開発した。それは片方の端からろうそくで照らす装置であり、ボッチーニはドイツ語で"Lichtleiter"（導光器）とよんでいた。内視鏡という用語は、1853年にフランスの医師アントワーヌ・ジャン・デソルモ（1815〜1894）が同じような装置を利用したときに初めて使用された。

1868年、ドイツの医師アドルフ・クスマウル（1822〜1902）は、剣を飲み込む大道芸人の協力を得て、長さ45センチメートルの金属製の管を飲み込ませることによって、内視鏡を使って初めて人間の胃の内部を見た。その内視鏡の内部には複数の鏡が取り付けられており、端から光を導き入れていた。ただし、このような硬性管では損傷や刺激を起こしてしまうため、1932年には軟性内視鏡が開発されることとなった。

次のステップは内視鏡カメラの発明であるが、このためには、きわめて小さなレンズ、小さくて明るい光源、適切なフィルムが必要であった。1950年に東京のオリンパス光学工業によって公開された最初の原型は、手動でフラッシュバルブを閃光させ、フィルムを巻かなければならなかった。

しかし開発は急速に進み、「胃カメラ」は早期胃がんの診断ツールとして広く使われるようになった。1960年代にはグラスファイバーが開発され、より細く、より柔軟性のある新たな内視鏡を作ることができるようになった。この新たな内視鏡の登場によって、「目」を備えた胃カメラが可能になった。それは、写真撮影をしながら、医師が実際に胃の内部を見ることができることを意味していた。

現在では、医師は膀胱、食道、大腸、そのほかのからだの部分を調べるために内視鏡を使っている。ときには、内視鏡ならびに腹腔鏡を用いた低侵襲手術のための小さな手術道具を併用して使っている。今日の内視鏡のなかには、ライブのビデオ映像を撮影することができるものもあり、また周囲の組織の超音波画像撮影をおこなうことができるものもある。

豆知識

1. 2002年に、ハイビジョン内視鏡カメラが発売され、劇的に画像の質と診断の精度が向上した。
2. 科学者たちは、まもなくカプセル内視鏡を開発することができると考えている。カプセル内視鏡は、患者が飲み込んだ後、からだの中を移動しながら、無線で画像を伝える【訳注／カプセル内視鏡はすでに実用化されている】。
3. 内視鏡は、それを利用するからだの部位によって、それぞれ特別な名称が付けられている。たとえば、関節に使われる関節鏡、肺に使われる気管支鏡、大腸に使われる結腸内視鏡、泌尿器系に使われる膀胱鏡、食道または胃に使われる上部消化管内視鏡などである。

244

239 子ども｜骨年齢

第35週 第1日(月)

　たいていの親は、家族に伝わる特徴から、自分の子どもが大人になったときの容姿を想像することができる。しかし、身長に関しては正確に予測する手段がある。骨年齢検査である。骨年齢検査は、子どもの骨格系の成熟度を示す簡単な検査で、子どもが思春期を迎える時期、大人になったときの身長、その身長に達するまでに要する年数を予測することができる。医師は、成長障害や成長を妨げるその他の問題をチェックするために、骨年齢を利用する。

◆

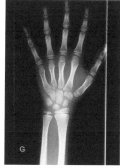

左手のレントゲン写真

　骨年齢を評価するために、医師は子どもの左手首および左手の単一Ｘ線撮影をおこない、標準的な骨の発達を表す基準値と比較する。Ｘ線は、骨端（成長板）とよばれるミネラルの密度が低くてやわらかい領域を写し出す。

　この領域は、骨細胞が増殖し、石灰化して、新しい骨が形成される部位であるが、子どもが年齢を重ねるにつれて狭くなっていく。成長板の幅、すなわち骨年齢が同年齢のほかの子どもと異なる場合は、成長障害の可能性が疑われる。

　骨年齢の遅延は、ターナー症候群のような遺伝的成長障害または甲状腺機能低下症のような成長ホルモンに影響を及ぼす疾患によることが考えられる。

　また、医師は、骨年齢から予測される子どもの成長を割り出し、整形外科的問題の治療に役立てることもできる。他方、骨年齢が速く進みすぎると、性的早熟がひき起こされて、早期に思春期を迎える場合があるが、これは副腎が過剰に活動している可能性を示唆している。

豆 知 識

1. 骨年齢が実年齢と違っていても、かならずしも成長障害があるというわけではない。子どもによって、成長のしかたはまちまちである。

第35週 第2日(火)

240 病気 | 胸やけ(胃食道逆流症)

アメリカでは頻繁に胸やけ(食後の胸部灼熱感)を感じ、胃食道逆流症を患っている人が2,500万人いると推定される。胸やけは酸の逆流ともよばれ、胃の中にある酸性の消化液が食道(口と胃をつなぐ管)に逆流してくる疾患である。

◆

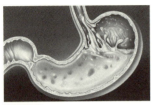
胃食道逆流症

通常、物を飲み込むと、下部食道括約筋(食道下部の帯状の筋肉)とよばれる弁が閉まる。しかし、ときおり、下部食道括約筋が緩んだり開いたりして、胃液が逆流することがある。妊娠や肥満によって胃が圧迫されて逆流することもあるし、糖尿病や喘息(ぜんそく)によって逆流することもある。長期にわたり、たえずこの酸の逆流にさらされると、食道の粘膜が刺激されて炎症や潰瘍が生じ、そしてまれな症例ではあるものの、がんがひき起こされることがある。

胸やけを防ぐためには、カフェイン、チョコレート、高脂肪食、柑橘類、トマト、ペパーミント、スパイス、ニンニクといった、原因となる食物を控えるよう専門家は推奨している。重力を利用するという手もある。つまり、食後に直立姿勢を保ったり散歩したりして逆流を防ぐのだ。また、喫煙は胃酸の産生を賦活(ふかつ)するので、禁煙によっても症状を改善できる。

胃液を中和する市販の制酸剤も効果がある。また、医師が胃酸抑制剤を処方することもある。こうした胃酸抑制剤がとてもよく効くので、食道を締める外科手術はまれであり、最後の手段となっている。

豆知識

1. 10人にひとりの成人が少なくとも週に1回は胸やけを経験している。
2. 専門家によれば、就寝前に食べることを避け、ベッドの頭の部分を15〜20センチメートル高くすることによっても、胃食道逆流症を緩和することができる。
3. 「胸やけ」は英語では"heartburn"(心臓やけ)というが、それは、灼熱感を感じる胸のあたりにはちょうど心臓があると初期の医師たちが考えていたからである。

第35週 第3日(水)

241 薬と代替療法 | 理学療法

　関節痛やスポーツ外傷のような整形外科的疾患をもつ人は、たいてい、理学療法を受けて、痛みの緩和および運動機能の回復をはかり、身体障害を予防するための技術を訓練する。理学療法が手術の代わりになり得ることも多い。

◆

　理学療法は、国によっては物理療法とよばれ、その起源は古代ギリシア人たちにさかのぼることができる。彼らは、動く能力は健康と幸福にとって不可欠の要素であると記載していた。政府統計によると、アメリカでは17万3,000人以上が理学療法士の仕事についている。

　理学療法士として働くためには、認定を受けた理学療法プログラムで修士号か博士号を取り、国家試験と州の試験に合格して、州の免許を得なければならない。子どもやスポーツ選手を専門的に診る特別なタイプの理学療法士もいる。理学療法は、骨損傷、パーキンソン病のような神経学的疾患、心臓疾患、手根管症候群（手首の障害）や過労性脛部痛（ランニングによる障害）のような反復ストレス障害、脳卒中や外傷性脳損傷後の結合組織傷害をもつ人たちにとって有用である。

　多くの場合、理学療法士は、治療計画の一部として、傷害部位を強化するための運動療法を取り入れる。可動域の限界まで関節を押しながら伸ばして可動域を広げたり、適切な機能増進のために筋肉のマッサージをおこなったりする。

　また、患者が自宅でできるストレッチや体操ならびに痛む筋肉や傷のセルフケア法も指導する。たとえば、足や足首をけがしたときは、医師にかかる前に応急処置をするとよいため、理学療法士は患者に対し、安静にする、患部を氷で冷やす、圧迫包帯を巻く、傷害部位を心臓よりも高い位置に上げる、といった一連の処置をおこなうよう助言する。

　このような処置方法は、簡便かつ効果的であり、それぞれ安静（rest）、氷で冷やす（icing）、圧迫包帯（compression bandage）、上げる（elevating）の頭文字をとって RICE（ライス）とよばれている。ただし、障害の種類によっては、ホットパックや超音波装置を使用して治療することもある。

豆 知 識

1. 2006年、米国理学療法士協会は、携帯親指炎症とよばれる新たな職業病について発表した。この疾患では、小型電子通信機器に文字打ちすることによって、指に慢性的な痛みが起こる。
2. 理学療法士には、たいてい、認定試験を受けて登録した有資格の助手（理学療法士アシスタント）がついている。理学療法士アシスタントは、2年間の準学士プログラムを修了している。
3. 1951年に設立した世界理学療法連盟は、9月8日を「世界理学療法の日」と定めた。

247

第35週 第4日（木）

242 こころ｜アルツハイマー病

　アルツハイマー病は大きな損害を与える不可逆的なタイプの認知症である。85歳以上の人たちの半分近くに影響を与え、高齢者に最も多い悩みのひとつになっている。アルツハイマー病は、通常、60歳以降に発現し、記憶障害や人格の変化、コミュニケーションの障害などをひき起こす。これほど患者が多い疾患ではあるが、アルツハイマー病は、加齢にともなう正常な現象ととらえるべきではない。なぜなら、個人レベルの予防措置をとることによって、アルツハイマー病になりにくくできる可能性を示す証拠が増えてきているからだ。

◆

　アルツハイマー病の身体的徴候は、1906年、ドイツの医師アロイス・アルツハイマー（1864～1915）によって初めて観察された。アルツハイマーは、精神を患っていた女性を剖検していたときに、脳組織に不可解な異常を見つけた。この絡み合った神経の塊は、今日、アルツハイマー病の唯一の決定的な身体所見であると考えられている。ただし、この所見は死後にしか見ることができないので、患者が生きている間は、医師は「もしかしたら」とか「たぶん」という具合に、アルツハイマー病かもしれないという診断をせざるを得ない。他の疾患もアルツハイマー病と同様の症状を示すので、臨床的に診断を下すのはむずかしいのだ。

　それでも専門家は、記憶や問題解決、注意力の検査をすることによって、90パーセントまでは正しく診断することができる。アルツハイマー病であることを示唆するそのほかの変化として、細胞死やある種の情報伝達物質の減少などがあるが、こうした変化も脳スキャンによって観察できる場合がある。

　アルツハイマー病は脳の中の記憶中枢や言語中枢から始まるが、初期の症状は、加齢にともなう正常な物忘れと間違えられがちである。しかし、次第に症状は悪化し、患者はコミュニケーションをする能力を失い、ふさぎ込んだり、不安になったり、家族の顔や名前を忘れたりするようになる。また、アルツハイマー病の患者は家を出て徘徊したり、基本的な動作のしかたを忘れたりすることがあるので、最終的には、たえずケアが必要になる。

　アルツハイマー病のはっきりした原因はわかっていないが、年齢と家族歴はリスクを高める要因である。科学者たちは、血中でコレステロールを運ぶはたらきをもつアポリポタンパク質E（ApoE）の特別なタイプの産生をひき起こす遺伝子を同定した。だれでもApoEをもっているが、およそ15パーセントの人たちは、アルツハイマー病のリスクを上げるタイプのApoEをもっているという。

　高血圧、高コレステロール、低レベルの葉酸（ビタミン）は、アルツハイマー病のリスクを高める一方、運動、社会的交流、精神活動（たとえば、クロスワードパズルやトランプをすること）がアルツハイマー病を防ぐかもしれないという多くの証拠が示されている。アルツハイマー病の治療法はないものの、とくに早期に診断されれば、薬物治療によって一時的に症状の悪化を防ぐことができる。

豆知識

1. アルツハイマー病の余命は、一般的に、診断されてから8～10年であるが、なかには、診断後20年間生きた人もいる。
2. 科学者たちは、450万人ものアメリカ人がアルツハイマー病を患っていると考えている。アルツハイマー病を発症した著名人として、元アメリカ大統領ロナルド・レーガン（1911～2004）、女優リタ・ヘイワース（1918～1987）、俳優チャールトン・ヘストン（1923～2008）が挙げられる。

第35週 第5日（金）

243 性徴と生殖 | ヘルペス

　ヘルペスは4,500万人のアメリカ人が感染しており、最もよくみられる性感染症のひとつである。このウイルス性疾患は、単純ヘルペスウイルス1型（HSV-1）または2型（HSV-2）によってひき起こされ、皮膚と皮膚の接触を介して伝播する数少ないウイルス感染症である。残念なことに、ヘルペスを完治できる治療法はない。薬剤によって効果的に手当てすることはできるものの、ウイルスは生涯にわたってからだの中に残る。

◆

　人間がヘルペスウイルスにさらされると、ウイルスは3週間もの長い時間をかけて、からだ中に広がっていく。ウイルスは体内を循環しながら、神経系に影響を及ぼして、インフルエンザのような症状や痛みをひき起こす。しかし、特徴的な徴候は、口の周囲（HSV-1の場合）や外部生殖器（HSV-2の場合）の痛みをともなう病変であり、感染後1年も経ってから現れることがある。

　病変は、通常、1つまたは複数の水疱状の腫れものから始まり、やがて破裂して開放創を残す。人によって、まれにしか（または、けっして）症状を現さないこともあれば、毎週のように発症することもある。免疫系を弱める精神的・肉体的ストレスや発熱によって症状がひき起こされる場合もある。バラシクロビル（バルトレックス）やファムシクロビル（ファムビル）といった抗ウイルス薬には、発症の回数を減らしたり、症状を軽減したりする作用がある。

　ヘルペスの患者にとって最も大きな影響は、心理的なダメージである。しかし、妊婦においては、ヘルペスに攻撃されると、胎児に重篤な障害をひき起こしかねない。出産の際にヘルペスの活動性病変があると、新生児はウイルスに感染して全身性の感染症を起こし、大量のウイルスに接触すれば、脳を含む複数の臓器が障害を受ける。

　したがって、母親が膣の一次感染をもっている場合や外部生殖器に目で見える活動性病変がある場合は、たいてい帝王切開手術がおこなわれる。

豆 知 識

1. ヘルペスウイルスは、通常、局所の神経細胞の中で休眠しているが、何かに刺激を受けると、ウイルスは増殖して、口の皮膚や粘膜などに痛みをともなう病変を形成する。
2. オーラルセックスのために、口におけるHSV-2の感染ならびに外部生殖器におけるHSV-1の感染の症例が多くみられる。
3. 一般的に、初めて発症したときが最も重篤である。

第35週 第6日(土)

244 ライフスタイルと予防医学 | ビタミンD

　ビタミンDは、健康に欠かせない栄養素である。このビタミンは、じょうぶな骨と歯を作り維持するために必要なカルシウムの吸収を助ける。また、骨粗鬆症、がん、高血圧症、いくつかの自己免疫疾患の予防にも役立っている。

◆

　人間のからだにとって重要なビタミンDには2つのタイプがある。ビタミンD_2（カルシフェロール）とビタミンD_3（コレカルシフェロール）である。ビタミンD_2は、魚や卵、タラの肝臓といったビタミンD_2を含む食品を食べることによって摂取することができる。食品サプリメントまたは牛乳のような強化食品からはビタミンD_2とビタミンD_3の両方を摂取することが可能である。

　また、皮膚が日光の紫外線B波にさらされると、からだはビタミンD_3を作る。1日にわずか10分の日光浴で、ビタミンD欠乏症を防ぐことができる。

　高齢者、肥満の人、母乳のみで育てられている乳児、日光に当たる時間が限られている人、脂肪吸収不全症候群や炎症性腸疾患の人は、ビタミンD欠乏症になるリスクがある。ビタミンDが十分にないと、からだはカルシウムを吸収することができず、骨格に蓄えられているカルシウムを使わなければならなくなる。

　子どもにおいてビタミンDが欠乏すると、くる病（骨軟化症）がひき起こされて骨格が変形することがある。成人においてビタミンDが欠乏すると、骨軟化症がひき起こされて筋肉や骨が脆弱になる。

　ヒストプラスマ症の人、副甲状腺機能亢進症の人、腎臓病の人、サルコイドーシスの人、結核の人は、ビタミンDの過剰摂取による毒性に対してとくにリスクが高い。しかし、ビタミンDをいつも過剰に摂取していれば、だれでもビタミンD過剰症を発現する。ビタミンDを過剰に摂取すると、骨の減少ならびに命を脅かす合併症をともなう高カルシウム血症がひき起こされる。ビタミンD過剰症を治療するために、医師は患者にビタミンDとカルシウムの摂取を止めさせ、経過を観察する。

豆 知 識

1. アメリカにおいて、1日に必要なビタミンDの量は、50歳から70歳までの人は10マイクログラム、70歳以上の人は15〜20マイクログラムであると考えられている（1マイクログラムは40国際単位である）。
2. 妊娠中および授乳中の女性がビタミンDを補充するときは、かかりつけの医師に相談するとよい。

第35週 第7日（日）

245 医学の歴史 | ジョナス・ソークとアルバート・セービンのポリオワクチン

　1800年代末期と1900年代初頭にアメリカとヨーロッパでポリオ（急性灰白髄炎）の大流行が勃発したとき、市民たちは治療法を見つけようと集まり、資金を研究のために注ぎ込んだ。その結果得たものは、ふたりの研究者ジョナス・ソークとアルバート・セービンの作った2種類のワクチンであった。このワクチンによって、その後50年でポリオはほぼ撲滅された。

◆

　20世紀初頭、ポリオは年間に5万人もの人たちを襲ったが、そのほとんどは子どもだった。ウイルスは呼吸筋を麻痺させて致命的になることもあったし、そうでなくても大部分の患者は生涯にわたって手足が不自由になった。ワクチンは1935年に試されたが、試験に参加した子どものうち6人が亡くなった。医学界がもう一度ワクチンを試す機会を得たのは、1950年になってからのことだった。

　ピッツバーグ大学の研究者ジョナス・ソーク（1914〜1995）は、不活化ウイルスから作られた注射用ワクチンを提案し、約200万人の子どもを対象にした二重盲検試験を計画した。1955年、不活化ポリオワクチンは安全であることが宣言され、ソークは国民的英雄として賞賛された。

　ワクチンは迅速に認可を受け、大量生産されるようになり、つづく4年の間に4億5,000万回もの注射がおこなわれた。その結果、アメリカにおける麻痺性ポリオの発生率は、10万人に18人だったものが10万人に2人以下に低下した。

　もうひとつのワクチンは、生きた弱毒ウイルスを含むもので、ソビエト連邦、オランダ、メキシコ、その他の国の子どもが参加した広範な試験の後、1961年に承認された。シンシナティ大学の研究者アルバート・セービン（1906〜1993）が開発した新しい処方のワクチンは、実際にポリオを発症させるリスクがきわめて小さいばかりか、免疫が長く持続する見込みがあった。また、液体または舌の上で溶かせる角砂糖であり、経口投与することができた。

　経口ポリオワクチンは大々的にソークワクチンに取って代わり、アメリカおよび他の多くの国において主要なワクチンとして使われるようになった。1970年代までには、アメリカにおける年間のポリオ発生率は、ワクチン接種前にくらべて1,000分の1に低下し、1年間の平均発生症例は12件になった。

豆知識

1. 一般的に、2つのタイプのポリオワクチンはいずれも3回の接種を必要とし、さらに就学年齢に達した時点において4回目の追加接種をおこなう。

2. 1988年、世界保健機関は2000年までにポリオを全世界で撲滅することを呼びかけた。目標の年までに完全に撲滅することはできなかったが、毎年の新たな症例数は、およそ1,000〜2,000件にまで減少した（それまでは、25万人であった）。

3. 2005年11月、ミネソタ州のアーミッシュ【訳注／主にアメリカやカナダの一部に居住するドイツ系移民の宗教集団。移民当時の生活様式を維持し、自給自足生活を営んでいる】の4人の子どもたちがポリオと診断された。この4人の子どもたちはいずれもワクチン接種を受けていなかった。

251

第36週 第1日(月)

246 子ども | 停留精巣

　男児の精巣は、母親の子宮内で成長する胎児期に赤ちゃんの腹部内で発達し、生まれる少し前に陰嚢（陰茎のうしろにある皮膚の袋）の中に下降する。しかし、男児の約5パーセントは、片側または両側の精巣が適切に下降しないことがある。このような疾患は停留精巣とよばれ、早産児にはとてもよくみられる。

◆

　医師は、出生後すぐに停留精巣について調べる。停留精巣のおよそ70パーセントは精巣を確認することができる症例であり、たいていは自然に下降するものである。しかし、残りの症例では、精巣がまだ腹部内に位置していたり、十分に発達していなかったりする。

　6か月齢になるまでに精巣が下降しない場合、小児科医は精巣固定術とよばれる低侵襲手術を勧めることがある。この処置では、鼠径部に小さな切開を施し、精巣を陰嚢内に固定する。回復には、通常1週間ほどかかる。停留精巣の治療をしないと、ヘルニア、精神的トラウマ、生殖障害、さらには精巣腫瘍のリスクが高くなる。

　ときどき精巣が陰嚢の中からなくなるように見える男児がいるが、かならずしも停留精巣であるというわけではない。それは、移動性精巣の徴候かもしれないからだ。移動性精巣においては、通常は陰嚢内にある精巣が、ときおり鼠径部に引き上げられる。

　医師は、停留精巣と移動性精巣を鑑別することができる。移動性精巣は正常範囲にあり、治療の必要はない。

豆 知 識

1. 「停留精巣」の英語"cryptorchidism"は、ギリシア語で「隠れた」を意味する"crypto"と「精巣」を意味する"orchid"に由来する。
2. 停留精巣は、早産児の最大30パーセントにおいてみられる。

第36週 第2日(火)

247 病気 | 腎結石

　不幸にも、毎年300万以上の人たちが医師の元へ向かい腎結石の診断を受けている。みな、小石のようなものが尿路を下っていったのだ。文明が始まって以来、人間はこの強い痛みをともなう疾患に苦しめられてきた。その証拠に、科学者たちは、7,000年前のエジプトのミイラに腎結石を発見している。

◆

　今日、男性の10パーセント、女性の5パーセントは、70歳になるまでに腎結石症を経験している。腎臓は、水槽のフィルターのように、血液から老廃物を濾過して取り除くものであるが、このとき小さくて硬いミネラルや酸性塩が沈着し、やがて腎臓の表面に蓄積する。このような物質は通常ならば尿に溶解するのだが、脱水症やその他の理由によって尿が濃くなると、互いにくっついて硬い塊を形成する。

　腎結石の大きさは砂粒大からゴルフボール大までさまざまであるが、腎臓に留まっている限り症状は現れない。しかし、尿路の中に流れていくと、激痛や吐き気が起こる。ほとんどの症例において、腎結石は数日から数週間のうちに自然と流れ出ていく。

　しかし、およそ15パーセントの症例においては、体外衝撃波結石破砕術のような治療が必要になる。この治療は、衝撃波を用いて結石を破壊し、小さな断片にするものである。また、医師は低侵襲処置を施したり、小さなステントを挿入して尿路を広げたりすることによって結石を除去することもできる。

　専門家は、なぜ腎結石が形成されるのか明確には理解していないが、家族歴がある場合は、腎結石症になる可能性が高くなることはわかっている。痛風、高尿酸血症や高カルシウム尿症、シュウ酸症（体内でシュウ酸塩とよばれる物質が過剰になる疾患）、高血圧症、肥満も腎結石のリスクを高める。脱水ならびにタンパク質やナトリウムを多く含む食事も腎結石のリスクファクターである。

＿＿＿＿＿＿＿＿＿＿＿
| 豆 知 識 |
＿＿＿＿＿＿＿＿＿＿＿

1. 地球温暖化も予期しない副次的影響を及ぼす。科学者たちは、気温が高くなると腎結石症になる人の数が急増すると言う。暑くなると、腎結石のリスクファクターである脱水症がひき起こされるからである。
2. 人によっては、おもにカルシウムがシュウ酸塩に結合してできる腎結石を形成しやすい。このような患者に対して、医師は、ホウレンソウやチョコレート、紅茶など、シュウ酸塩を豊富に含む食物を控えるよう助言する。

第36週 第3日(水)

248 薬と代替療法 ｜ ベジタリアン

　世界規模における食物の流行を分析すると、アメリカで人気のある西洋風の食事は肉をきわめて重視していることがわかった。その程度があまりにも著しいので、栄養学者や保健の専門家は懸念を抱いているほどである。一方で、アメリカや世界では、ベジタリアン（菜食主義者）になる選択をしている人も大勢いる。ベジタリアンは、おもに野菜を中心とした食事をとり、肉や魚を食べない。

◆

　ベジタリアンは、いくつかのカテゴリーに分けられる。オボ・ベジタリアンは乳製品や卵は食べる。ラクト・ベジタリアンは食事に乳製品を取り入れるが、卵は食べない。ビーガンは動物性食品をまったく食べず、植物由来の食物しか摂取しない。多くの人はセミ・ベジタリアン（フレキシタリアン）を名乗って、魚や鶏肉、ときには赤身肉も食べる。

　歴史を通して、バラモン教、仏教、セブンスデー・アドベンティスト教会など、多くの宗教が菜食主義を提唱してきた。おもに動物の殺生を防ぐためである。菜食主義は炭素排出量を削減し、また環境にもやさしいことが示されている。また、たいていの地域において、肉は植物由来の食物より高額なので、菜食主義はより経済的でもある。

　ベジタリアンの食事には繊維が多く含まれ、脂肪は少ない傾向があるので、本質的に健康によい食事ではある。しかし、ベジタリアンの食事は、注意深く計画しないと、動物に多く含まれるタンパク質、ビタミン B_{12}、ビタミン D、カルシウム、鉄、亜鉛が欠乏する可能性がある。したがって、これらの栄養素を他の供給源から食事に取り入れることが重要である。卵、牛乳、ナッツ、マメ、豆腐やそのほかの大豆製品、ビタミンサプリメントがよく使われている。

　菜食主義と関連している健康上のメリットとして、心臓疾患、骨粗鬆症、がんのリスクの減少、ならびに平均余命の延伸などが挙げられる。2005年に発表されたドイツの研究によると、一般市民の群2,000人とベジタリアン・フレキシタリアンの群2,000人を比較したところ、亡くなっていた人の数は、一般市民群を100人とすると、ベジタリアン・フレキシタリアン群ではわずか59人であったことが示された。

　しかし、動物性食品を完全に止めることが最も健康的なアプローチとは考えにくい。なぜなら、同様の研究において、ビーガン群で亡くなっていた人を100人とすると、ベジタリアン群では66人、そしてときおり肉を食べるフレキシタリアン群では60人しか亡くなっていなかったからである。

豆 知 識

1. ベジタリアンは、ビタミンDとカルシウムの不足により、歯肉疾患のリスクが高まることがある。総合歯科学会 (Academy of General Dentistry) は、ベジタリアンは、食物の代用品やビタミンサプリメントに関して、かかりつけの歯科医や栄養士に相談するべきであると助言している。

2. 『オックスフォード英語大辞典』によると、ベジタリアン (vegetarian) ということばは1839年に初めて現れ、ベジタリアン協会 (Vegetarian Society) とよばれるグループが設立された後、1847年にはよく使われるようになっていた。

3. 初期の哲学者プルタルコス (46頃～119頃)、オウィディウス (前43～後17頃)、セネカ (前4頃～後65) は、著書のなかで肉食への反対を表明した (プルタルコスは、肉のことを「死体」とよんでいた)。そのほかの著名なベジタリアンとして、プラトン (前428頃～前348頃)、ピタゴラス (前569頃～前470頃)、ソクラテス (前470頃～前399) が挙げられる。

第36週 第4日（木）

249 こころ ｜ 認知症

　年を重ねるにつれ、若いころほど記憶力が鋭敏でなくなるかもしれない。ささいな物事を忘れてしまったり、集中するのがむずかしくなったりすることもあるだろう。しかし、このような症状は、日常の活動に影響を及ぼすほど重大なものではない。ただし、物忘れが危険な状態あるいは生活を変えるような状態になったり、時間や場所、他人に関して頭が混乱するようになったりするようなら認知症と診断される可能性がある。

◆

　認知症の最も一般的な原因はアルツハイマー病であるが、そのほかにもたくさんの原因がある。年齢が最も大きなリスクファクターであり、85歳までには35パーセントの人がなんらかの認知症を患う。

　認知症の症状は、通常、脳卒中、腫瘍、頭部外傷を含む脳への障害や脳の変化によってひき起こされる。クロイツフェルト・ヤコブ病、ハンチントン病、パーキンソン病のような疾患によっても認知症が起こる。場合によっては、治療可能な疾患によって、認知症のような症状が発現していることがある。たとえば、鬱病、甲状腺機能低下症、ビタミンB_{12}欠乏症、脳内の液体貯留（水頭症）である。記憶障害や混乱は、薬剤の服用または薬剤とサプリメントの相互作用によっても起こり得る。

　認知症は、突然、急速に発現することもあれば、数年または数十年かけて、ゆっくりと進行することもある。たいてい、最初に現れる徴候は記憶障害である。病気が進行すると、身内の名前を忘れたり、よく知っている場所で道に迷ったり、または髪を櫛でとかす、歯を磨くといった簡単な動作をすることができなくなったりする。認知症が進んで治療困難な場合は、常に介護が必要となるだろう。

　認知症を診断するために、医師は患者に質問をしたり、簡単な記憶テストをしたり、家族と話したりする。血液検査では治療可能な原因の有無を調べ、脳スキャンでは認知症の徴候を探ることができる。脳が縮小していれば、認知症の可能性がある。認知症であれば、進行を遅らせるために薬剤が処方される。

　トランプやクロスワードパズルのような活動をして脳をいつも使うことも、認知症を防ぎ止めるのに役立つことが研究によって示されている。家族は、家のあちこちに注意書きを貼ったり、電話機のそばに重要な電話番号を備えたりして、認知症の人が生活しやすくする工夫ができるだろう。

豆知識

1. 初期段階の患者においては、毎日の散歩や適度な運動といった身体活動が、認知症の進行を遅らせるのに役立つことが研究によって示されている。科学者たちは、身体的に健康な人は、多くの血液や栄養素を脳に行きわたらせることができるので、より長く脳組織を健康に保つことができると考えている。
2. 認知症のアメリカ人の70パーセント以上は、自宅で家族の介護を受けている。ある研究によると、介護者の三分の一以上が6つ以上の鬱病の症状を報告している。
3. コレステロール値が高いことも、認知症を発症するリスクを高めると考えられている。

第36週 第5日（金）

250 性徴と生殖 | ヒトパピローマウイルス

若くて性的に活発な成人の半分以上は、一度はヒトパピローマウイルス（HPV）を保有したことがあるという。それというのも、このウイルスには70種類以上の株があり、そのうちの多くが皮膚と皮膚の接触によって広がるからである。大多数の症例では、ウイルスは3〜5年で跡形もなく体内から姿を消す。しかし、性的接触によって広がることの多いごく一部のウイルスには、深刻な問題をひき起こすものもある。

第1のグループのウイルスはリスクが低いと考えられる。これらのウイルスは生殖器に目ざわりではあるが無害な疣（いぼ）を形成するからだ。医師は切除、凍結、またはレーザーによって疣を取り除く処置をする。

もっと恐ろしいタイプのHPVは、ごく少数の高リスク型ウイルスであり、子宮頸の細胞に変化をきたし、なにも治療しないでいると子宮頸がんをひき起こす。しかし、十分早期に発見されれば、HPV感染症はたいてい治療することができる。たとえ子宮頸がんにまで進行してしまっても、手術の成功率は高く、よほど進行していないかぎり致死的になることはほとんどない。

高リスク型HPVと子宮頸がんとの戦いにおいて、ガーダシルとよばれるワクチンが開発されたことは大きな進展だった。このワクチンは9歳から26歳までの女性を対象に3回にわたり注射するもので、米国食品医薬品局によって2006年に承認され、子宮頸がんの70パーセントをひき起こす2種類のHPVならびに子宮頸がんの約20パーセントをひき起こす別の2種類のHPVを防御する。

つまり、がんにつながる恐れのある生殖器の疣のうち、90パーセントを予防できる可能性があるのだ。科学者たちは、26歳より上の女性は、たいていこれらのHPVに感染したことがあるからという理由で、恣意的に26歳という上限を設定した。

豆知識

1. 高リスク型HPVも低リスク型HPVも、膣性交、オーラルセックス、アナルセックスによって伝播することがある。
2. コンドームを使うことによって、HPVの感染リスクを低減することができる。
3. HPVは、よくみられる子宮頸がんのほかにも、膣、外部生殖器、陰茎にがんをひき起こすことがある。

第36週 第6日(土)

251 ライフスタイルと予防医学 | カルシウム

カルシウムは、ミネラルの中で、人体で最も多いミネラルである。体内のカルシウムのほとんどは骨と歯の中に蓄えられており、骨や歯の強度を保っている。また、カルシウムは、筋肉や血管、神経系のはたらきを助け、さらにホルモンや酵素が機能するためにも一役買っている。

◆

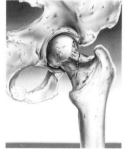

股関節の模式図

私たちのからだはカルシウムを作ることができないが、数多くの機能を果たすためにカルシウムを必要としている。そのため、食事から十分なカルシウムを摂取することが重要である。牛乳、チーズ、ヨーグルト、緑色葉野菜はすべてカルシウムのすぐれた供給源である。十分な量のカルシウムを摂取していない場合は、サプリメントやカルシウム強化食品(オレンジジュース、パン、シリアルなど)を取り入れるとよいだろう。

必要なカルシウムの量は年齢によって決まる。アメリカにおいて一般的に、成人は1日に1,000〜1,200ミリグラムのカルシウムを摂取することが推奨される。これを、できることなら食事から摂取するのが望ましい。子どもやティーンエイジャーは、若い成人よりも多くのカルシウムを必要とする。カルシウムが欠乏すると、からだは骨からカルシウムを取り出さなければならなくなる。その結果、骨が弱くなり、徐々に骨折しやすくなる。

年齢を重ねるにつれて、骨リモデリングとよばれる正常な過程をとおして、少量の骨が除去され、新しい骨が形成される。しかし、35歳を過ぎると、補充されるよりも多くの骨が失われるようになる。

更年期に達した女性は、より多くの骨をより速いスピードで失っていく。そのため、高齢の女性は、骨粗鬆症(骨量が減少する疾患)を防ぐためにも、さらに多くのカルシウムを必要とする。骨粗鬆症は女性も男性も襲うものであり、高齢者に骨折が多くみられる理由もこれにある。

豆知識

1. カルシウムサプリメントには、たいていビタミンDが含まれている。私たちのからだは、カルシウムを吸収するためにビタミンDも必要だからである。しかし、この2つの栄養素が効果を発揮するためには、かならずしも一緒に摂取しなければならないわけではない。
2. アメリカにおいて一般的に、めったに日光に当たらない成人は、1日に33マイクログラムのビタミンDを摂取することが推奨されている。だが、たいていの人は、適切に日光を浴びているので、ビタミンDサプリメントの必要はない。日光は、からだがビタミンDを産生するのを助けるからである。ただし、50歳以上のすべての成人は、ビタミンDサプリメントを摂取するべきであると考えられている。
3. カルシウムサプリメントは、炭酸カルシウム、クエン酸カルシウム、リン酸カルシウムといった異なるカルシウム化合物のいずれからも作ることができる。これらの化合物を栄養学的にみたときに大事なのは、カルシウム元素の量、すなわち実際にサプリメントに含まれるカルシウムの量である。

第36週 第7日（日）

252 医学の歴史 | ハワード・ラスクと リハビリテーション医学

　20世紀初頭、身体に障害をもつ人たちは、外科医のケアだけを受けるのがふつうだった。しかし、外科医たちは、手術によって患者を「処置」しようとはしても、患者の術後の生活については十分に考慮していなかった。元軍医のハワード・ラスク（1901〜1989）が、身体障害者にも障害を改善したり生きがいをもって社会に貢献したりできるということを学ばせるよう国家を説得したのは、第二次世界大戦が終わってからのことだった。

◆

　ラスクは、今日、総合的リハビリテーション医学の父として知られている。ラスクの考えは、おもに、医師としてのキャリアを歩み始めたときに起こった2つの大きなできごとによって形成された。アメリカにおけるポリオの流行と第二次世界大戦である。どちらのできごとの後にも、多くの若い重度身体障害者が残されたのだ。

　セントルイスの内科医だったラスクは陸軍に入隊し、ミズーリ州のジェファーソン兵舎における医療サービスの責任者に任命された。負傷した患者や障害者は、身体的または知的に意欲をかき立てられると、回復が早いらしいことにラスクはすぐ気がついた。そこで、ラスクは患者たちが無駄なく時間を過ごし、元気になれるような活動計画を立て始めた。そして、次第に、恒久的な障害者になってしまった兵士たちに興味をもつようになったのだった。

　まもなく、ラスクは全空軍病院におけるリハビリテーションプログラムの責任者に任命された。1943年、ラスクはニューヨーク州ポーリング市に特別な回復センターを開設した。それは、軍人専用のリハビリテーションセンターであり、身体的、精神的、職業的サービスの概念が含まれていた。そのプログラムはとてもうまくいったので、すぐにスペースが足りなくなり、ロングアイランドへ移転した。その後3年以内で、ラスクは別の12の空軍メディカルセンターに同様のプログラムを導入した。つづく数年の間に、ハリー・S・トルーマン大統領（1884〜1972）は、すべての軍隊の部門においてリハビリテーションの標準ポリシーを作った。

　戦後、ラスクはニューヨーク大学医学部の教授となり、今日世界的に有名なリハビリテーション施設を創設した。ラスクは、1982年のインタビューのなかで、「私は抜糸して熱が下がった後に重度身体障害者がどうなるのかということを気にかけている」と述べた。

　ラスクは、損傷や障害だけではなく、患者の全体を診るという仕事ぶりから、「ドクター・リブ・アゲイン」（"更生博士"）というニックネームでよばれていた。

豆知識

1. ラスクが担当した多くの著名な患者のなかには、駐英大使でありジョン・F・ケネディ大統領（1917〜1963）の父でもあるジョセフ・P・ケネディ（1888〜1969）、米国最高裁判所判事ウィリアム・O・ダグラス（1898〜1980）、プロ野球選手ロイ・キャンパネラ（1921〜1993）がいる。彼らは、世界で初めてのリハビリテーション医学研究所であるニューヨーク大学メディカルセンター・ラスク研究所で治療を受けた。

2. 1946年から1969年まで、ラスクは『ニューヨークタイムズ』のコラムニストおよび非常勤の共同編集者を務め、週に1回公衆衛生と身体障害の問題について書いていた。

3. ハワード・ラスク・ジュニアは、1982年、父の後を継いで、世界リハビリテーション基金の会長兼最高経営責任者になった。この基金は、150か国以上において6,000人以上の医師や専門家の教育を支援し、400万人以上の人たちに義肢や歯列矯正装置を提供する手助けをおこなってきた。

258

第37週 第1日(月)

253 子ども ダウン症候群

英国の医師ジョン・ラングドン・ダウン（1828〜1896）は、時代をはるかに先取りした人であった。女性が高等教育を受けることに賛成したばかりではなく、知的障害を抱えている人たちに対する人道的な治療についても熱心であった。事実、ダウンはサリー州の精神療養所の医療監督者になった。その療養所にいたときに、ダウンは「蒙古症」の身体的特徴について記載した。その特徴とは、精神遅滞、扁平な顔貌、吊り上がった目、小さな頭、異常な形の耳などである。この疾患は、その後、彼に敬意を表してダウン症候群と名づけられた。

◆

この疾患は1866年にダウンが初めて同定したにもかかわらず、その遺伝学的原因は、およそ1世紀後まで発見されることはなかった。1951年、フランスの遺伝学者ジェローム・ジャン・ルイ・マリー・レジューヌ（1926〜1994）は、この疾患をもつ人は21番染色体を1本余分にもっていることを発見した。

今日、子どもが余分な染色体をもつようになる機序には3種類あることがわかっている。ダウン症候群の症例のうち約90パーセントはトリソミー21型とよばれ、精子または卵子が異常な分裂をして、からだの中のすべての細胞が21番染色体を3本もつようになる。モザイク型ダウン症候群に関しては、受精した後に細胞が異常な分裂をする。モザイク型ダウン症候群の子どもにおいては、ある細胞は3本の21番染色体をもっているが、すべての細胞が3本の21番染色体をもっているわけではない。3番目の型のダウン症候群は最も頻度が低いものであるが、21番染色体の一部が他の染色体に結合したときに起こる。これは、転座型ダウン症候群とよばれる。

ダウン症候群の子どもは精神遅滞を患うのみならず、心臓の欠陥、白血病、免疫機能の低下、および認知症のリスクも高まる。現代の科学および早期治療によって、ダウン症候群の人たちの平均寿命は劇的に延びた。

20世紀初頭においては、ダウン症候群の赤ちゃんが10歳より長く生きることはほとんどなかったが、今日では、多くの人が50歳を超えてまで生きられるようになった。

豆知識

1. 高齢で出産する母親からはダウン症候群の子どもが生まれやすい。45歳では、そのリスクは30人にひとりの割合にまで増加する。
2. 血液検査と超音波検査によって、子宮内の子どもがダウン症候群にかかっているリスクを予測することができる。
3. 絨毛生検または羊水穿刺を利用した現代の出生前診断検査によって、正確にダウン症候群を検出することができる。絨毛生検では、胎盤のきわめて小さな断片を採取し、羊水穿刺では、針を使って子宮内で赤ちゃんの周囲を満たしている液体をティースプーン1杯分くらい採取する。

第37週 第2日(火)

254 病気 | 潰瘍性疾患

　オーストラリアの研究者バリー・J・マーシャル（1951〜）は、たとえほかの科学者たちから頭がおかしいと言われても、ヘリコバクター・ピロリ菌（学名：*Heliocobacter pylori*）が消化性潰瘍性疾患をひき起こすと確信していた。当時、専門家たちは、胃、小腸、食道の粘膜に開放創をひき起こすこの疾患は、過剰な胃酸によってのみもたらされると考えていた。マーシャルは自身の仮説を証明するために、恐れおののく助手をよそにして、ピロリ菌の溶液を飲み込んだ。思ったとおり、1週間後には嘔吐、疲労感、体重減少など潰瘍の症状が現れはじめ、検査の結果、潰瘍であることが示された。マーシャルは完全に回復し、その後、2005年にこの発見によりノーベル賞を授与された。

◆

　今日、研究者たちは、潰瘍性疾患の症例の約85パーセントはピロリ菌によってひき起こされていると推定している。ピロリ菌は、らせん形をした細菌であり、アメリカ全住民のおよそ半分がこの菌に感染している。

　大部分の人において、ピロリ菌はなんの問題も起こさない。しかし、一部の人たちにおいては、消化器系粘膜が傷害されて炎症がひき起こされ、最終的には潰瘍病変が形成される。炎症が起きている胃粘膜には塩酸から守る粘液がないので、食事をとると胃腸に激痛がひき起こされることがあり、数分から数時間もつづく。痛みの発作は、たいてい夜間に突然起こり、数日ごとまたは数週間ごとに襲ってくる。

　ピロリ菌以外にも、私たちが潰瘍を発症する原因はいくつかある。よく使われる鎮痛薬（アスピリン、イブプロフェンといった非ステロイド性抗炎症薬）は、胃や小腸の粘膜を刺激して炎症を起こす。喫煙や飲酒は、胃酸の量を増加させるので、そのような生活習慣によって潰瘍性疾患がひき起こされることがある。しかし、一般的に信じられていることに反して、ストレスや香辛料の入った食物が潰瘍性疾患の原因になることはない。ただし、症状を悪化させたり、治癒を遅延させたりすることはあり得る。

　潰瘍性疾患は、X線撮影または内視鏡検査によって診断することができる。これらの検査においては、胃粘膜を調べるために、のどを通してとても小さなカメラを挿入する。血液検査や検便によって、ピロリ菌が原因であるか否かを確定することもできる。

　潰瘍性疾患を治療するには抗生剤が有効であり、ほかにも胃酸分泌を抑える薬剤、市販の制酸剤、細胞保護剤（ペプトビスモルなど）といった薬剤も症状の緩和に役立つ。

| 豆 知 識 |

1. 胃粘膜を保護するためには、アスピリンやそのほかの非ステロイド性抗炎症薬は食べ物と一緒に服用するのが最善である。
2. 胃がん、ならびにゾリンジャー・エリソン症候群のような胃酸の産生を増加させる他の疾患によって、消化性潰瘍がひき起こされることはまれである。

第37週 第3日(水)

255 薬と代替療法 | DHAとω-3脂肪酸

健康によい脂肪なんてあるわけない、と思う人もいるだろう。しかし、ドコサヘキサエン酸(DHA)および他のω-3系脂肪酸がまさにこれに該当する。これらは一価不飽和脂肪であり、バターではなく油のように室温では液体である(もうひとつの健康によい脂肪は、オリーブオイルのような多価不飽和脂肪である)。

◆

DHAは長鎖ω-3脂肪酸であり、サバ、サケ、イワシ、マス、マグロといった脂肪が多い魚に天然に含まれている。人間のからだの中において、DHAはおもに脳や眼に含まれており、これらの器官の発達にとって重要である。

研究によると、DHAのレベルが最も高い成人群は、低いレベルの群にくらべて、47パーセントも認知症になりにくいという。また、これらの脂肪酸は、幼児の視覚や認知能力の発達にも役立っている。

もうひとつのタイプの長鎖ω-3脂肪酸であるエイコサペンタエン酸(EPA)にも、健康上のメリットがたくさんある。DHAとEPAは、LDL(悪玉)コレステロール値、心拍数、血圧を低下させ、HDL(善玉)コレステロール値を上昇させる。

研究によると、成人は1日に500ミリグラムのDHAとEPAを摂取すれば、十分にメリットが得られることが示されている。これは、脂肪の多い魚を1週間に約230グラム食べれば摂取できる量である。

米国心臓協会は、すべての成人に対し、少なくとも週に2回魚を食べることを推奨している。また、欧州委員会は、胎児や乳児の脳や組織の発達のために、妊婦および授乳中の女性は、少なくとも1日に平均200ミリグラムのDHAを摂取するよう助言している(アメリカにおけるガイドラインや専門家の勧告は、妊娠中の水銀中毒に関する懸念のために、近年になって変更された。米国食品医薬品局によると、妊婦はオオサワラ、サメ、メカジキ、アマダイを避けるべきであり、ビンナガマグロの量は1週間に170グラムに制限するべきだという)。魚を食べない人は、魚油サプリメントや藻類油サプリメントからDHAを補給するとよいだろう。現在では、ω-3脂肪酸を強化した食物や飲料も市販されている。

豆知識

1. α-リノレン酸とよばれる短鎖ω-3脂肪酸は、アマの種子、クルミ、菜種油などの植物性食物に含まれている。人間のからだは、ごく微量ではあるが、α-リノレン酸をDHAに変換することができる。しかし、どちらの脂肪酸も直接摂取することが重要である。

2. 2008年の研究によると、アメリカで人気のある養殖魚テラピアは安価で不健康な餌を与えられているので、健康によくないω-6脂肪酸が多くω-3脂肪酸のレベルは低いことが示された。

3. 母乳にはDHAが含まれており、乳児の栄養のために推奨されるDHA供給源となっている。母乳で育てられていない赤ちゃんには、DHAとアラキドン酸を含む乳児用ミルクを与えるべきである。アラキドン酸も健康によい脂肪である。

261

第37週 第4日（木）

256 こころ ハンチントン病

　1872年、アメリカの医師ジョージ・ハンティントン（1850〜1916）は、患者がたえずぎくしゃくした不随意運動を示す遺伝性疾患について記載した。この疾患は、ハンチントン舞踏病またはハンチントン病として知られるようになった。この疾患では、脳の中にコレステロールが顕著に蓄積され、運動および認知技能をコントロールしている脳細胞のネットワークが破壊される。

◆

　ハンチントン病の症状はたいてい中年期に発現し、コントロールすることができない運動、ぎこちない動き、気分の変動、怒りっぽさ、新しい物事をおぼえにくいといった症状がみられる。集中することが次第にできなくなり、患者は自分で食事をしたり、飲み込んだりすることが困難になる場合がある。

　病気の進み具合はさまざまであるが、比較的若いときに発症した人の症状はより速く進行することが多い。ハンチントン病を発症した若い人では、痙攣や筋肉の固縮、振戦など、パーキンソン病に似た症状がみられることがある。たいていの人は、最初に症状が現れてからの余命は10〜30年で、死因の多くは感染や転落などの合併によるものである。

　ハンチントン病は常染色体優性（顕性）疾患であり、両親のどちらか一方から受け継いだひとつの欠陥遺伝子によってひき起こされる。つまり、この疾患の遺伝子キャリアーである親は、50パーセントの確率で子どもに病気を伝えることになる。

　医師は、遺伝学的血液検査とともに脳スキャンをおこない、家族歴を見てハンチントン病の診断をする。ハンチントン病の親をもつ人は、たとえ症状がなくても、だれでもこの検査を受けて、自分が欠陥遺伝子をもっているかどうかを確定することができる。

　一方、このような場合においても、欠陥遺伝子の有無はあえて知りたくないという人もいる。ただし、家族歴がまったくなくても、ハンチントン病の症例は1〜3パーセントにおいてみられる。

　ハンチントン病の治療法はないが、鎮静剤や抗精神病薬は突然の動きや衝動的な暴力を防ぐのに役立つ。また、強迫性障害的行動や極端な気分変動をコントロールするために、抗鬱薬やリチウムが処方されることもある。定期的に運動をすることによって、筋肉の強度や柔軟性をよりよく保つことができる。適切な栄養も重要である。ハンチントン病の人は、1日に5,000キロカロリーもの熱量を消費することがあるので、ビタミンやサプリメントを余分に摂取することが必要になる。

豆 知 識

1. ハンチントン病のアメリカ人は3万人いると推定されている。
2. 不随意の歯ぎしりを軽減させるために、顎などの部位にボツリヌス毒素を注射する医師もいる。ただし、この目的のためにボツリヌス毒素を使うことは承認されていない。
3. 子どもにハンチントン病の遺伝子を伝えるリスクのある夫婦は、体外受精や着床前診断を考慮するとよいだろう。そうすれば、子宮に受精卵を移植する前に、遺伝子変異の検査をおこなうことができる。

257 性徴と生殖 | 子宮頸がん

子宮が次第に細くなって膣につながる部分に、子宮頸とよばれる4〜5センチメートルの管がある。この部位は、ヒトパピローマウイルスによる影響をきわめて受けやすく、その結果、子宮頸がんがひき起こされることがある。アメリカでは、毎年、1万1,000人以上の女性がこの破壊的な病気を起こし、約3,000人が亡くなっている。

◆

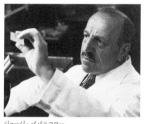

ジョージ・パパニコロー

子宮頸がんとの戦いにおける第一の武器は子宮がん検査（パップテスト）である。パップテストは1942年に医師であるジョージ・パパニコロー（1883〜1962）によって開発された方法であり、小さなブラシまたはへらで子宮頸の細胞をこすり取る。次に、採取した細胞を病理学者が検査して、前がん状態の異常な細胞の有無を調べる。前がん状態の細胞が見つかったときは、婦人科医が生検をおこなってがんの領域を調べ、腫瘍に進展する前にその領域を切除することができる。細胞ががん化するまでには数年間かかるので、たいていのヒトパピローマウイルス感染症は、むずかしい転帰をとる前に診断をして取り除くことができる。

実際、婦人科領域のがんにおいて最も多くみられていた子宮頸がんは、パップテストが開発されて以来、卵巣がんと子宮がんにつづき3番目に多くみられるがんへと減少していったのである。

しかし、パップテストの精度は約80パーセントであることから、医師はリスクのある患者には検査を繰り返すよう指示している。現在の技術では、パップテストにおいてヒトパピローマウイルスを見つけるにあたり、ヒトパピローマウイルス型DNAの存在を高精度で同定することができる。

子宮頸がんの症状には、不快なにおいの血性帯下、膣からの出血、骨盤痛があり、化学療法、放射線療法、手術などの治療がおこなわれる。

豆 知 識

1. タバコを吸う、複数のセックスパートナーがいる、長年にわたりバースコントロールをしている、初めての性交年齢が若い、5人以上の子どもを出産しているといったことはすべて子宮頸がんのリスクを増大させることに関連している。
2. パップテストによって検出された軽度異常細胞が浸潤性のがんに進展するのには、通常10年またはそれ以上かかる。

第37週 第6日（土）

258 ライフスタイルと予防医学 | ビタミン B_{12}

ビタミン B_{12} は、最善の健康を維持するために欠かせない栄養素である。このビタミンは、赤血球を作ったり、神経系の適切なはたらきを助けたり、あらゆる細胞の遺伝物質である DNA を合成したりするために必要なのである。ビタミン B_{12} は、肉や酪農製品に含まれている。

◆

私たちのからだはビタミン B_{12} を数年分貯めておくことができるので、このビタミンが欠乏することはきわめてまれである。

ビタミン B_{12} 欠乏症のリスクがある人は、高齢者、肉や酪農製品を食べないベジタリアン、胃や小腸からビタミン B_{12} をうまく吸収することができない人である。ビタミン B_{12} をうまく吸収することができない人には、悪性貧血の人、長期間にわたって胸やけや潰瘍の薬を服用している人、胃や腸の手術を受けた人が含まれる。

ビタミン B_{12} のレベルがわずかに低いくらいなら、なんの症状も現れないだろう。しかし、そのレベルが著しく低下すると、貧血、認知症、鬱病、神経系の障害が発現する可能性がある。ビタミン B_{12} のレベルが低く、ホモシステイン（血液中のアミノ酸）のレベルが高い人においては、心臓疾患や脳卒中のリスクがより高くなりやすい。

医師からビタミン B_{12} のレベルが低いと診断されたときは、特別なビタミン B_{12} の錠剤を服用する必要がある。市販の総合ビタミン剤には、ビタミン B_{12} 欠乏症の人を治療するのに十分な量のビタミンが含まれていないからである。

また、ビタミン B_{12} の注射もあり、通常 1 ～ 2 日おきに 2 週間にわたって注射し、その後は月に 1 回注射する。

豆 知 識

1. ビタミン B_{12} のレベルが低い高齢者は、脳萎縮（脳の大きさが縮小すること）のリスクが高くなることがある。脳萎縮は、アルツハイマー病や認知機能の低下と関連している。
2. 1 日分のビタミン B_{12} を摂取するためには、鶏の胸肉 1 枚、固ゆで卵 1 個、低脂肪プレーンヨーグルト 1 カップ、または牛乳 1 カップとふすまのシリアル 1 カップのいずれかを摂取すればよい。
3. ビタミン B_{12} 欠乏症の人たちのなかには、初期の症状として、手や足の灼熱感を経験する人がいる。これは末梢神経障害とよばれ、ほかの原因による場合もある。

第37週 第7日(日)

259 医学の歴史 | サルファ剤と第二次世界大戦

　歴史の大部分を通して、戦争中の軍隊はたいてい、戦場での戦いよりも病気や感染症によってより多くの命を失ってきた。したがって、第二次世界大戦の間、アメリカ陸軍および海軍にとって、創傷の治療と病気の封じ込めは最優先事項であった。当時はすでにペニシリンが開発されていたものの、この特効薬は広く行き渡るほど生産されていなかった。そこで、医師たちは、少し前に発見されて唯一入手することができた抗菌剤のサルファ剤に頼ったのだった。

◆

　1941年にアメリカが戦争に突入すると、スルファニルアミドは、アメリカ陸軍において髄膜炎治療のための第一選択薬となった。また、サルファ剤は、下痢や赤痢、発熱、ならびに外傷や熱傷、およびそれに関連する感染症の治療にも使われた。

　しかし、1943年までは、アメリカ海軍は過密状態、劣悪な生活環境、さらに猩紅熱やレンサ球菌咽頭炎を起こすレンサ球菌の蔓延を相手に勝ち目のない戦いをつづけていた。海軍は兵舎の清掃と消毒をおこない、保菌者とみられる人たちを隔離し、トレーニングキャンプを高発生率の区域から離れた場所に移動させた。

　この方法でもウイルスの拡散を減少させることができなかったとき、海軍はサルファ剤による大規模な化学的予防（病気の拡散を防ぐことを期待した薬剤の投与）をおこなうことに決めた。5つある海軍のトレーニングセンターで、新兵たちに毎日少量のスルファジアジンを投与した。他方、同じセンターのほかの人たちは対照群として観察した。あるセンターにおいては、わずか1週間という短い期間で劇的な変化がみられ、薬剤を投与した群の罹病率は対照群の15パーセントにまで低下した。

　3か月以内に、海軍は全試験センターのすべての新兵にこの治療法を広げ、さらに別の3つの施設でもプログラムを展開していった。

　このプログラムは際立った成功を収め、海軍は推定100万人日ならびに1944年度の支出のうち5,000万〜1億ドルを節約することができた。しかし、1年もしないうちに、細菌は薬剤に耐性をもつようになり、戦争が終わる最後の数か月間においては、海軍での毎日の薬剤投与は中止された。

　その後すぐに、ペニシリンを含む、より安全な抗生剤を使うことができるようになり、戦後、サルファ剤の使用は減っていった。

> 豆 知 識

1. 1941年12月5日、ニューヨーク市の外科医ジョン・ムアヘッドはホノルルで講演をおこない、戦時下の創傷をサルファ剤で治療するよう助言した。その2日後、真珠湾が攻撃され、ムアヘッドと聴衆たちは、負傷者をケアするために、このガイドラインを実践した。
2. サルファ剤のおかげで、第一次世界大戦時は31パーセントだった髄膜炎によるアメリカ人兵士の死亡率を、第二次世界大戦時は4パーセントにまで下げることができた。
3. 1943年12月から1944年6月の間に、約100万人がサルファ剤による化学的予防プログラムに参加した。そのうち、60万人はサルファ剤投与群であり、40万人は対照群であった。

265

第38週 第1日（月）

260 子ども｜ターナー症候群

　ほとんどの人は、それぞれの両親から1本ずつ性染色体（XまたはY）を受け継ぐ。X染色体を2本もつと女性になる。しかし、およそ2,000～2,500人にひとりの割合で、生まれた女の赤ちゃんにはX染色体の1本またはその一部が欠けている。この疾患は、ターナー症候群として知られている。

◆

　ターナー症候群は、通常、幼児期に診断される。欠失している遺伝子のために、ターナー症候群の女児の多くは身体的異常をもっている。

　たいてい身長が低く（平均すると、142センチメートルを超えることはない）、眼瞼下垂や斜視、耳介低位、下顎の後退、翼状頸【訳注／側頸部に過剰な皮膚のたるみがあり、側頸部から肩にかけて翼のような皮膚の幕がみられるもの】、幅広い胸、偏平足などがみられることがある。出生時においては、手や足が腫れていることも多い。医師がターナー症候群を疑ったときは、核型（すべての染色体を並べて撮る写真）の分析をおこなって、疾患の有無を検査する。

　目に見える症状に加えて、ターナー症候群の女性は、ほかにも影響を受ける。多くの女性は、生まれつき卵巣が十分に機能しない。この女性生殖器がないと十分な量のエストロゲンが作られないため、乳房の発達や月経の発来といった思春期に関連した多くの変化を経験することができない。さらに、心臓の欠陥、腎臓の障害、甲状腺機能低下、脊柱側弯のリスクも高まる。

　ターナー症候群と診断されたときは、通常、医師による頻繁なモニタリングが必要になる。成長ホルモン療法やエストロゲン療法は、女児の適切な発達を助ける。ターナー症候群には難聴がよくみられるので、補聴器も必要になるだろう。

豆 知 識

1. ターナー症候群という名称は、アメリカの内分泌学者ヘンリー・ターナー（1892～1970）の名前に由来する。ターナーは、1938年、この疾患の症状に初めて気がついた。
2. ターナー症候群を発症するのは女児のみである。

261 病気 | 潰瘍性大腸炎

　潰瘍性大腸炎は、結腸および直腸の粘膜に炎症をひき起こし、痛みをともなうあばた状の傷（潰瘍）を形成する慢性疾患である。潰瘍性大腸炎は、約50万のアメリカ人を襲い、数日から数週間つづく血性下痢、発熱、腹痛が突発する。潰瘍性大腸炎およびクローン病は、炎症性腸疾患の2つの主要なタイプである（クローン病は、潰瘍性大腸炎と似た疾患であるが、小腸を含めて消化管のどの部位でも起こり得る）。

◆

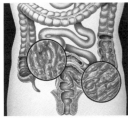
潰瘍性大腸炎

　専門家たちは、潰瘍性大腸炎の原因についてよく理解していないものの、潰瘍性大腸炎は自己免疫疾患であるというひとつの理論がある。これは、免疫系が食物や善玉菌を外来の有害な侵入者と勘違いしているために、白血球が大腸を攻撃し、炎症や潰瘍が形成されるというものである。

　また、潰瘍性大腸炎は遺伝と関係している可能性もある。研究によると、潰瘍性大腸炎を発症している人の20パーセントは、潰瘍性大腸炎またはクローン病を患う近親血縁者をもっていることが示されている。

　大部分の患者は15歳から30歳のあいだに潰瘍性大腸炎を発症するが、50代または60代になって初めて発症する人もわずかにいる。病気の重篤度には、大きなばらつきがみられる。ある患者では、数か月または数年に一度、軽度の炎症がみられる程度であるのに対して、ほかの患者では、体重減少、貧血、炎症性腸疾患に関連する関節炎、眼や皮膚の炎症といった長期的で重篤な症状がみられ、急性の炎症が高い頻度で起こる。子どもでは、潰瘍性大腸炎のために、発育不全が起こることがある。

　さいわいなことに、薬剤治療が功を奏することが多い。抗生剤やステロイドをはじめ、種類は少ないが、炎症を回避したりコントロールしたりする薬剤も役に立つ。さらに重篤な症例においては、結腸の一部を外科的に切除する必要がある。

豆知識

1. 潰瘍性大腸炎は、白色人種およびユダヤ系の人により多くみられる。
2. 大腸炎を発症する人は、大腸がんのリスクが高くなる。

第38週 第3日（水）

262 薬と代替療法 | プリティキンダイエット

プリティキンダイエットは、ネイサン・プリティキン（1915～1985）によって考案された食事および運動療法である。プリティキンは、ダイエットのカリスマとして、1970年代に人気を集めていた。プリティキンは、自身のプログラムを「人類本来の食事療法」とよび、果物、野菜、全粒穀類、シーフードの重要性を強調した。

✦

　第二次世界大戦中に、当時発明家であったプリティキンは、ヨーロッパにおいて、戦争中に心臓疾患や糖尿病で死亡する人の数が劇的に低下したことを示す文書を読んだ。このことに興味を抱いたプリティキンは、ある心臓専門医の研究を調べはじめた。その心臓専門医は、低コレステロール・低脂肪食が重篤な心臓発作の患者に及ぼすメリットについて研究をしていた（低コレステロール・低脂肪食は、戦時中の食事と似ており、ヨーロッパの多くの人たちは、そのような食事で生き延びた）。

　プリティキンがこの心臓専門医を訪ねると、事態はもはや人ごとではなくなった。プリティキンのコレステロール値は300mg/dℓ以上あり、負荷心電図はプリティキンの動脈が急速に塞がりつつあることを示していたのだ。プリティキンは、41歳にして冠動脈性心疾患と診断されたのだった。

　当時、心臓病患者に対する標準的な対処法と言えば、運動や激しい活動を制限することだった。しかし、プリティキンは健康になることを固く決意していた。プリティキンはベジタリアンになり、そして毎日5～6キロメートルのランニングを始めた。4年もたたないうちに、コレステロール値は120mg/dℓに下がり、心臓病の徴候も消失していた。

　つづく25年の間に、プリティキンは100件以上の公募研究に参画し、自身の食事療法と運動のメリットに関して詳細に記載した。プリティキンは数冊の本を書き、1975年には、プリティキン長寿センター（Pritikin Longevity Center）を開設した。このセンターは保養地であり、栄養や運動、生活習慣の改善に関する教育に重点を置いている。

　プリティキンの食事プランにおいては、1日当たり精製していない複合炭水化物を少なくとも5皿、少なくとも5皿の野菜と4皿の果物、カルシウムを多く含む食物を2皿分食べ、動物性タンパク質（それもできれば、魚や貝、脂肪分の少ない鶏肉など）を1皿以下に抑えることが推奨されている。このプランを厳格に守れば、食事から摂取する脂肪はちょうど10パーセントになる。プリティキンダイエットには、心血管の調整（早歩きなど）、筋力トレーニング、ストレッチングを組み合わせた毎日の運動療法も含まれている。

豆知識

1. 今日に至るまで、プリティキンダイエットに関する本が9冊出版されている。そのうち3冊はネイサンの息子ロバート・プリティキンによるものである。『プリティキン・プリンシパル』（"The Pritikin Principle"）のなかで、ロバートは父のメッセージに小さな修正を施し、カロリー密度（ある食物1ポンド当たりのカロリー数）に焦点を合わせている。
2. 1977年、テレビ番組『シックスティー・ミニッツ』（"60 Minutes"）は、重篤な心臓病を患う3人の男性がプリティキン長寿センターにおいて1か月間のプログラムに参加するのを追った。3人の男性はすべて劇的によくなり、すっかり元気を取り戻した。胸痛も軽減し、服用していた薬剤のほとんどを止めることができた。
3. 1985年にネイサン・プリティキンが亡くなったとき、ネイサンの剖検結果が『ニューイングランド・ジャーナル・オブ・メディスン』誌に発表された。動脈には、なんら心臓病の徴候はみられなかった。これは69歳の男性にしては並外れた所見であると病理学者は記載した。

268

第38週 第4日（木）

263 こころ｜筋ジストロフィー

筋ジストロフィーは30以上のタイプがある一群の疾患であり、欠陥のある遺伝子によって、骨格筋の変性と筋力低下がひき起こされる。筋ジストロフィーは年齢に関係なく起こり、進行は遅いことも速いこともあり、重篤度も軽度な障害から致命的なものまでさまざまである。

◆

　最もよくみられるタイプの筋ジストロフィーはデュシェンヌ型であり、筋肉の維持を助けるタンパク質ジストロフィンの欠損によってひき起こされる。デュシェンヌ型筋ジストロフィーは、おもに３歳から５歳の男児を襲い、進行は速い。大部分の患者は12歳までには歩くことができなくなり、その後は、呼吸をするために人工呼吸器が必要になる。子どもにおける初期の前兆として、よく転ぶ、ふくらはぎの筋肉が大きい、走ったり跳んだりすることがむずかしい、つま先や母趾球で歩く傾向があるといった症状がみられる。重篤度の低いタイプの筋ジストロフィーはベッカー型とよばれる。これら２つのタイプの筋ジストロフィーは、母親由来のＸ染色体上の欠陥遺伝子を介して、母親から男児へと伝えられる。女児は父親から別のＸ染色体を受け継ぐので、このタイプの筋ジストロフィーを発症することはない。

　ほかのタイプの筋ジストロフィーとして、顔面肩甲上腕型がある。このタイプの筋ジストロフィーはティーンエイジャーの時期に始まり、顔面、腕、脚の筋力低下がひき起こされる。筋緊張性ジストロフィーは、成人の筋ジストロフィーとして最も頻度の高いタイプであり、白内障、心臓障害、長くつづく筋痙攣、やつれた顔貌といった症状がみられる。

　筋ジストロフィーの症状としては、筋力の低下、明らかな協調運動の欠落、ならびに関節周囲の筋肉がこわばって可動性を失うことによる進行性の障害などがある。筋ジストロフィーの後期においては、筋線維は脂肪や結合組織に完全に置き換わる。

　筋ジストロフィーは、血液検査をおこなって、傷害を受けた筋肉から放出される酵素クレアチンキナーゼを調べることによって診断することができる。ほかにも、電気インパルス試験、超音波検査、筋生検をおこなって、筋肉の傷害を調べたり、診断を確定したりすることもある。

　筋ジストロフィーの進行を食い止めたり症状を回復させたりする方法はないが、理学療法や矯正装具によって、病気を抱えていても、より疲れにくい生活を送ることができる。医師は関節痛を軽減するために矯正手術をおこなうことができるし、また、コルチコステロイド、抗痙攣薬、免疫抑制剤、抗生剤といった薬剤を処方して、細胞への傷害を遅らせたり、感染症と戦ったりすることもできる。支持具によって弱った筋肉を支えることはできるが、病気が進行した場合は、つえ、歩行器、車いすが必要になる。

豆 知 識

1. 筋ジストロフィーの後期の段階においては呼吸器感染症が問題になるので、患者は肺炎のワクチンを接種し、毎年インフルエンザワクチンの注射をするとよい。

2. デュシェンヌ型およびベッカー型の筋ジストロフィーは、女性にはめったに起こらない。しかし、筋ジストロフィー遺伝子が存在するＸ染色体を１本もっているキャリアーの女性は、心筋障害や軽度の筋力低下を発現することがある。

3. 1966年に第１回目の放送を迎えた「筋ジストロフィー協会レイバー・デイ・テレソン」(Muscular Dystrophy Association Labor Day Telethon)【訳注／慈善の寄付を募るための長時間テレビ放送】は、現在は、ジェリー・ルイス (1926〜2017) が司会を務める１年に１度の行事として「ジェリーの子どもたち」("Jerry's Kids") に恩恵を与えている。この番組は、この種の募金集めとして初めてテレビで放映されたものであり、１億円以上の募金を集めた。

第38週 第5日（金）

264 性徴と生殖 ｜ バースコントロール

　いつの時代にも、人々は妊娠を避けるために、さまざまな組み合わせの調合物や道具を使ってきた。古代エジプトの女性は、ワニの糞、蜂蜜、炭酸ナトリウムの混合物を膣に塗っていた。一方、プレイボーイで悪名高いイタリアのカサノヴァ（1725〜1798）は、麻やヒツジの腸で作ったコンドームを使っていた。1960年代に至っても、消毒剤のライゾールが殺精子剤として女性のあいだで広く使われていた。バースコントロールにおいて、科学が大きな進歩を遂げたのはさいわいなことである。

◆

　今日、たくさんの異なる避妊法があるが、100パーセント確実なものはない。避妊法は、いくつかのグループに分けることができる。第1のグループはバリア法とよばれ、精子が子宮に進入するのを防ぐ。コンドーム、子宮頸部キャップ、避妊用スポンジ、ペッサリーはすべてバリア法である。これらの避妊具は、手ごろな価格で入手しやすく、使いやすいが失敗する確率も高い。たとえば、男性がコンドームを使用したカップルのうち11パーセントの女性が妊娠した。

　2番目によく使われているバースコントロールは、ホルモン剤を利用する方法である。これらの薬剤は、女性ホルモンのエストロゲンやプロゲスチンを体内に放出し、卵巣からの排卵を抑制する。

　最初の避妊用ピルは、1957年に医学研究者のグレゴリー・ピンカス（1903〜1967）とジョン・ロック（1890〜1984）によって開発された。その10年後には、世界中の約1,250万人の女性が1日1回飲めばよいピルを使っていた。

　そのほかの避妊用ホルモン剤として、避妊用パッチ剤（1週間に1回貼る）、避妊用膣リング（1か月に1回挿入する）、ホルモン注射（1か月に1回の注射）またはホルモンスティックのインプラント（5年に1回の埋め込み）が挙げられる。ホルモン剤は効果的である。たとえば、避妊用ピルは、正しく使用すれば99パーセントは成功する。しかし、ホルモン剤は、コンドームとは異なり、性感染症を防ぐことはできない。

　子宮内避妊用具（IUD）も効果的な避妊方法である。一度挿入すれば、10年間にわたって95〜97パーセントの避妊効果を維持する。

　最後に、手術による恒久的な避妊を選択する人もいる。女性は卵管を結紮し、他方、男性は精管を切除する。

豆 知 識

1. 1950年代のバースコントロール活動家マーガレット・サンガー（1879〜1966）は、母親に触発されてバースコントロールの唱道者になった。サンガーの母親は、11人の子どもをもうけた後、50歳で亡くなっている。
2. 1873年、アメリカ政府は反わいせつ活動家アンソニー・コムストック（1844〜1915）によって起草された法律を通過させた。この法律は、あらゆるタイプの避妊を違法であるとするものであったが、1965年に無効になった。
3. 連邦法には、避妊手術をするためには、カウンセリングを受けなければならないこと、その後30日間待機し、再度書面をもって同意しなければならないことが規定されている。

第38週 第6日（土）

265 ライフスタイルと予防医学 ｜ ビタミンA

　ビタミンAは、良好な健康状態を保つためには必須の栄養素である。私たちのからだは、健康な歯、皮膚、骨組織、軟部組織、粘膜を成長させ、維持するためにビタミンAを必要とする。ビタミンAは、眼の網膜の色素を作り、良好な視力を保つためにも欠かせない。また、授乳や生殖のためにも重要である。アメリカにおいて、14歳以上の男性は1日に900マイクログラム、14歳以上の女性は1日に700マイクログラムのビタミンAを摂取することが推奨される。

◆

　ビタミンAは、肉、マメ（腎臓）、レバー（肝臓）、タラ、オヒョウ、魚油、卵、チーズ、クリーム、全乳、ある種の強化食品から摂取することができる。しかし、これらの食品の大分部は、飽和脂肪やコレステロールも豊富に含んでいる。私たちのからだは、植物性食品に含まれる濃い色の色素であるカロテノイド【訳注／カロチノイドとも言う】を食べたときにもビタミンAを作ることができる。

　最もよくみられるカロテノイドのひとつは、$\overset{\text{ベータ}}{\beta}$ - カロテン【訳注／カロチンとも言う】であり、アンズ、ブロッコリー、メロン、ニンジン、ピンクグレープフルーツ、カボチャ、ホウレンソウ、サツマイモ、冬カボチャ、ほとんどの濃緑色葉野菜に含まれている。これらのβ - カロテン供給源には脂肪やコレステロールが含まれていないので、適切な量のビタミンAを確実に摂取するためには健康的な選択肢である。

　毎日必要な量のビタミンAを摂取するためには、バランスのとれた食事をとることがいちばんの方法である。ビタミンAが欠乏すると、感染症にかかりやすくなったり、視覚障害を起こしやすくなったりする。ただし、ビタミンAのとりすぎで病気になることもある。

　成人が数十万国際単位のビタミンA【訳注／おおよそ100ミリグラム】を摂取すると、ビタミンA過剰症になる。妊娠中に大量のビタミンAを摂取すると出生異常が起こることがあり、また、赤ちゃんや子どもでは、少量のビタミンAやそれを含む製品（レチノールなど）を食べただけで病気になることがある。ニンジンのようにβ - カロテンを含む食品を食べすぎると、一時的に皮膚が黄色やオレンジ色になることがある。

豆 知 識

1. 妊娠中または授乳中の女性は、ビタミンAの摂取に関して、かかりつけの医師に相談するとよいだろう。
2. 子どもは、年齢によって、1日に必要なビタミンAの量が異なる。
3. レチノイドはビタミンAの誘導体であり、痤瘡（にきび）のような皮膚疾患を治療するために使用される。

271

第38週 第7日（日）

266 医学の歴史 | 臓器移植

　初めて成功した臓器移植は、1950年代初頭の腎臓移植であった。それ以来、医師たちは心臓、肺、その他の臓器を安全に移植する方法を修得し、数え切れないほど多くの命を延ばし、救って、患者の生活の質を向上させてきた。

◆

　人間の臓器を移植する初期の試みは、からだが移植された新しい組織を拒絶したために失敗を繰り返していた。臓器移植が初めて成功したのは、一卵性双生児なら拒絶反応のリスクなしに移植臓器を受容できるだろうということに科学者たちがようやく気づいたからだった。1954年、外科医ジョセフ・マレー（1919〜2012）は、ボストンのブリガム・アンド・ウィメンズ・ホスピタルにおいて、23歳の一卵性双生児間の腎臓移植に初めて成功した。移植が成功する可能性があるか否かは、臓器提供者と受容者がどれくらい類似しているかによって決まる。その類似の度合いは、ヒト白血球抗原（HLA）とよばれる免疫マーカーがどの程度共有されているかによって測定することができる。完全な一致というのは、一卵性双生児の場合がそうであったように、6つの主要HLAマーカーのうち6つすべてが同じものである。

　しかし、一卵性双生児がいる人はほとんどいない。マレーが臓器移植は可能であることを証明した後、科学者たちは数十年間を費やして、一卵性双生児以外の非血縁者間でさえ臓器移植を可能にする方法を模索した。そして1960年代に、研究者たちは、サイクロスポリン【訳注／シクロスポリンとも言う】とよばれる強力な薬剤を開発した。免疫系を抑制することにより、からだが新しい臓器を拒絶しないようにするものである。当初、免疫抑制剤はきわめて危険な薬剤であり、多くの患者が術後まもなく死亡した。

　しかし、1980年代までには、薬物療法が改善され、生存率も向上した。現在では、医師たちは手を含むからだのほとんどの部分の移植に成功しており、2005年には、イヌに顔面を傷つけられたフランスの女性に顔が移植された。顔の移植は依然として物議を醸す処置である。なぜなら、倫理および自己同一性の問題がかかわっているからである。

　肝硬変（肝臓の病気）や腎不全のような疾患に関しては、たいてい、友人や親類などの生体ドナーから臓器を受け取ることができる。心臓移植や肺移植は、通常、最後の手段としてのみ考慮されるものである。臓器は亡くなったばかりのドナーから得なければならず、ドナーは生命維持装置につながれて、臓器を生きた状態に保っている（生体ドナーからの肺を移植することは可能であるが、きわめて危険であり、きわめてまれである）。今日、臓器に対する需要は、提供された利用可能な臓器の供給をはるかに上回っている。アメリカでは、患者は米国保健福祉省の一部門である臓器調達移植ネットワーク（Organ Procurement and Transplantation Network）の一環として待機リストに登録しなければならない。

豆知識

1. 1982年以降、アメリカでは40万以上の人たちが新しい腎臓、心臓、肝臓、肺、膵臓、腸の提供を受けている。
2. ボストンのマサチューセッツ総合病院の医師たちは、現在、ブタの臓器を人間に移植するための方法について研究を進めている。
3. 1950年に腎臓移植を受けた女性は、術後わずか数か月で拒絶反応が起こったものの、その後5年間生存した。しかし、1954年におこなわれた腎臓移植手術が初めての成功例であると見なされている。なぜなら、移植された腎臓が少なくとも1年間は適切に機能していたからである。

第39週 第1日（月）

267 子ども ｜ クラインフェルター症候群

　　クラインフェルター症候群は、男性において最もよくみられる性染色体異常のひとつであり、500件の出生につきひとりの割合で起こる。この疾患は完全にランダムに発症するもので、男児が両親のいずれかから余分なX染色体を受け継ぐと起こる。通常はXYのところを、クラインフェルター症候群の男児はXXYの性染色体をもつ。

◆

　　この疾患は、1942年、ボストンのマサチューセッツ総合病院の医師ハリー・クラインフェルター（1912～1990）によって初めて確認された。クラインフェルターは、大きな乳房、小さな精巣、顔やからだのまばらな毛、無精子症といった症状を示す9人の男性に関する報告を発表した。これらの症状は、クラインフェルター症候群に関連するテストステロンの低値によってひき起こされる。

　　クラインフェルター症候群の大部分の症例は、中年期以降になって初めて診断される。赤ちゃんはほとんど症状を示さないが、ほかの赤ちゃんにくらべて、お座りやハイハイができるようになるまでに長い時間がかかる傾向がある。

　　思春期には、同じ年代の男児にくらべて、精巣がやや小さく、体毛が少なく、活力が乏しいことがある。クラインフェルター症候群の男性は、正常な数の精子を作ることができないので、たいてい子どもをもうけることができない。また、下肢静脈瘤、骨粗鬆症、腹部脂肪蓄積のリスクも高まる。

　　この疾患を診断するために、医師はホルモン検査や核型分析（染色体の分析）をおこなう。通常、思春期にテストステロン療法をおこなうこと、また場合によっては、余分な乳房組織を外科的に摘除することが推奨される。

　　　　　　　　　　　　　　　　　┌ 豆 知 識 ┐

1. 子どもをもうけたいクラインフェルター症候群の男性のなかには、精巣内精子採取術とよばれる処置を選択する人もいる【訳注／無精子症でも精巣内には精子が認められる場合があることが近年明らかになっている】。この処置においては、精巣から精子を採取して、それを直接卵子の中に注入する。
2. この疾患をもつ人たちは、25パーセントの確率で精神遅滞を発現する。

273

第39週 第2日（火）

268 病気 | 肝炎

　肝炎は、からだの中で皮膚に次いで2番目に大きい器官である肝臓の炎症である。肝臓は、代謝や解毒において重要な役割を果たしている。肝炎は、ほとんどの場合、ウイルス感染によってひき起こされるが、薬物、アルコール、有毒化学物質、物理的外傷によっても起こることがある。現在、肝炎ウイルスにはA型からG型までの、7つのタイプが知られている。A型、E型、F型肝炎ウイルスは汚染された食物や水を摂取したときに伝播し、B型、C型、D型、G型肝炎ウイルスは血液やその他の体液を介して広がる。

◆

　これら7種類の肝炎ウイルスのうち、A型、B型、C型が最もよくみられるタイプであり、アメリカ人の5～10パーセントが感染している。

　A型肝炎ウイルスは糞便中にみられ、通常、汚染した水を飲む、生の貝を食べる、トイレに行った後に手を洗わなかった人が作った料理を食べるといったことによって感染する。A型肝炎は通常4～6週間つづくが、ふつう永続的な損傷は残さない。

　B型およびC型肝炎ウイルスは、たいていの場合、性的接触や汚染された皮下注射針を共用することによって伝播する。この2つのタイプのウイルスは慢性肝炎をひき起こすことがあり、長期間にわたって炎症が持続し、永続的な障害である肝硬変、さらには、肝がんさえ発現することがある。実際、C型肝炎はアメリカにおける肝臓移植のいちばんの原因になっている。

　A型およびB型肝炎ウイルスに関しては、ワクチンが存在する。子どもも成人も、たいていはB型肝炎ウイルスのワクチン接種を受けており、A型肝炎ウイルスのワクチンに関しては、肝炎が流行している地域に旅行する人、ほかのタイプの肝疾患を患っている人、医療職のようなリスクの高い職業についている人には接種を受けることが推奨されている。

　ウイルスのタイプに関係なく、肝炎の症状は同じである。嘔吐、腹部痛、発熱、疲労感、食欲不振が数日間から数週間にわたってつづく。肝炎はすぐに治療しないと、いつも肝臓から分泌されている化学物質によって、黄疸（皮膚や眼の黄変）、口内の苦い味、くさい息、濃い色の尿などがみられるようになる。さらに重篤な場合は、劇症肝炎へと進展することがある。劇症肝炎は急激に発症する危険なタイプの肝炎であり、重篤な肝不全や腎機能障害がひき起こされる。

豆 知 識

1. 「肝炎」の英語 "hepatitis" は、"hepar"（肝臓）ということばと接尾辞 "-itis"（炎症）に由来する。
2. 成人の肝臓の重さは約1,400グラムである。
3. ごく微量のA型肝炎ウイルスでも肝炎を伝播することができる。

第39週 第3日（水）

269 薬と代替療法 | SAMe（S-アデノシルメチオニン）

SAMeは「サミー」と発音され、栄養サプリメントとして販売されている化学物質である（ヨーロッパでは処方薬として販売されている）。SAMeに関しては、変形性関節症および鬱病の治療薬としての可能性を探る広範囲な研究がおこなわれている。SAMeは、S-アデノシルメチオニンの略であり、体内で自然に産生され、実質的には、からだのすべての部位において微量に存在する。

◆

SAMeは免疫系において役割を果たしており、セロトニン、メラトニン、ドパミンといった気分をコントロールする脳内化学物質の産生や分解を助けている。また、軟骨の形成にもかかわっている。軟骨はじょうぶな組織であり、骨に結合したり、関節の表面を覆ったり、からだの構造を保ったりするのに役立っている。

しかし、年齢を重ねるにつれて、からだが作るSAMeの量は減っていく。SAMeのサプリメントを摂取することは、ある種の疾患や病気の症状と闘うのに役立つと科学者たちは考えている。たとえば、変形性関節症の痛みを緩和する作用が期待できる。また予備的な研究において、SAMeは軽度ないし中等度の鬱病を治療できる可能性が示唆されている。しかも、抗鬱薬よりも迅速に同様の効果を発揮しながら、抗鬱薬によくみられる頭痛や不眠、性機能障害といった副作用がみられないようである。

SAMeがどのようにして鬱病を緩和するのかはよくわかっていないので、医師たちはSAMeを抗鬱薬と併用しないよう助言している。SAMeの安全性と効果に関しては、とくに長期にわたる使用についてのさらなる研究が必要である。

SAMeはカプセル剤として最も広く利用されているが、臨床試験においては、注射投与についても研究がなされている。1日に1,600ミリグラムまでの6週間連続投与は安全であると考えられている。

副作用としては、吐き気、皮膚発疹、口渇、耳の熱感や痒みなどが挙げられる。SAMeサプリメントは血糖値を下げることがあるので、糖尿病や低血糖症の人は注意して使用しなければならない。

豆知識

1. 初期の研究によると、SAMeは注意欠如・多動性障害、線維筋痛症、胆汁鬱滞（肝臓の中に胆汁が溜まる疾患）の治療にも役立つことが示唆されている。
2. SAMeは、植物や他の動物にも含まれている。
3. SAMeは、鬱病や関節炎に効く「天然の」治療薬として販売されることが多いが、実際には、からだで作られる化学物質を合成したものである。そのため、専門家のなかには、SAMeはサプリメントではなく薬剤であり、したがって薬剤としての規制を受けるべきであると考えている人たちもいる。

第39週 第4日（木）

270 こころ | 筋萎縮性側索硬化症（ALS）

　ニューヨーク・ヤンキースのルー・ゲーリッグ（1903～1941）は、メジャー・リーグにおける数々の記録を打ち出し、1920年代から1930年代にわたる連続試合出場、さらには、ゲーリッグの名前を冠した致命的な病気の診断を受けたときの、涙を誘う36歳での引退によって人々の記憶に留められている。しばしばルー・ゲーリッグ病ともよばれる筋萎縮性側索硬化症（ALS）は、脳と脊髄の運動ニューロンの変性をひき起こし、筋力の低下、協調運動の障害がもたらされ、最終的には全身が麻痺し死に至る。ただし、病気が進行する期間をとおして、精神機能は影響を受けることはない。

◆

　ALS は、歩行、会話、身振り、呼吸に使われる筋肉を含めた随意筋を襲う（呼吸は不随意運動でもあり、随意運動でもある。なぜなら、私たちは少なくとも一時的に、みずから呼吸を止めることができるからである）。ニューロンが死滅するのにともなって、これらの筋肉は弱くなっていく。ALS の患者の四肢は細くなっていき、脱力感、引きつり、痙攣がみられ、そしてろれつが回らなくなったり、腕や脚を使うのが困難になったりする。また、つまずいたり、物を落としたり、笑ったり泣いたりすることを抑えることができなくなったりする。さらに病気が進行すると、呼吸をするために、人工呼吸器が恒久的に必要になる。

　アメリカでは、毎日、約15人が新たに ALS と診断されている。そのうち、60パーセントは男性であり、93パーセントは白人である。大部分の患者は40歳から70歳のあいだで症状を発現し、診断された後の余命は 3 ～ 5 年である。しかし、なかには、病気がゆっくり進行する人もいるし、まれな症例ではあるが、病気の進行が完全に止まる人もいる。リルゾール（リルテック）という薬剤は、化学物質グルタミン酸塩の放出を最小限に抑えるものであり、症例によっては病気の進行を遅らせる効果があると考えられている。ALS の患者は、健常な人にくらべて、髄液中のグルタミン酸塩の量が多いが、科学者たちはその原因を解明していない。

　ほとんどの ALS は孤発性である。すなわち、ALS は家族歴のない人も発症する。ALS は診断するのがむずかしい。医師は血液検査、X 線撮影、電気的神経刺激試験をおこなって、他の疾患をすべて除外しなければならない。およそ 5 ～10パーセントの症例は、家族性に発症するようである。1991年、科学者たちはこのタイプの ALS を21番染色体上の遺伝子と関連づけた。今日、遺伝子検査によって、家族性ALSを確定することができるようになったが、それでも診断はおもに症状にもとづいてなされている。

豆 知 識

1. 1950年代にグアム島および太平洋諸島信託統治領において、きわめて高い発生率のALSが見つかった。このタイプのALSはグアム型ALSと名づけられた。

2. ゲーリッグは、病気のために引退を余儀なくされるまで、2,130試合に連続出場し、アイアン・ホース（鉄の馬）というニックネームを得た。ヤンキー・スタジアムでのゲーリッグの別れのスピーチは、野球の歴史において最も有名な瞬間のひとつである。スタンドを埋めつくす観衆の前で、一塁手だったゲーリッグは、マイクに向かってとぎれとぎれに話した。「不運なことではあるが、私は地球上で最も幸福な男だと思っている。ファンの皆さまからのサポートを受け、野球をする機会に恵まれたおかげだ」

3. 英国の理論物理学者スティーヴン・ホーキング（1942～2018）は、ALSにもかかわらず、発症してから数十年間というきわめて長い期間にわたって生きた。ホーキングは21歳のときに診断を受け、その後、結婚して 3 人の子どもの父親となった。呼吸装置をのどに埋設した後は、コンピューター制御の音声合成装置を使って「話して」もいた。

第39週 第5日（金）

271 性徴と生殖 | ヒト免疫不全症候群

　ヒト免疫不全症候群は後天性免疫不全症候群（AIDS）ともよばれ、ヒト免疫不全ウイルス（HIV）によってひき起こされる。このウイルスは世界中で約4,000万の人たちに感染しており、免疫系を攻撃して、肺炎のような感染症やある種のがんを撃退する能力を低下させる。HIV感染症の初期においては、感染者にはたいてい症状がみられず、無症候性感染期（HIV陽性、AIDS発症なし）とよばれる。

◆

　HIVは、ほとんどの場合、性交によって伝播し、腟性交、アナルセックス、オーラルセックスによる違いはない。また、輸血や注射針の共用によっても広がり、母親から胎児に感染することもある。

　ウイルスは体内に侵入すると、CD4リンパ球とよばれる白血球を包囲攻撃する。ホラー映画のゾンビのように、HIVはみずからのDNAをリンパ球の中に注入し、細胞を破壊する。最終的には、免疫系における防御の最前線ではたらく白血球の数が大幅に減少し、からだはもはや効果的にウイルスや細菌を撃退することができなくなってしまう。その結果、AIDSを発症し、一連の致命的な感染症がひき起こされる。

　HIVウイルスは複雑な性質をもっているので、HIV感染症の治療法はない。しかし、さいわいなことに、HIVの産生を抑制する抗レトロウイルス薬はたくさんある。これらの薬剤は患者の生存年数を延ばし、残された年月における生活の質を向上する。

　ただし、多くの症例において、約20年後には、からだが薬剤に対する耐性を獲得して、薬剤の効果がなくなっていく。

豆知識

1. HIVは、AIDSが同定された後まもなく、1980年代に初めて発見された。
2. 殺精子剤を使用すると、HIV感染の可能性が増大する。なぜなら、殺精子剤は腟の炎症を起こすことがあるので、ウイルスが体内に侵入しやすくなるからである。
3. コンドームはHIVを防ぐのに役立つが、絶対に確実というわけではない。

第39週 第6日(土)

272 ライフスタイルと予防医学 | 微量元素

微量元素は人間の食事に必須の物質であるが、その必要量は1日に100ミリグラムにも満たない。微量元素には、鉄、ヨウ素、銅、マンガン、亜鉛、モリブデン、セレン、クロムが含まれている。ほかにも、まだ同定されていない微量元素があるかもしれない。

◆

一般的に、アメリカに住む人たちにはこれらの微量元素の量が欠乏するリスクはない。しかし、地球規模では、微量元素欠乏症は大きな問題になっている。微量元素欠乏症は、全身の機能を損ない、麻疹ならびに下痢を起こすような感染症といった、ありふれた感染症の重篤度を増大させる。また、知能の発達や成人における生産性も妨げる。

鉄欠乏症は、世界で20億以上の人たちを襲っている。鉄欠乏症は貧血の原因として最もよくみられるものであり、また、子どもにおいては、精神の発達に影響を及ぼす。私たちのからだは、ヘモグロビンを合成して機能するために鉄を必要とする。ほかにも、エネルギーの産生に必要な酵素が適切に機能したり、コラーゲンやエラスチン【訳注／軟骨、腱、靭帯などに多く含まれているタンパク質】、神経伝達物質を産生したりするためにも鉄が必要である。鉄は肉や魚、緑色葉野菜に含まれている。

ヨウ素欠乏症もまた世界中でよくみられる微量栄養素欠乏症である。毎年、5,000万人の子どもたちがヨウ素欠乏症のリスクを抱えて生まれてくる。ヨウ素欠乏症は、地球規模において、防ぐことが可能な精神遅滞の主要な原因になっている。ヨウ素はシーフードやヨウ素添加塩に含まれており、甲状腺ホルモンの産生に必要である。

私たちのからだは、ヘモグロビンを産生してその機能を助けたり、コラーゲンやエラスチン、神経伝達物質を作ったり、メラニンを形成したりするために銅を必要とする。銅は、果物やナッツ、内臓肉、貝などから摂取できる。また、エネルギーの産生を助ける補酵素としてマンガンも必要である。マンガンは、ナッツや全粒穀類に含まれている。

一般的な免疫や治癒、良好な視力、ある種の酵素の機能のためには亜鉛が必要である。亜鉛は全粒穀類やビール酵母、魚、肉に含まれている。

有害物質の解毒を助ける微量元素モリブデンは、豆、緑色葉野菜、牛乳、内臓肉、全粒穀類に含まれている。

さらに、最善の健康を保つためにはセレンが必要である。セレンは、ブロッコリー、キャベツ、セロリ、ニンニク、タマネギ、内臓肉、全粒穀類、ビール酵母に含まれている。

クロムは、糖を効率よく利用するために欠かせない。私たちは、肉、スパイス、全粒穀類、ビール酵母からクロムを摂取する。

豆 知 識

1. 米国農務省のマイピラミッド (My Pyramid)【訳注／現在は、マイプレート (My Plate) が利用されている】のガイドラインに従ったバランスのとれた食事には、これらすべての微量元素の十分量が含まれている。
2. 母乳には十分な量の鉄が含まれていないため、母乳で育てられている赤ちゃんは、サプリメントを与えないと、鉄欠乏症になる。

第39週 第7日(日)

273 医学の歴史 | 自然分娩

　1900年代初頭において、出産する女性の痛みや不安をやわらげるために、医師は麻酔薬や鎮静薬をよく使用していたが、当時「自然分娩」は「正常分娩」と同じであると考えられていた。しかし、20世紀中頃からは、リラクゼーション法や出産に関する教育によって、多くの女性がさまざまな出産方法を選択できるようになってきた。

◆

　英国の産科医グラントリー・ディック＝リード（1890～1959）は、初めて自然分娩の概念を導入した。ディック＝リードは、1933年の著書『自然分娩』（"Natural Childbirth"）のなかで、不安と緊張が出産中の痛みの原因であると提唱した。不安と緊張を取り除くことによって、女性は痛みのない意義深い出産を経験することができるという。これは、リラクゼーションや催眠療法を利用したり、筋肉の緊張をほぐす運動をおこなったり、分娩のプロセスに関する知識を深めたりすることによって実現できる。

　フェルナン・ラマーズ（1891～1957）は、1951年に発表した分娩法で自然分娩において最も有名な提唱者となった。ラマーズの方法は、フランスにある彼の診療所で開発されたものであるが、規則正しくコントロールされた呼吸、分娩前の筋肉強化法、支援者としての父親の役割を重視している。これはラマーズ法として知られるようになり、精神的予防ともよばれている。ラマーズ法に関する著書『ありがとう、ドクター・ラマーズ』（"Thank You, Dr. Lamaze"）は、アメリカにおいてラマーズの理論を広めるのに役立った。

　1960年、この本の著者マージョリー・カーメル（1964年没）は、非営利団体「米国精神予防協会／ラマーズ（ASPO/Lamaze）」（現在の「ラマーズ・インターナショナル（Lamaze International）」）を共同で設立し、ラマーズの教えを普及させたり、教育者のための基準を定めたりした。

　今日、ラマーズ・インターナショナルは、両親または女性のパートナーのために、女性の自己啓発と分娩に関する教育を推進している。ラマーズ法には、陣痛が自然に始まるようにする、マッサージやアロマセラピーを利用してリラックスする、温湿布や冷湿布で不快感を取り除く、陣痛や分娩の際に特定の体位やいきみ方を利用する、授乳法を学ぶ、などのことが含まれている。

豆 知 識

1. ラマーズ法の多くの技法は、分娩における女性の疼痛知覚を軽減することに焦点を合わせている。このアプローチは、ある程度は、ロシアの研究者イワン・パブロフ（1849～1936）の「条件反射」の理論に触発されたものである。パブロフは、イヌを用いた実験において、痛み、飢え、リラクゼーションといった内因性とみられる反応を、外部刺激に反応してひき起こされるように実際に「条件づける」ことができることを示した。
2. 1900年代初頭には、自然分娩は多くの医師からの反対を受けていた。医師たちは、自然分娩が現代医学の進歩を否定するものであり、分娩の過程を不必要に、より原始的な状態に戻していると感じていた。
3. ラマーズ法は、もともと薬剤投与の必要性を排除するために開発されたものであるが、今日、ラマーズ法を学んでいる母親でも、分娩に際して硬膜外麻酔（注射）を選択することはできる。

第40週 第1日(月)

274 子ども | アンジェルマン症候群と プラダー・ウィリー症候群

人間のDNAは、23対の染色体で構成されている。1セットは母親に、他の1セットは父親に由来する。しかし、ときおり片親性ダイソミーとよばれる遺伝的異常によって、染色体を2本とも片方の親だけから受け継ぐ子どもがいる。アンジェルマン症候群とプラダー・ウィリー症候群は、15番染色体に関する片親性ダイソミーの例である。

◆

アンジェルマン症候群は、子どもの2本の15番染色体が父親から伝達されたときに起こる。1965年に初めてこの疾患を記載した英国の医師ハリー・アンジェルマン(1915〜1996)の名前を冠したこの遺伝性疾患は、発育遅延と知的遅滞をひき起こす。アンジェルマン症候群の子どもは、たいてい、歩くこと、話すこと、平衡を保つことがむずかしい。また、幸せそうで、興奮しやすい性格をもっており、突然ほほえんだり笑ったりする。そのほかの症状としては、こわばった痙攣様の動き、痙攣、小さな頭が挙げられる。

きわめてまれな疾患で、2万件の出生につきひとりの割合で起こると推定されている。アンジェルマン症候群の子どもには、理学療法や行動療法のみならず、抗痙攣薬による治療が必要になる。

アンジェルマン症候群の仲間であるプラダー・ウィリー症候群においては、子どもは母親から2本の15番染色体を受け継ぐ。この病名は、1956年に初めてこの病気について記載したスイスの2人の小児科医アンドレア・プラダー(1919〜2001)とハインリッヒ・ウィリー(1900〜1971)の名前に由来する。症状としては、筋緊張低下(患児を抱いたとき、ふにゃふにゃのぬいぐるみ人形のような感じがする)、性ホルモン分泌不全、運動発達の遅延が挙げられる。プラダー・ウィリー症候群の子どもは、頑固であったり、強迫性障害になりやすかったりするなどの行動障害をもっていることが多い。

専門家は、プラダー・ウィリー症候群の発生率は、およそ1万2,000〜1万5,000件の出生につきひとりであると考えている。

| 豆 知 識 |

1. 片親性ダイソミーは、完全にランダムな現象である。
2. 医師は、まず患者の行動および特異的な顔貌にもとづいてプラダー・ウィリー症候群とアンジェルマン症候群を診断する。その後、核型分析(すべての染色体セットを明らかにする遺伝学的検査)をおこなって診断を確定する。

第40週 第2日（火）

275 病気 ｜ 胃腸炎

　　生牡蠣。汚れたフォーク。ハイキング中に飲んだ一口の川水。そこには、胃腸炎（胃および小腸の炎症）をひき起こす多くの病原体がいるかもしれない。アメリカでは、きわめて伝染性の高いウイルス性胃腸炎は、かぜに次いで2番目に多い病気であり、毎年、数千万もの人たちを不快にさせている。ウイルスや毒素産生菌（ブドウ球菌、腸球菌など）、さらには料理の残り物に含まれている毒素だけでも胃腸炎をひき起こすことがある。

◆

　　それでは、どのようなウイルスが胃腸炎をひき起こすのだろうか？　それには、おもにロタウイルスとノロウイルスという2つのグループがある。

　　この2つのウイルスはともに伝染性が高く、たいていは汚染された食べ物や飲み物を摂取することによって伝播する。貝類のなかには、ある種のウイルスが含まれているものもあるが、ほとんどの場合、ウイルスは感染している人が調理をしたり食べ物を分けたりするときに、食物が汚染されて伝播する。

　　ウイルス性胃腸炎の症状は、水様性の下痢、激しい腹痛、吐き気、頭痛、微熱などである。このような症状は感染後1～2日で発現し、3～10日間くらいつづく。不快な症状ではあるものの、通常、成人においては有害な作用を及ぼすことはない。

　　残念ながら、ウイルス性胃腸炎の治療法はないため、ほとんどの人は、ウイルスがからだから出ていくのをひたすら待つしかない。とくに幼児や小児など一部の症例によっては、脱水症が起こることがあるので、その場合は、診療所や病院を受診することが必要である。

　　幼児においては、胃腸炎に関連した下痢が生命を脅かすことがあるので、2006年にロタウイルスワクチンが利用できるようになった。このワクチンはロタテックとよばれ、少なくともよくある5つのタイプのロタウイルスを防ぐことができる。

━━━━━ 豆 知 識 ━━━━━

1. ロタウイルスおよびノロウイルスは、10月から4月にかけてより活発になる。
2. ノロウイルスは、オハイオ州ノーウォーク市にちなんで、ノーウォーク様ウイルスともよばれる。1972年の流行後、ノーウォーク市においてこのウイルスが初めて確認された。

第40週 第3日(水)

276 薬と代替療法 | オタネニンジン(高麗人蔘)

　植物には、オタネニンジンとよばれる種類がいくつかある。アメリカとアジアのオタネニンジンはともにトチバニンジン属(*Panax*)に属しているが、シベリアのオタネニンジン(学名：*Eleutherococcus senticosus*)は、同じ科に属しているが種は異なる。これら3種類の植物は適応促進薬と見なされている。つまり、からだの機能を強化したり、正常化したりして、ストレスに対する抵抗力を高める物質ということだ。

◆

　アジアとアメリカのオタネニンジンは褐色で節だらけの根をしている。細い若枝は腕や脚のようでもあり、人間の姿を思わせる見た目をしている。事実、数百年前にその姿を見た薬草商人たちは、オタネニンジンで人間の病気を治せるものと信じたのだった。どちらのタイプも、本物のオタネニンジンには、ジンセノサイドとよばれる活性物質が含まれている(ただし、シベリアのオタネニンジンには含まれていない。これは、もともと、安価な代替品としてロシアで販売されていた)。

　また、オタネニンジンには、ペプチド、ビタミンB群、フラボノイド、揮発性油も含まれている。皮を剥いで乾燥させた白参と、皮を剥がずに蒸してから乾燥させた紅参が、抽出液、粉末、またはカプセルとして販売されている。

　オタネニンジンは病気や手術からの回復時間を短縮し、全般的な健康を促進する。また、予備的な研究において、オタネニンジンは、代謝を促進する、アルコール依存症を治す、アルツハイマー病の進行を遅らせる、がんを防いだり治したりする、糖尿病患者の血糖値を下げる、「悪玉」コレステロール値を下げて「善玉」コレステロール値を上げるといった作用があるらしいことが示されている。

　いくつかの研究において、オタネニンジンは血圧を下げる作用と上げる作用の両方をもっていることが示されている。したがって、高血圧症や心臓疾患をもつ人は、医師の監督下でなければオタネニンジンを使用してはならない。

　オタネニンジンは精力を増強させると広く信じられており、動物実験においては、精子の形成と性的活動を増加させた。オタネニンジンは、とくにイチョウの葉と一緒に摂取すると、私たちをより覚醒させ、物事に集中したり、記憶したりできるようにさせると考えられている。また、運動能力を高めるためにも使用されてきたが、この分野における研究結果はまちまちである。

　オタネニンジンは、緊張や不眠、不安、下痢、嘔吐、鼻血、胸痛をひき起こすことがある。低血糖を避けるために、オタネニンジンは食べ物と一緒に摂取するとよい。抗凝血剤としての作用があるので、少なくとも手術の1週間前には使用を止めるべきである。

| 豆 知 識 |

1. オタネニンジンは、およそ4〜6年経って成熟してからでないと、医薬用途のために収穫することはできない。
2. アメリカにおいて栽培されている生のオタネニンジンの90パーセント以上はウィスコンシン州で収穫されている。
3. アジアのオタネニンジンは、自然の生息地ではほとんど絶滅したが、医薬用途のためにまだ栽培されている。

277 こころ｜パーソナリティ障害

人間は、社会に対する反応に影響を及ぼす思考や感情をもつユニークな存在である。温厚なものであれ、陰気なものであれ、「正しい」パーソナリティ（人格）などというものは存在しない。しかし、パーソナリティ障害という一群の精神疾患は存在し、状況の理解や、他者とのかかわりにおける障害の内容によって分類される。この疾患をもつ人たちは、柔軟性に欠け、断固として奇妙な行動や不適切な行動をとり、その程度は、他者と関係をもったり、正常な生活を送ったりすることができないほどである。

パーソナリティは「もって生まれたもの」と「育てられた環境」の組み合わせによって形成される。内気だったり人懐っこかったりする気質特性はたいてい遺伝によるものであるが、成長する環境によっても大きく影響を受ける。同じように、パーソナリティ障害も遺伝的および環境的な影響によってひき起こされると考えられている。

研究によると、もともとパーソナリティ障害を発症しやすい人は、子ども時代の虐待や不安定な幼少期、または親の死といった心的外傷によって発症することが示唆されている。

パーソナリティ障害は、世界中でおよそ10〜13パーセントの人たちに影響を及ぼしている。米国精神医学会は、パーソナリティ障害を次の3つのクラスター（群）に分類している。

クラスターA：奇妙で偏った思考や行動がみられる。妄想性パーソナリティ障害（他者が自分に危害を加えると信じている）、スキゾイドパーソナリティ障害（感情表出や社会的関係にほとんど興味を示さない）、統合失調型パーソナリティ障害（自分の考えで人やできごとに影響を及ぼすことができる、または公共の発言や表示に自分へのメッセージが隠されていると信じている）が含まれる。

クラスターB：芝居がかった、過度に感情的な思考や行動がみられる。反社会性パーソナリティ障害（うそをつく、盗む、他者を無視する、暴力行為をする）、境界性パーソナリティ障害（気まぐれな関係をもつ、衝動的で危険な行動、または自殺行動をとる傾向がある）、演技性パーソナリティ障害（たえず注目される必要を示す）、自己愛性パーソナリティ障害（自分が他者よりすぐれていると信じたり、権力や成功について夢想したりする）が含まれる。

クラスターC：不安や恐れのある思考や行動がみられる。回避性パーソナリティ障害（孤立したり、批判や拒絶に対して過敏になったりする）、依存性パーソナリティ障害（他者に対する過度の依存や服従を示す）、強迫性パーソナリティ障害（整理整頓、規則、責任に対して最大の関心をもっている、強迫性障害と同じではない）が含まれる。

豆知識

1. 同時に複数のパーソナリティ障害をもつことは珍しくない。
2. パーソナリティ障害の治療には、話し合い療法や教育などの心理療法と抗鬱薬、抗不安薬、気分安定薬などによる薬物治療の組み合わせがよく利用されている。

第40週 第5日（金）

278 性徴と生殖 | 亀頭炎

　包茎の男児は、包皮の周囲と内部を清潔に保つようによく言われる。そのおもな理由は、包皮の下に閉じ込められた細菌が亀頭炎をひき起こすからである。亀頭炎とは、痛みをともなう陰茎先端部の炎症である。亀頭炎を発症した男性は、たいてい、痛み、痒み、発赤、くさいにおいの分泌物がみられる。専門家は、亀頭炎はよくみられる疾患であり、泌尿器科で治療を受ける男性の11パーセントまでも占めると言っている。

◆

　亀頭炎は、たいてい包皮の炎症（包皮炎）を併発しており、この二重の炎症を亀頭包皮炎とよぶ。この疾患は痛みをともなうものではあるが、早期に発見すれば、健康に重大な脅威を与えることはない。ほとんどの症例は、抗生物質の軟膏または錠剤、ステロイド軟膏によって簡単に治療することができる。

　しかし、長期にわたって炎症が激しくなると、恒久的な傷害がひき起こされることがある。すなわち、傷跡が残り、尿道の出口が狭くなり、包茎になることがある。包茎になると、包皮がとてもきつくなり、陰茎の先端で反転させることができなくなる。嵌頓包茎が起こると、亀頭が腫れて、包皮を元に戻すことができなくなる。包皮を反転させることができない場合は、勃起の際に痛みをともなう。包茎および嵌頓包茎においては、包皮環状切除術をおこなうのが適切である。

　このような合併症を防ぐための最終的な防御ラインは、親が言うように、陰茎をよく洗って、すすぎ、そして包皮の内部を徹底的にきれいにすることである。

豆知識

1. 性感染症のなかには、亀頭炎のリスクを高めるものがある。
2. 亀頭炎は、淋疾、硬化性萎縮性苔癬、コントロール不良の糖尿病といったいくつかの病気によってひき起こされることがある。

284

第40週 第6日(土)

279 ライフスタイルと予防医学 | 鉄サプリメント

　良好な健康状態を維持するためにも、鉄は、からだが必要とする多くのタンパク質や酵素にとって欠かせない。また、酸素を細胞に運んだり、細胞の増殖を調節したりするのにも必要である。このような理由のために、食事だけで鉄を十分なレベルまで補給することができないときは、鉄サプリメントを摂取するとよいだろう。

◆

　鉄サプリメントには2つのタイプがある。第一鉄と第二鉄である。第一鉄のほうが吸収がよいので好まれている。からだが吸収することができる鉄の量は、服用量が大きくなるにつれて少なくなる。したがって、鉄サプリメントは1日に2〜3回に分けて摂取するのがよい。

　鉄が欠乏すると、貧血を起こしたり、疲れやすくなったり、免疫機能が低下したりすることがある。貧血の症状が現れているときは、鉄サプリメントを摂取することがとくに重要である。検査の結果、女性における血清フェリチン（鉄を貯蔵しているタンパク質）の値が$15\mu g/\ell$以下で赤血球数が少ない場合は、鉄欠乏性貧血であるので、鉄サプリメントが必要になる。

　鉄欠乏性貧血を治療するためには、成人女性は1日に50〜60ミリグラムの元素鉄の経口投与を3か月間つづけることが推奨される。

　ただし、どのようなサプリメントを摂取するにしても、事前に医師と相談するべきである。鉄サプリメントは、吐き気、嘔吐、便秘、下痢、黒っぽい便、激しい腹痛といった副作用を起こすことがある。

　成人男性および閉経後の女性は、鉄サプリメントの摂取については注意しなければならない。なぜなら、このような人たちにおいては、鉄欠乏症はまれであり、鉄過剰症のリスクが高くなるからである。

　鉄過剰症になると、過剰な鉄が血液や器官の中に蓄積するため、肝臓障害や心臓障害がひき起こされる可能性がある。また遺伝的にヘモクロマトーシス（鉄が体内に蓄積して、内臓器官に傷害を起こす病気）を発症しやすい人においては、死に至ることさえある。さらに、血液疾患のために頻繁に輸血を受けなければならない人は、鉄サプリメントを摂取してはならない。

豆 知 識

1. 鉄欠乏症は、地球規模で、最も多い栄養障害である。世界人口の80パーセントにおいて鉄が欠乏しており、30パーセントは鉄欠乏性貧血を発症している可能性がある。
2. 妊婦は、妊娠していない女性のおよそ2倍の鉄を必要とする。妊娠中は胎児のためにさらなる血液が必要になり、血液量が増加するからである。また、出産時の出血に備えるためでもある。

第40週 第7日（日）

280 医学の歴史 | 開心術（心臓切開手術）と人工心肺

　1930年、ボストンのマサチューセッツ総合病院において、若い外科医ジョン・ギボン・ジュニアは、重度の肺塞栓症（肺の中の動脈に血栓が形成される疾患）のためにひとりの患者が亡くなるのを目の当たりにした。医師たちは、従来の外科手技を使って、数時間にわたって患者を救おうとしていたが、うまくいかなかった。このことは、ギボンにとって生涯忘れることのできない記憶として残った。ギボンは、その後、人工心肺を開発し、今日私たちが知っている開心術を可能にした。

◆

　ギボン（1903〜1973）は、このできごとの後すぐにボストンを去って、フィラデルフィアのトーマス・ジェファーソン大学で教職についた。そこでは、ギボンは手術中に心臓と肺の代わりをする機械の開発に重点的に取り組んだ。

　ギボンはどのようにしてからだから血液を取り出し、またどうやって血液をからだに戻したらいいのか、どうしたら機械の中で血液凝固を防ぐことができるのかなど、多くの課題に直面した。当時は依然として、心臓や心臓周囲の手術において、心臓がまだ動いている間にできること、または心臓を止めて脳が酸素の供給を受けないわずか数分の間に治せることに限界があった。

　IBMの協力を受けて、ギボンは世界初の人工心肺を作製した。それは動物では有望であったが、人間のためには十分な量の血液を送り出すことができなかった。ギボンは自分の研究室で2号機を作り、1952年、その機械を使って15か月齢の女児の手術をおこなった。その患者は手術台の上で亡くなったが、その3か月後におこなわれた2回目の手術はみごとな成功を収めた。患者は、ギボンの人工心肺で27分間生かされた後、完全に回復したのだった。

　しかし、その後の2回の手術は失敗に終わり、ギボンはまもなく開心術をおこなうことを諦めた。一方、メイヨー・クリニックの研究者たちは、ギボンの機械をモデルにして、初めてとなる市販の人工心肺装置メイヨー＝ギボン型を開発した。

　心臓カテーテルや抗凝血剤投与といった他の進歩とあいまって、医師たちは、この機械のおかげで、アメリカにおける最も頻度の高い死亡原因である心臓疾患の治療を、かつてなかったほど実施できるようになったのだった。

豆 知 識

1. 人工心肺につながれた後、患者はしばしば認知力の低下を報告した。これには、「ポンプヘッド」（pumphead）という名称がついた。外科手術による外傷の一時的な症状であると考えられていたが、最近の研究によると、この症状は実際に持続性であり、時間とともに悪化することがわかった。人工心肺によって生成された微細な細胞の断片や気泡が原因である可能性がある。
2. 人工心肺が完成する前は、外科医たちは低体温法を試みていた。手術前に患者のからだを冷やすことによって、医師たちは、脳が酸素が無くても生きていられる時間をわずかに延ばすことができた。
3. ギボンは、人生の大半をフィラデルフィアのジェファーソン医科大学で働いた。また、ペンシルベニア大学やハーバード大学でも職につき、第二次世界大戦中は陸軍軍医を務めた。

第41週 第1日（月）

281 子ども | 若年性筋ジストロフィー

　筋ジストロフィーは、年齢とともに筋肉が徐々に弱くなっていく一群の疾患である。いくつかのタイプの筋ジストロフィーは進行が速く致命的であるが、良性の若年性筋ジストロフィーは、ずっと軽度な疾患である。この疾患は、進行性遅発性（ベッカー型）筋ジストロフィーとしても知られている。

◆

　若年性筋ジストロフィーと、より重症型のデュシェンヌ型筋ジストロフィーは、どちらも母親から伝達する遺伝性疾患である。欠陥遺伝子はX染色体上に存在する劣性（潜性）遺伝子である。したがって、この遺伝子を受け継いだ女児は通常キャリアーになるが、症状を現すことはない。

　他方、男児は母親からのX染色体しかもっていないので、症状を発現する。このタイプの筋ジストロフィーは、およそ3万人の男児にひとりの割合でみられる。

　この遺伝的な異常のために、からだはジストロフィンとよばれるタンパク質を十分に作ることができなくなる。ジストロフィンには、筋細胞の形と長さを維持する作用があり、このタンパク質がなければ、筋肉は崩壊する。デュシェンヌ型筋ジストロフィーの男児においては、およそ2歳ころから症状が出始め、脚の脱力、平衡感覚の障害、ふくらはぎの肥大といった症状がみられるようになる。小児期後期までには、たいてい歩くことができなくなり、多くの患者は、肺炎、肺の衰弱、心臓などの合併症で、十代後期または二十代初期までに亡くなる。

　他方、良性の若年性筋ジストロフィーの患児においては、およそ10〜11歳になるまでは症状が発現しない。その症状は軽度であり、進行も遅い。成人期後期になるまでは歩行能力を失うことはなく、動くこともできる。

　残念なことに、筋ジストロフィーの治療法はない。しかし、理学療法によって関節の可動域を保ったり、抗炎症性コルチコステロイドによって筋力を維持したり、他の処方薬によって筋肉の痙攣や固縮をコントロールしたりすることが可能である。

豆知識

1. ベッカー型筋ジストロフィーという名称は、1955年に初めてこのタイプの筋ジストロフィーについての研究を報告したドイツの医師ペーター・エミール・ベッカー（1908〜2000）の名前に由来する。
2. 女児がキャリアーの母親と筋ジストロフィーの父親からそれぞれ1個ずつの欠陥遺伝子を受け継いだ場合は、正常なX染色体をもたないので、まれな女性の筋ジストロフィー患者になる。

第41週 第2日(火)

282 病気 | 胸膜炎

　酸素が発見される前、医師たちは肺の機能について困惑していた。ルネサンスの時代までは、肺は体温を調節しているものと信じられていた。それ以降、研究者たちは、肺の解剖ならびに酸素の運搬における肺の役割について理解を深めてきた。たとえば、今日の研究者たちは、左右それぞれの肺は胸膜とよばれる二重の薄い膜【訳注／肺の表面を覆っている臓側胸膜と肋骨の内面を覆っている壁側胸膜】に包まれていることを知っている。この被膜が炎症を起こすと、それは胸膜炎とよばれる。

◆

　胸膜炎は、多くの疾患によってもたらされ、ウイルス感染、肺炎、自己免疫疾患、結核などが原因となり得る。二重の膜は、息を吸うときに、本来なら2枚のサテン生地のように滑らかにスライドするところ、胸膜炎の初期段階においては紙やすりのように擦れて痛みが生じる。呼吸時の胸痛のほかに、乾性の咳が出て、場合によっては発熱や悪寒といった症状もみられる。もっと後期になると、胸膜は過剰な体液を産生し、それが溜まって肺を圧迫するようになる。この体液に感染が起こると、膿胸とよばれる状態になる。

　胸膜炎を治療するためには、最初に原因となっている問題を対処しなければならない。血液検査によって、細菌性肺炎が原因であることが判明したら、抗生剤が処方される。しかし、胸膜炎がウイルスによってひき起こされているとしたら、最も一般的な治療法は、感染症が自然に治るのを待つことである。その間、市販の鎮痛薬や処方薬のコデイン含有咳止めシロップによって、痛みなどの症状を抑えることができる。

　まれな症例ではあるが、大量の体液（胸水）が溜まった場合は、管を通して胸から体液を排出することが必要になる。

　　　　　　　　　　　　　　　　 ┌ 豆 知 識 ┐

1. シェイクスピアの時代、胸膜炎 (pleurisy) ということばは、文学のなかで「血液の充満」という意味で使われることが多かった。
2. 二重の膜で囲まれた胸膜腔内の圧は大気圧よりも低いので、肺を膨らんだ状態に保っておくことができる。

288

第41週 第3日（水）

283 薬と代替療法 | マクロビオティックダイエット

　1970年代以降、アメリカやヨーロッパにおいて人気のあるマクロビオティックダイエットは、質素な自然食品を重視しており、支持者たちは、そのような食品は寿命を延ばし、全般的な健康と幸福をもたらしてくれると考えている。マクロビオティックはラテン語の「偉大な生命」ということばに由来し、マクロビオティックダイエットは、自然と調和して生きていくことを目的としたライフスタイルの見直しを図るうえでの一要素となることを意図している。

◆

　マクロビオティックダイエットは、おもに、全粒穀類、野菜、豆によって成り立っている。また、このダイエットをおこなう人たちは、地域で採れた未加工食品を購入するよう助言される。マクロビオティックなライフスタイルを支持する人たちは、現代の西洋風の食事は本質的に不健康であると主張している。精製糖や加工食品があまりにも多く使われていて、がんやその他の多くの病気の一因となっていると言う。

　典型的なマクロビオティックダイエットは、全粒穀類（おもに玄米）が50〜60パーセント、地域野菜が25〜30パーセントとなっている。そのほかに、スープ、豆、海草を毎日、ならびに週に2〜3回の果物、ナッツ、種子、白身魚を食べてもよい。しかし、肉や酪農製品は控え、水とある種の茶以外のほとんどすべての飲料も避ける。調理法はシンプルなものが適している。マクロビオティックダイエットにおいては、住んでいる場所や季節によっても、食べてよい物が変わってくる。可能な限り、800キロメートル以内の土地で栽培された食材を利用するとよい。マクロビオティックの料理人は、寒い季節は、塩分を多めにしてゆっくり時間をかけて調理をし、暖かい季節には、塩分を少なめにしてさっとできる簡単な調理法で食事を作る。

　マクロビオティックダイエットによって得られる効果については意見が分かれている。たとえば、このダイエットをおこなっている女性においては、循環しているエストロゲンのレベルが低下するため、乳がんのリスクを下げるかもしれないという報告がなされている。しかし、このダイエットががんに影響を及ぼすという証拠はまったくなく、現在もなお研究がつづけられている。わかっていることは、あまりにも厳格にマクロビオティックダイエットをおこなうと、とくに子どもにおいては、栄養不足がひき起こされることがあるということだ。

　マクロビオティックダイエットにおいて、栄養必要量を満たすことができる人もいるかもしれないが、適切なタンパク質、ビタミンB$_{12}$、カルシウムを摂取するのは、きわめてむずかしい。脱水のリスクさえある。なぜなら、水道水や人工的な飲料は控えめに使うか、またはまったく飲まないからである。

豆 知 識

1. 玄米以外の全粒穀類として、オオムギ、カラスムギ、トウモロコシ、ライムギがある。しかし、厳格なマクロビオティックダイエットにおいては、酵母が含まれているという理由で、パン食は禁止されている。
2. マクロビオティックダイエットにおいて、ナトリウムとカリウムは、相反するはたらきをもちながら互いを補完し合う主要な成分である。食物に含まれるナトリウムとカリウムの量によって、その食物の特性（陰陽の性質）が決まる。
3. マクロビオティックダイエットにおいては、熱帯産のナッツや果物、ある種の野菜（アーティチョーク、アスパラガス、ビート、ナス、ジャガイモ）、チョコレート、人工または天然のフルーツ甘味料、白砂糖は止められている。

289

第41週 第4日（木）

284 こころ｜強迫性障害

　だれにでも、日常的に繰り返しおこなう儀式のようなものがある。たとえば、目覚まし時計がセットされているか、寝る前に何回も確認するような行為である。しかし、強迫性障害をもっている220万人のアメリカ人にとっては、そのような儀式によって人生が占有されてしまう。患者は、そのような儀式に意味がないことは理解しているものの、とにかくそれをおこなわないと強い不安を感じてしまうのである。

◆

　強迫性障害（慢性不安障害）と診断されるためには、たえず繰り返される観念に苛まれている、または同じ行為を何度も繰り返しておこなわずにはいられないという特定の特徴がなければならない。このような強迫観念や強迫行為は過度で不合理なものであり、日常生活を著しく妨げる。

　多くの場合、強迫観念と強迫行為は関連している。たとえば、たえず細菌のことを心配していて、その心配から解放されるために、手の皮がむけて荒れるまで洗いつづけるようなことがある。

　強迫性障害の人は、形やパターン、縁起のいい数にこだわりをもち、ある特定の順番で物を数えたり、物に触れたりすることに取り憑かれたりする。しかし、これらの儀式をしたところで、最愛の人に危害が加えられるのではないか、不適切または不愉快な性行為をしてしまうのではないか、宗教的信条に反する考えをもってしまうのではないかといった強迫観念から一時的に解放されるだけである。

　研究者のなかには、強迫性障害は生体内における化学物質の不均衡によって起こると考えている人もいれば、長い期間をかけて身につけた行動の習慣化であると考えている人もいる。研究によると、脳の中のセロトニンのレベルが不十分であることが強迫性障害の一因であるらしいことが示されている。

　強迫性障害は、しばしば家族性にみられる。ここ数年、科学者たちは、ある特定の遺伝子におけるいくつかの変異によって、強迫性障害のリスクが高まるらしいことを見出した。別の研究によると、ある遺伝子の欠失によって強迫性障害がひき起こされることが示唆されている。ある研究者グループは、この遺伝子を欠損するマウスを選択的に繁殖させることによって、強迫性障害様の症状を示す動物を作製した。この疾患の遺伝的原因については、さらに研究がなされている。

　強迫性障害の人は、たいてい、脳内のセロトニンレベルを増加させる抗鬱薬によく反応する。また、認知行動療法も効果がある。認知行動療法では、たとえば汚れなど、不安をひき起こすことがらや状況に患者を少しずつさらして、それらに対する感受性を弱めるものである。

豆知識

1. 強迫的な行動は、徹底的に整理整頓したり毎日のリストを作成したりするといった、軽微な性格特性としてよくみられる。
2. デューク大学の研究者たちによって作製された強迫性障害のマウスは、この疾患の症状を示し、強迫的に身繕いをした結果、けがを負った。人間の強迫性障害の患者は、繰り返し手を洗ったり、皮膚を引っ掻いたりすることがある。

第41週 第5日（金）

285 性徴と生殖 | 卵管卵巣炎（骨盤内炎症性疾患）

　現代の医学において、卵管卵巣炎（骨盤内炎症性疾患）は深刻な問題になっている。この卵管および隣接する骨盤内器官の炎症は、早期に発見されれば抗生剤治療によって簡単に取り除くことができる。アメリカでは、毎年、推定100万人の女性が骨盤内炎症性疾患を患い、そのうち10万人が不妊になり、また高い確率で子宮外妊娠（異所性妊娠）が起きている。

◆

　骨盤内炎症性疾患は、細菌が膣および子宮頸から上行性に他の生殖器官に侵入したときに起こる。さまざまな種類の細菌が骨盤内炎症性疾患をひき起こすが、性感染症である淋疾およびクラミジア感染症が原因菌の1位と2位を占めている。25歳以下の女性が最も多く骨盤内炎症性疾患と診断されている。

　男性が細菌をもっていて感染が成立すると、尿道炎が起こり、尿道分泌物や排尿時の灼熱感がみられる。しかし、症状がなかったり、症状が数日しかつづかなかったりするので、治療されないことがある。尿道に傷が残ることはまれである。

　女性の場合、骨盤内炎症性疾患は、本人も医師も気がつかないでいることがよくある。なぜなら、におい、痛みをともなう排尿や性交、不正出血といった症状が軽度であったり、症状がまったくなかったりするからである。治療をしなくても、症状はたいてい治まる。しかし、患者が症状について医師に報告をしなければ、病気は治療されることなく進行していく。治療をせずに放置しておくと、感染は生殖器官を襲い、傷害がひき起こされ、瘢痕組織が残る。この瘢痕組織が卵管に障害を与えると、不妊になることがある。

　医師は、骨盤内炎症性疾患を防ぐためにも、性的に活発な女性には頻繁に性感染症の検査を受け、いつもコンドームを使用するよう推奨している。

豆 知 識

1. 骨盤内炎症性疾患を発症したことのある女性は、同じ疾患を再発するリスクが高い。
2. 慢性の骨盤痛は、骨盤内炎症性疾患を知らせる赤信号のひとつである。
3. 複数のセックスパートナーをもつことは、骨盤内炎症性疾患のリスクを高める。

第41週 第6日（土）

286 ライフスタイルと予防医学 │ 定期健康診断

毎年健康診断を受けることで、長く健康な人生を過ごせる可能性が高まる。定期健康診断は症状が現れる前、または病気を早期に発見するうえで重要である。病気を早く発見すればするほど、治療と治癒の可能性が広がるからである。

◆

定期健康診断に最適な場所は、かかりつけの医師や医療関係者、通常は内科医がいる所である。検診と予防接種のほかにも、年齢や既往歴、家族の健康歴に合った予防サービス、および食習慣や運動、アルコール消費量、喫煙などの生活習慣に関する相談を受けるべきである。成人は、がん、骨の健康、循環器、生殖器、呼吸器、精神衛生の検診も受けたほうがよい。

女性に推奨されるがん検診は、最低3年に一度の子宮頸がん検診および40歳以上では年に一度のマンモグラフィーによる乳がん検診である。男女ともに50歳以上は、少なくとも10年に一度、大腸内視鏡での大腸がん検診が勧められる。

60歳以上の成人は、骨密度を測定し、骨粗鬆症になっていないか検査するべきである。

年次心臓検診では、血圧とコレステロールの検査もおこなう。また、コレステロール値が高かったり、心臓病や糖尿病の恐れがあったりする場合は、食生活の管理もする。心臓発作予防のために、少量のアスピリンを処方される場合もある。

婦人科の健康検診では、クラミジアと淋病の検査をする。感染の可能性があるすべての成人は、HIVと梅毒の検査を受けるべきである。

高リスクに属する成人はインフルエンザの予防接種、65歳以上の男女は肺炎と帯状疱疹の予防接種を受けることが勧められる。成人男女はみな、鬱症状の検査も受けるべきである。

```
┌─────────┐
│ 豆 知 識 │
└─────────┘
```

1. 定期健康診断の際、医師は、患者の既往歴を調べ、過去の健康問題と薬の服用の有無も確認するものである。
2. 2歳以上の子どもは、小児科で健康診断を受ける。検診内容には、身体測定や血圧測定、全血球計算の検査が含まれるほか予防接種をおこなう。また、コレステロール値の測定をおこなう場合もある。2歳以下の子どもについては、かかりつけの小児科医が推奨するとおり、より高い頻度で定期健診を受けるとよい。性交経験のある女性は子宮がん検診を受けるべきである。

第41週 第7日（日）

287 医学の歴史 | ワトソンとクリックとDNA

　1953年、フランシス・クリックが同僚のジェームズ・ワトソンとともに「生命の秘密を発見した」と発表したとき、彼は冗談を言っているわけではなかった。その日の朝早く、ふたりの科学者は生体の遺伝情報であるデオキシリボ核酸（DNA）の構造を解明したのだ。

◆

　DNAは生きている細胞ひとつひとつの核に存在し、細胞はこれをガイドラインとして生物学的特徴を決定する新しいタンパク質を作り出す。ワトソンとクリックがこの発表をする以前から、科学者たちは、DNAが生きとし生けるものの特徴を決定する情報を伝達すること、そしてDNAは世代から世代へとそっくり引き継がれるものであることはわかっていた。しかし、その情報がどのように暗号化され、どのように伝達されていくのかを完全に理解している者はいなかった。

　イギリス人の研究員であるクリック（1916〜2004）とアメリカ人の博士研究員ワトソン（1928〜）は、1950年代にケンブリッジ大学において研究室を共有していた。ふたりは協力し、DNAの鎖はねじれた梯子のようであることを発見して、この構造を二重らせんとよぶことにした。

　彼らはらせんが塩基とよばれる4つの構成要素によって形成されていることも発見した。これらの構成要素は、それぞれアデニン（A）、チミン（T）、グアニン（G）、シトシン（C）と名づけられ、水素原子を介して結合し、多様な型を作り出すものであった。クリックとワトソンは厚紙で4つの塩基の模型を作ることにより、アデニンとチミンがいかなるときでも結合し、またグアニンとシトシンも同様であることを見出した。これらの塩基結合によって、DNA二重らせんにおける梯子の横木が形作られているのである。

　ひとつの細胞が分裂するとき、この梯子の横木が「ファスナーをあける」ように開き、それぞれの鎖に対して新しい塩基が加えられる。こうして、同一のDNAをもつ2つの新しい細胞ができるのだった。

　1955年、スペイン系アメリカ人の生化学者であるセベーロ・オチョア（1905〜1993）は、ニューヨーク大学医学部の研究室で初めて核酸を作った。オチョアはリボ核酸（RNA）の研究に取り組み、その直後には、カリフォルニア大学ロサンゼルス校の仲間であるアーサー・コーンバーグ（1918〜2007）がDNAを合成した。これらの発見は遺伝子工学の道を開き、がんやウイルス感染症の治療に用いられる数多くの薬品の基礎を築いた。遺伝情報の解明は、DNAとRNAの構造およびそれらの二重らせん構造を理解することによってもたらされる。オチョアとコーンバーグはともにノーベル生理学・医学賞を1959年に受賞し、ワトソンとクリックは同賞を1962年に受賞した。

【 豆 知 識 】

1. ジェームズ・ワトソンとフランシス・クリックの発見に関する劇的な経緯は、ワトソンの著書、『二重らせん』（講談社）とテレビ映画『二重らせんの競争』（原題：The Race for the Double Helix）にことこまかに記録されている。
2. アデニンとグアニンはともに窒素を含む二環の塩基で構成されている。一方、チミンとシトシンは単環化合物である。
3. 研究者であるロザリンド・フランクリン（1920〜1958）は、ワトソンとクリックの近しい協力者で、彼らに世界初のDNAのX線回折写真を見せ、ふたりの研究に関してもたびたび意見することがあった。ロザリンドはワトソンとクリックがノーベル賞を受賞する前に死去した。

293

第42週 第1日(月)

288 子ども | 拒食症

何世紀にもわたり、意図的に食べ物を拒む人が一定数存在してきた。中世のヨーロッパを例に挙げると、敬虔な心を示すための浄化行為としてみずからを飢餓状態にする女性もいた。こうした「殉教者」のなかには、聖人として昇進した者もいた。16世紀、医師たちはこの自己飢餓現象をギリシア語で「食欲喪失」を意味する拒食症と名づけた。時が経つにつれ、この摂食障害の焦点は宗教的な信仰心から想像上の美の基準、つまり痩身を手に入れることへと移行していった。

◆

今日、拒食症患者は、自身の体重や体型、食べ物に取り憑かれている。体型に対して歪んだイメージをもち、自身を飢餓状態にしたり、過度な運動をしてみずからをそぎ落としたりすることで、異常なまでに体重を落とすのだ。

多くの症例において、拒食症患者は、食べ物や自分のからだを利用することによって、感情的な問題や支配願望を対処しようとしている。このような理由で、医師は、摂食障害を精神疾患のひとつに分類しているのである。

若い女性はとくにこの症状に陥りやすい。15歳から19歳までの摂食障害に悩む女性の数は、1935年以降、増加の一途を辿っている。今日、男性の1パーセント、女性に関しては10パーセントもの人が、一生のうちに一度は摂食障害に悩まされると推定されている。

専門家は、摂食障害は心理的、文化的、そして遺伝的要因までもが原因となると考えている。研究では、家族に摂食障害患者がいる女性の場合、本人も自己評価が低かったり、強迫観念をもったりしやすい性格であることが多いため、同じ病気を発症しやすいという結果が出ている。

著しい体重の減少は、無月経（月経が欠如すること）、不妊、思考障害、そして記憶障害までをもひき起こす。からだに栄養が足りていないため、拒食症患者は、貧血や栄養不良状態に陥ることもある。これにより、骨量減少や心疾患、さらには死の危険性も高まる。心理療法や栄養指導、抗鬱剤などの治療で症状を改善することができる。

| 豆 知 識 |

1. 拒食症の症状には、過度の痩身のほかに、皮膚の乾燥、産毛の密生などがある。
2. 拒食症は、精神疾患のなかで死亡率が最も高い。
3. 研究によると、10歳児の81パーセントが太ることに恐怖を感じている。

第42週 第2日（火）

289 病気 | 虫垂炎

虫垂は進化しそびれた臓器である。古代生物が食糧を貯え、消化するのを助けていたと考えられているが、現代では、この7.5センチメートルほどの筋肉の管がもつ生理学的意義は不明である。それどころか、体内のやっかいものであり、15人にひとりのアメリカ人が虫垂の炎症、すなわち虫垂炎に悩まされている【訳注／最近の研究では、免疫細胞を作ったり腸内細菌のバランスを保ったりする虫垂のはたらきが見直されつつある】。

◆

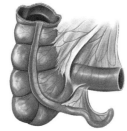

虫垂の模式図

右下腹部に位置する虫垂は大腸の起始部から伸びている。虫垂が便、がん、または感染によって塞がれると炎症を起こし膿が溜まる。症状には、右下腹部の痛み、吐き気、腹部の膨満、激しい腹痛、食欲不振などがある。痛みは最大12時間かけて徐々に増大し、最終的には激痛となり、発熱をともなう。

虫垂炎の症状は他の多くの疾患の症状と重なる部分が多いので、医師は尿検査と血液検査をおこない、場合によってはCTスキャンまたは超音波検査をおこなって虫垂炎の診断をする。

虫垂炎の疑いがある場合、医師は医療緊急事態として扱い、すぐに虫垂切除術で患部を取り除き、破裂を防ぐ。この外科手術では、腹部を10センチメートルほど切開するか低侵襲的な腹腔鏡手術がおこなわれる。虫垂が破裂すると、感染性の物質が体内に流出する可能性があり、腹膜炎とよばれる腹膜の炎症につながる。腹膜炎は強力な抗生物質で早急に治療しないと、致命的となる可能性がある。

虫垂炎は年齢を問わず発症するが、最も一般的には10歳から30歳の間で発症することが多い。虫垂炎の予防法はないが、研究によると、食生活に食物繊維を多く取り入れている人は発症しにくいとされている。

豆知識

1. 科学者たちは古代エジプトのミイラに虫垂炎の跡を発見した。
2. 知られるかぎり初の外科的虫垂炎切除術は、1735年にクラウディウス・アミアンド（1660頃～1740）によって11歳の男児に施された。

第42週 第3日（水）

290 薬と代替療法 ｜ インフルエンザ予防接種

　インフルエンザによる咳や悪寒、筋肉痛に苦しんだことがある人なら、それがどれだけ不快であるかわかるだろう。そして、免疫不全の多くの人にとって、インフルエンザは命取りにもなり得る。このため、政府は毎年秋からインフルエンザの予防接種を提供して、最もリスクの高い人々にインフルエンザの感染が広まるのを防いでいる。

◆

　ところが、インフルエンザウイルスはたえず変異するため、科学者たちは毎年ワクチンを微調整しなくてはならない。科学者たちは不活化（死滅した）ウイルスを用いてインフルエンザワクチンを作るので、ワクチン接種で実際にインフルエンザにかかるわけではないが、インフルエンザと同様の症状が出る人もいる。ワクチンには2つのA型インフルエンザウイルスと1つのB型インフルエンザウイルスが含まれ、科学者がこの先数か月に蔓延すると予測する数種類の株に効果がある。

　子どもと高齢者は健康な成人とくらべて免疫力が弱いので、アメリカにおいて政府は18歳以下または50歳以上のすべての人にインフルエンザの予防接種を推奨している（しかし、6か月以下の乳児はインフルエンザの予防接種を受けるべきではない）。慢性疾患をもつ人も予防接種を受けるべきであり、またこのような患者と密接に接触する医師や看護師も予防接種を受けるべきである。

　インフルエンザワクチンは通常、注射または鼻腔用スプレーで接種する。どちらのワクチンも一般的にはインフルエンザ流行期の初めとなる10月か11月初旬から接種でき、年明け後まで接種可能である。

　ワクチン接種を受けた人はインフルエンザにかからない、または最悪の場合かかっても症状が軽い。効果はワクチン接種から約2週間で現れはじめるが、とくに子どもと高齢者については、インフルエンザ予防接種の効果に関する研究結果はまちまちである。ある研究では、気功（中国式の運動と瞑想を一体化させたもの）やウェイトトレーニングなどの運動を予防接種の前にすることで効果が高まるとされている。

[豆 知 識]

1. 2歳以下の子どもとインフルエンザの流行期に妊娠3か月を過ぎることが予想される妊婦には、水銀不使用のワクチンを接種することが勧められる。
2. インフルエンザから短期間で回復する人がほとんどであるものの、歴史的に見るとインフルエンザは歴史上最も致死的な病気のひとつである。1918年に起きたインフルエンザの大流行では、世界中で2,500万人以上もの死者を出し、その数は同年に終戦を迎えた第一次世界大戦を原因とするあらゆる死者の数よりも多かった。
3. 鶏肉や卵のタンパク質に重篤なアレルギー反応を起こしたことがある人は、インフルエンザ予防接種を受けるべきではない。

第42週 第4日(木)

291 こころ | トゥレット症候群

トゥレット症候群は、不随意的な発声とチックとして知られる動きを特徴とする病気であり、1885年にこの疾患を初めて記載したフランスの医師にちなんで病名がつけられた。およそ20万人のアメリカ人が、この深刻でなかなか治らない病に苦しんでいて、そのうちのほとんどが男性である。症状の軽いトゥレット症候群となると、さらに多くの人々が患っている。

◆

トゥレット症候群の症状は、通常7歳から10歳で発症して成人早期までに改善を示すが、生涯にわたることもある。ストレスや興奮でチックが重症化することがあり、多くの場合、前駆的衝動とよばれる感覚が前兆として発生する。チックを「終わらせたい」という強く高まる欲求を感じ、その欲求がだんだんと我慢できなくなる。

音声チックの例としては、咳払い、鼻鳴らし、喉鳴らし、うなり、ことばや意味をなさない音の発生が挙げられる。患者の15パーセントは、卑猥なことばを突発的に発してしまう汚言症をもつ。また、ほかの人が言うことや自分のことばを繰り返すこともある。

運動性チックはたいてい初期に現れ、肩をすくめる、まばたきをする、鼻をぴくぴくさせるなどの動作がある。より複雑なチックは一連の協調運動として出現し、物を拾い上げてにおいをかぐ、他人の行動を真似するなどの動作がある。これらの動作はわざとらしく見えたり、失礼な振る舞いと間違われたりするかもしれないが、当人にはどうすることもできないのである。

トゥレット症候群は遺伝性であり、トゥレット症候群をもつ親から遺伝する確率は50パーセントである。しかし、その遺伝子を受け継いだ人すべてに重篤な症状が出るわけではなく、まったく症状が出ない人もいる。環境要因がトゥレット症候群の重篤度を左右するとも考えられているが、環境がどのように影響するのかは明確になっていない。

複数のチック症状が慢性的に1年以上続くと、トゥレット症候群の診断が下される。ほとんどの患者は投薬の必要はないが、脳内のドパミン受容体を遮断する神経弛緩薬の服用で効果がみられる人もいる。

薬剤は関連する疾患である注意欠如・多動性障害、強迫性障害、鬱病にも処方されるが、これらの疾患を治療するとチックが悪化することが多い。話し合い療法は、患者が社交的または情緒的問題を対処するのに役立つことがあり、研究によると前駆的衝動をより抑制できる可能性が示唆されている。

豆知識

1. プロ野球選手のジム・アイゼンライク（1959～）とバスケットボール選手のマクムード・アブドゥル＝ラウーフ（1969～）は、ともにトゥレット症候群をもつが、薬剤治療の助けによりそれぞれのスポーツをつづけることができた。アブドゥル＝ラウーフはNBAのフリースロー成功率で2度トップの座を獲得したのだが、この技術はトゥレット症候群に起因する強迫性障害の特性に関連していると考える人もいた。

2. 作曲家のヴォルフガング・アマデウス・モーツァルト（1756～1791）は気分変動とチックに悩まされていたと記録されている。いとこ宛てに、からだの調子に関する卑猥な手紙を頻繁に書いていたため、モーツァルトはトゥレット症候群だったのではないかと推測されている。

3. トゥレット症候群関連遺伝子をもつ双子の研究では、出生時に体重が軽いほうがより重症なチックが後に出てくる傾向があることが示された。これは、胎児の脳が発育する時期の酸素と栄養のレベルに違いがあったことが原因かもしれないと考えられた。

第42週 第5日（金）

292 性徴と生殖 | 性交痛

　性交という行為は概してよろこびと親密さをもたらすものだとされている。しかし、性交痛とよばれる痛みを感じる人も少なからずいる。いくつかの研究では、15パーセントの女性がこの症状を年に数回経験し、いつも症状がある女性が2パーセントいるという。性交痛はたいてい女性に多くみられるが、男性にみられることもあり、精巣、精嚢、陰茎、下腹部に痛みをひき起こす。

◆

　身体的な要因も心理的な要因も、この症状の原因となり得る。よくみられる身体的要因には炎症および真菌感染症や尿路感染症がある。更年期のホルモン変動や不十分な前戯による膣乾燥も原因となり得る。骨盤深部に痛みを訴える女性は、子宮内膜症または骨盤内炎症性疾患が根本的な問題となっている可能性がある。

　通常、女性が医師に性交痛の相談をすると、医師は検査をおこない、身体的疾患がないことを確認する。発育や感情にかかわる要因は特定するのがはるかにむずかしい。過去のつらい性交の経験や極度の罪悪感は、自然な性的反応を制御し、膣の潤いが不足し、苦痛な性交のリスクを高める。

　そのほか、不安やパートナーに対する魅力の欠如といった感情も同様の影響を与えることがある。

[豆 知 識]

1. 性交痛 (dyspareunia) という用語は、ギリシア語で、「不幸せな性交をした相手」が由来である。
2. 経膣避妊用のクリームやフォームは、陰茎に痛みをともなう刺激をひき起こすことがあり、男性の性交痛の原因のひとつである。

第42週 第6日（土）

293 ライフスタイルと予防医学 | ニューモバックス

　ニューモバックスは肺炎球菌多糖類ワクチンで、肺炎レンサ球菌による重度の肺炎を防ぐ。この細菌は子どもや高齢者、慢性疾患のある人が肺炎や髄膜炎をひき起こす原因となる。このワクチンはマイケル・ハイデルバーガー（1888～1991）により開発され、第二次世界大戦中にアメリカの軍人に初めて使われた。

◆

　たいていの場合、ワクチンは注射によって1回接種するものであるが、2回接種する必要がある人もいる。このワクチンは、2歳以上の高リスク患者への接種が推奨される。高リスク患者とは、心臓疾患、肺疾患（喘息を除く）、腎疾患、アルコール依存症、糖尿病、肝硬変、髄液漏、鎌状赤血球貧血をもつ人が含まれる。また、65歳以上の高齢者、慢性的な健康問題を抱える人がいる施設に住む人、免疫機能が低下している人、アラスカ先住民、一部のアメリカ先住民も高リスク群に含まれる。

　肺炎球菌ワクチンのリスクと副作用は軽度であることが多い。注射部位に痛みや発赤が出ることがある。また、ほかのあらゆる薬剤と同様に、ニューモバックスにも軽度もしくは重篤、または死につながるアレルギー反応を起こす危険性がある。体調が悪かったり、妊娠の可能性があったりするときは、ワクチンを接種する前に医師に相談するべきである。場合によって、医師は予防接種を延期する可能性がある。

　過去に肺炎や肺炎球菌によるそのほかの侵襲性の病気にかかったことがある人でも、すべての肺炎球菌感染症に免疫があるわけではないので、ワクチン接種を勧められた場合は受けるべきである。

　ただし、ニューモバックスはかならずしもすべての肺炎を予防するわけではない。

豆知識

1. ニューモバックスは、2歳以下の子どもにおける、肺炎球菌による病気には効果がない。2歳以下の子どもには、通常、肺炎球菌結合型ワクチンとよばれる別のワクチンを接種して肺炎レンサ球菌を予防する。
2. 肺炎球菌による病気に対するワクチンが存在する前のアメリカでは、年間200人の5歳以下の子どもがこれらの病気で命を落としていた。
3. 肺炎レンサ球菌には90種類以上の型がある。世界では、このうち最も一般的な10種類の型によって、侵襲性感染症の62パーセントがひき起こされている。
4. アメリカでは、年間約17万5,000人が肺炎球菌性肺炎で入院しており、その5パーセントから7パーセントの患者が死に至っている。

299

第42週 第7日（日）

294 医学の歴史 ｜ レーザー

　アルベルト・アインシュタイン（1879〜1955）は、現在ではレーザーとして知られている
強烈で強力な光線を頭に描いた初めての人物である。アインシュタインは、1917年に、光子
とよばれる素粒子がある特定の方法で結合してエネルギーを与えられると、それらはふつうの
可視光線がさまざまな方向に拡散するのとは異なり、すべて同じ方向と同じ周波数で光を放出
すると記した。しかし、物理学者たちがこの技術を成功させるには何十年もかかった。

◆

　1954年、研究者のジェームズ・ゴードン（1928〜2013）とチャールズ・タウンズ（1915
〜2015）は、コロンビア大学で、マイクロ波光線を利用した「輻射の誘導放出によるマイクロ
波増幅器（メーザー）」を初めて開発した。タウンズは、ベル研究所でアーサー・ショーロー
（1921〜1999）とともに、共振筒の両端に鏡を付けて任意の波長の光子が繰り返し跳ね返って
くる試作装置の研究をつづけた。4年後、光学メーザー、すなわちレーザーの理論が発表され
た。

　医学界はレーザーに大きな可能性を認めたが、当初のレーザー装置は出力と送達のコントロー
ルがむずかしく、初期の人体研究においては一貫性のない期待外れな結果となった。ひとつ
だけレーザーが成功の兆しをみせた分野が眼科手術であった。1964年にコントロールしやす
い高吸収のアルゴンイオンレーザーが開発され、その後すぐ網膜疾患に対応できるような臨床
システムを利用することができるようになった。

　そして同年、炭酸ガスレーザーも開発された。このレーザーは焦点を合わせやすく、水に吸
収されやすい赤外線レーザーを放射するものである。人間のからだの大部分は水分から成るた
め、医師たちは、炭酸ガスレーザー光線は外科用メスのように組織を切ることができ、それに
もかかわらずレーザー光線の熱が組織を即座に焼灼するのでずっと少ない出血ですむことを発
見した。

　1970年代前半までには大学病院は炭酸ガスレーザーを使って副鼻腔と婦人科系の手術をお
こなっていた。その後10年でレーザー手術が普及すると、より小型で強力な装置が病院や診療
所に出現するようになり、腹腔鏡を用いた外科切開から入れ墨や母斑の除去に至る、あらゆる
施術に使われるようになった。

　現在のレーザーは美容整形において幅広く使われ、数ある処置のなかでもとくに皮膚リサー
フェシングや脱毛、下肢静脈瘤の治療に用いられている。

豆 知 識

1. 今日、歯科医はレーザーによって初期段階の虫歯を発見することができる。
2. マサチューセッツ工科大学の科学者たちは、レーザーと光活性化色素によって創傷の治癒を助け、瘢痕を防ぐ方法の可
　能性について研究をしている。
3. 初のレーザーは人工のルビー結晶を使って作られ、ルビーレーザーとよばれる真っ赤な光を発した。

300

第43週 第1日(月)

295 子ども | 過食症

　過食症（bulimia）ということばは、「牛」と「飢え」を意味するギリシア語に由来する。これは過食症の人がよくどか食いをする、つまり、短時間に大量の食べ物を食べつくすからである。その後、彼らは過剰なカロリーを一掃しようと嘔吐や下剤の乱用など、からだに有害な方法を試みる。

◆

　拒食症や他の摂食障害と同様に、この精神疾患は思春期や若い女性に最も多くみられ、歪んだ自己像や支配欲求と密接に関連している。過食症をもつ患者は、ほとんどの時間は食糧摂取を制限しているのだが、そうかと思えば何千カロリーもの食べ物を一気食いして不快感をおぼえ、一掃する。

　この障害に悩む人の多くは、たとえば食べ物に対する依存など、なにかしらに対する依存症をもっている。過食症の代表的な行動には、食べ物を買いだめし、食べた後にはトイレに行くというものがあり、よくみられる症状には、むくみ、疲労感、虚弱、脱水症状、便秘、歯の傷害がある。

　過食症は長期にわたる健康問題の原因にもなる。過度の嘔吐によって、食道が傷ついたり破裂したりすることがある。また、不整脈や低血圧をもたらすこともあり、重症の場合死に至る。そのうえ、過食症は鬱や羞恥心に関連することが多い。過食症患者は標準体重であることもあるので拒食症ほど容易に発見できないため、患者の6パーセントしか適切な心理療法を受けていない。

　患者の回復に向け、専門家は心理療法やその他のカウンセリングを勧めている。

豆 知 識

1. 古代ローマでは、裕福な男性は豪勢な宴会では、わざと吐き、食べつづけられるようにしていた。
2. 頻繁にダイエットをしている人は、摂食障害を発症する可能性が18倍高い。

第43週 第2日(火)

296 病気 | 痔

痔は命にかかわるものではないが、聖書に出てくるような大惨事である。旧約聖書の申命記の一節にはこうある。「主はエジプトの腫れもの、痔、壊血病、疥癬をもってあなたをうたれ、あなたは癒されることはないであろう」これは、痔の症状がいかに恥ずかしく、痛みをともなうものであるかを踏まえた恐ろしい脅迫である。

◆

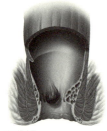

痔の模式図

痔疾としても知られる痔は肛門と直腸の静脈が腫れて炎症を起こす症状である。痔は肛門の粘膜の内側または外側にできる。どちらの場合も血便の原因となるが、外側のものだけがひどい痛みと痒みをもたらす。

この疾患は成人にはよくみられるもので、50歳までに半分近くの人が痔の発症に悩まされる。たいていの場合、便秘や下痢、肥満、長時間座った状態、妊娠などが原因で直腸の圧が上昇することが原因である。

ほとんどの場合、痔は数日間で自然に消退する。それまでのあいだ痛みを和らげるため、専門家は市販の痔の軟膏や痔疾患パッドで患部を麻痺させることを勧めている。冷湿布を貼ったり、腰湯に浸かったりすることでも症状を和らげることができる場合がある。

医師は外痔における血液貯留が血栓を生じていないか調べる必要がある。症状が長期間持続して辛い場合は、他の治療も可能であり、手術による切除、硬化療法（化学薬品を注入して痔を縮小させる）、輪ゴム結紮術（小さな輪ゴムで痔を縛り、血流を止めて切断する）などの方法がある。

豆知識
1. 食物繊維が豊富な食事によって、規則的な排便を促し、痔を回避することが期待できる。
2. 古代ギリシアの医師ヒポクラテス（前460頃～前377頃）は輪ゴム結紮術と類似した治療について記述していた。ヒポクラテスは、羊の太い毛で痔が切断されるまで縛りつけることを勧めていた。

第43週 第3日（水）

297 薬と代替療法 ｜ 成長ホルモン

　脳の下垂体は、成長の促進に不可欠な天然ホルモンを産生する。人工の成長ホルモンは、正常な成長がみられない子どもおよび病気による重篤な体重減少やからだの衰弱がみられる成人の治療に用いられることがある。違法ではあるが、このホルモンはアスリートによる筋肉増量あるいは高齢者による若返り目的のためによく乱用されている。

◆

　正常な発育において、ヒト成長ホルモン（HGH）は小児期を通じて毎日分泌され、思春期をピークとして、その後減少する。このホルモンは筋肉と骨の成長を促し、心臓の機能を助けることもある。しかしターナー症候群やプラダー・ウィリー症候群、慢性腎不全をもつ子どもは、十分なヒト成長ホルモンを分泌することができない。

　1985年、これらの疾患の治療のために人工ホルモン剤の注射が承認された。ヒト成長ホルモンは原因不明の低身長症の子ども、あるいはエイズによる体重減少や身体機能の低下に対する治療にも処方されることがある。

　人工のヒト成長ホルモンには、天然ホルモンと同じ化学的構造のソマトロピンと、その構造にアミノ酸がひとつ多く含まれたソマトレムという2つの型がある。どちらの型も血液検査や尿検査では天然ホルモンと区別がつかない。ヒト成長ホルモンは検出が非常に困難であるということ、そしてアスリートのパフォーマンスを向上させたり老化を防いだりする効果があるとされていることから、ボディービルダーやアスリート、有名人による違法なホルモン投与が蔓延していると考えられている。

　しかし、ヒト成長ホルモンの使用には有害な副作用もあり、むくみ、手根管症候群、関節や筋肉の痛み、麻痺、疼きなどがある。また、ヒト成長ホルモンには糖尿病の発症リスクを高め、既存のがん細胞の成長を速める危険性もある。因果関係は明確になっていないものの、ヒト成長ホルモンの服用により白血病を発症した患者も数名いる。

　合成成長ホルモンは同化ステロイドホルモンやほかの運動能力向上薬と併せて違法に使用されることが多い。1990年に成立した同化ステロイドホルモン規制法により、ヒト成長ホルモンの非処方での販売と所持は、いかなる場合でも重罪に相当し、最大で懲役5年の刑罰を受ける。

[　豆 知 識　]

1. 夢を見ることや運動をすること、ストレスはすべてヒト成長ホルモンの分泌を増やす。
2. ヒト成長ホルモンを含有していると謳っているスプレーや飲み薬がいくつかあるが、合成ホルモンの分子は経口で服用しても大きすぎて吸収されない。注射することでのみ、効果が得られる。
3. 正常なホルモンレベルの人がむやみにヒト成長ホルモンを使用すると、乳房の肥大、母斑の増大、糖尿病、動脈硬化、高血圧の原因となり得る。

303

第43週 第4日（木）

298 こころ｜不安

　だれでもときには不安を感じることがある。恐怖感、緊張感、またはイライラやストレスに付随して起こる不安などである。おもな症状には動悸、息切れ、胃痛、頭痛などがあり、これらはからだが脅威に対して闘争・逃走反応をする準備を無意識にしているのが主因である。目に見える不安の徴候は蒼白、発汗、震えが挙げられる。

◆

　不安は役に立つこともある。危険を警告したり、物事をやり遂げる活力をもたらしたりするからだ。ストレスのかかる不安でも、暗い小路の終わりに行きついたときや、気がかりであった試験がやっと終わったときなど、明確な脅威が過ぎ去れば症状はすぐに消えていくものである。

　しかし、時間が経過しても消えない不安を抱える人は大勢いるものであり、このような状態がやがて深刻な精神疾患として知られる不安障害へと変化する可能性がある。

　不安障害にはいくつかのタイプがある。全般性不安障害のある人は、なんでもないこと、たとえば健康そのものである子どもの体調をたえず心配しすぎるようなことがある。より短期間ではあるが、反復的に、極端な不安症状が出る場合は、パニック障害に分類される。パニック発作は5～30分間めまいや胸の締め付けがつづく、気が狂いそうになる、または死の恐怖を感じるなどの症状が出やすい。

　他のタイプの不安障害には、特定の物やできごとに対する不合理な恐怖を示す恐怖症、繰り返し起こる不要な思考や反復行動がみられる強迫性障害、過去のできごとに起因してパニック発作を起こす心的外傷後ストレス障害などがある。

　これらの疾患は、脳内化学物質の不均衡や無意識的な記憶、もしくは脳内の警報システムがありもしない脅威に対して誤作動を起こすことが原因で発症すると考えられる。治療には薬物療法、話し合い療法、呼吸とリラクゼーションを促す運動が含まれる。

┌──────┐
│ 豆 知 識 │
└──────┘

1. 「テスト不安」は特異なタイプの不安症で、年齢を問わず学生が感じるもので、試験に落ち、教師や上司、同僚から否定的な評価を得るかもしれないという不安をもつ。発汗、めまい、頭痛、動悸、吐き気、もじもじする、指でたたくなどはすべてテスト不安の一般的な症状である。2006年には、およそ49パーセントの高校生がこの症状を経験したことがあると報告されている。

2. 幼い子どもが他人に対して感じる恐怖は、両親または家族ではない人から身を守る発育反応である。知らない人との交流に不安をおぼえるのも、若者の一般的な発育段階である。成人になってもこの症状が続くと、社会不安障害や対人恐怖症になることがある。

3. 「実存主義の創始者」であるセーレン・キェルケゴール（1813～1855）は、1844年に「不安」または「恐怖」という意味のデンマーク語"angest"を用いて、神、みずからの信条、そして他者への責任を怠ることへの絶え間ない恐怖を抱える自由な人間たちの精神的な不安と絶望の状態を記述した【訳注／1844年に出版されたThe Concept of Anxiety（原題：Begrebet Angest）において】。現代語の"angst"は10代のイライラや憂鬱な気持ちを表すことばとしてよく使われている。

第43週 第5日（金）

299 性徴と生殖 ｜ 子宮外妊娠

　ここまで読み進めてきた読者なら、もう生殖過程を熟知していることだろう。卵子は卵管で受精し、できた受精卵は子宮壁に着床し、そこで胎児に成長する。しかし、2〜10パーセントの確率でなにかがうまくいかず卵子が子宮の外に着床してしまう。これを子宮外妊娠という。大半の場合、受精卵は左右いずれかの卵管の中に着床するが、卵巣や子宮頸部または腹腔に着床してしまうこともある。

◆

　子宮外妊娠は受精卵が卵管に下りていくのが遅れたり、妨げられたりすることによって、受精卵が途中で着床する時間を与えてしまうために発生することが多い。

　半分近くの症例では、卵管炎とよばれる卵管の炎症または骨盤内炎症性疾患、すなわち子宮や卵管、卵巣の炎症などが原因になっている。子宮内膜症（子宮の組織が子宮外で増殖する疾患）、性感染症の淋疾およびクラミジア感染症、そしてエストロゲンやプロゲステロン（不妊治療や経口避妊薬、または事後ピルによるもの）も原因となる可能性がある。

　女性は、最初の数週間は正常な妊娠であると信じている。月経が止まり、吐き気や疲労の症状があるからだ。しかし、子宮外妊娠では、腟出血、下腹部痛、骨盤の片側の激しい痛みといったほかの症状が現れることがある。

　受精卵は、卵管内では正常な成長や発達ができないので、このような妊娠の約半数は自然に終わりを迎える。ときに卵管が破裂するが、その場合は医療的緊急事態とされる。今日では、子宮外妊娠は超音波診断によって破裂するよりずっと早い段階で診断される。子宮外妊娠は、メトトレキサートという薬剤や腹腔鏡手術で受精卵を破壊または取り除く処置をすることができる。

豆 知 識

1. 卵管結紮術を受けた女性でも妊娠することがある。手術が失敗して受胎した場合は、子宮外妊娠となる可能性が高い。
2. 過去に子宮外妊娠した女性は再び子宮外妊娠をする危険性が高い。
3. 子宮外妊娠は90パーセント以上が卵管内で起こるため、卵管妊娠としても知られる。
4. 子宮外妊娠 (ectopic pregnancy) の"ectopic"は、ギリシア語で「場違い」という意味である。

第43週 第6日（土）

300 ライフスタイルと予防医学 ｜ 子宮がん検査

　子宮がん検査（パップテスト）では、女性の子宮頸部の細胞の変化を検査する。子宮頸部は子宮の下部で子宮が膣へとつながる部位である。この検査は、がんまたはがんになる可能性がある細胞を発見することができるので重要である。

◆

　子宮がん検査では、医師または看護師が検鏡とよばれる器具を膣に挿入して子宮頸部が見えるようにし、子宮頸部の内側と外側の細胞を採取する。適切なサンプル採取のために、検査の2日前からビデやタンポンなどを含む一切のものを膣に入れないことが大切である。採取された頸部の細胞はスライドグラスに塗布され、顕微鏡で異常の有無が調べられる。

　女性は、性交の経験がある場合、または21歳になったら、最低でも3年に一度は子宮がん検診を受けるべきである。ただし、医療専門家と相談し、年齢、前回の検査結果、既往歴、ヒトパピローマウイルス感染の有無、喫煙の有無などをもとに検査の頻度を決めるとよい。米国保健福祉省によれば、70歳になり、過去10年の子宮がん検査の結果が正常であった場合は、その後検査を受ける必要がないとしている。

　ヒトパピローマウイルス感染は子宮頸がんの主な要因で、子宮がん検査で異常な結果が指摘された場合はこの感染が原因であることが多い。一方で、多くの女性はヒトパピローマウイルスに感染していても正常な検査結果が出る。ごく一部の女性が未治療のヒトパピローマウイルス感染により子宮頸がんを発症する。

　子宮がん検査で異常な結果が指摘された女性は、膣鏡診や生検などの追加検査を受ける必要があるかもしれない。膣鏡診では医師が顕微鏡のような器具で子宮頸部を見ることができる。異常な細胞が見つかったら、子宮頸部生検が必要になる。

豆知識

1. ギリシア生まれの医師ジョージ・パパニコロー（George Papanicolaou/1883～1962）が子宮がん検査を考案し、1928年に、彼にちなんでパップテスト（Pap test）という検査名がつけられた。
2. パップテストは、1943年に、子宮がんの診断が可能な検査であることが初めて証明されたが、1950年代までは婦人科の通常診療として取り入れられなかった。
3. パップテストがおこなわれるようになると、子宮頸がんは婦人科系がんにおける死因の第1位ではなくなった。子宮がん検査における前がん病変を発見する技術と早期治療によって、子宮頸がん治療はがん治療の手本となった。

第43週 第7日(日)

301 医学の歴史 | 骨髄移植

骨髄は骨の内部にある多孔質な脂肪組織であり、血液細胞に成長して、全身を巡る。しかし、免疫不全症または白血病のようながんをもつ人の骨髄細胞は、正常に機能しなくなったり破壊されたりすることがある。このような病気は致命的になることが多く、このことは20世紀の研究者たちの探究心を駆り立てて、障害された骨髄を置き換える方法が模索された。

◆

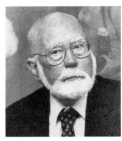

E・ドナル・トーマス

シアトルにあるフレッド・ハッチンソンがん研究センターの医師E・ドナル・トーマス（1920〜2012）は、障害された骨髄を除去し、ただちに健康な骨髄を輸血することで置き換えるという白血病の治療を初めて実施した。

トーマスが初めてこの処置をおこなったのは1956年であった。白血病の患者は一卵性双生児の同胞から骨髄細胞の提供を受け、患者のからだは移植された細胞を受け入れ、その細胞から健康な血液細胞を作り出した。

免疫抑制剤に加え、厳密に適合するドナーを識別する技術が開発されたことにより、トーマスは1969年に双子ではない血縁者間における初の移植手術をおこなった。血縁関係のないドナーを見つけるのは容易ではなかったが、ついに可能であることが証明された。

1973年には、ニューヨークにあるメモリアル・スローン・ケタリングがんセンターにおいて、5歳の患者に移植手術がおこなわれた。そのドナーはデンマークのコペンハーゲン血液バンクを通して見つけられた。

今日、白血病、リンパ腫、鎌状赤血球症、その他の病気をもつ患者は骨髄移植の治療を受けることがある。適合するドナーを見つけるのは依然として課題であり、患者には適したドナーが見つかるまでに何年もかかることが伝えられる。障害された骨髄をもつ患者は組織の型が適合するドナーが必要となり、このような移植を同種移植とよぶ。

もうひとつの移植は自家移植とよばれ、骨髄は健康であるが高用量の化学療法や放射線治療などの有害な治療を受ける必要のあるがん患者に対しておこなわれる。この移植では骨髄細胞を事前に採取し、治療後に血流に注入して戻し、早期回復を図る。

豆知識

1. トーマスは、腎移植分野の先駆者であるジョセフ・マレー医師（1919〜2012）とともに1990年にノーベル生理学・医学賞を受賞した。
2. 全米骨髄バンクは患者と血縁関係にない骨髄ドナーを結びつける活動を1987年に始め、現在では700万人以上のドナー登録がある。
3. ヒヒの細胞はヒト免疫不全ウイルス（HIV）に抵抗性がある。1995年、医師らはヒヒの骨髄をジェフ・ゲッティ（1957〜2006）に移植した。この男性はエイズ患者で、失われた免疫細胞が置き換えられることを期待した治療であった。移植は医師の期待したほどの成果はなかったが、ゲッティは病気を抱えながらも術後11年生きた。

第44週 第1日（月）

302 子ども ｜ 先天性心疾患

100の出生のうちひとりの割合で、心臓に欠陥または奇形のある先天性心疾患とよばれる症状をもつ赤ちゃんが生まれる。この出生異常は注意深く観察する必要があり、手術が必要な場合もあれば時間の経過とともに自然治癒することもある。

◆

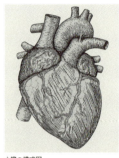

心臓の模式図

医師は、まず、心拍を聞くときに心雑音を認めることで先天性心疾患を特定する。他の検査では心エコー検査、胸部X線撮影または心臓MRIスキャンなどにより診断をする。しかし、先天性心疾患には症状をひき起こさないタイプもあるので、成人になるまで疾患を特定されないことも多い。

先天性心疾患で最も一般的なタイプは中隔欠損であり、左右の心房もしくは心室を隔てる壁に穴が開くものである。そのほかのタイプの疾患には、僧帽弁、三尖弁、肺動脈弁、大動脈弁の狭窄などの心臓弁疾患がある。これらの疾患は、いずれかの弁が狭まり、心臓に入ってくる血流または心臓から出ていく血流を妨げるものであり、体内や肺に十分な血流が行き渡らず、心筋にストレスが加わる。さらに他のタイプの疾患として、大動脈と肺動脈が転位するものがあり、組織に運ばれる酸素を含んだ血液の量が減少する。

専門家は先天性心疾患の発症原因を明確には理解していないが、研究によると、遺伝的異常であるダウン症をもって生まれてくる新生児にはリスクが高いことが示されている。乳児は、母親がある特定の処方薬を服用している場合、妊娠早期に薬物やアルコールを乱用した場合、または妊娠第一期に風疹などのウイルス感染症にかかった場合に心疾患を発症する可能性が高まる。先天性心疾患の治療は、疾患のタイプと重篤度により異なるが、処方薬や外科手術がある。治療せずに放置すると、高血圧症、心臓の感染症、そして心不全まで発症する恐れがある。

豆知識

1. 1970年代におこなわれた先天性心疾患の修復手術においては、およそ3人にひとりが死に至っていた。しかし、医学の進歩のおかげで、死亡率は5パーセントにまで下がっている。
2. 心疾患で血液中の酸素欠乏をひき起こすものをチアノーゼとよび、このことばはギリシア語の「青色」に由来する。心臓の欠陥により肺に血液が行き渡らないと、血中の酸素欠乏により皮膚に青みが生じることがある。
3. チアノーゼ性心疾患をもつ赤ちゃんは、ブルーベビー（青色児）とよばれていた。

第44週 第2日(火)

303 病気 | 静脈炎

　静脈炎(phlebitis)とは静脈壁の炎症であり、ギリシア語を知っている人にはおぼえやすい。なぜなら、「静脈」という意味の"phleb"と「炎症」という意味の接尾辞"itis"から成るためである。この疾患の発症原因は数多くあり、身体的外傷、がん、静脈周囲組織の感染、寝たきり状態または長旅で長時間座りつづけることによる血行不良などがある。

◆

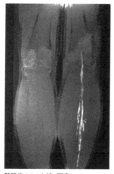

静脈炎のレントゲン写真

　この炎症は時間が経つにつれて血栓を形成することがある。この症状を静脈血栓症とよぶ。重篤度は、血栓の位置により異なる。ほとんどの場合、血栓は皮膚の直下にある表在静脈にできる。このタイプの静脈炎は赤みや圧痛をひき起こし、めったに重症化することはなく、自然に治ることが多い。肥満、下肢静脈瘤、血液凝固をひき起こす疾患は静脈炎の発症リスクを高める。

　脚が赤く腫れて痛みをともなう場合は、深部静脈血栓症の徴候かもしれない。深部静脈血栓症は、大きな血栓が脚の深い部位の静脈を塞ぐことで起こる。これが起こると血栓全体または血栓の一部がちぎれ、体内の他の部位に移動して塞栓症のリスクを高める。塞栓によって、肺につながる血管が塞がれると、命にかかわる肺塞栓症の原因となることがある。

　静脈炎の診断にあたり、医師は通常、超音波ドップラー血流計またはMRIで静脈を検査する。弾性ストッキングを着用することで血流の改善を図ること、および抗凝固薬の服用が勧められる。より重症の場合は手術でバイパスや静脈フィルターを挿入する必要がある。

[豆 知 識]

1. 血栓症を意味する英語"thrombosis"の"thrombo"は「血栓」の意である。
2. 専門家は、表在性静脈炎をもつ患者に対し、血行改善のために足を上げておくことを勧めている。
3. 足を動かす、つま先を小刻みに動かす、長時間座った状態になるのを防ぐことで、下肢静脈内に血栓ができるのを防ぐことができる。

第44週 第3日（水）

304 薬と代替療法 | オステオパシー

オステオパシーとは医学の分野のひとつで、からだの一部分や特定の症状だけに着目するのではなく、患者の全身を治療し、治癒することに専念する。世界のほとんどの地域において、オステオパシーは代替療法と見なされており、この療法を施術する者はオステオパシー施術者（オステオパス）とよばれる。ただし、アメリカではオステオパシー医学博士（DO）は国家資格で認められており、医学博士（MD）と職業的に同等である。どちらも、ほぼ同じような手法や治療法を使っている。

◆

オステオパシー療法の原理はヒポクラテス（前460頃～前377頃）の時代にさかのぼるものの、この療法が正式に始まったのは1874年のアメリカであった。オステオパシーの創始者アンドリュー・テイラー・スティル（1828～1917）は、19世紀の薬剤や手術の多くは役に立たないと見なす医師だった。その代わり、からだはたいてい自然治癒するものだと考えていた。スティルは良好な健康状態の条件を研究し、単に病気を治療するだけではなく、たとえばきちんとした食事や運動をするなど、心身の健康と予防医学の概念を最初に提唱した。

また、今では誤っていることが証明されているが、スティルは次のような考えももっていた。それは、すべての病気は神経や血液供給への機械的な干渉が原因である、このような病気は患部を触診することによって診断できる、また病気は骨の歪み、神経、筋肉を調整すれば治療できるというものだった。スティルの自伝には、「子どもを揺すれば猩紅熱やクループ（喉頭炎）、ジフテリアを抑えられるし、子どもの首をひとひねりすれば百日咳を3日で治せる」という記述がある。オステオパシー手技療法の考え方は今でもまだ教えられているが、オステオパシー医のほとんどは、従来の医学的治療と併用するかたちでのみオステオパシー手技療法を用いる。

医学博士と同様に、オステオパシー医学博士も4年間の基礎的医学教育を修了してから、外科、救急医療、小児科などの専門科を選んで従事することができる。オステオパシーの医師は、さらに300～500時間かけて、からだの筋骨格系の実践的な触診を勉強する。患者の全般的な健康を評価するための指導を受け、健康的な生活様式や心身の健康について患者を教育する役割を果たしている。

豆知識

1. アメリカにはオステオパシー学で正式に政府の認可を受けた大学が20校あり、約4万4,000人のオステオパシー開業医がいる。
2. 開業しているオステオパシー医の約65パーセントが、小児科、家庭医療、産婦人科、内科などの一次医療分野を専門としている。
3. アメリカではオステオパシー治療と主流医学の施術は似ているものの、オステオパシー協会は「オステオパシーのほうがより包括的な治療をおこなう」と主張している。

310

第44週 第4日（木）

305 こころ｜神経症

　精神障害のために、理性的に考えたり、ふつうの生活を送ったりする能力に影響を受けている人がいる。一方、軽度に精神のバランスを崩しているために、ひどく疲れたり、習慣的な行動をしたりするものの、完全に取り憑かれるほどではないという人もいる。このように、やっかいな奇癖を神経性習癖とよぶ。妄想や幻覚を呈することの多い精神疾患ほど重度ではないが、このような奇癖のせいで新しい環境に適応したり私生活を改善したりすることが困難になる。精神分析の分野では、このような傾向を神経症とよぶ。

◆

　一般に、神経症は、不安、鬱、怒り、精神錯乱、自尊心の低下などの永続する否定的な感情に関連する一群の精神的問題のことである。神経症の症状には、衝動行為、倦怠感、保身、心配事、習慣的夢想、消極性、皮肉な発言などがある。神経症患者の人間関係は、多くの場合、過度に依存したり、攻撃的であったり、社会的または文化的に不相応だったりするという特徴がある。

　科学者は、情緒が不安定だったり、誠実さが極端に高かったり低かったりするなど、神経症を発現しやすい性質には遺伝性の条件があると考えている。人生で起こり得るストレスに対する用意がしつけや教育によってどれだけできていたかというのも神経症のなりやすさの要因となる。親が愛情を示さなかったり安心感を与えなかったりして、十分な支援態勢を得られなかった人が、不安感を抱いたり自分が不完全であるという気持ちになることがある。最後に、あるできごとが単発で、または何回か起こると、神経症に関連した不安や怒り、保身的な考えをひき起こす。そのできごとは、自分で対処できる力を超える人間関係の問題であることがよくある。たとえば、太りすぎのティーンエイジャーが学校で繰り返しからかわれるという状況である。このような状況は、以降の人生における世界観を決めてしまうような印象が心に刻まれいつまでも残ることとなる。

　神経症を最も発症しやすいのは幼児期や青年期だが、成人期あるいはもっと歳をとってからでも発症する可能性はある。正常な対処メカニズムがはたらかなかったり、支援者がいなかったりすると、パートナーを見つけて子どもをもてるだろうか、仕事がうまくいって経済的安定を得られるだろうか、あるいは病気になったときや最愛の人を失ったときに対処できるのだろうかと心配することがきっかけとなって神経症がひき起こされることがある。

┌──────────┐
│　豆 知 識　│
└──────────┘

1. 神経症は家族性に発症すると考えられている。これは、遺伝性素因があるということ、またその家によって代々似たような子育てのスタイルが引き継がれる傾向があることによる。しかし、神経症患者の子どもがすべて神経症であるとは限らず、また神経過敏な人の親がかならずしも神経症であるとも限らない。
2. 神経症ということばの定義にもっとも強い影響を与えたのはカール・ユング（1875〜1961）とジークムント・フロイト（1856〜1939）だが、このことばは今では精神障害の診断には使われていない。
3. 神経症の治療や改善には、会話療法や行動療法をおこなったり、抗鬱剤や抗不安薬を投与することがある。

第44週 第5日（金）

306 性徴と生殖 ｜ 流産

　3、4件の妊娠のうち1件は、自然流産によって胎児が亡くなっている。たいていの流産は、第1期（妊娠13週）というごく初期に起こる。実際、多くの女性は自分が妊娠していたことにさえ気づかないことがある。

◆

　流産が「化学的妊娠」からくることもある。化学的妊娠とは、検査では陽性だが、受精卵が子宮へ着床した後すぐに妊娠が継続できなくなることである。その結果、月経前後に多量の出血が起こることがある。

　流産の可能性を高める要因は数多く、専門家がはっきりした原因を確実に特定できないことも珍しくない。流産は、染色体異常が原因である場合もあり、またホルモン異常、糖尿病、甲状腺疾患、感染症、子宮頸部異常、自己免疫疾患といった母親の健康状態が原因の場合もある。飲酒、喫煙、薬剤の服用といった生活習慣の要因も妊娠喪失のリスクを高める。また、カフェインも影響する。最近の研究では、毎日200ミリグラム（コーヒー2杯分）を超える量のカフェインを摂取する女性は、カフェインをまったく摂取しない女性に比べて2倍流産しやすいという結果がある。

　多くの場合、流産した後に治療をおこなう必要はない。しかし、子宮内に残っている組織がある場合、婦人科医は、子宮頸管拡張術および掻把術とよばれる処置を推奨する。この処置では、子宮頸管を拡張して組織を除去する。ほかの選択肢としては、ミソプロストールとよばれる処方薬で、子宮が自然にきれいになるのを助ける方法がある。

┌─ 豆 知 識 ─┐

1. 反復流産を起こす女性の約70パーセントは、いずれ出産する。
2. 夫婦が流産を経験するリスクは、女性では35歳、男性では40歳を過ぎると増加する。

第44週 第6日(土)

307 ライフスタイルと予防医学 | 大腸内視鏡検査

　大腸内視鏡検査は、医師が結腸、つまり大腸の内壁を検査できるようにする方法である。この検査では、しなやかな光ファイバーかビデオ内視鏡を肛門に挿入して、直腸や結腸の中をゆっくりと上方へ進める。仮想大腸内視鏡検査とよばれる、侵襲性のより小さい方法もある。この方法では、MRIやCTスキャンを使って結腸や直腸の3次元画像を作成する。

◆

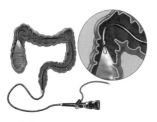

大腸内視鏡

　検査の前は、結腸が完全に空の状態になっていなければならない。ふつう、これには特別な洗浄液（透明な液体）と特別な下剤を大量に飲むことが必要である。薬剤によってはこの準備や検査を妨げることがあるため、服用している薬剤があるときは、医師にあらかじめきちんと伝えておくべきである。

　大腸内視鏡検査はふつう、15～60分かかり、痛みはほとんどない。ただし、圧力、膨満、痙攣を感じる可能性はある。患者がリラックスしたり、不快感を我慢できるようにするために、鎮静剤が投与されることもある。

　医師は、さらなる検査の必要性があると判断したら、検査中に生検標本を採取して分析に使う場合がある。処置中にポリープが発見された場合は、その場でポリープを除去する可能性もある。ポリープとは、結腸の内壁にできる異常な増生だが、ふつうはがん性ではない。しかし、がんはポリープから始まることがあるため、除去することが結腸直腸がんのもっとも重要な予防になる。

豆知識

1. 鎮静剤を投与されたら、大腸内視鏡検査の後に車を運転して帰宅したり、ひとりでいたりするべきではない。検査中、結腸に入った空気のために、痙攣や膨満感が生じることがある。この症状は放屁すればすぐに消失する。ポリープを除去していなければ、おそらくすぐに食事をとることもできる。ポリープを除去した場合は、食事のほかに活動も制限されるだろう。
2. 大腸内視鏡検査の合併症はまれだが、腸壁に裂け目ができて外科手術が必要となることがある。さらに、生検標本を採取したりポリープを除去したりした部位から出血することもときどきある。激しい腹痛、発熱と悪寒、大量の直腸出血がある場合は、ただちに医師に相談するべきである。

第44週 第7日(日)

308 医学の歴史 ┃ 植込み型ペースメーカー

　ペースメーカーとは、めまいや息切れ、失神の原因となる心拍リズム異常をコントロールするために、胸部か腹部の皮下に植込まれた小型で電池式の装置である。この装置は電気パルスを使って、心臓が正常かつ一定の速さで鼓動するように促す。

◆

　ペースメーカーの基となった発想は、1889年に初めて知られるようになった。スコットランドの医師ジョン・マクウィリアム（1857〜1937）が、電気パルスは不整脈の調整に役立つかもしれないということを提案したのだ。1926年、オーストラリアの内科医マーク・リドウェルとエドガー・ブースは現在の除細動器に似たプラグイン装置を考案した。アメリカの生理学者アルバート・ハイマンは、手回し式のモーターで発電する外部装置の発明を説明する際に、人工ペースメーカーという語を初めて使った。

　人間の体内に設置された最初のペースメーカーは、心臓に直接電極が配線されるものであり、1958年にスウェーデンのカロリンスカ医科大学で植込まれた。その装置は3時間後に故障してしまったが、代替品は2日間継続して作動した（患者は生涯に26個の異なるペースメーカーを使ったが、86歳まで生きた）。初期のペースメーカーは水銀亜鉛電池と充電可能なニッケル・カドミウム蓄電池に依存していたが、このような電池では頻繁に交換する必要があり、電池の故障により時々患者が死亡した。

　1967年になると、寿命がより長いリチウム電池の開発により、ペースメーカーは体内で2〜10年間継続して作動できるようになった。また同年、科学者はペースメーカーを密封する金属ケースを開発し、これにより体液がペースメーカーに漏れ入って機能が影響を受けることがなくなった。

　今日、ペースメーカーの重量は約28グラムで、局所麻酔を使って植込むことができる。超小型のコンピューターを内蔵したジェネレーターが電気信号をリード（心臓に取り付ける導線）に送る。このリードは静脈に挿入され、心臓に達する。コンピューターは心拍の変動パターンを感知し、からだの要求に応じて自動的に調整することさえできる。ペースメーカーの電池は定期的に交換する必要があるものの、なかには15年間も継続的に作動するものもある。携帯電話、電子レンジ、空港の金属探知機などの装置がペースメーカーに影響する可能性は小さいが、患者はその可能性に留意すべきである。

┌─ 豆 知 識 ─┐

1. 現在ペースメーカーを製造している主要メーカーはその最初のモデルを1957年に発表した。それは装用できる外部ペースメーカーで、文庫本ほどの大きさだった。
2. 1930年代から1940年代におこなわれたペースメーカーの研究は、大衆にあまり歓迎されなかった。科学者は心拍のリズムを操作して「死人を蘇らせている」と見なされていた。
3. 1958年、研究者は電極を心臓に取り付ける方法を改善し、新たに開発した。これは、2個の針電極が埋め込まれたプラスチック製のパッチを使って電極を心臓に接合し、必要な箇所に電界を集中させる方法である。この「ハンター・ロス（Hunter-Roth）型電極」は、従来のペースメーカーの装置が必要とした電流の約70パーセントしか要らなかった。

314

第45週 第1日(月)

309 子ども｜注意欠陥障害

　1798年、スコットランドの医師アレクサンダー・クライトン（1763〜1856）は、人間のなかでもとくに子どもを観察してその精神状態について説明した。彼によると、患者たちは「不自然なほど精神的に落ちつきがなかった」のだった。今日、専門家は、これが注意欠陥障害（ADD）について最初に記述されたものであると言う。注意欠陥障害とは、集中力がつづかず、気が散りやすくなる慢性的な状態のことである。この疾患は、衝動性や活動過剰を呈する注意欠如・多動性障害（ADHD）と同列に扱われることが多い。

◆

　子どもの最大5パーセントが注意欠陥障害か注意欠如・多動性障害である。これらの疾患の症状は早ければ幼児期に、ふつうは7歳になる前に現れる。人の話を聞かない、忘れっぽい、課題に取り組んだり遊んだりしているときに集中できないなどの症状があることから、社会的関係の妨げとなったり、学校などの活動で問題となる原因になったりすることがある。通常、症状が6か月以上つづくと、注意欠陥障害と診断される。注意欠陥障害は男の子で見つけやすい。というのは、男の子は女の子より活動過剰で乱暴に振る舞う傾向があるからだ。一方、女の子は夢想する傾向がみられる。

　科学者は注意欠陥障害のはっきりした原因に確信をもっていないものの、遺伝子が要因ではないかと考えている。この障害をもつ人は脳機能が変化しているのかもしれないと考えられている。脳スキャンの結果、注意欠陥障害や注意欠如・多動性障害の人は、注意や集中を司る領域の活動が低いことが明らかになっている。専門家は、妊娠期や幼児期に薬剤やポリ塩化ビフェニルのような環境毒素にさらされると、神経細胞の発達が影響を受け、これらの疾患になるリスクが高まることを示唆している。

　注意欠陥障害や注意欠如・多動性障害と診断されると、カウンセリングによる治療、メチルフェニデート（リタリン）やアンフェタミン、デキストロアンフェタミン（アデロール）などの処方薬による治療がおこなわれる。このような薬剤は神経伝達物質とよばれる脳内化学物質のレベルの均衡を保つのに役立つ。いずれ症状がなくなる子どもも多いが、30〜60パーセントほどの人は、この疾患が成人になっても残ることがある。

豆 知 識

1. 注意欠如・多動性障害をもつ子どもの4人にひとりは、同じ疾患をもつ親戚が少なくともひとりいる。
2. 高レベルの鉛にさらされている子どもほど、注意欠陥障害や注意欠如・多動性障害の症状が現れやすいという研究結果がある。

第45週 第2日(火)

310 病気 | 浮腫

一日中歩きつづけたり立ちっぱなしだったりした後に、靴がいつもよりぴったりした感じになっていることに気づくことがあるだろう。それは浮腫になっているからなのだ。「むくみ」ともよばれるこの状態は、毛細血管から体液が漏れているときに起こる。これに反応して腎臓がナトリウムと水分を保持しようとするため、体液がさらに漏れることになる。漏れた体液は周囲の組織に溜まって、とくに手、足、足首、脚など、からだの一部がむくんだり腫れぼったくなる。

◆

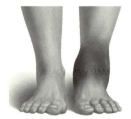
足のむくみの写真

浮腫には2つのタイプがある。

まず、いちばんよく起こるのは圧痕浮腫である。このタイプでは、腫れた部分を15秒間圧迫するとくぼみが残り、患部の皮膚はつっぱっていてつやがあることが多い。妊娠、下肢静脈瘤、一部の処方薬により、また長時間座っていたり立っていたりした場合に軽度の浮腫が現れる。別の要因にナトリウムの摂取過多があるが、これはからだが水分を保持しようとするためである。その他の潜在的な原因には、心臓病、腎臓病、深部静脈血栓症、下肢静脈瘤、血液循環を悪くするその他の疾患がある。

もうひとつのタイプは非圧痕浮腫で、皮膚を圧迫しても跡が残らない。ふつう脚や腕にみられるが、リンパ系の障害、あるいは、けがや甲状腺機能亢進症によって発症することもある。

どちらのタイプの浮腫も、腫れをひき起こしている医学的原因に対処することで治療する。また、利尿剤を服用したりナトリウムの摂取量を制限したりすると、症状の改善に役立つことがある。理学療法やマッサージを受けたり、患部に弾性サポーターを巻き付けたり着用したりすると改善される場合もある。

豆知識

1. リンパ管の異常による先天性リンパ浮腫はミルロイ病として知られている。
2. 日焼けも浮腫の原因になり得る。
3. がんの手術でリンパ節を切除すると、リンパ浮腫が発症することがある。

第45週 第3日（水）

311 薬と代替療法 ｜ 鍼

　世界の最も古い治療法のひとつである鍼は、数千年前の中国で始まった。からだの特定のツボを刺激するために、多くの場合、皮膚を鍼で刺すが、人間の活力や生命力である「気」の流れを閉塞するものを取り除いて健康を回復させるのが目的である。

◆

　伝統中国医学の分野では、からだは冷、退屈、受動的原理を表す「陰」と、熱、興奮、能動的原理を表す「陽」という、相反するが分かちがたい2つの力で調節されている。健康はこの2つの力のバランスを保つことで維持され、このバランスが崩れると、精神的、感情的、肉体的な健康に関与する生命力である「気」の流れに閉塞がおこり、その結果、健康状態の悪化や病気の原因につながる。伝統中国医学によると、「気」は「経絡」として知られる通路に沿って流れており、これらの経絡を結ぶからだのツボを刺激することで閉塞を取り除くことができる。からだの中には14〜20の経絡があり、少なくとも2,000箇所のツボでクモの巣のような網目を形成している。

　アメリカでは、鍼は中国、日本、韓国、その他の国々の伝統を取り入れて、1970年代に広まった。補完代替医療のひとつの形式と見なされ、慢性痛、変形性関節症、不妊症、膀胱の調節不能などの疾患の治療に役立つとされてきた。たとえば、2008年のデューク大学の研究では、慢性頭痛の重篤度や頻度を軽減するのに、鍼はアスピリンなどの薬物より効果があることが示されている。西洋の科学者たちは、鍼は脳や脊髄を刺激して、苦痛を和らげることができる神経化学物質やホルモンを分泌し、免疫力を高め、身体機能を調整すると考えている。

　鍼の最も一般的な形式には、髪の毛ほどある太さの金属製の鍼を皮膚に打つものがある。鍼を怖がる人もいるが、正しく施術すれば痛みはほんの少ししかなく、ほとんど痛みを感じないこともある。合併症はまれである。

豆 知 識

1. アメリカの成人の推定820万人が、生涯で何回かの鍼治療を受けている。
2. 鍼治療ではほとんどの場合、からだに打つ鍼の長さは1.3センチメートル未満だが、場合によっては7.5センチメートル以上になることもある。
3. 鍼治療のその他の形式には、鍼の代わりに物理的な圧力をかけるもの（指圧療法）、電気的刺激を与える鍼を使うもの、熱や音波でツボを刺激するもの、温めたガラス容器を真空のような吸引力で皮膚に吸いつけるもの（吸角療法）がある。2008年にスイスでおこなわれた研究では、鍼治療は鍼を打っても打たなくても同様に効果があることが示されている。

第45週 第4日（木）

312 こころ｜パニック障害

突然、激しい不安に襲われ、自制心を失ったように感じたり、死ぬほど怖くなったりすることを、パニック発作とよぶ。このような発作が出ると、息切れやめまいがして、まるで心臓発作が起こったみたいになったり、気分が悪くなる感じがしたりすることがある。これが頻繁に、なんの前触れもなく起こると、パニック障害になっている可能性がある。

◆

パニック障害の人には、これといった理由もなく頻繁にパニック発作が起こる。科学者にはその理由がよくわからないが、からだの闘争・逃走反応、つまり知覚された脅威に直面する（または脅威から逃げる）準備をするために反応時間を短くした防御機構が、実際には危険でない状況でも活性化してしまうと考えられる。発作の原因としては、脳内化学物質の不均衡、甲状腺機能亢進や鬱などの健康上の問題、アルコールや薬物の乱用、ニコチンやカフェインの過剰使用がある。

発作はしばしば、ショッピングセンターのような人混みや広々とした場所の中にいるのを怖がるという広場恐怖症が引き金になる。パニック障害をもつ人の約三分の一が家に引きこもるか、信頼できるだれかと一緒でないと恐れている状況に直面することができない。

パニック発作の症状には、5〜20分つづく激しい恐怖や不安の感情、呼吸困難、胸痛や胸部の圧迫感、激しい心臓の鼓動、発汗、めまい、吐き気、しびれがある。発作はどんなときでも起こる。睡眠中でさえも起こることがある。発作がまた起こらないかとおびえて日常生活を変え始め、次の発作がいつ起こるのかと絶え間なく心配するようになるのは、パニック障害になっている徴候である。パニック発作は青年期後期か成人期早期に始まることが多いが、発作が1、2回起こったからといって、本格的なパニック障害を発症するわけではない。

多くの場合、カウンセリングと投薬を組み合わせると、パニック障害の治療に効果的である。初期治療は、鬱病や薬物乱用などの関連した疾患を防ぐのに役立ち、その後の発作を回避したり、発作が起こった場所を避けることで病状の悪化を阻止したりすることができる。

豆知識

1. 不安発作の症状は通常10分ほどでピークに達するが、もっと長くつづくこともある。
2. パニック障害にかかっている女性の数は男性の2倍である。およそ75人にひとりがこの疾患の影響を受けている。
3. 鬱病か躁鬱病がある親をもつ人は、パニック障害が発症するリスクがより高い。

第45週 第5日(金)

313 性徴と生殖 | 不妊

受胎というのは複雑につながった一連のできごとである。そのため、ひとつの間違いがすべてを台無しにしてしまう。米国疾病対策センターによると、女性の12パーセントが毎年、妊娠のトラブルに見舞われているというが、これも不思議ではない。何年妊娠を望んでもなかなか夫婦に子どもが授からない場合、または女性が流産を繰り返す場合を不妊とよぶ。

不妊は男性、女性のいずれにも原因があり得る。男性は、遺伝的な欠陥、疾病、傷害のために精子をほとんど、またはまったく作り出していなかったり、精子の運動性に問題があったりする場合がある。正常な運動能力がないと、精子は卵子までたどりついて受精することができない。

女性では、不妊は排卵の問題に起因することが多い。一般に、骨盤内炎症性疾患や子宮内膜症を原因とする卵管の閉塞や子宮筋腫があると、卵子が子宮に到達できない。また、女性にとっては年齢も要因である。排卵される健康な卵子の数は35歳を過ぎると毎年徐々に減り、40歳を過ぎると激減するからだ。

さいわい、生殖補助医療技術はこの数十年間で著しく発展してきた。今では、医師が薬剤を処方して、排卵を制御するホルモンを調節できるようになっている。また、体外受精をおこなって、夫婦が子どもを授かる機会を改善することもできるようになった。近ごろは、不妊治療を受けている夫婦3組のうち2組が子どもを授かっている。

豆知識

1. 約20パーセントの女性は35歳を過ぎるまで家庭をもたない。これが、不妊の夫婦の数を押し上げている理由のひとつである。女性が35歳を過ぎている夫婦の3組に1組が出産の悩みをもっている。
2. 食事、体重、ストレス、複数の性的パートナー、環境毒素の状況など、生活様式の要因が不妊の可能性を高めることがある。
3. 不妊の約30パーセントは男性側に問題がある。

319

第45週 第6日（土）

314 ライフスタイルと予防医学 | マンモグラフィー

　マンモグラフィーは、乳がんや女性の乳房にかかわるその他の問題の早期発見に最適なスクリーニング方法である。乳がんは発見が早いほど、女性の生存率が高くなり、治療法の選択肢も増える。マンモグラフィーでは、低線量のX線で両方の乳房の写真を撮影する。画像はX線フィルムに記録されるか、デジタルマンモグラフィーの場合はコンピューターに保存される。

◆

　マンモグラフィーが効果的なのは、医師が乳房の内部を詳細に調べて、胸部検査では検出されない可能性があるしこりや乳房組織の変化を探せるからである。しこりが見つかると、おそらく医師は超音波や生検など他の検査を受けるように指示し、がんやがんが発症する徴候を探す。乳房にしこりや腫瘍があっても、それがかならずしもがん性だとは限らない。

　マンモグラフィーには、スクリーニングマンモグラフィーと診断的マンモグラフィーの2種類がある。スクリーニングマンモグラフィーは乳がんの症状がない女性に実施する。40歳になったら、女性はスクリーニングマンモグラフィーを毎年受診するのが望ましい。一方、診断的マンモグラフィーは乳がんの症状やしこりがある女性に実施する。ふつう、この種のマンモグラフィーでは撮影する写真の数がより多い。

　マンモグラフィーの実施中、放射線技師は乳房を片方ずつ2枚のプラスチック板にはさみ、乳房に圧力をかけて平らにする。痛いかもしれないが、乳房を平らにするほど、写真の質がよくなるので、これは重要である。

　人工乳腺バッグ（インプラント）は乳房の組織を隠すことがあるため、豊胸手術を受けている女性は、マンモグラフィーを実施する放射線技師に、その技師がインプラントを入れた患者のX線撮影に対する訓練を受けていることを確認すべきである。乳房組織を持ち上げてインプラントを避けて撮影することが必要な場合がある。

| 豆 知 識 |

1. マンモグラフィーは医師による検査とともに実施されるべきである。マンモグラフィーでは検出できないがんでも、身体検査で検出されることがある。
2. 女性は毎月、自分で乳房をチェックしてしこりやその他の変化がないことを確認するとよい。乳房の自己検査は、医師による身体検査および毎年のスクリーニングマンモグラフィーに加えて実施するべきである。

第45週 第7日（日）

315 医学の歴史 ｜ バーソン、ヤローと放射免疫測定法

　血液検査は、からだの中に隠れているかもしれない病気を医師が検出できる効果的な診断方法である。そのなかでいちばん重要なタイプのひとつである放射免疫測定法は、糖尿病の研究をおこなっている途中に、たまたまそのアイデアを思いついた2人の研究者により、1950年代に開発された。

◆

　放射免疫測定検査では、放射性粒子を使って肝炎などの病気を血流中で検出する。発明されたころは、医師がそれまで使っていたどの血液検査法よりもはるかに感度が高かった。放射免疫測定検査は、病気自体を探す代わりに、病気と戦うためにからだが産生する抗体を探す。抗体があるということは感染症の確かな徴候なのだ。

　放射免疫測定法は、アメリカの医師ソロモン・バーソン（1918〜1972）とロサリン・ヤロー（1921〜2011）が考案したもので、彼らはブロンクスの退役軍人病院の同僚だった。このコンビは糖尿病治療での長年にわたる問題の解決策を探していた。患者に動物由来のインスリンを投与すると、最初は血糖値を低く抑えたが、まもなく患者のからだでこの動物ホルモンに対する抵抗が生じてその効果が弱まった。バーソンとヤローは、動物由来のインスリンがからだで免疫反応をひき起こしているにちがいないという理論を立てた。そうならば、きっと血流中に抗体があるはずだということに気づいた。この仮説を調べるため、抗体を探す初期の放射免疫測定法を開発し、からだの中で動物由来のインスリンの効果を追跡したというわけである。

　この検査は、動物由来のインスリンに対するからだの反応をより深く理解するのに役立った。そして、まもなくバーソンとヤローには、同じ方法を使えば、他のホルモンや薬剤、病気、感染症、その他多くの病原体に関連する各種分子に対する抗体を探せるだろうということがわかったのだった。バーソンとヤローは研究結果を1959年に発表したが、この研究は科学界にとって技術の飛躍的進歩への道を開いた。

　抗体は発現するまで数週間から数か月かかり、また感染時期が過ぎても抗体が存在することがあるため、放射免疫測定検査では少し前に起こった感染や慢性の感染を検出することができる。数多くの新しい技術が使われるようになっても、放射免疫測定検査は多くの医療現場や医療研究に今も役立っている。

［ 豆 知 識 ］

1. ロサリン・ヤローはアンドリュー・シャリー（1926〜）とロジェ・ギルマン（1924〜）とともに、糖尿病研究の先駆的な業績により1977年にノーベル生理学・医学賞を受賞した。バーソンは1972年に心臓発作で亡くなったため、ヤローとの共同受賞は果たせなかった。
2. 当初、バーソンとヤローには研究対象となるホルモンの数はいくらでもあったが、入手が容易で取り扱いも簡単だったためインスリンを選んだ。また、もしかしたらヤローの夫が糖尿病患者だったため、研究対象として特別な思い入れがあったのかもしれない。
3. バーソンとヤローは自分たちの発明に対してけっして特許を取らなかった。そのことをヤローはこう説明している。「特許というのは自分の金もうけのために他人を寄せつけないようにするのが目的だ。私たちは［放射免疫測定法を］だれでも使えるようにしたかったのだ」

321

第46週 第1日（月）

316 子ども｜あざ

　子どもは自転車に乗っていて転んだり、居間で走り回っていてテーブルにぶつかったりするものである。理由はなんであれ、そうすると脚に見苦しい青黒いあざができる。このような日常的なけがは、結合組織と筋肉が損傷すると起こる。毛細血管とよばれる細い血管から血液が漏れ、皮膚の下に溜まり、それがあざとなる。あざは子どものころにいちばんよくあるけがかもしれないが、あざの見た目がなぜあんなふうに変化していくのかをじっくり考えて疑問に思うことはほとんどないだろう。

◆

　からだが血液を再吸収すると、あざはその状態によって色が変わる。最初は、血液が集まってきて赤みを帯びて見えるが、鉄分を含む血液物質であるヘモグロビンが分解されるにつれて、あざは青みがかった黒や紫がかった黒になる。血液がさらに分解されると、およそ1週間後にビリベルジンとよばれる緑色の色素が形成され、皮膚は緑色や黄色に見える。最終的には、あざはだんだん薄くなり、ふつうはだいたい2週間後に完全に消退する。

　あざができやすいかどうかはさまざまな要因が関係している。組織が弱い人もいればそうでない人もいて、弱い人はあざができやすい。子どもは大人より皮膚が薄いうえに活発なことが多いので、あざを作りやすい。抗凝血剤やアスピリンなど一部の薬剤もあざができる原因になるが、歳をとるにしたがって毛細血管壁が弱くなり壁が破れやすくなるため、高齢者はリスクが高くなる。血小板のレベルが低い人、クッシング症候群などある種の病気にかかっている人は、あざができやすくなる場合がある。

　患部の血流を遅くして治癒を速めるには、あざができはじめたらすぐに患部にアイスパックか冷湿布を当てる。また、患部の位置を高くすると、血液の流入を遅らせることができる。ただし、とくに理由もなく、子どもに突然大きいあざや痛みをともなうあざができたり、たとえば鼻や歯ぐきなど、あざとは別の箇所から異常に出血していたりする場合は、医師に相談するべきである。というのは、こういった症状は血液に関連した病気や血液凝固の異常など、より深刻な疾患の徴候である可能性があるからだ。

｜豆知識｜

1. あざは打撲傷（contusion）、斑状出血（ecchymosis）としても知られている。"ecchymosis"という語は、ギリシア語の「流れ出る」（ekchymousthai）と「分泌液」（chymos）から来ている。
2. あざには3種類ある。いちばん多いのは皮膚の直下にできる皮下出血である。筋肉内出血は下層にある筋肉にでき、骨膜出血は骨表面にできる。

第46週 第2日(火)

317 病気 | 高血圧

高血圧は、自覚症状が現れにくいため、サイレントキラー（無言の殺人者）とよばれることがよくある。もし治療しておかないと、高血圧は心疾患だとか心臓発作や脳卒中の原因になる。現在、アメリカ人の3人にひとりが高血圧で、その三分の一はそれに気づいていないということを考えると、これは憂慮すべき状況と言える。

◆

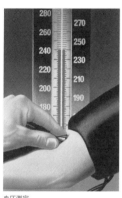

血圧測定

血圧とは、心筋が収縮したときの動脈内の圧力（収縮期血圧という）と心筋が拡張したときの動脈内の圧力（拡張期血圧という）の数値である。血管が狭くなったり柔軟性を失ったりして、動脈硬化とよばれる状態になると、高血圧になる。すると血流への抵抗が増し、からだ中に血液を送り出そうとする心臓に、より大きな負担をかけてしまう。こうなると心臓病のリスクが高まる。

血圧は水銀柱ミリメートル（mmHg）という単位で計り、その数値によって分類されている。成人の正常血圧は収縮期血圧が120mmHg、拡張期血圧が80mmHgであり、これを120/80と表す。高血圧になる一歩手前である高血圧前症の範囲は120/80から129/80である。Ⅰ度高血圧は130/80～139/89、Ⅱ度高血圧は140/90以上である。

高血圧の発症にはいくつかの要因があるが、それには腎臓や副腎の疾患、喫煙、太りすぎ、遺伝、ストレスなどがある。また、ふだんからナトリウムを摂取しすぎるのもおもな要因である。血圧のスクリーニング検査は一般的な健康診断の検査項目になっているので、医師はこの状態を早期に発見できる。高血圧であると診断された場合、多数の薬剤が血圧管理に役立つ。利尿薬、β遮断薬、アンジオテンシン変換酵素阻害薬、カルシウムチャネル遮断薬はすべて作用機序が異なるが、いずれも血管を弛緩させたり血流量を減らしたりする効果がある。

[豆知識]

1. スティーヴン・ヘールズ牧師（1677～1761）はおもに植物を研究していた植物学者だったが、事実上、初めて血圧の測定に成功した人物である。
2. 野菜、全粒粉、低脂肪の乳製品を多くとり、脂肪分の少ないタンパク質や、飽和脂肪やナトリウムを少なくする食事療法を守れば、血圧の管理に役立つ。このような食事は「高血圧予防のための食事法」(Dietary Approaches to Stop Hypertension) の頭文字をとってDASH食として知られている。詳細はwww.dashdiet.orgを参照のこと。

第46週 第3日（水）

318 薬と代替療法 ｜ リフレクソロジー

　1913年、耳鼻咽喉科の専門医であるウィリアム・フィッツジェラルド（1872〜1942）はゾーンセラピーとよばれる施術方法をアメリカに広めた。フィッツジェラルドは垂直な線を使ってからだを10のゾーンに分割し、それぞれのゾーンを手足の特定の領域に対応させた。このような領域をマッサージしたり押したりするとエネルギーや栄養素の流れを刺激することができ、対応する領域の病気を治療できるという考えは、今日ではリフレクソロジーとして知られている。

◆

　リフレクソロジーは特定の内科的疾患を処置したり診断したりするためではなく、運動プログラムや食事療法と同様にからだや精神の健康を増進するためのものである。リフレクソロジストの考えでは、手足（耳や顔の場合もある）を圧迫することにより、対応する領域、すなわちからだのゾーンにあるストレスや緊張を緩和すれば神経刺激の障害を取り除いたり全身の血液供給を改善したりできるという。たとえば心臓は左足の親指の付け根にあるふくらみを押すと刺激を与えることができる。

　また、リフレクソロジーを支持する一部の人は、リフレクソロジーはからだを浄化して毒素を排出し、血液の循環を改善し、減量の助けとなり、器官の健康を向上させ、慢性の健康障害を治療すると考えている。しかし、このような考えを支持する証拠はなく、この分野には批判的な人々も多い。たとえば、リフレクソロジーは喘息や月経前症候群には効果がないという研究結果がある。

　医学の分野として法律的に認知されていないため、リフレクソロジーの施術には正式な訓練の必要がない。ただし、看護師やマッサージ療法士のなかには、認可された施術の一部としてリフレクソロジーをおこなう者もいる。フロリダ州セントピーターズバーグにある国際リフレクソロジー協会（International Institute of Reflexology）などの学校では、「認定会員」資格を認めている。また、1995年には、アメリカリフレクソロジー協会が設立され、アメリカのリフレクソロジーに関する倫理と施術の標準化を促進している。

豆 知 識

1. アメリカでいちばん普及しているリフレクソロジー法はイングハム法だが、これは1938年にリフレクソロジーという用語を作ったユーニス・イングハム（1889頃〜1974）にちなんでいる。
2. リフレクソロジー理論にもとづくサンダルや靴の中敷き、足マッサージ器が市販されている。こういった製品のメーカーは医学的な主張をすることは許可されていない。また、製品の効果に関する研究もなされていない。
3. リフレクソロジー理論では、足の親指は脳、かかとは腰、足の土踏まずは腎臓と関連づけられている。

第46週 第4日（木）

319 こころ ｜ 精神病

　精神病は、現実とそうでないものの区別をつけるのがむずかしくなる場合に起こる。精神病の患者は、妄想や幻覚を経験することがあるために、挙動不審になったり性格に変化がみられる場合がある。この疾患の要因として考えられるのは、アルコールや薬物の乱用、脳腫瘍、認知症、脳卒中、鬱病、その他の重い病気などである。

◆

　精神病の症状には、精神錯乱、支離滅裂な思考や会話、躁病、鬱病、偏執症などがある。病気や感染、けがの一過性の症状として現れることもあり、また統合失調症のような慢性の精神病を示すおもな指標にもなっている。科学者の仮説では、この疾患は、ある種の神経伝達物質に脳が過剰反応を起こし、誤ったシグナルを送るために発症するとしている。

　医師が精神病の原因を特定するには、薬物の使用記録や家族の病歴を見直し、精神病の潜在的な原因のひとつである梅毒の検査をおこない、脳スキャンや血液検査を実施する。オピオイド、ベンゾジアゼピン、ジゴキシンなどの薬剤が原因になることもあり、家族内発症の傾向がある精神病もある。極端なストレスや睡眠不足でさえも、一過性の精神病をひき起こすことがある。

　統合失調症の患者は若年成人か中年期に精神病の症状を発症する。ただし、精神病患者は歳をとってはじめて症状が発現することが多い。じつに年配者の50人にひとりが精神病である。精神病であっても、多くの患者はまったく問題なく生活できるが、引きこもりになったり、敵対心をもったり、鬱状態になったりする患者もいる。症状のある患者は、友人や家族がなにか悪いことを企んでいるのではないかと思ったり、自分の衛生状態を保つ能力を失ったりすることがある。

　精神病の人は抗精神病薬の治療にうまく反応する場合が多く、このような薬剤は幻聴（頭の中の声）や妄想を軽減し、思考や挙動の制御に役立つ。また、集団治療や個人療法も役に立つことがある。鬱病や睡眠障害など他の疾患が原因で精神病が発症しているときは、原因となっている疾患を適切に治療すると精神病の症状が軽減されたり、なくなったりする。

豆 知 識

1. 一過性の精神病はアルコールの過剰摂取によりひき起こされることがある。長期にわたって大量飲酒がつづくと、精神病は慢性化する。

2. 介護施設などの長期養護施設に住む精神病患者は、施設の職員によって、まわりにいる人たちがだれなのかということや、安全であるということを再確認できると、症状をよく制御できる。

3. 抗精神病薬には副作用が多く、鎮静状態、筋硬直、震え、体重増加、情動不安、脳卒中のリスク増加などが起こる。また、抗精神病薬は、遅発性ジスキネジアの原因となることがある。この疾患では、口をすぼめたり、手足をばたつかせたりするなどの不随意運動が、1種類または数種類みられる。

325

第46週 第5日（金）

320 性徴と生殖 ｜ 精子ドナー

　不妊の夫婦や、男性パートナーなしで子どもを産みたいと願っている女性にとって、精子バンクが救いになることは多い。精子バンクでは、体外受精や人工授精のための精子を提供している。精液サンプルを提供する男性は精子ドナーとよばれ、ドナーの精液は後で冷凍保存される。

◆

　ふつう、精子ドナーになるには一連の適格審査を受ける必要がある。実際には、応募者の推定90〜95パーセントが不合格になっている。理想的な候補者は飲酒や喫煙の習慣がなく、性感染症をもたない18〜35歳の男性である。精子バンクでは候補の男性に全身の診察をおこない、病歴に関する質問をして、候補者の遺伝子プールに深刻な遺伝病がないことを確認する。

　さらに、HIVなどの感染症の検査をおこない、この検査を毎年繰り返して精液を継続して提供できるか判断する。マスターベーションで精液サンプルを採取した後、精子ドナーにはたいてい現金による補償が支払われる。

　ドナーの男性は、匿名と公開のいずれかを選ぶことができる。匿名ドナーを選んだ場合、その身元は完全に非公開となる。精子を提供される夫婦は、ドナーの身長、髪の毛の色、体重、その他の身体的特徴など限られた情報は得られることがある。公開ドナーにおいては、ドナーがその情報を公開することを許可している。子どもが18歳になると、公開の遺伝子ドナーの身元を知ることができる。

```
豆 知 識
```

1. アメリカでは、精子バンクは食品医薬品局によって管理されている。
2. アメリカの各州では独自の法律によって、ひとりのドナーの精子から生むことができる子どもの数を規定している。

第46週 第6日（土）

321 ライフスタイルと予防医学 | CA-125

　CA-125は、他の種類の細胞にくらべて卵巣がん細胞に多く存在するタンパク質である。こ
のタンパク質は血流中に入るため、CA-125検査で測定することができる。CA-125検査とは、
静脈から血液検体を採取し、検体中のCA-125のレベルを測定するものである。

◆

　この検査は通常、すでに卵巣がんと診断されている女性の治療効果を評価したり、がんが退
縮期にある女性の経過を観察するためにおこなう。CA-125の正常値は検査を実施する検査機
関によってばらつきがあるが、一般に、1ミリリットル当たり35単位未満のレベルは正常と見
なされる。卵巣がんと診断されている女性のCA-125が低下した場合は、おおむね、がんに対
して治療が効いていることを意味している。逆に、CA-125が増加している場合は、がんが悪
化したか、再発したことを示している。

　CA-125検査は、健康な女性に対する卵巣がんのスクリーニング検査としては効果的ではな
い。なぜなら、この検査は偽陽性率が高いからである。つまり、CA-125値が高くても卵巣が
んでないことがほとんどなのである。それでも、他の種類のがんや子宮筋腫、子宮内膜症、良
性の卵巣嚢胞、骨盤内炎症性疾患、肝硬変、妊娠第1期など、さまざまな状態の傾向を示すこ
とができる。

　健康な女性でCA-125検査の結果が異常値だった場合は、検査結果を確定し、具体的な診断
を下してもらうためにも精密検査が必要となる。精密検査には、リスクをさらに高める外科的
処置が含まれる。他の血液検査や超音波診断と併用した場合、健康な女性における卵巣がんの
早期診断にCA-125検査が効果的かどうかを確定する研究が現在おこなわれている。がんが早
い段階で発見され、卵巣から広がっていないのであれば、90パーセント超の女性が少なくとも
5年は生存する。

[豆 知 識]

1. 卵巣がん患者の割合は、女性3,000人のうちひとりだけである。ただし、アメリカでは毎年、2万1,000人が新たに卵巣
がんと診断されている。
2. 卵巣がんの症例のうち、早期発見されるのはわずか20パーセントである。卵巣がんが後期になって、広がった後に初め
て発見された場合、患者の5年生存率はわずか30パーセント程度しかない。
3. アメリカでは、毎年1万5,000人の女性が卵巣がんで亡くなっている。

第46週 第7日（日）

322 医学の歴史 | 幹細胞

　幹細胞は変幻自在に姿を変えるものと説明できる。成熟した細胞としての役割をまだ与えられていない、若く未熟な細胞である。生物学的に未分化な細胞で、ほぼすべての種類の組織になることができる。そのため、幹細胞は医療的にきわめて大きな潜在能力を秘めている。たとえば、糖尿病患者にとってはインスリン産生細胞になり、パーキンソン病患者にとっては新しい脳細胞になるのだ。しかし、幹細胞を採取するにはしばしば人間の胚細胞を破壊するという行為が関係するため、幹細胞の研究は批判にさらされてきた。

◆

　1960年代の初め、カナダの科学者ジェームズ・ティル（1931〜）とアーネスト・マコラック（1926〜2011）は、白血病などでがん治療を受けた後の人間と同じように、放射線で脆弱になったマウスに骨髄細胞を移入するという実験を始めた。ティルらはマウスの脾臓に小さな塊が増殖するのを観察し、この「脾臓コロニー」は骨髄細胞に由来するものと考え、コロニー形成細胞とよんだ。これが多能性細胞である。この2人は1961年と、さらに1963年にこの結果を発表した。

　幹細胞にはおもに2つのタイプがある。胚性幹細胞はまだ「分化」しておらず、一般に、より多くの種類の細胞に分化することができる。成人幹細胞は、骨髄、脳、からだのその他の部分にあるもので、胚性幹細胞よりも柔軟性が低く、そのため研究者からはそれほど価値が高くないものとされている。また、胎児のへその緒や妊婦の羊水に由来する幹細胞もある。

　実験室で成長した最初の幹細胞はマウスのものだった。1998年、ボルチモアのジョンズ・ホプキンス大学とウィスコンシン大学マディソン校の研究者がヒト幹細胞の取り出しと培養に初めて成功した。ある実験では、提供された卵子と精子を使って、胚盤胞期胚（約100個の細胞から構成される、発生後3〜5日の胚）を作り、また別の実験では中絶された胎児からの細胞を使った。

　胚性幹細胞の研究は、胚盤胞は人間の生命だと考える人や中絶に反対する人たちから反発を受けてきた。これは論争を招いたが、おかげで、別の供給源から幹細胞を探すきっかけとなった。たとえば、成熟した細胞が実験室内で幹細胞に戻るように誘導する試みがあった。

豆知識

1. アメリカの議会は1996年に幹細胞の研究を制限し、2001年にはジョージ・W・ブッシュ大統領（1946〜）によって規則が強化されて、連邦政府から助成金を受けている研究者は、既存の幹細胞株のみを使うように制限された。しかし、このような制限の一部は、2009年、バラク・オバマ大統領（1961〜）によって撤廃された。
2. 2008年、カリフォルニア大学サンフランシスコ校の研究者たちは、ヒトの胚を破壊しない方法でヒト胚性幹細胞を初めて作製した。
3. 2009年、ウィスコンシン大学マディソン校の研究者たちは、皮膚細胞を幹細胞に戻し、その後に心筋細胞に変化させたと発表した。

第47週 第1日(月)

323 子ども | 骨折

　人間の骨格は巧妙でたいへんみごとな構造をもっている。私たちの骨は軽量にもかかわらず人工的な橋に使われるような鉄筋コンクリートと同じくらいの強度がある。それでも、たとえば落下事故や交通事故で過剰な力がかかると、骨は折れたり壊れたりして、骨折という状態になる。

◆

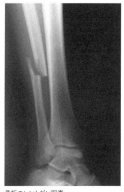

骨折のレントゲン写真

　骨折すると腫れや痛みが生じ、あざになり、四肢や関節が変形したり、その位置がずれたりする。損傷部位に力を加えることができず、多くの場合、その部位を動かそうとすると激痛を感じる。医師はX線撮影やその他の画像検査で骨折を診断することができる。骨折には一般的な種類が3つある。皮下骨折（単純骨折）では、骨の周囲の皮膚が裂けていない。開放骨折（複雑骨折）では、開いた傷口から骨が飛び出していて、感染症のリスクが高くなる。最後の疲労骨折は、ランニングなど骨を圧迫する反復的な動きにより骨に入る小さなひびである。

　骨折の治療は重症度によるが、患者の年齢にもよる。疲労骨折は、安静にしたり、アイスパックを当てたり、鎮痛薬を服用したりするだけで、放置しておいても治る場合がある。一方、皮下骨折や開放骨折では、骨の整復に吊り包帯やギプスが必要なことがある。重症の場合、ネジ、棒、プレートなどの器具を失われた骨の代わりにしたり、治るまでそのような器具で骨を固定したりする必要がある。

　このような接骨術は歴史をとおしてみることができる。紀元前1万年にさかのぼると、古代エジプト人は樹皮をリネンで包んで副木としていた。中世ヨーロッパの鍛冶屋は、卵白、小麦粉、動物性脂肪でギプスを作った。ありがたいことに、今日ではギプスは石こうやグラスファイバーで作られている。

[豆 知 識]

1. 骨が完全に壊れた状態は完全骨折とよばれ、一部が壊れた状態は不完全骨折または若木骨折とよばれる。
2. 骨粗鬆症やその他の骨疾患などの疾患をもっていると骨折しやすくなることがある。

第47週 第2日（火）

324 病気 | 動脈硬化

　動脈はからだにとっての高速道路であり、血流中の養分や酸素を組織に運んでいる。健康であれば、このような血管は柔軟で、強く、弾力性がある。しかし、高コレステロールをともなった高血圧によって、血管は太くなり、こわばって硬くなる。この状態を動脈硬化とよぶ。

◆

　動脈硬化症の最も一般的なタイプは粥状（アテローム性）動脈硬化症だが、この2つの用語（動脈硬化と粥状動脈硬化）はしばしば同じ意味で使われる。粥状動脈硬化症（atherosclerosis）はギリシア語で「薄い粥、糊」という意味の"athero"と「硬いこと」という意味の"sclerosis"に由来する。この疾患では、脂肪性物質やコレステロール、カルシウム、その他の物質が動脈の内壁に蓄積される。プラークとよばれるこの蓄積物が硬化し、やがて大きくなって動脈の血流を妨げるほどの大きさになる。プラークが破れるとその箇所に血栓が形成されて、心臓や脳に養分や酸素を送る細い血管を塞ぐと、栄養血管が遮断されて組織が酸素不足になり、心臓発作、塞栓症、脳卒中をひき起こす。

　動脈硬化の進行は遅く、発現まで何年もかかるが、幼児期の後半に始まっている。粥状動脈硬化症の原因ははっきりわかっていないものの、専門家の考えでは、内皮細胞、つまり動脈の内壁を覆っている細胞に起こった損傷が要因であるとされている。損傷ができると、動脈を修復するために血液中の血小板が沈着する。そこに炎症が起こり、プラークができた部位に血栓が形成される。この損傷の原因は、高コレステロール、高血圧、喫煙、糖尿病などの疾病であることが多い。

　粥状動脈硬化症自体は、後期になるまで症状がほとんどない。そのため、医師はかならず、動脈硬化の2大徴候である高コレステロールと高血圧の検査をおこなう。そして血流を改善し、動脈の劣化を制御するのに役立つ健康的な食事や運動を取り入れた生活様式に変えるよう指示する。一方で、高コレステロールや高血圧に効能がある薬剤のほか、抗凝血剤や抗血小板薬などのさまざまな薬剤も利用できる。

$\boxed{\text{豆 知 識}}$

1. 1,600万人を超えるアメリカ人がアテローム性心疾患にかかっている。
2. 慢性ストレスが血圧を上昇させ、それが粥状動脈硬化症の発端となる。
3. 動脈硬化という語はドイツの医師フェリックス・マルシャン（1846〜1928）が1904年に初めて使った。

325 セント・ジョーンズ・ワート（セイヨウオトギリソウ）

薬と代替療法

「セント・ジョーンズ・ワート」としても知られるセイヨウオトギリソウは、鬱病や不安神経症、その他の精神病に対して古くからある治療薬で、今でもサプリメントとして使われることがある。ただし、この薬草は多くの薬剤との相互作用があるため、使用に注意が必要である。

◆

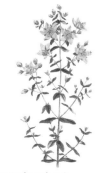

セント・ジョーンズ・ワート

セント・ジョーンズ・ワートの医療への応用は、古代ギリシアで最初に記録されている。この時代、黄色い花を使って、濃縮抽出物を含むお茶や錠剤が作られていた。けが、熱傷、虫さされ、マラリア治療に使われていたほか、さまざまな体調不良の改善に利用されていた。

このハーブが鬱病に効くかどうかには矛盾する証拠がある。2つの大規模な研究では効果がないとされたが、他方の証拠では軽度の場合はそれなりの効果があることが示されている。

一般に、セント・ジョーンズ・ワートは推奨用量を最長3か月間摂取する場合は、耐容性は良好である。ただし、このハーブは、肝臓においてシトクロムP450酵素系が各種薬剤を代謝するプロセスに影響を与えるため、たとえば抗鬱剤、経口避妊薬、抗凝血剤、がんやHIV感染を治療するのに使われる特定の薬剤の分解速度を速めたり遅らせたりすることがある。この影響により、薬剤が適切に効かなくなったり、高血圧、自殺念慮、セロトニン症候群などの副作用の重症度が増大したりする場合がある。これは、モノアミン酸化酵素阻害薬、選択的セロトニン再取り込み阻害薬、セロトニン・ノルアドレナリン再取り込み阻害薬に関連して生じる可能性がある致死的状態である。また、セント・ジョーンズ・ワートは不安神経症、口内乾燥感、胃腸症状、倦怠感、頭痛、性機能の低下、光過敏症の進行の原因となるおそれがある。

セント・ジョーンズ・ワートクリームに関する初期の研究では、軽度から中程度の皮膚炎（乾燥して炎症を起こした皮膚）の局所的治療に肯定的な結果が得られている。セント・ジョーンズ・ワートはほかにも、神経痛、月経前症候群、季節性情動障害の緩和に役立つとされているが、さらなる研究が必要である。

[豆 知 識]

1. セント・ジョーンズ・ワート（St. John's wort）は、6月24日におこなわれる洗礼者聖ヨハネ（St. John）の祝日に近い6月下旬に花が咲く。この植物の名前に"St. John's"がついているのはこのためである。また、"wort"のほうは、「薬草」を示す古語である。
2. セント・ジョーンズ・ワートの別名には、「琥珀色の手当て療法（amber touch-and-heal）」、「兵士の傷の癒し（balm-of-warrior's-wound）」、「バルサナ（balsana）」、「悪魔のむち（devil's scourge）」、「魔法使いのハーブ（witcher's herb）」がある。
3. セイヨウオトギリソウの花と茎はかつて赤と黄の染料をつくるために使われていた。

第47週 第4日（木）

326 こころ | 鬱病（うつ）

　不幸なできごとがあったら悲しみや嘆きを感じるのはふつうであるが、数週間経ってもそういう状況から立ち直れないのはふつうではない。鬱病とは、悲しみや絶望をつねに感じて、日常生活に支障をきたすほどになる精神障害である。それは不機嫌という範囲には収まらない。研究によると、脳内の物理的変化が鬱病の一因になっていて、多くの患者は「気持ちの切り替え」ができないという結果がある。

◆

　鬱病は家族内発症の場合が多いが、だれにでもいつでも起こり得る。鬱病相は病気にかかっているときや、子どもが生まれたり、家族のだれかが亡くなったりしたときのようにストレスが多いときにも始まる。また、薬剤やアルコール、違法薬物の使用との関連性もある。これらの要因が引き金となって、気分を制御する脳内化学物質の生成が妨げられ、患者は怒りっぽくなったり、忘れっぽくなったり、それまでは楽しんでいたことに興味を示さなくなったりする。

　また、体重減少や体重増加がみられたり、睡眠時間が極端に長くなったり短くなったり、身体的な原因がないのに痛みを訴えたりすることがある。重度の鬱病では、自殺念慮や自殺未遂につながる恐れがある。このような症状が2週間以上つづくと、鬱病と診断される。

　鬱病の治療にはふつう、心理療法や認知行動療法があり、患者は精神医療の専門家に自分の病気がどんな原因で起こった可能性があるのか、どんな解決策が考えられるのかを話す。さらに重度の鬱病になると、脳内の化学物質を正常に戻す抗鬱剤の投与が必要になるが、その人に効く薬剤を見つけるには何回か試してみる必要があり、通常、薬剤の効き目が出るまでに数週間かかる。回復しても再発する可能性が高いため、薬剤を生涯使いつづけなければならない人もいる。

　他の治療法では効果がない、極度に重い鬱病には、電気痙攣療法（けいれん）が使われることがある。この療法は、電流が脳に送られ、短い痙攣を誘発するものであるが、その安全性や効果は改善されていて、以前にはほとんど希望がなかった場合にも使えるようになった。

豆 知 識

1. 女性のほうが男性より2倍鬱病にかかりやすいが、男性は女性より鬱病で自殺する可能性が高い。
2. 特定の診断には、幻覚や妄想を特徴とする心因性鬱病、出産後1か月以内に起こる産後鬱病、暗く寒い冬が引き金になる季節情動障害がある。鬱病の軽度な症状が2年以上つづく状態は「気分変調性障害」として知られている。
3. 古くから鬱病の治療で使われるハーブのセント・ジョーンズ・ワートは、鬱病対策のサプリメントとして広く使われているが、研究では重症の鬱病では効果がないことが示されている。

第47週 第5日（金）

327 性徴と生殖 ｜ 卵子ドナー

　女性が卵子ドナーになると決める理由はさまざまである。不妊の夫婦に子どもが生まれるように手助けしたいと思う人もいれば、科学の進歩を促進したいと思う人、単に金銭的報酬（1周期につき3,000〜5,000ドル）を得ることが目的の人もいる。動機はなんであれ、卵子は体外受精に使われる。この卵子は精子によって受精され、形成された胚は後にほかの女性の子宮に着床される。

◆

　卵子ドナーになるには長期にわたる複雑な過程があり、不妊治療院に何度か通う必要がある。医師は性感染症やその他の感染症がないか検査し、血液検査をおこなって遺伝性疾患や精神病の有無を確認する。大部分の卵子ドナーは、喫煙や飲酒の習慣がない21〜35歳の健康な女性である。

　選ばれた女性は、不妊治療を受けて卵子の採取に向けてからだを準備する。女性は1周期につき卵子を1個しか排卵しないため、医師は卵子ドナーにホルモンを約3週間投与して、複数の卵子の成長を促す。これにより、ドナーは1周期で5〜20個の卵子を作る。こうしてできた卵母細胞は、卵胞吸引とよばれる処置において、穴のあいた針で卵巣から摘出される。

　精子ドナーと同様に、卵子ドナーは匿名にするか、夫婦と子どもに身元がわかるようにするかを選ぶことができる。夫婦は友人や親戚に卵子を提供してもらうよう依頼することがあるが、そのようなドナーは「既知ドナー」とよばれる。

豆 知 識

1. 提供された卵子で妊娠が成功する確率は半分以下である。
2. 精子による受精後、最も健康とみられる胚の2、3個が女性の子宮に戻される。
3. 複数の胚が移植されるため、ふつうの妊娠とくらべて双子や三つ子が生まれやすくなる。

第47週 第6日（土）

328 ライフスタイルと予防医学 | PSA 検査

　前立腺特異抗原（PSA）検査とは、男性の前立腺がんの検査として一般的に使われる血液検査である。PSA は前立腺で生成されるタンパク質であり、この検査では男性の血液中にある PSA の量を測定する。

◆

　前立腺は男性のみにあり、その大きさはクルミほどである。精子を運ぶ体液を生成して貯蔵する。前立腺は膀胱のすぐ下、直腸（肛門の前にある大腸の最下部）の近くに位置し、膀胱から尿を排出する尿道を囲んでいる。

　男性の血液中の PSA 値が正常値より高い場合、またはその PSA 値が時間の経過とともに増加している場合、前立腺がんか、非がん性前立腺肥大の可能性がある。PSA 検査が異常を示していれば、医師は前立腺生検など他の検査を指示して、がん細胞を確認する。これは、PSA 検査ががんの発見に特化したものではないためである。

　PSA 検査は、がんが比較的小さく、症状が発現する前の早期発見には役立つ。また、PSA 検査は、既存の前立腺がんをモニタリングして、転移の有無を確認するためにも使われている。PSA 血液検査を継続的におこなう場合、がんの評点方式であるグリソンスコアの一部として、ふつうは 3 か月から 1 年ごとにおこなって前立腺がんの悪性度を評価する。

　一般的な前立腺がんのスクリーニング検査には、ほかに、直腸指診がある。この検査は医師か看護師がおこない、指を直腸内に入れて前立腺に触れる。このとき、前立腺の形を確認し、しこりを探す。

[豆 知 識]

1. 前立腺がんと診断された男性10人のうち 9 人では、そのがんは前立腺以外に転移していない限局性のものである。限局性前立腺がんの男性患者は、治療法にかかわらずほとんどが生存する。
2. 前立腺がんの一般的な治療法には次の 4 つがある。(1) 経過観察。定期健診によってがんの観察を注意深くおこなうこと、(2) 前立腺全摘除術とよばれる、前立腺の全摘出、(3) 放射線治療。外部照射療法か小線源療法（シード療法）のいずれか、(4) ホルモン療法。
3. 70歳を過ぎた男性に対して PSA スクリーニングが必要かどうか、医師のあいだで議論されている。というのは、たいていの前立腺がんは進行が非常に遅く、何年も経ってからでないと転移しないからである。

第47週 第7日（日）

329 医学の歴史 | 人工心臓弁

　心臓には弁が4つあり、これらが開いたり閉じたりして血液の流れを一方向に保っている。もしこれらの弁の1つか2つが病的になったり、狭まったり、閉鎖が不完全であったりすると、血流が制限されて肺の圧力が高まることがある。弁を修復できる症例もあるが、心臓が血液をスムーズに送り出せるようにするためには、弁の置き換えが必要になることが多い。

◆

　1950年代の初め、科学者は傷んだ心臓弁をアクリル製の弁で置き換えることを始めた。外科医は何人かの患者にこの手術を施したが、弁は血流を適切に制御することができず、多くの場合、血栓や腫れが起こってしまった。それから数年間、科学者は別の人工移植物を用いた僧帽弁や大動脈弁の置き換えを試みた。これらの弁は心臓の左側にあり、血液を全身に送り出す。2つの、よりよくはたらくほうの弁である。この弁では設計基準が重要だった。素材はヒト組織と適合するものでなければならず、弁は高速で開閉して、何年間も欠陥なく機能する能力が必要だった。

　1962年、心臓弁を作るのにヒト組織を使うのが好都合なことが明らかになった。この年、イギリスの外科医ドナルド・ロスが初めて死体から摘出した心臓弁を移植したのだ。免疫系がヒト組織を拒絶する可能性は低く、血栓ができにくいことが判明した。

　ただし、死体の数は限られていることから、ほかの組織代用品の探索を余儀なくされた。そして1965年、科学者はブタの臓器から作った心臓弁を移植した5例の手術に初めて成功したと報告した。

　今日、患者は機械弁と生体弁のどちらかを選択できる。機械弁は炭素、ポリエステル、チタンなどの合成材料から作られている。耐久性や信頼性が高く、長持ちするが、血栓が形成されないように患者に抗凝血剤を投与する必要がある。

　生体弁は異種移植片とよばれるウシやブタの組織、あるいは同種移植片とよばれる提供されたヒトの心臓から作られていて、10〜15年ごとに交換する必要がある。一般に、この種の弁は高齢の患者や抗凝血剤を投与できない患者に推奨される。患者自身の組織を弁の置き換えに使うこともあり、これは自己移植またはロス手術とよばれる。

┌─ 豆 知 識 ─┐

1. 1950年代初期の置換手術に使われたアクリル製の心臓弁は、雑音を発し、患者の不安をかきたてた。まるでカチカチという時限爆弾みたいだと言う患者もいた。
2. 平均的な心拍数は毎分60〜90回だが、これは年に換算すると3,100万回を超える。
3. 人工心肺装置（286ページ参照）が開発されるまでは、心臓弁の手術は置換ではなく修復を試みるものだった。鼓動している心臓に、とにかくすばやく手術を施す必要があった。

第48週 第1日(月)

330 子ども | 先天性股関節形成不全症

　私たちが歩いたり、座ったり、踊ったりできるのは、ボールのような大腿骨骨頭とソケットのような寛骨臼から成る股関節のおかげである。しかし、関節に異常をもって生まれてくる赤ちゃんが、およそ1,000人にひとりの割合でいる。症例のなかには、寛骨臼が浅すぎて骨頭が関節から外れてしまうものがある。これは、先天性股関節形成不全症もしくは発育性股関節形成不全症とよばれる新生児の疾患である。

◆

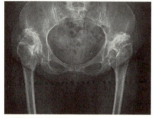

股関節のレントゲン写真

　両親と医師はたいてい、先天性股関節形成不全症に気づくことができる。片方の脚が短かったり、股関節脱臼を起こしている脚が外側へ広がっていたりするからだ。赤ちゃんは、両脚の間隔が通常よりも広く見えるため、がに股だったり、太ももの脂肪によってできるしわの数が左右で違ったりする。この疾患は、X線撮影や超音波検査、MRIをおこなって診断する。

　先天性股関節形成不全症は、遺伝と環境の両方に起因する。家族性にみられる傾向があり、逆子出産でリスクは高まる。股関節を整復するために、医師は骨頭を寛骨臼に戻して股関節の正常な発育を試みる。第一に選択する方法は、多くの場合、パブリックハーネスという装具であり、2本の皮ひもで股関節を正常な位置に保つ。この装具は、1日24時間を6週間、つづく6週間は1日につき12時間装着する。

　パブリックハーネスでうまくいかなかった場合は、ギプス、牽引治療、あるいは手術が必要になることがある。牽引治療では、一対の滑車と重りを使って股関節周辺の軟組織を伸ばし、骨を正しい位置に整える。赤ちゃんは、通常、自宅か病院で2週間ずっと牽引をおこなう。最終手段は、外科医が股関節を整えて、ギプスで正しい位置を保つ。

豆 知 識

1. 初産の女性の子宮は小さい傾向にあるため、最初に生まれた子どもはより先天性股関節形成不全になりやすい。
2. 先天性股関節形成不全症は男児よりも女児のほうがなりやすい。

第48週 第2日(火)

331 病気 | 心臓病

　心臓は1年につき3,500万回くらい拍動し、人間のからだの中で最もよくはたらく部位のひとつである。そのため、この臓器がガタつくと深刻な問題が生じる。実際、心臓疾患は死亡のおもな原因となっており、それにより毎年70万人のアメリカ人が死亡している。

◆

　心臓疾患は心血管疾患ともよばれ、実際には、いくつかある心臓の病気をまとめた包括的な用語である。心臓疾患のなかでも最も多くみられるのは、冠状動脈疾患（粥状動脈硬化症が原因で心臓に血液を供給する動脈が硬くなる）、高血圧、心臓発作、心不全、狭心症である。心臓疾患は、家族性に発症し、また高齢者を襲う傾向があり、心臓疾患で亡くなる人の80パーセント以上は65歳以上である。

　一方、心臓疾患のよいところとして、その多くは予防できるということがある。研究によると、心臓疾患の82パーセントは生活習慣を変えることにより回避できることが示されている。たとえば、喫煙者は心臓疾患になる可能性が4倍高い。煙に含まれる化学物質が血管を傷つけ、血管内に脂肪が蓄積するようになるからである。高血圧と高コレステロール値は心臓疾患の2大原因であることから、このふたつの因子を抑えておくことが重要となる。

　また、食物繊維が豊富な食事、低脂肪食、ω-3脂肪酸、脂肪分の少ないタンパク質を摂取するとともに、塩分と飽和脂肪酸を控えることが心臓を守ると考えられている。定期的な運動や健康的な体重を維持することの有効性も証明されている。

　そして慢性的なストレスは心臓にダメージを与える可能性があるため、できるかぎりストレスを避けてリラックスすることが、健康を促進して心臓発作のリスクを低減させることにつながる。

豆知識

1. 心臓疾患は、アメリカにおける死亡原因の40パーセントを占める。これは、あらゆるタイプのがんによって死亡する人の割合よりも多い。
2. 怒ったり恐怖を感じたりすると、心拍数は1分間につき30〜40回上がる。

第48週 第3日(水)

332 薬と代替療法 | エキナセア

ムラサキバレンギクとしても知られるエキナセアには、アメリカとカナダを原産とする9つの種がある。このハーブは、何百年ものあいだ、かぜやインフルエンザの治療に使用されており、ビタミンC、ヒドラスチス、アストラガラス、他のハーブや栄養素とともに免疫力を高めるレメディーによく含まれている成分となっている。

◆

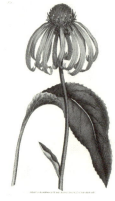

エキナセア

エキナセアティーとエキナセアエキスは、花、茎、根のすべてから作られている。エキナセア・パリダとエキナセア・アングスティフォリアもよく使われるが、エキナセア・プルプレアが最も多く使われている種であり、効能もいちばん高いと考えられている。

多数の研究により、エキナセアはかぜの治療には効果がないことが示されているが、700以上の研究を再調査した2007年のある研究では、このハーブにより、かぜのリスクが58パーセント低下し、かぜをひいている期間が有意に短縮したと報告されている。また、いくつかの小規模な実験でも、エキナセアが上気道感染の期間と重篤度を低下させたことを発見している。エキナセアは、ほかにも、にきびや腫れもの、膣真菌感染症などの創傷や皮膚疾患の治療に利用されている。

エキナセアの副作用はあまりないものの、キク、ヒナギク、マリゴールド、ブタクサなどキク科の植物に対するアレルギーをもっている人にみられる傾向はある。その症状には発疹や胃腸症状があり、まれではあるがアナフィラキシーショックを起こすこともある。また、喘息の患者がエキナセアを摂取すると、症状が悪化することがある。いくつかの研究では、子どもによる利用は勧められていない。湿疹が現れることがあり、これといった利益を得ることもないためである。

豆知識

1. エキナセアの属名 (*Echinacea*) は、花の中心部がとげとげしていることから、ギリシア語で「ハリネズミ」を意味する "echino" に由来する。
2. 国立保健研究所によると、アメリカで販売されているサプリメントの約10パーセントはエキナセアである。
3. 漢方薬の専門家のなかには、エキナセアの長期利用は白血球減少症(白血球の数値が下がる病気)をひき起こす可能性があるとして利用を勧めない人もいる。

第48週 第4日（木）

333 こころ｜躁病

アンディ・バーマン（1968〜）は、2002年に著した本『エレクトロボーイ―躁鬱病をぶっとばせ』（文春文庫）のなかで「世界を知る最高にパーフェクトな処方眼鏡……映画の特大スクリーンさながら目の前に人生を映し出す」と記している。バーマンは双極性障害を患っている。双極性障害とは、躁病とよばれる極端にハイな状態と極端に落ち込むローな状態を周期的に繰り返す疾患である。また、バーマンはこうも言う。「躁病のときは、あまりにも頭が冴えて敏感になっているため、まつげが軽く枕に触れただけでも雷鳴の轟きに聞こえる」

◆

躁病（mania）ということばは、「激怒する」や「荒れ狂う」という意味のギリシア語"mainomai"に由来する。躁病は双極性障害に最も関連性があり、軽躁というちょっとした幸福感を経験するものから極端に強い高揚感を経験するものまで、その程度はさまざまである。躁病はそれほど悪いことのようには思えないかもしれないが、躁病相には過敏症、集中力の喪失、極度の危険行為といったもうひとつの病相がともなうことから、躁病は恐ろしくて不愉快な疾患となっている。

躁病の人は、早口で話したり、競争意識が増したり、性欲が高まったりする。深刻な躁病相では、幻覚や誇大妄想などの精神的な症状が現れることがある。これらの症状のうちの３つをともなう気分の高まりが１日の大半を占める日が、連日、１週間以上続くようであれば躁病相が疑われる。

躁病相のあいだ、患者はエネルギーに満ち、アイデアが溢れ出る。執筆やスケッチ、絵画に何時間も取り組み、最後には「無我の境地」に至る。しかし一方では、いらつきや攻撃性が増したり、注意散漫になったりもする。また論争を好み、お金を派手に使ったりばらまいたりするなどの衝動的な行動もみられる。猛スピードで運転したり、麻薬や酒を乱用したりすることもある。

双極性障害の人が、鬱病と誤診されて抗鬱薬を与えられると、躁病になるリスクが高まる。双極性障害の人には、リチウムやバルプロエートといった精神安定剤で患者を落ちつかせるべきである。

┌─ 豆 知 識 ─┐

1. これまで躁病と軽躁病は創造的な才能と関連づけられてきた。フィンセント・ファン・ゴッホ（1853〜1890）、ラドヤード・キップリング（1865〜1936）、ルードヴィヒ・ヴァン・ベートーヴェン（1770〜1827）他、有名な芸術家や執筆家、作曲家は精神疾患を患っていて、作品の大半を躁病相のときに手がけたとも考えられている。
2. テレビジャーナリストのジェーン・ポーレー（1950〜）は、50歳で双極性障害と診断された。彼女曰く、初めて躁病相を経験したときは「数週間にわたってハイオクタン級の創造力と自信を楽しんだの。でも、その後はオーバードライブで、エンジンをふかすだけだったわ」。
3. ビタミンB12の欠乏によって、躁病の徴候が現れる場合もある。

第48週 第5日（金）

334 性徴と生殖 ｜ 人工授精

　人工授精とは、性交せずに精液を女性の生殖器官の中に入れる行為であり、乏精子症、勃起障害、腟痙（腟の痛みをともなう痙攣性収縮）などの問題があるために妊娠が困難な人が受ける不妊治療である。人工授精は、ほかのどの治療法よりもからだへの負担が少なく、費用も抑えられるため、多くの医師は人工授精を生殖介助術のための第一選択肢としている。そのうえ成功率がよい。1回の周期につき、夫婦に子どもができる可能性は、自然妊娠で20パーセントのところ、人工授精でも15パーセントである。

◆

　この処置は、男性にとっても女性にとっても、あまり時間がかからず痛みが少ない。医師はまず、女性に対して基礎体温の測定や超音波診断をおこない、さらに頸管粘液を調べ、他の検査を用いて排卵日を推定する。月経周期が不規則な人には、排卵誘発剤を投与して確実に排卵を促す。

　それから排卵日に合わせて、マスターベーションにより男性から新鮮な精液サンプルを採取する。採取された精液は、注射器とカテーテルを用いて子宮頸部に注入される。精子を子宮内に注入する場合には、洗浄法とよばれる処理をおこない精液を取り除いて少量の栄養液に置き換える。これにより活発な精子の濃縮サンプルが作られ、妊娠の可能性を高め、精液が子宮内に入ったときに起こり得る子宮痙攣を防ぐことができる。

　女性は、その後、5分から10分ほどあおむけのまま安静にするように指示を受ける。後は精子が卵管の中へと泳いで進み、卵子に到達して受精することを願うばかりだ。もしも男性が無精子症であるとか、女性が男性のパートナーなしに妊娠を望むような場合は、提供精子が使われる。提供精子は男性によって提供され、世界中にある認可精子バンクで冷凍保存されている。

豆知識

1. 人工授精は、1900年代初期に、ロシアで家畜の繁殖のために開発された。毎年、1頭の雄牛の精子から、何千頭もの子牛を生産することができる。
2. 健康な男性との非配偶者間授精は、精子に異常をもつ男性との非配偶者間授精よりも成功しやすい。
3. 人工授精は、半世紀以上も実施されているが、未だに宗教および倫理をめぐる議論の主題になっている。

第48週 第6日(土)

335 ライフスタイルと予防医学 | 発汗

汗は、からだを冷やすために汗腺で作られる透明で塩気のある液体である。からだは、皮膚から汗が蒸発するときに涼しくなる。

◆

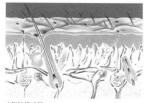
皮脂腺模式図

汗をかくのはおもに、腋の下、手のひら、足の裏である。不快なにおいが生じるのは、汗が皮膚の表面で細菌と混ざるためであり、汗のにおいは、定期的に入浴したり制汗剤や消臭薬を利用することで軽減させたり予防したりすることができる。

暑いとき、運動をしているとき、緊張しているとき、発熱しているときに普段より多く汗をかくことは、だれにでも起こる正常な反応である。更年期の女性も、たくさん汗をかく場合がある。しかし、あまりにも汗の量が多いとなると多汗症が疑われ、低血糖または甲状腺や神経系の疾患に起因している可能性がある。反対に、汗をかかなすぎるのは無汗症とよばれる。体温が上昇しすぎてしまうことがあるため、命を脅かす疾患である。無汗症は脱水、熱傷、皮膚や神経の疾患によって起こる。

私たちの皮膚には、エクリン腺とアポクリン腺という2種類の汗腺がある。エクリン腺は全身に200万～500万個分布していて、皮膚の表面に直接通じている。暑くなると、自律神経系のはたらきによりエクリン腺が皮膚表面に汗を分泌する。

アポクリン腺はその管の中に脂肪質の汗を分泌し、この汗は精神的ストレスを感じているときに皮膚表面に押し出される。皮膚の表面で細菌と混ざり合って、ひどい体臭となるのはたいていアポクリン腺からの汗である。

豆 知 識

1. 暑い日や運動をしているときに、数リットルの汗を失うのはふつうである。
2. エンドウマメ大の汗の粒で、およそ1リットルの血液を0.5度冷やすことができる。
3. 汗のにおいは、気分や食事、薬、体調、ホルモンの量に影響される。

第48週 第7日(日)

336 医学の歴史 | Rh免疫グロブリン

あるまれな血液型をもつ女性は、新生児溶血性疾患として知られる原因不明の理由によって、何世紀ものあいだ流産や死産に苦しんできた。しかし、Rh免疫グロブリン（ブランド名：RhoGAM）が1968年に導入されたことにより、アメリカだけでも毎年1万人の赤ちゃんの命が救われていると推測されている。

◆

アメリカ人女性の1～15パーセントは、血液がRh陰性である。つまり、赤血球の表面にD抗原という特定のタンパク質をもっていない。Rh陰性の女性がRh陽性の赤ちゃんを身ごもると、母親の免疫系が赤ちゃんの血液細胞を異物と見なし、その血液細胞を破壊する抗体を作るようになる。たいてい、最初の赤ちゃんは影響を受けない。抗体が増えて強化されるまでに時間がかかるからだ。しかし、それ以降の妊娠では、その抗体が赤ちゃんの赤血球の数を低下させ、黄疸、貧血、精神遅滞、心臓麻痺、死をひき起こすことがある。

1939年、医師たちは、新生児溶血性疾患が母親と赤ちゃんの血液の不適合に起因することを初めて発見した。医師たちは、ある女性が死産を経験したうえ、さらに後から夫の血液を輸血されて、ひどい拒絶反応を起こしたという情報を耳にした。当時、新生児溶血性疾患はすべての妊婦のおよそ10パーセントに影響を及ぼしており、胎児が生き残るためにできることといえば、生まれた直後に大量の輸血を施して、赤ちゃんの血液を完全に入れ換えることくらいであった。1960年代になると、科学者たちは、代わりに、Rh陰性の妊婦に抗体を注射する方法を提案した。

1968年には、ニューヨーク市のコロンビア大学およびニュージャージー州のラリタンにあるジョンソン・アンド・ジョンソン研究所の医師たちによって、Rh免疫グロブリン製剤が開発された。RhoGAMは、母親の免疫系が胎児の血液細胞を異物と認識しないようにするはたらきがあり、母親が感作されて抗体を作るのを防ぐ。それ以来、何百万回も薬が投与され、今日では、Rh陰性の妊婦が感作される症例はおよそ0.1パーセントにまで低下した。

豆知識

1. アメリカ産科婦人科学会 (American College of Obstetricians and Gynecologists) は、女性の健康において、RhoGAMの開発は過去50年で最高の業績のひとつであるとして讃えた。
2. Rh陰性であったと考えられる有名な歴史上の人物に、ヘンリー8世 (1491～1547) の1番目の妻キャサリン (1485～1536) がいる。6人の子どものうち5人が死産、あるいは幼くして死亡したのが証拠となる徴候だ。その理由にかかわらず、キャサリン妃が世継ぎの王子を産めないということは、歴史において重大な影響を与えた。ヘンリー王は、キャサリン妃と離婚して、もっと子どもを産める妃を求めることを望んだが、ローマ法王に認められなかったことから、ローマカトリック教を否定して英国国教会を創始するという行動に出た。これは16世紀の宗教改革における重要なできごととなった。
3. Rh因子 (Rh factor) という名称は "rhesus factor" の略であり、この抗原が最初に特定されたアカゲザル (rhesus monkey) に由来する。

第49週 第1日（月）

337 子ども　オスグッド・シュラッター病

　恐ろしい病気のような響きはあるが、オスグッド・シュラッター病は、成長期の子どもにみられる一時的で完治可能な膝の痛みを起こす疾患である。好発年齢は成長期で骨が急速に発育している11歳から12歳の女児と13歳から14歳の男児で、活発に走ったり跳ねたりして膝を酷使すると起こる疾患である。若いスポーツ選手は、およそ5人にひとりが影響を受けている。

◆

　オスグッド・シュラッター病は、1903年にこの病状について記述したアメリカの整形外科医ロバート・オスグッド（1873〜1956）とスイスの外科医カール・シュラッター（1864〜1934）の名前から病名がつけられた。ふたりは、運動をたくさんすると、脛骨に付着している腱と膝蓋骨が引っ張られ、脛骨の成長板に腫れを生じさせることを発見した。

　これにより、膝下5センチメートルあたりに圧痛をともなう骨の隆起が形成される。膝を曲げる、跳ぶ、走る、あるいは脚を完全に伸ばすなど、あらゆる動作で痛みが生じる。

　医師は、この疾患を診察によって診断するが、場合によってはX線撮影を利用することもある。さいわい、オスグッド・シュラッター病は、有害な副作用や合併症を起こすことなく自然に治癒する。この疾患をもつ子どもは、症状を悪化させる運動を控えるよう勧められる。

　患部の痛みは、アイシングをしたり、市販の痛み止めを服用したりすることにより軽減できる。運動する前に十分なウォーミングアップをおこなうと、炎症のリスクを低下させることができる。

| 豆 知 識 |

1. オスグッド・シュラッター病は、脛骨粗面骨端炎ともよばれる。
2. 通常、片側の膝だけが影響を受ける。

343

第49週 第2日（火）

338 病気 ｜ 糖尿病

　21世紀の流行病とでも言うべきか。アメリカ人の3人にひとりは、糖尿病かその予備軍の糖尿病前症である。すでに症状が現れているような本格的な糖尿病では、インスリンが不足しているか、インスリンのはたらきに異常が起きている。インスリンは膵臓で産生されるホルモンであり、細胞が糖をエネルギーに変換するのを助ける。そのため、糖尿病の人は、正常な血糖値を維持することがむずかしい。

◆

　糖尿病には、おもに1型糖尿病と2型糖尿病という2つのタイプがある。1型糖尿病は、以前は若年型糖尿病とよばれており、糖尿病のおよそ5～10パーセントを占める。1型糖尿病と診断されるのは子どもや若者がほとんどだが、年齢を問わず発症する。

　1型糖尿病では、自己免疫によって、インスリンを産生する細胞が破壊されるため、インスリンが合成されなくなるか、ほんのわずかな量しか作られなくなる。インスリンがないと生きていられないため、この疾患をもつ人は定期的に血糖値を測定し、毎日インスリンを自己注射しなければならない。インスリンを補給しないでいると、からだは脂肪を分解してエネルギーを得ようとする。すると、脂肪を分解するときの副産物として酸性のケトン体が血流に流れ込み、ケトアシドーシスとよばれる危険な状態になる。このように血液のバランスが崩れると、吐き気がしたり呼吸が速くなったりする。ただちに治療しなければ、昏睡または死に至ることもある。

　2型糖尿病では、十分なインスリンを作れなかったり、インスリンを適切に利用できなかったりする（後者はインスリン抵抗性とよばれる）。その結果、食物から摂取した糖は、細胞の燃料となる代わりに血流の中で蓄積されていく。研究によると、糖尿病を放っておくと、アルツハイマー病、心臓疾患、神経と腎臓の障害、眼疾患になるリスクが増加することが示されている。

　2型糖尿病にかかった人は、減量、定期的な運動、繊維とタンパク質が豊富な食事によって、血糖値を低下させることができる。医師が処方する薬剤には、インスリンの分泌を刺激し、その作用を改善することによって血糖値を低下させるはたらきがある。2型糖尿病の患者がケトアシドーシスを発症することは、ごくまれにある。

豆 知 識

1. インスリンは、1921年に初めて発見された。
2. 糖尿病にかかっていない女性のおよそ5パーセントが、妊娠中に糖尿病を発症する。これは、妊娠性糖尿病とよばれている。ふつうは産後に自然と治るが、妊娠性糖尿病を経験した母親は、中年期以降に2型糖尿病になる確率が高い。

第49週 第3日(水)

339 薬と代替療法 | アカツメクサ

レッドクローバーの名称でよく知られるアカツメクサ（学名：*Trifolium pratense*）は、ヨーロッパ、アジア、北アメリカに生育するハーブで、エンドウマメ、アルファルファ、ピーナッツ、ソラマメを含むマメ科植物に属している。レッドクローバーには、女性ホルモンのエストロゲンと似た特性をもつイソフラボンという物質が含まれていることから、更年期の症状、月経周期にともなう乳房痛、高コレステロール、骨粗鬆症の治療に用いられている。

◆

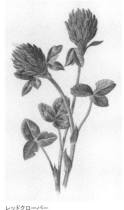
レッドクローバー

開花したレッドクローバーの先端は古くから、がんや呼吸器疾患（喘息、気管支炎、百日咳など）の治療、あるいは皮膚疾患のための民間療法に用いられてきた歴史がある。今日、研究者たちは、エストロゲン様作用をもつレッドクローバーは、生理痛や更年期といったホルモンにかかわる症状の治療に役立つだろうと考えている。

しかし、イソフラボンの安全性については懸念がある。レッドクローバーに含まれるイソフラボンも、エストロゲン同様、女性に特有なあるタイプのがんを成長させる可能性があるからだ。

レッドクローバーには、ほかにも、ビタミンC、ナイアシン、カルシウムなど多くの栄養分が含まれている。イソフラボン含有率が高いため、更年期の女性のホットフラッシュを緩和するとも言われているが、最も大きな規模でおこなわれた研究では、その効果は認められなかった。予備試験では、レッドクローバーの抽出液は、骨量の減少を遅らせるだけでなく、骨密度を高める効果さえあり、骨粗鬆症からからだを守ることが示されている。

[豆 知 識]

1. レッドクローバーは、ヨーロッパとアジアを原産とし、アメリカでも自然に生育するようになった。牛などの動物に食べさせるためによく使われている。
2. 昔から、レッドクローバーは血液循環の改善や肝臓の浄化によいとされ、からだから余分な液体を排出したり肺から粘液を除去したりすることによって、血液をきれいにするとも考えられていた。
3. レッドクローバーの副作用はふつう軽度であり、頭痛や吐き気、発疹などがある。ただし、大量のレッドクローバーを食べた草食動物が不妊症になったという記録がある。

第49週 第4日（木）

340 こころ | 躁鬱病

気分やエネルギーのアップダウンは、だれにでもある。しかし、行動や感情における浮き沈みが、ふだんの行動に支障をきたすほど極端になった場合は、双極性障害である可能性がある。双極性障害は、躁鬱病としても知られる、一生涯の治療を必要とする深刻な疾患である。

◆

　双極性障害は、通常、青年期後半から成人期前半に発症するが、症状は早いと幼少期から現れることがある。この疾患は、アメリカにおいて、およそ570万人の成人に影響を及ぼしており、これは18歳以上の人口の約2.6パーセントにあたる。双極性障害は、診断が見落とされたり、通常の鬱病と誤診されたりすることが多く、適切な治療を受けられないままに何年も過ごしている人たちがいる。

　劇的な気分変動は、双極性障害に特徴的な徴候である。一週間あるいはそれ以上つづく「ハイ」な期間は躁病相とよばれ、活力が非常に高まり、創造的で、自分は無敵だと感じる。躁病相のときは、何日も眠らずにいられたり、衝動的な性行為に及んだり、薬物を乱用したり、散財したりすることがある。

　こうした躁病相と躁病相のあいだには、極端な鬱病相が出現し、極端な気分の落ち込み、苛立ち、不安、絶望を感じるようになる。鬱病相は5日間またはそれ以上つづき、慢性的な痛み、予想外の体重減少または体重増加、希死念慮や自殺念慮がみられる。

　双極性障害のある大部分の人たちには、躁病相と鬱病相のあいだに症状のない寛解期がある。ただし、まれに症状がひっきりなしにつづく急速交代型の双極性障害もある。

　双極性障害は治療せずにいると、時間とともに悪化する傾向がある。ほとんどの場合、精神安定薬と話し合い療法によって、症状のコントロールをしながら、患者が通常の生産的な生活を送れるよう助けることができる。

豆 知 識

1. 双極性障害と診断される子どもは年々増加しているが、この疾患をもつ子どもたちには、躁状態と鬱状態を1日に数回繰り返すという非常に早い気分変動がみられることが多い。また、親が双極性障害にかかっている子どもは、双極性障害を発症しやすい。

2. 双極性障害の正確な原因はわかっていないが、遺伝子との関連があるとされている。ただし、遺伝的原因だけで双極性障害を起こすとは考えられていない。一卵性双生児のひとりが双極性障害を発症しても、もうひとりは発症しないことはある。

3. 双極性障害のある人は、甲状腺機能障害症、持続的な不安症、心的外傷後ストレス障害といった関連疾患を併発することがある。

341 | 性徴と生殖 | 体外受精

第49週 第5日(金)

　1974年、ニューヨーク市に拠点を置くランドラム・シェトルズ(1909〜2003)は、ある女性の卵子と夫の精子を試験管の中で混ぜ合わせて受精させた。シェトルズは、その胚を母親の子宮に移植できると確信していた。しかし、移植を試みる前に、部局長から「待った」がかかった。シェトルズの試みについて耳にした部局長は、遺伝的に奇形の子どもが作られることを恐れ、宗教的および倫理的な意味合いを懸念したのだった。それにもかかわらず、4年後には、英国のノーフォークで、シェトルズと同様に体外受精によって作られた初めての赤ちゃん、ルイーズ・ブラウン(1978〜)が生まれた。ブラウンは、管理部門の職員となり母親にもなった。

◆

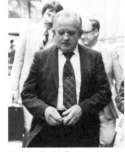

ランドラム・シェトルズ

　人工受精をおこなうためには、男性からは精子を、女性からは卵子を採取する。精子と卵子はシャーレに入れられ、その中で受精が起こる。受精した卵子は、その後、数日間かけて分裂を繰り返し、胚盤胞とよばれる球状の細胞塊になる。

　そのあいだ、女性はプロゲステロンの補充を受けて、胚のために子宮内膜の状態を整えておく。準備が整ったら、胚盤胞は子宮に移され、子宮内膜に着床するまで長くて3日間は自由に漂う。体外受精は、胚が子宮内膜にしっかり着床し、胎児へと成長しはじめると成功したと言える。

　体外受精は、一般に実施できるようになってから、宗教や倫理をめぐる議論のトピックとして頻繁に取り上げられている。1987年、ローマカトリック教会は、夫婦のあり方から生殖行為を取り除くものとして、体外受精に反対する声明を発表した。また、移植に使われなかった胚が破棄されることがあり、教会はこれを中絶と見なしている。

豆 知 識

1. 世界初の体外受精児を出産させた専門家は、パトリック・ステプトー(1913〜1988)とロバート・G・エドワーズ(1925〜2013)であった。
2. 体外受精の英語 "*In Vitro* Fertilization" にある "*in vitro*" という用語には「試験管内で」という意味があり、自然妊娠には「生体内で」という意味の "*in vivo*" が使われる。

347

第49週 第6日（土）

342 ライフスタイルと予防医学 ｜ 欠伸（あくび）

　欠伸とは、不随意に大きく口を開けて、長く、深く息を吸う動作である。たいていは、眠いときや疲れているとき、退屈なときに出るものであるが、標準よりも欠伸の頻度が多いと、過剰な欠伸が起こっているということになる。

◆

　だれでも、年齢にかかわらず欠伸をする。だれかほかの人が欠伸をしたときに自分が欠伸をしたとしても、とくに問題はない。

　ほとんどの哺乳類、特定の鳥類、爬虫類は欠伸をする。健康問題にかかわることがめったにないためか、欠伸の行動はあまりよく理解されていない。ただし、脳の視床下部が、欠伸と深くかかわっているということはわかっている。研究では、神経伝達物質のなかには、動物の視床下部に注射すると欠伸の回数を増やすものがいくつか存在することが明らかにされている。

　欠伸に関する理論には、私たちは余分な二酸化炭素を取り除いて、より多くの酸素を取り入れるために欠伸をするというものがある。人は退屈したり疲れたりすると、呼吸が遅くなり、肺に取り込む酸素量が減る。すると血中の二酸化炭素濃度が増すので、深く息を吸って酸素を多く取り入れるために欠伸をするという理論である。しかし、呼吸と欠伸には何も関係がないことを示した研究もいくつか存在する。

　また、欠伸をすることと伸びをすることに関連があるとも言われている。どちらも血圧と心拍数を上昇させ、筋肉や関節をほぐす。顎と顔の筋肉を伸ばすと、気持ちのよい欠伸ができることを知っている人もいるだろう。

　ときには、血管迷走神経反応（迷走神経が血管を刺激すること）によって過剰な欠伸がひき起こされることがある。これは、心臓疾患の徴候かもしれない。なぜだかわからないがやたらと欠伸が出たり、昼間に極度の眠気を感じたりすることがあれば、専門の医療機関を受診するとよい。

豆 知 識

1. 平均的な欠伸は、およそ 6 秒つづく。男性のほうが女性よりも欠伸が長い場合がある。
2. 最も初期の欠伸は、赤ちゃんが生まれる前の、受精後11週ころにみられる。
3. 人間は、1 歳から 2 歳のあいだに、他の人の欠伸に反応して欠伸をするようになる。

348

第49週 第7日（日）

343 医学の歴史 | レーシック手術

　1970年代のロシアにおいて、ある若い男の子が壊れた眼鏡の破片で眼を傷つけたときに、驚くべきことが起こった。負傷したほうの眼の視力が向上したのだ。この思いがけないできごとにより、今日の私たちが知っている、革命的な視力矯正術への道が開かれた。

◆

　レーシック手術は、角膜の形を永久に変えることによって患者の視力を向上させるものであり、レーザーを用いた角膜屈曲矯正手術（Laser Assisted In-Situ Keratomileusis）を略してレーシック（LASIK）とよんでいる。医師は、マイクロケラトームあるいはレーザー角膜切開刀とよばれる小さなメスやレーザーを用いて角膜を薄く切りフラップを形成する。このとき、角膜をまた元の位置に戻せるように、一部に蝶番の役割を果たすヒンジを残しておく。それから、レーザー装置を用いて、ストロマとよばれる角膜中間層を切除して形を整え、近視、遠視、乱視などの視力障害を矯正する。

　矯正用レンズは、光が目に入る角度を変えることによって視力の矯正を助けるものである。20世紀、医師たちは、レンズの代わりに、角膜の屈曲率を変えることでレンズと同じような効果を得られないものかと長年考えを巡らせていた。1930年代には日本の科学者たちが角膜に切り込みを入れる試みをおこなっていた。しかし、眼科医のスヴャトスラフ・フョードロフ（1927〜2000）が小型ナイフを使った放射状角膜切除術とよばれる処置を安定して成功させるようになったのは、先の若いモスクワの患者がガラス片で角膜の一部だけを削ぎ落としたという偶発的事故によって眼を負傷してからのことだった。アメリカの眼科医レオ・ボレスは、ロシアでフョードロフと研究をおこない、1978年にその技術をアメリカに持ち帰った。

　最初のレーシックは、1988年にドイツでおこなわれた屈折矯正角膜切除術（PRK）であった。エキシマレーザーとよばれる装置から照射される冷たい紫外線光は、従来の器具では達成できない安全性と正確性をもって、角膜組織の炭素分子の結合を切り離すことができた。1998年にアメリカで初めて承認されたレーシック手術も同様にエキシマレーザーを使うが、PRKのように角膜の表面を削り落とすことはしないため、回復は早く、副作用もそれほど重症化しないことが多い。承認されて以来、何十万人もの人がアメリカでレーシック手術を受けている。

豆 知 識

1. 患者のなかには、レーシックによって副作用を起こす人がいる。たとえば、ものが二重に見える、眼が乾燥する、明るい物を見たときにその周囲に放射線状の光が見えるといった症状がある。

2. 患者の5〜10パーセントは、やり直し、または矯正不足のために追加処置をおこなう。矯正効果は、時間の経過とともに減少することもある。

3. フョードロフは、1973年のウディ・アレン（1935〜）監督によるコメディー映画『スリーパー』を観て、眼鏡をかけずにすむ方法を見つけようと決心したようだった。映画の登場人物は22世紀に目覚めたのだが、彼を取り囲んでいた医師のひとりは眼鏡をかけていた。低下した視力を治す方法はまだ開発されていなかったのだ。

349

第50週 第1日(月)

344 子ども | 男性型多毛症

　19世紀、サーカスのサイドショーで、ひげを生やした女性たちはよくフリーク（変人）扱いされた。しかし、彼女たちは、ただ**男性型多毛症の極端な病状に苦しんでいたのだった。男性型多毛症になると、上唇や顎など、通常なら男性にみられるようなところに硬くて色の濃い毛が過剰に生える。このような症状がいくらかでもある女性は、10パーセントにも及ぶ。**

◆

　男性型多毛症（hirsutism）はラテン語で「毛深い」という意味の"hirsutus"にちなんで名前がつけられた。この疾患は、アンドロゲンの血中濃度が高くなることによってひき起こされる。アンドロゲンは主要な男性ホルモンであるが、女性にもふつうに少量のアンドロゲンがある。ステロイドや一部のプロゲスチンを含む特定の薬剤は、アンドロゲン濃度を急激に増加させることがある。子宮内膜症、統合失調症、片頭痛を治療する処方薬にも、いくつか同じような影響を及ぼすものがある。

　過剰なアンドロゲンは、卵巣や副腎、下垂体の異常から生じることがある。原因としてもっとも多いのは多嚢胞性卵巣症候群（PCOS）で、PCOSは女児および出産可能年齢の女性のおよそ10パーセントに影響を与える内分泌障害である。次に多い原因は、副腎が男性ホルモンを過剰に分泌する先天性副腎過形成である。また、過剰なコルチゾールとアンドロゲンをともなうクッシング症候群も原因になり得る。そして、特発性多毛症とよばれる、多毛の明らかな原因がわからない症例も数多くみられる。

　多毛自体に副作用はないが、たとえばPCOSのように、男性型多毛症の原因となる疾患を放置しておくと合併症をひき起こす可能性がある。男性型多毛症そのものは、経口避妊薬（思春期の少女においてアンドロゲンの産生を抑制する）、抗アンドロゲン薬、軟膏によって治療できる場合がある。望まない体毛は、レーザー治療や電気分解脱毛法によって永久脱毛することもできる。コルチゾールは、女児および男児の先天性副腎過形成の治療に有効だが、男児に多毛の治療をおこなう必要はほとんどない。

豆 知 識

1. 地中海地方、中東、南アジア出身の女性は、特発性多毛症を発症しやすい。
2. とくに男性が発毛しない部位にも過度の毛が生えるものを多毛症とよぶ。この疾患は、拒食症や甲状腺疾患に起因する場合がある。

350

第50週 第2日(火)

345 病気 | ライム病

　オールド・ライムは、コネチカット州沿岸にある小さくて魅力的な町である。ライム病という名称がこの地名に由来してさえいなければ、人口8,000人の目立たない町のはずだった。なぜライム病と名づけられたかというと、1975年にアメリカの研究者たちがこの土地でダニ媒介性の疾患について初めて研究をおこない詳述したためである。ただし、それより1世紀近くも前に、ヨーロッパの科学者たちがこの疾患について報告してはいた。

◆

　ライム病は、アメリカ北東部および中央北部でみられるシカダニと西海岸でみられるクロアシマダニによって運ばれる細菌ボレリア・ブルグドルフェリ（学名：*Borrelia burgdorferi*）によってひき起こされる。この感染症はダニに咬まれることにより動物から人間に伝播し、毎年、20万人以上が発症している。通常、ダニに咬まれてから1か月以内に発疹が現れる。最初は赤い斑点が現れ、やがて拡散するのにともない、中央部が色褪せて弓矢の的のようになる。

　ライム病の初期症状はほかに、発熱、悪寒、倦怠感、頭痛、頸部硬直、筋肉痛、関節痛などがある。まれに、感染が心臓まで広がり、不規則な心拍や心拍の低下をひき起こすこともある。感染が神経系に影響を及ぼすと、麻痺または顔面下垂が起こることがある。医師は、感染症を治すための抗生物質を一定期間処方する。

　ライム病の発見が遅れると、痛みをともなう関節の腫れが生じたり、神経系に大混乱を招いて記憶喪失や集中力の欠如、気分障害をひき起こしたりする可能性もある。症例数は少ないが、ライム病やその合併症により死に至ったケースもある。

　ライム病に対する予防には、ダニとの接触を避け、ダニの刺咬を受けないことが最も重要である。専門家は、野山に出かけるときは長ズボンと長袖シャツを着用し、ディート（DEET）を含む虫除けの使用を推奨している。もしダニに咬まれたら、先端の尖ったピンセットでダニの頭部付近をつまんで慎重にゆっくりと引き抜くとよい。ワセリンやマニキュア液を厚く塗ったり、火を近づけたりすると、ダニをさらに奥に追い込み、病気に感染するリスクを高めるだけである。

豆 知 識

1. ダニが刺咬している時間が長くなるほど、ライム病にかかる危険性が高まる。
2. ライム病を診断するために、医師は、ボレリア・ブルグドルフェリに対する抗体を検出する検査一式をおこなう。

第50週 第3日(水)

346 薬と代替療法 | 診療看護師

多くの患者は、上級診療看護師を紹介される。担当医は急用に応えることができないからだ。診療看護師は、医師と同じような医療行為をしてくれる。実際、患者のなかには、診療看護師に診てもらいたがる人もいる。診療看護師のほうが、患者との時間を長くとってくれたり、個人的な経験を聞かせてくれたりするからだ。

今日では一般的になったが、診療看護師という専門職は、全国的な医師不足の問題を受けて、1965年にコロラド大学で養成が開始されて初めて知られるものとなった。養成プログラムは、すぐに国中に広がった。今では、12万人以上の診療看護師が患者の世話をし、何百もの大学が診療看護師の学位課程を提供している。

診療看護師の多くは修士号または博士号を取得して、診療所、病院、緊急治療室、救急病院、療養所、学校、個人医院で働く。診療看護師は医師と同等の職務を果たし、多くの州において薬剤の処方も許されている。診療看護師も、アレルギー科や免疫科、循環器科、皮膚科、救急医学科といった専門の業務につく。たとえば、小児科の診療看護師であれば、トイレトレーニングや癇癪、かみつき行為など、成長と発達の問題について子どもと家族に指導する。

米国看護師協会によると、診療看護師は初期治療および予防医療のおよそ60〜80パーセントをおこなうことができると推定されている。診療看護師は、看護と治療の両方を重視するという特殊なアプローチを学び、健康の促進、病気の予防、教育に重きを置いた業務をおこなっている。

豆 知 識

1. 上級診療看護師養成プログラムのいくつかは、第二次世界大戦中に軍隊が急いで医師たちを医学部から輩出し、前線に十分な医師を確保した取り組みを参考にした。
2. 診療看護師(NP)は高度実践看護師(APN)とよばれることもある。
3. いくつかの州では、診療看護師によって書かれた処方箋に医師が連署することが義務づけられている。

第50週 第4日（木）

347 こころ 統合失調症

統合失調症を患っている人は、頭の中で声が聞こえたり、幻覚で苦しんだり、被害妄想的な不安にかられる場合がある。また、誇大妄想を抱いたり、社会的に奇異なふるまいをしたり、的外れな会話や変わった話し方をすることもある。

◆

これらの症状に共通しているのは、「現実と非現実の区別がつけられない」という統合失調症の基本的な診断基準である。長期に及ぶこの疾患は、アメリカで最も多い精神疾患のひとつであり、300万の症例があると推測されている。

統合失調症になると、患者の多くは通常の生活を送ることがむずかしくなる。精神病院に入院する患者の多くが統合失調症でもある。一方で、心理療法と抗精神病薬の組み合わせによって、疾患を上手にコントロールできている人も大勢いる。

統合失調症は、男性は10代後半、女性は20代から30代に診断されることが多い。原因は、遺伝的要因と病気や栄養失調などからくる環境的なストレスが合わさって、脳内化学物質のバランスが乱れることによると考えられている。

統合失調症患者は、そのタイプと重症度によっていくつかのサブカテゴリーに分類される。妄想型は、自分に対してとんでもない陰謀が企てられているというような妄想を抱くようになる。緊張型は、ゾンビのような姿勢をとったまま、運動能力を失い、ときには話をすることもできなくなる。破瓜型は、幻覚や妄想を呈し、奇怪な行動や不適当なふるまいをする。

この疾患は危険であると思われがちだが、統合失調症患者の多くは暴力を振るうことはない。ただし、健常な人たちよりも自殺を試みたり、酒や薬物を乱用したりする傾向は強い。統合失調症の人が実際に凶暴になった場合、その怒りの矛先は自身の家族のだれかに向けられることが最も多い。映画でよくある「多重人格」は、統合失調症のまれな症例をもとにしている。

【 豆 知 識 】

1. 統合失調症の人は、一般的な集団よりも、ニコチン中毒になる確率が3倍高い。また、この疾患をもっていると、喫煙を止めることがひときわ困難になることが研究によって示されている。
2. 2009年のある研究によると、統合失調症の人は、がんで亡くなる確率が高いことがわかった。その理由のひとつは、統合失調症患者は治療計画に従わない人が多いからであった。
3. 有名な統合失調症患者には、小説家のジャック・ケルアック（1922～1969）、グリーンベイ・パッカーズ【訳注／プロのアメリカンフットボールチーム】でディフェンシブエンドのライオネル・オールドリッジ（1941～1998）、ノーベル賞を受賞した数学者で2001年の伝記映画『ビューティフル・マインド』のモデルとなったジョン・F・ナッシュ・ジュニア（1928～2015）がいる。

353

第50週 第5日（金）

348 性徴と生殖 ｜ 胚保存

　女性が体外受精による不妊治療を選んだとき、医師は、安全策としていくつか余分に胚を作っておく。これらの胚は、通常なら破棄されるものであるが、胚を保管する凍結胚保存の技術によって、夫婦は、将来妊娠を試みるときのために、余った胚を凍らせて保存しておくことが可能になった。そのため、同じときに受精した胚が、数年離れて兄弟姉妹として生まれてくる家族もある。

◆

　研究では、新鮮な胚は成功率が高い傾向にあることが示されているが、胚保存をしておけば、夫婦が不妊治療のために卵子と精子を採取する処置を繰り返さなくてもよいというメリットがある。最適条件下においても、凍結融解の工程に耐えられる胚は多くて70パーセントである。卵子凍結と同様に、冷凍装置に入れた胚の水分子は氷になる。この氷の結晶が膨張すると、胚を引き伸ばしたり、ナイフのように細胞膜を切り裂いたりするのだ。

　胚を保護するために、水分は取り出され、凍結に耐える特別な凍結保護物質（いわば細胞のための凍結防止剤）と置き換えられる。この凍結保護物質は、融解の際に水分に置き換えられる。胚は無期限に凍結保存しておいてもよい。

　最長10年間にわたり、凍結しておいた胚が健康な妊娠をもたらした症例に関する詳細な報告がいくつかある。この技術に関する懸案事項には、余分な胚は「だれのもの」であるかということ、そして不要になった胚は「どうなるか」ということである。

豆 知 識

1. 凍結された胚によって健康的な妊娠に至った最初の症例は、1983年に報告された。
2. 凍結に最も適しているのは3日齢の胚である。
3. いくつかの州では、余分の胚を、今後親になろうとしている人たちの養子にすることができる。

第50週 第6日(土)

349 ライフスタイルと予防医学 | ボトックス

　ボトックスという薬剤について耳にしたことはあるだろうか。顔の一部に注射して、一時的に顔のしわを取り除くものである。ボトックスは、しわをひき起こす筋肉を麻痺させることによって作用を発揮し、効果はたいてい3か月から4か月つづく。

◆

　ボトックスは、ボツリヌス菌（学名：*Clostridium botulinum*）という細菌によって産生される毒素から作られる。これは、ボツリヌス菌中毒（麻痺につながる致命的な食中毒の一種）をひき起こす毒素と同一のものである。ボトックスは、この毒素を精製したものであり、病気にかかることなく、からだの一部だけを麻痺させる。

　ボトックスが最も役に立つのは、眉間や額全体、眼の周囲（目尻）にできるしわである。口周りのほうれい線には、それほどの効果は得られない。口周りの筋肉を麻痺させると、食事や会話ができなくなってしまうという事情もある。

　ボトックス治療は、所要時間が短くて簡単におこなえる。通常は、皮膚科医が外来で患部に注射するのだが、ケミカルピーリングやレーザーリサーフェシング、皮膚充填といったほかの美容処置と組み合わせてボトックスが使われることもある。このような併用療法により、新たなしわの形成を防ぐことができる。

　医師は、ほかにも、重度の脇汗、制御不能なまぶたの痙攣、眼の位置ずれ、頸部ジストニア（首と肩に強い筋収縮をひき起こす神経学的疾患）の治療目的でボトックスを使う。考えられる副作用には、注射した箇所の痛み、インフルエンザのような症状、頭痛、胃のむかつきなどがある。顔に注射をしたときは、一時的にまぶたが垂れ下がることがある。妊娠または授乳をしている女性は、ボトックスを使ってはいけない。

豆 知 識

1. アメリカでは、食品医薬品局（FDA）の承認を得ない限り、いかなる形態のボツリヌス毒素も人間に使ってはいけない。現時点において、FDAの承認を得ている唯一のボツリヌス毒素は、アラガン社が製造しているボトックス・コスメティックであり、眉間のしわを一時的になくすためのものである。
2. 2008年7月の時点において、FDAの犯罪調査部によって、およそ1,000人の患者に対し未承認のボツリヌス毒素を故意に注射したとして、68人が逮捕され、29人に有罪判決が下された。

第50週 第7日（日）

350 医学の歴史 | CTスキャン

　1970年代に発明されて以来、いわゆるCT（コンピューター断層撮影技術）やCAT（断層撮影レントゲン写真術）といったスキャン技術は、医師がからだの中の疾患を見つけて診断する方法に革命をもたらした。

◆

　今日のCTスキャナーは、X線を使って1ミリメートルという非常に狭い間隔で頭やからだを輪切りにし、患者のからだの内部構造を観察することを可能にしている。この断面画像は、内臓や心臓、肺、動脈、脳などの軟組織を明瞭なコントラストで見やすくするため、異常箇所をより簡単に検出して診断することができる。

　X線が1895年に発見されてから数十年のあいだ、科学者たちは、より鮮明な画像を作る方法を開発するために研究をおこなった。1914年には、ポーランドの医師キャロル・マイヤーが、肋骨の影をぼやけさせて、平面的な心臓（スライス）だけを残した、まずまずの画像を捉えることに成功した。この技術はすぐに断層撮影法（tomography）として知られるようになり、つづく数十年のあいだに初期の断層撮影装置が開発された。"tomo" には、ギリシア語で「切片」あるいは「切断」という意味がある。タフツ大学教授アラン・コーマック（1924〜1998）は、コンピューターとX線断層撮影を組み合わせた最初の人物であり、1963年にはその装置を使ってマネキンの3次元画像を構築した。先人たちと同じように、コーマックも、医学界から資金提供や支持を受けることはできなかった。

　完成されたCTスキャナーの実用化は、1971年になってようやく、ロンドンに拠点を置くEMI社（Electric and Musical Industries Ltd.）によって実現された。EMI社の科学者ゴドフリー・ハウンスフィールド（1919〜2004）は、脳腫瘍が疑われている女性に対し、初めてとなる頭部の撮影を実施した。スキャンするだけで15時間を要した。スキャナーによって撮影された2万8,000ものデータは、磁気テープに記録され、画像処理のために町の向こう側のコンピューターに送られた。コンピューターは、患者の脳の断面画像を作り出し、左前頭葉にあるがんを露呈した。

　EMIスキャナーは、生産に入った後で著しい改善がなされた。全身をスキャンできる新しい装置が開発され、スライス厚は薄くて誤差が少なくなる一方で、スキャン時間は短縮された。今日広く使用されているスパイラルCTは、患者の周りを回転するようにX線を照射することによって、放射線被曝を軽減したり、検査時間を短縮したりしている。

豆 知 識

1. コンピューター断層撮影の発明を可能にしたのは、英国ロック・バンドのビートルズが成功していたからであると言われている。EMI社は、ビートルズのレコード会社でもあり、ビートルズのレコードの売上により多額の利益を得ていたため、CT研究のための研究場所を提供したり、資金援助をおこなったりすることができたのだ。
2. コーマックとハウンスフィールドは、CTスキャンの開発における研究により、1979年にノーベル賞を獲得した。
3. アメリカにおけるCTスキャンの実施件数は、1995年から2007年で3倍に増加しており、一部の研究者たちは検査のしすぎを懸念している。2009年、米国心臓協会は、がんのリスクが高まるとして、心臓に対するCTスキャンの使用を制限すべきであると勧告した。

第51週 第1日(月)

351 子ども | 近視

　いくつかの記録によれば、ローマ皇帝ネロ（37〜68）は、剣闘士の戦いをよりはっきり見るために、エメラルドを通して観戦していたと言われている。ネロの宝石は、近視のためにおこなわれた最初期の治療のひとつであったと考えられている。近視とは、近くの物ははっきりと見えるが、遠くの物はぼやけて見えるという、よくある視力の状態である。

◆

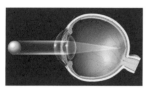

近視の模式図

　アメリカ人の3人にひとりくらいは、近視である。近視の症状は、通常、子ども時代に始まり、20歳くらいになるまで進行する。多くの場合、角膜（眼球の前面を覆う透明の膜）の屈曲が大きくなりすぎている。その結果、眼に入ってくる光が正常に焦点を結べなくなり、遠くの物がぼやけて見えるようになるのだ。一般的に、近視になるかどうかは、遺伝の影響があると言われているが、研究によると、小さな活字を読んだり、日常的にコンピューターの画面を凝視したりするなど、近くを見る作業のやりすぎによるストレスが、そのような状態を悪化させるという。

　近視は、1メートル先の物は見えるような軽度なものから、5、6センチメートル先の物しかはっきり見えないような重度のものまである。眼鏡やハードまたはソフトコンタクトレンズの屈折レンズは、近視を矯正する簡単で安価な方法である。また、視力を改善するために、角膜の形を矯正する手術もある。よくおこなわれる眼の手術には、レーシック、レーザー屈折矯正角膜切除術、前房眼内レンズ移植術がある。

豆 知 識

1. 一般に考えられているのとは異なり、テレビを近くで観たり、薄暗い照明のもとで読書をしたりしても、近視のリスクは増大しない。
2. 眼鏡もコンタクトレンズも付けておらず、眼のトラブルがない人でも、20歳から39歳までの間に一度、40歳から64歳までは2〜4年ごと、65歳以上は1〜2年ごとに眼科検診を受けることを専門家は推奨している。

357

第51週 第2日（火）

352 病気 | 緑内障

　前回あなたが眼科を受診したとき、医師は眼圧を測定し、点眼薬をさして瞳孔を開いただろうか。どちらも、緑内障のスクリーニング検査である。緑内障は、400万人のアメリカ人にリスクがある疾患となっている。残念なことに、初期段階では症状が現れないため、半数近くの人は、自分が緑内障であるということに気づかない。

◆

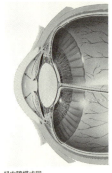

緑内障模式図

　一般に、緑内障はひとつの病気であると見なされることが多いが、実際は、視神経を傷つける、いくつかの病気の総称である。多くの場合、視神経の傷害は、眼球内の液体が溜まりすぎることによってひき起こされる。房水とよばれるその液体は、本来、眼の前方から排出される。虹彩と角膜が出合う隅角に、網目状の組織でできた排水管がついているのだ。しかし、この箇所が詰まると、眼圧が高まって視神経をすり減らすため、開放隅角緑内障（慢性緑内障）になる。
　もうひとつのタイプの疾患は、閉塞隅角緑内障（急性緑内障）といい、虹彩が前方に突き出て隅角が塞がれることによって起こる。視神経は、網膜からの像を脳に伝えるはたらきをするので、視神経が傷害されると失明に至る場合もある。結果的に、緑内障は、白内障に次いで、2番目に多い失明の原因となっている。
　緑内障は、一般的に進行がゆっくりで、徐々に周辺視力が失われ、やがて視野狭窄症を生じる。しかし、このような病状が突然現れることもあり、かすみ目、眼の充血、光の輪が見える、眼の痛みなどが起こり得る。専門家は、18歳になった人はみな、2年に一度は緑内障の検査を受けるよう勧めている。アフリカ系アメリカ人や、緑内障の家族歴をもっている人など、リスクの高い人はさらに頻繁に検査を受ける必要があるかもしれない。糖尿病や心臓病の人、眼を損傷した人、コルチコステロイド点眼薬を頻用している人も、この疾患にかかりやすいため、これらの要因のある人は自分の視力に注意を払うとよい。緑内障と診断されたら、眼圧を下げる点眼薬か内服薬によって、眼を守ることができる。もっと重篤な場合は、房水を排出するための手術が必要になるかもしれない。

豆知識

1. 英国の研究者たちは、ネクタイをきつく締めている男性は、より眼圧が高く、緑内障のリスクが高いことを発見した。
2. およそ12万人のアメリカ人は、緑内障が原因で盲目となっている。
3. アメリカ人の4人にひとりは、2年ごとに眼科検診を受けていないという。

第51週 第3日(水)

353 薬と代替療法　グルコサミンとコンドロイチン

「変形性関節炎の治療に効くかもしれない」── そんなふうに信じられてもいる 2 つの栄養
補給剤にグルコサミンとコンドロイチンがあり、変形性関節炎による痛みやこわばりに悩む多
くの高齢者が利用している。一貫した研究結果は得られていないものの、医師や患者のなかに
は、これらのサプリメントの治療効果を強く信じている人がいる。

◆

　グルコサミンは体内に自然に存在するが、その産生量は年齢とともに減少する。サプリメン
トの原料には、エビ、カニ、他の甲殻類の貝殻が使われている。また、グルコサミンは、糖尿
病、炎症性腸疾患、乾癬、けがの後の足の痛み、慢性静脈機能不全（下肢のむくみ、静脈瘤、
痛み、痒み、皮膚潰瘍などを含む症候群）の治療にも効果があるのではないかと考えられてい
る（ただし、証明されてはいない）。

　コンドロイチンは、通常、ウシまたはサメの軟骨を原料とし、コンドロイチン硫酸という名
称で市場に出されている。炭水化物のコンドロイチンは水分保持能力が高く、炎症を抑え、私
たちの軟骨がすり減るのを防ぐとも考えられている。

　グルコサミンとコンドロイチンの効果に関する研究は、かならずしもよい結果であるとは限
らない。この研究テーマでは、アメリカ国立保健研究所によって資金提供された、現在進行中
の臨床試験「グルコサミン塩酸塩／コンドロイチン硫酸の変形性膝関節症に対する臨床介入試
験」（GAIT）が最も規模が大きく、よくデザインされている。GAITによると、骨関節炎患者に
おいて、痛みおよび軟骨量の減少（X線による測定）に、偽薬と比較して有意な改善がなかっ
たという。

　しかし、より小規模の研究では、とくに膝の変形性関節症の患者において、サプリメントを
飲むことによって著しい改善が認められている。グルコサミンとコンドロイチンがアセトアミ
ノフェンや、昔からある非ステロイド系の抗炎症剤、シクロオキシゲナーゼ‐2（COX-2）阻
害薬といった鎮痛薬に勝る痛みの抑制効果があるかどうかは明確でない。

　グルコサミンとコンドロイチンは、比較的安全だが、胃のむかつき、眠気または不眠、頭痛、
日光過敏、爪が硬くなる、などの副作用が起こることがある。いくつかの研究によると、グル
コサミンは血液の抗凝固薬と一緒に服用すると出血のリスクを増加させ、また白内障のリスク
も増加させることが示唆されている。グルコサミンとコンドロイチンを、ブロメライン、マン
ガン、またはビタミンCとともに摂取すると、変形性関節症に対する効果が増強されるとも言
われているが、まだ立証されてはいない。

豆 知 識

1. 動物実験によると、グルコサミンは糖尿病のおもな原因となっているインスリン抵抗性を悪化させるという可能性が
　 示された。人間における研究では、そのようなリスクが立証されてはいないものの、安全のため、糖尿病の人がサプリメ
　 ントを利用するときは、血中の糖濃度をモニタリングするとよい。
2. グルコサミンに対するアレルギーの報告はないが、原材料に甲殻類の殻を使っていることから、魚介類に対するアレル
　 ギーをもっている人は注意し利用し、反応をみるとよい。
3. 2008年、スコットランドの新聞は、グルコサミンを摂取して数週間以内に肝不全で死亡した人が若干名いると報じた。
　 医師たちは、なぜこのようなことが起きたのかよくわからなかったが、グルコサミンについての警告を発した。

359

第51週 第4日（木）

354 こころ | 心的外傷後ストレス障害

　心的外傷後ストレス障害（PTSD）は、戦争の退役軍人によくみられる疾患であり、衝撃的な体験に対して、時間が経ってから、長期にわたり精神的な反応が生じるものである。PTSDは、戦闘を体験した軍人に非常に多くみられる疾患ではあるが、ひどい事故や自然災害、暴力犯罪などを体験したり、身体的危害を受けて恐怖を感じたりすれば、年齢にかかわらずだれにでも起こり得る。

◆

　アメリカでは、成人のおよそ770万人がPTSDを患っている。PTSDは、自分自身が傷を負ったり、だれかに起きたひどいできごとを目撃したりした後のストレスによって発症する。最初は元気そうで、ひどいできごとのことも、気持ち的に整理をつけたかのように見えるかもしれない。しかし、多くの場合、3か月以内に症状が出始める。この疾患は、男性よりも女性に多い。

　PTSDの患者は、さまざまな症状によって苦痛を感じる。神経質になったり、大切な人に対して愛情を感じられなくなったり、かつて楽しんでおこなっていた趣味や活動への興味を失ったりする。なかには、攻撃的で狂暴になる人もいる。PTSDの人は、もともとのできごとを想起させるような場所や状況を避けようとする。ときには、まったく関係のない物音がきっかけとなって、鮮明なフラッシュバックを経験することもある。たとえば、車のバックファイヤーが銃砲の音のように聞こえるのだ。そうなると、患者は現実社会とのかかわりを失うようになる。ほかにも、睡眠中の悪夢で、過去の辛いできごとを追体験することもある。

　PTSDと診断されるには、症状が少なくとも1か月以上、続いていなければならない。きっかけとなるできごとから数年経ってからでないと症状が現れないケースも時折みられる。6か月で回復する人もいれば、PTSDの症状から完全に逃れることができずにいる人もいる。また、PTSDの人は、鬱病や薬物乱用、他の不安障害になるリスクがある他、自殺の危険さえもある。

　治療には、抗鬱薬または抗不安薬による薬物療法か、話し合い療法、もしくはその両方がおこなわれる。また別の治療法に、眼球運動による脱感作と再処理法（EMDR）とよばれるものがある。EMDRでは、患者が眼球運動やタッピング、音に集中しながら、過去の記憶を話せるように促す。研究によると、この手法は、トラウマとなっている記憶に対する反応を変え、PTSDの症状を軽減する効果があることが示されている。

豆 知 識

1. PTSDの症状は、トラウマとなるできごとが、強姦、強盗、誘拐など、患者に対して意図的におこなわれていた場合に重症化する傾向がある。
2. PTSDの子どもは、一時的に、話すことができなくなる、幼い頃の行動に戻る、胃の不調や頭痛を訴える、友だちと遊びたがらない、というようなことがある。
3. 2008年の研究によると、イラクとアフガニスタンから帰還した兵役軍人の約5人にひとりはPTSDまたは深刻な鬱病の症状を訴えた。しかし、治療を求めたのは半数をわずかに上回るだけの人だった。

第51週 第5日（金）

355 性徴と生殖 | 卵子保存

　女性の受胎能力は30代に衰え始めるため、40代になるころには、妊娠の可能性は六分の一となる。「もう少し待ってから初めての子を授かりたい」と希望する女性が年々増えていることからして、時の経過を一時停止するボタンを押せるような、そんな方法を多くの人が望んでいる。卵子保存、卵子凍結ともよばれ、医学用語では卵子凍結保存というものがある。この方法では、女性の卵子をからだから取り出して凍らせておき、後で解凍して利用する。体外受精をおこなって、新しくできた受精卵を女性の子宮に移植して妊娠させるのだ。

◆

　この技術は1990年代中頃に初めて適用された。患者は、がんを患っている若い女性で、排卵の停止をひき起こす化学療法か放射線療法を受けなければならなかったため、がん治療の前に排卵を促す不妊治療をおこなった。卵子は針を膣から挿入して採取され、細い管に入れて、冷凍装置の中に置かれた。凍結した卵子は、保管バンクに移され、液体窒素でマイナス196℃に冷却された。

　卵子保存における問題として、卵子は精子よりも壊れやすいということがある。細胞内の水分が氷になると、細胞に圧力がかかって細胞を傷つけたり、破裂させたりすることもある。ある研究によると、凍結卵子を使った妊娠の確率は約17％であった。

豆 知 識

1. 卵子をいくつか採取して凍結するのに、およそ1万ドル～1万5千ドルかかる。
2. 保管費用として、毎年およそ500ドルかかる。
3. 卵子の凍結方法には2つの方法がある。温度を急速に下げる方法と、凍結防止剤とよばれる液体で卵子を保護しながら温度をゆっくり下げていく方法である。後者は、ガラス化法とよばれている。

361

第51週 第6日(土)

356 ライフスタイルと予防医学 | コンタクトレンズ

コンタクトレンズは、眼の表面に浮かせる薄くて透明なプラスチックである。通常は、視力を矯正するために使うものだが、純粋におしゃれ目的でコスメティックコンタクトレンズを使う人もいる。眼が健康で、コンタクトレンズのケアをきちんとおこなうことができる人であれば、眼鏡の代わりとして安全に使用することができる。

◆

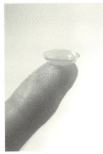
コンタクトレンズ

コンタクトレンズには、おもにソフトコンタクトレンズとガス透過性ハードコンタクトレンズ（RGP）の2種類がある。

ソフトコンタクトレンズは、しなやかで柔らかいプラスチックから作られていて、酸素を通して角膜に届けることができる。ソフトコンタクトレンズは、ハードコンタクトレンズよりも装着しやすくて付け心地がよい。ほとんどのソフトコンタクトレンズは、デイリー、ウィークリー、マンスリーの使い捨てとなっている。

ハードコンタクトレンズは、より長期間の使用が可能で、ソフトコンタクトレンズよりも汚れが付着しにくく、裂けにくいし、たいてい良好な矯正視力が得られる。また、ソフトコンタクトレンズのように、たびたび取り替える必要がないので、長期的には低コストですむ。

どのタイプのコンタクトレンズでも、装着することによるリスクはある。結膜炎（目の充血）、角膜潰瘍、角膜擦過傷、視覚障害、さらには失明に至ることもある。そのため、コンタクトレンズを作るときは、たとえおしゃれ目的であっても、有効な処方箋をもっていることが重要であり、法律によって求められるのである。眼科医療専門家は、コンタクトレンズの知識をもっているべきである。コンタクトレンズの装着や診察をおこない、コンタクトレンズが付けられなくなるような疾患になったときは治療する必要があるからだ。

| 豆知識 |

1. コンタクトレンズによって矯正可能な視力は、近視、遠視、乱視（角膜の形状に起因するかすみ目）、老眼（近くが見えづらい）である。
2. アメリカでは、2,400万人以上がコンタクトレンズを付けている。
3. コスメティックコンタクトレンズは、眼の見た目を変えるためにデザインされたものである。たとえば、茶色い瞳の人でも、青色や他の色にすることができる。

第51週 第7日（日）

357 医学の歴史 | MRI装置

　今日の磁気共鳴断層画像診断（MRI）装置は、からだのスキャン画像をほぼ瞬時に作り、多発性硬化症、がん、あるいは痛めた筋肉や筋断裂といったけがの診断に用いられている。この技術は、最初のMRI装置からみて飛躍的な進歩を遂げている。当初は、粗い画像ひとつ作るのに、ほぼ5時間もかかっていた。

◆

　ニューヨーク州立大学ダウンステート・メディカルセンター（Downstate Medical Center）の医師レイモンド・ダマディアン（1936〜）は、1960年代に核磁気共鳴の実験を開始し、世界初のMRIスキャン装置を提案した。この装置は、電磁波を当て、体内の原子核から放出される周波数を読み取って画像を作るというものだった。ラットで実験をした結果、ダマディアンは、ヒトの細胞において、がんの組織と健康な組織から発せられる信号に顕著な違いがあることを発見し、これを病気の診断に活用できるのではないかと示唆した。

　人体を用いた最初のMRIは1977年におこなわれ、心臓、肺、胸壁の（少なくとも今日の基準からすると）粗い画像が得られた。患者に副作用は起きなかった。それ以降、より速くて閉塞感が少なく、ヒト組織の細部や化学構造を示すことができるMRIを開発するべく数限りない改良が重ねられた。3年後には、市販用のMRI装置が初めて公表された。近年の成果としては、FONAR 360（天井と床から2本の磁気柱が突き出ている部屋まるごとひとつ）やStand-Up MRI（立った姿勢でスキャン可能な唯一の装置）がある。

　ほとんどのMRI装置は2メートル×2メートル×3メートルくらいの大きさであるが、より小型で軽量、かつ患者の不安を軽減するようなモデルが開発されている。MRI装置には、巨大な磁石があり、その中心を通るように、ボアとよばれる円筒形の管が水平に配置されている。患者はあおむけになって横たわり、ボアの中へとスライド移動されて磁場の中心部に入る。検査が始まると、交番磁場が送られ、体内にある原子の反応に応じて生じる磁場の変化をコンピューターが処理し、からだの構造や組織の二次元または三次元の画像が作られる。

[豆 知 識]

1. ダマディアンは、これから克服しなければならない障害と懐疑論にちなんで、最初のMRI試作品に「不屈の」（Indomitable）と名づけた。この試作品は、現在スミソニアン協会に展示されている。
2. ペーパークリップ、ペン、鍵などの金属物質は、MRIの磁石をオンにすると飛ぶことがあり危険である。病院のスキャンルームにおいて、これらの金属物質は厳密に持ち込みが禁じられている。
3. 埋め込み式のペースメーカー、脳内のスチール製動脈瘤クリップ、特定の歯科または整形外科用インプラントがある患者はMRIを受けられない場合がある。

363

第52週 第1日（月）

358 子ども｜斜視

　私たちはふつう、物を見つめるときに、両目で焦点を合わせて、ひとつの像を結ぶ。しかし、およそ4％のアメリカ人は、時々または常に、それぞれの眼が異なる方向に向いてしまう。このような状態を斜視とよぶ。

◆

　多くの場合、子どもは生まれながらに両目の向きが揃っていない。生理学上の理由については明確にわかっていないが、専門家たちは、遺伝的な要因によって神経系に問題が生じるためではないかと考えている。また、強度の遠視に起因することもある。子どもは焦点を合わせようとして寄り眼になる。その結果、眼球運動を調節する筋肉が正しく機能しなくなり、眼の疲れ、頭痛、周辺視力の低下、奥行き知覚の異常が起こる。斜視は、速やかに治療しなければ、脳が弱いほうの眼からの情報を抑制するようになって、弱視あるいは片眼の失明に至ることもある。

　大人も斜視になり得る。多くの場合は、脳卒中や甲状腺の疾患といった病気が根本的な原因となって発症する。大人の斜視では、物が二重に見えるという問題が生じるが、これは大人に順応力がないためである。

　斜視の治療には、いくつかの方法がある。一部の子どもには、正常なほうの眼をアイパッチ（眼帯）で覆って弱いほうの眼を鍛えつつ、視力矯正用の眼鏡が処方される。しかし、斜視が重度の場合は、手術が勧められる。手術は1839年にドイツの医師によって初めて実施され、視力を調節する筋肉を「強める」か「弱める」かのいずれかがおこなわれる。手術では、眼を切開し、眼筋を縫合して短くするか、切り込みを入れて長くするかのいずれかにより両目の向きを揃える。斜視の手術は、一般的に、安全で効果がある。

豆 知 識

1. 斜視（strabismus）ということばは、「眼を細める」（strabismos）という意味のギリシア語に由来する。
2. 斜視にはいくつかのタイプがある。内斜視は、一方または両方の眼が内側を向いて、寄り眼になる。外斜視は、一方または両方の眼が外側を向くために白眼が見える。上斜視は、片方の眼がもう片方の眼よりも高い位置に向く。下斜視は、片方の眼がもう片方の眼よりも低い位置に向く。

第52週 第2日(火)

359 病気 | 白内障

　紀元前5世紀くらいの昔、治療者は原始的な眼の手術をおこない、白内障を治療していた。1743年になるころには、英国の医師サミュエル・シャープ（1709〜1778）は、眼に切開を施し、親指で圧力を加えることによって、白内障を治すことができた。それから1世紀以上後になって、コカインを含有する点眼麻酔薬が開発された。現代の科学のおかげで、白内障手術の痛みは大幅に軽減され、成功率もぐんと増した。

◆

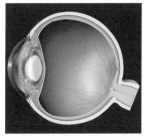
白内障模式図

　白内障は、痛みはないが、眼の中の水晶体が曇る疾患である。曇った水晶体は網膜に向かう光の通り道を妨害するので、白内障になると視界がかすんで、まるで曇った車の窓ガラス越しに物を見ているようになる。また、照明や太陽の光が眩しく感じたり、物が二重に見えたりもする。
　では、いったい白内障の原因はなんなのか。最も多いのは加齢である。眼の水晶体は水とタンパク繊維からできているため、加齢にともない弾力と透明度が低下するのだ。タンパク繊維は分解されて凝集し、混濁が生じる。他のリスク因子には、長年にわたる日光への暴露、白内障の家族歴、糖尿病、喫煙などがある。アメリカでは、2,200万人が白内障である。
　白内障は水晶体のどの部分にも起こり得る。水晶体の中心部に起こるものは核白内障、水晶体外側の皮質に起こるものは皮質白内障、水晶体の後ろ側または水晶体の被膜下に起こるものは後嚢下白内障とよばれる。白内障の唯一の治療法は、安全な外来手術である。医師は眼に小さな切開を施し、超音波プローブを使ってタンパク繊維を破壊する。もし患部が大きければ、より大きな切開を施して取り除かなくてはならない。このタイプの手術を受けた患者の90％は視力が回復する。

豆 知 識

1. 6月は「白内障啓発月間」（National Cataract Awareness Month）である。
2. ベビーブームで人口が増加したため、2020年までに3,000万人のアメリカ人が白内障にかかっていると予測される。

第52週 第3日（水）

360 薬と代替療法 ｜ 催眠術

映画のなかでは、催眠術を利用して人々を操り、普段ならやらないような違法行為やばかげた振る舞いをさせることがよくある。パーティーの余興やコメディーショーでも、催眠術が使われているところを見たことがあるだろう。その催眠術が、医学の役に立ち、健康を損なう障害を克服する助けとなることもある。

◆

　医療目的で使われる催眠術は、催眠療法とよばれる。催眠療法のゴールは、深いリラックス状態とトランス状態として知られる意識状態をもたらすことである。このように深い意識状態にあるとき、人は考えやイメージに敏感に反応するため、からだの調子や社会心理学的な行動に影響を及ぼす方法を身につけることができる。

　催眠療法は、1958年に米国医師会によって承認された。今日では、慢性的な痛み、不安症、中毒症の治療や減量を助ける目的で一般的に用いられている。催眠療法は、血圧と心拍数を落ちつかせるということさえ指摘されている。また、手術や出産の前、ある種の病気の回復過程において必要な薬剤を減らすために催眠療法が実施されることもある。救急処置室の子どもを対象にした研究では、催眠療法によって恐怖心、ストレス、不安が軽減され、医療関係者に協力的になることが示されている。

　患者を催眠状態にするためには、一連のステップをとおして、患者がリラックスするように誘導する。からだはくつろいでいて、意識ははっきりしていなければならない。この状態のとき、患者は催眠療法士の言うことに対して非常によい反応を示す。たとえば、「タバコの味が好きではない」とか、「ラジオのボリュームを下げるように、痛みのボリュームを下げる」というようなことができるのだ。脳はこうした身体的および情動的感情を長期記憶として保存し、後でタバコを差し出されたときに、その記憶を意識のなかにどっと蘇らせる。催眠療法に反応しはじめるまでには、10回くらい診療を重ねる必要があるかもしれない。自己催眠には録音テープやCDを使うことが多いが、患者が催眠療法中に経験した感情を自宅で再び呼び起こすのに役立つ。

┌─────────────┐
│　豆　知　識　│
└─────────────┘

1. 催眠術 (hypnosis) は、ギリシア語で「睡眠」を意味する。このことばは、19世紀に作られた。
2. 1700年代には、ドイツの医師フランツ・アントン・メスメル (1734〜1815) が、磁石などの技術を使った催眠療法によって、盲目、関節の痛み、麻痺を治療することができると主張した。メスメルは詐欺であるとして医学界から退けられたが、催眠術をかける (mesmerize) ということばは今でも使われている。
3. ごくまれに、催眠療法において、無意識の感情によって誤った記憶を植え付けることになる場合がある。これを作話という。

366

第 52 週 第 4 日（木）

361 こころ 多発性硬化症

多発性硬化症（MS）は、からだがミエリン鞘（脳および脊髄の神経線維を絶縁する脂肪物質）に含まれるタンパク質を攻撃してしまう慢性自己免疫疾患である。ミエリン鞘が損傷されると、ミエリン鞘が取り囲んでいる神経線維にも傷害が及び、瘢痕が生じ、筋肉の協調、知覚、視力をコントロールする神経信号が阻害される。

◆

アメリカ人は推定約30万人が多発性硬化症を発症しており、そのうちの3分の2は女性である。大部分の人は、感覚が鈍くなる、チクチクした痛みがある、手足に力が入らない、眼球を動かすと痛む、頭部を動かすと感電したような痛みが走る、といった初期症状を、成人して早いうちに経験する。遺伝的要因で多発性硬化症になる可能性は少ないが、多くの症例はウイルスや長期にわたる病気によって発症するものと研究者たちは考えている。

多発性硬化症の発症のしかたには、おもに4つのパターンがある。再発寛解型 MS の人は、症状がない期間が長く続いた後で、突然の再発に見舞われる。再発寛解型 MS の経過には個人差があるが、多くの人はやがて二次進行型 MS に移行し、各種の症状がずっと続くようになる。あまり多くはないが、40歳以上の成人に起こりやすい一次進行型 MS がある。このタイプの人は症状が断続的に現れるということはなく、徐々に悪化していく。それらの症状が増悪する期間がともなうようになったものは慢性進行型 MS とよばれる。

多発性硬化症を特定する検査はないが、MRI スキャンでミエリン鞘が損傷を受けている脳または脊髄の病変部を特定できる場合がある。薬剤を注射することによって、過去2か月以内に形成された病変を目立たせることができるため、医師はその多発性硬化症が活発な段階であるかどうかを判断しやすくなる。

初期段階の多発性硬化症には、βインターフェロン（免疫調節作用を有する遺伝子組み換えタンパク質）や副腎皮質ステロイドで炎症を抑える治療方法がある。定期的な運動や物理療法をおこなって筋肉を強くすれば、杖や車いす、電動車両を利用しながら自立した生活をつづけやすくなる。最悪のケースまで病気が進行すると、字を書く、話す、歩くといったことがもはやできなくなってしまうが、多くの場合は薬物と生活様式の改善によって制御することができる。

```
豆 知 識
```

1. 多発性硬化症の補完的治療のひとつに血漿交換法がある。この方法では、患者の血液から血球成分を取り出して、代替の液体と混ぜ合わせたものを患者のからだに戻す。血漿交換法をおこなうことによって、傷害を起こす抗体の濃度を薄めることができると考えられている。ただし、最初の症状が現れてから3か月以上経過してからおこなったときの効果については証明されていない。

2. 多発性硬化症患者の多くは、とても暑い日、または熱いシャワーを浴びているときや浴槽につかっているときに筋肉の脱力を感じる。空調のきいた部屋で数時間休んだり、ぬるい風呂に入ったりすると症状が緩和されるかもしれない。

3. 伝染性単核球症をひき起こすエプスタイン・バー・ウイルスを含め、多くのウイルスや細菌が多発性硬化症をひき起こすと考えられている。しかし、今のところ原因となるものはわかっていない。

第52週 第5日（金）

362 性徴と生殖 ｜ 代理母出産

　代理母出産という用語は1970年代から存在しているが、女性がだれか別の人の赤ちゃんを産むという概念はもっと古くからある。聖書のなかの創世記では、不妊症のサラは、女奴隷のハガルを夫のアブラハムに差し出して子どもをつくらせ、サラとアブラハムの子どもとして育てている。しかし、このようなことは、今日もっと技術的な方法によっておこなわれる。代理母は、子どもに恵まれない夫婦に雇われることが多く、夫婦の受精卵もしくは（妻が不妊症の場合はたいてい）夫の精子を使って人工授精をおこなう。通常、代理母は出産後に子どもに対する親権のすべてを放棄する。

◆

　代理母出産にかかわる初めての訴訟事件は、1976年にミシガン州の弁護士ノエル・キーン（1939〜1997）によってもたらされた。子どもに恵まれない夫婦トムとジェーンが、ふたりの子どもをつくるために、キャロルという女性を雇った事例だった。それから10年後、キーンは不名誉な「ベビーM事件」によって再び脚光を浴びることとなった。この事例において、ニュージャージー州の女性メアリー・ベス・ホワイトヘッド（1957〜）は、1万ドルを受け取り、自分の卵子と父親の精子を使って夫婦の赤ちゃんを産む契約を結んだ。ところがホワイトヘッドは妊娠中に考えが変わり、夫婦を告訴した。裁判官は代理母出産の契約は違法であったと見なし、ホワイトヘッドに赤ちゃんを訪問する権利を与えた。

　代理母出産の需要は高まり、年間約300〜400以上の事例がみられるものの、代理母出産は未だ論争の的となっている話題である。一部の人々は、代理母出産は自然に干渉する行為であるという考えをもっている。また、ミシガン州やアリゾナ州を含むいくつかの州では、代理母出産を罰したり、法律で一切禁止したりしている。

豆 知 識

1. 代理母には、通常、報酬として2万ドルから2万5,000ドルが支払われる。夫婦が支払う全額費用には、医療費と弁護料を含め、10万ドル以上かかることがある。
2. ブロードウェイミュージカル「ヘアスプレー」で主役を演じたマリッサ・ジャレット・ウィノカー（1973〜）など、有名人のなかにも子宮頸がんを克服し、代理母出産を利用した人がいる。

第52週 第6日(土)

363 ライフスタイルと予防医学 ｜ 日焼け

サンタンとは、日光、日焼けマシン、ランプなどからの紫外線A波（UVA）を浴びて皮膚が黒くなることである。UVAは皮膚の真皮層まで到達し、メラニン細胞によるメラニンの産生を促す。メラニンは肌を褐色にさせる茶色の色素である。

◆

サンバーンは紫外線B波（UVB）を浴びて、皮膚の表皮層が赤くなることである。メラニンは、皮膚が赤くなるのを防ぐはたらきがある。しかし、たとえ皮膚が赤くならずに黒くなったとしても、UVAとUVBの両方を浴びていることに変わりなく、皮膚がん、しわ、しみ、眼疾患、免疫機能の低下の危険にさらされている。UVAはメラノーマ（悪性黒色腫）を誘発する可能性もある。メラノーマは皮膚がんのなかでも最も致死的で、皮膚から他の臓器やがん付近のリンパ節へと広がっていくことがある。

メラノーマはからだのどこにでも発現するものだが、最も多いのは日光によく当たる部位である。皮膚がんは、通常、切除術によってがんを取り除く治療をおこなう。

UVAによるダメージは、ほかにも、早期老化の主因となっている。ほとんどのしわは、日光を浴びることによって作られる。また、白内障という眼疾患の要因でもある。

サンタンにしろ、サンバーンにしろ、日焼けによるダメージから身を守るためには、午前10時から午後4時までは日光を避ける、少なくともSPF15の日焼け止めを使う、UVカットの衣服を身につける、UVカット100%でラップアラウンドタイプのサングラスを着用する、紫外線灯や日焼け用ベッドを避けるとよい。

⎡ 豆 知 識 ⎤

1. アメリカでは、毎年、100万を超える皮膚がんの症例が新たに診断されている。
2. 肌の色が濃い人は肌の色が薄い人よりも日焼けをすると黒くなりやすい。肌の色が濃い人のメラニン細胞のほうが、より多くのメラニンを産生するからである。
3. サンタンやサンバーンは、どんな気温でも生じる可能性がある。
4. 25歳未満のアメリカ人で、「日焼けしているほうが見た目がよい」と考えている人は80パーセントもいる。

第52週 第7日（日）

364 医学の歴史 | ロボット支援手術

　医療の大部分の側面において、熟練した医師の手技に代われるものはない。しかし、状況によっては、コンピューター制御による処置の効率のよさが非常に役立つこともある。今日の手術に関して言えば、たとえば、ロボット技術で治癒時間を短縮し、患者の回復を早めることができる。低侵襲性の腹腔鏡手術は、外科医が操作するロボット器具によって補完することができる。

◆

　ロボット支援手術は、文字通り医師にとっての「手」とは言えないかもしれない。それでも、医師たちは手術と患者に関する情報をあらかじめコンピューターにプログラムしておいたり、手術中にロボット器具を操作したりするなど、施術のかなりの部分においてかかわりをもっている。こうしたロボットツールは人為的なミスを減らし、より細密に手術器具を扱うことを可能にしているのだ。ロボットは、ほかにも、カナダにいる外科医がメキシコにいる患者を手術するというような、遠隔手術の構想も実現させている。ただし、現在の技術では、システム間に生じる顕著なタイムラグをまだ解消できていない。

　2000年、食品医薬品局は、アメリカの病院で使用する最初のロボット「ダヴィンチ外科手術システム」の販売を承認した。この装置は、低侵襲性の腹腔鏡手術に使用することができる。ダヴィンチ・システムは、観察および操作用のコンソール、小型カメラや手術器具を取り付ける3本か4本のステンレス製の「アーム」から構成されている。心臓手術であれば、外科医は患者の胸部を大きく開くかわりに、小さな切り口を3箇所か4箇所開けるだけでよい。外科医はハンドルによる遠隔操作によって、細いアームを皮膚の下に入れて手術をおこなう。このシステムは、術野を拡大するので細部まで見ることもできる。

豆 知 識

1. 現在まで、ダヴィンチ外科手術システムは、前立腺がん、子宮内膜がん、病的肥満、心臓病などの治療に用いられている。
2. いくつかの大学は、カメラと手術器具を内蔵し、血流を流れることができる顕微鏡ロボットの開発をおこなっている。
3. 腹腔鏡手術は、切り口がわずか0.5〜1センチメートルであることから、絆創膏手術、鍵穴手術、針穴手術ともよばれている。

第53週 第1日(月)

365 子ども ｜ いじめ

　からかいは、子ども時代にはかならずと言っていいほどみられるごくふつうの行為である。しかし、からかいが、意図的に人を傷つける行為となって繰り返しおこなわれるようになったら、それはもはや「いじめ」となる。いじめにおいては、悪口を言う、脅す、小突く、たたく、ゆする、といったことがおこなわれる。残念ながら、いじめはどこにでもよくある。研究者らによれば、子どもたちの約25パーセントが学校でいじめられており、60パーセントは毎日いじめの現場を目撃しているという。

◆

　よくあるけんかとは違って、いじめは両者のぶつかり合いというものではなく、むしろ個人またはグループの権力争いと関係がある。いじめる理由はいろいろあるが、身体的な見た目や行動が周囲から浮いているように見える人をターゲットにすることが多い。精神的に不安定だったり、自身もいじめられた経験をもっていたりする子どもが、いじめる側になることもある。単純に、他人を攻撃して楽しむ子どももいる。実のところ、いくつかの研究によって、特定の子どもにはそのような回路が備わっていることが明らかにされている。いじめっ子の脳スキャンによると、感情移入をする反応が、喜びとかかわりのある脳領域によって乗っ取られ、他人の苦痛や不愉快な気持ちを楽しいと思うようになりがちであることが示唆された。

　女の子も男の子もいじめをするが、そのやり方は違う。女の子はグループでからかったり、心理的に攻撃したりする。一方、男の子は身体的な暴力を使うことが多い。しかし、性別に関係なく、いじめはやる側とやられる側の両方に対して精神的な、そして場合によっては身体的なダメージを与える。いじめがもとで、不安症や鬱病になったり自殺にまで至ったりするケースもある。

　多くの子どもは、自分がいじめられているという事実を大人に隠している。そのことを恥ずかしく思ったり、「チクった」と思われることを恐れたり、親の介入によって事態が悪化するのではないかと心配したりするからだ。いじめの徴候には、学校や成績への関心が急に失せる、悪夢をよく見る、食欲が変化した、原因不明の痣や傷がある、などが含まれる。もし子どもが「いじめられている」と言ってきたら、正直に話してくれたことを褒め、いじめをしている子どもの親か学校管理者に申し出ることを専門家は勧める。状況によっては、法的措置が必要になる場合もある。少なくとも16の州で、いじめと嫌がらせ行為に対する法律が制定されている。

| 豆 知 識 |

1. 近年、子どもたちはインターネット上でのいじめに巻き込まれている。いわゆる「ネットいじめ」だ。このタイプのいじめは、容赦のない書き込みやインスタントメッセージ、ホームページの電子メールによっておこなわれる。
2. 世界保健機構によると、いじめは世界的に一定の割合で発生している。
3. 動物のなかでも、いじめはある。たとえば、ヒツジやニワトリは、動物社会における上下関係を築くために互いを威嚇する。

おめでとう!

Congratulations!

　1日1ページ、365日の教養の長い旅もこれで終わりだ。根気よく最後まで読みきってくれてありがとう。毎日読み続けたことはとても素晴らしかった。

　この本は、あくまでも興味を広げ、新たな習慣を身につけるきっかけだ。今まで知らなかった人体の不思議、病気や医学の基礎知識を頭に入れて、健康に暮らすためのヒントにしてほしい。生活習慣の見直しや、家族や大切なひとのからだを気遣うために役立ててもらえたら嬉しく思う。

　そして、この本を読み終わってからも、自分の頭で考え、知らないことへの知的好奇心を持ち続けてほしい。きっとそれこそが、何歳になっても自分の心を若々しく健康に保つために大切なことのはずだ。

索引

あ行

アーユルヴェーダ療法……205
Rh免疫グロブリン……342
IQ（知能指数）テスト……94
アエスクラピウス……34
青黒いあざ……322
アカツメクサ……345
悪性黒色腫……204
欠伸……348
アスクレピオス……34
アスピリン……23
アスペルガー症候群……227
アセチルコリン……135
アセトアミノフェン……191
アデノイド……238
アテローム性心疾患……330
アプガー、ヴァージニア……91
アプガースコア……91
アミノ酸……19, 177
アルコール……201
アルツハイマー病……248, 255
アルバート・アインシュタイン……300
アレルギー……78, 128
アンジェルマン症候群……280
いじめ……371
胃食道逆流症……106, 142, 246
依存症……173
胃腸炎……281
一価不飽和脂肪……61, 131
遺伝学……139
イフェクサー……121
イワノフスキー、ドミトリー・I……29
インサール、ジョン……223
インスリン……216
インドメタシン……198
インフルエンザ
└ 1918年の大流行……209
インフルエンザワクチン……296
インペラート＝マギンリー、ジュリアン……186
ウィーナー、アレクサンダー……181
ウィリス動脈輪……31
ウィリス、トマス……31
ウイルス……8, 29
ウィルヒョウ、ルドルフ・ルートヴィヒ……174, 183
植込み型ペースメーカー……314
ヴェサリウス、アンドレアス……55
鬱病……332
運動
└ 心臓血管トレーニング……96
└ ストレッチ……117
└ 体重負荷……103
└ ピラティス……110
└ フィットネス……89
└ ヨガ……124
エイコサペンタエン酸（EPA）……75
HIV（ヒト免疫不全ウイルス）……277
HPV（ヒトパピローマウイルス）……256
エキナセア……338

壊死性腸炎……28
SAMe（S‐アデノシルメチオニン）……275
エディンバラ医学校と墓泥棒……111
エピネフリン……128
エプスタイン・バーウイルス……175
MRI装置……363
炎症の特徴（発熱、疼痛、発赤、腫脹）……174
延髄……59
エンドルフィン……149
エンリッチ・フード……47
黄熱……188
オーガズム……137
悪寒……140
オスグッド・シュラッター病……343
オスグッド、ロバート……343
オステオパシー……310
オタネニンジン（高麗人蔘）……282
ω‐3脂肪酸……75, 261

か行

ガーダシル……256
壊血病……97, 236
開心術と人工心肺……286
海馬……38
解剖……55, 111
潰瘍性疾患……260
潰瘍性大腸炎……267
カイロプラクティック……30
学習……87
過食症……301
かぜ……64
カルシウム……257
ガレノス……55, 174
肝炎……274
看護助産師……233
幹細胞……328
がん
└ 子宮頸……263
└ 膵臓……197
└ 前立腺……169
└ 大腸……148
└ 乳……162, 289, 320
└ 肺……190
└ 白血病……15, 134, 307
└ 皮膚……204
└ ホジキン病（ホジキンリンパ腫）……141
└ マクロビオティックダイエットと……289
└ 卵巣……327
記憶……80
気管支炎……106
喫煙……180, 190
亀頭炎……284
キノロン類……37
ギボン、ジョン、ジュニア……286
救急車、最初の……90
急成長期……217
強迫性障害……290
胸膜炎……288

373

索引

拒食症……294
筋萎縮性側索硬化症（ALS）……276
近視……357
筋ジストロフィー……269
キンゼイ、アルフレッド……151, 172
クスマウル、アドルフ……244
クライトン、アレクサンダー……315
クラインフェルター症候群……273
グラブ、エミル……167
クラフト＝エビング、リヒャルト・フォン……123
クラミジア……235
グルコサミンとコンドロイチン……359
クルナン、アンドレ・フレデリック……237
クローン病……267
クロロホルム……118
憩室炎……232
頸動脈……24
痙攣……86
└ てんかん性……143
└ 熱性……49
ゲーリッグ、ルー……276
外科的結紮術……62
血圧の薬……79
血液型……181
血液凝固……50
血液循環……76
結核……120
月経周期……74, 203
結腸がん……148
結腸内視鏡検査……313
ケルスス、アウルス・コルネリウス……174
健康診断、定期……292
減数分裂……95
現代的な手術……160
顕微鏡……69
抗鬱薬……107, 121, 184, 331
高血圧……323
抗コリン薬……135
抗酸化物質……229
甲状腺……231
甲状腺機能亢進症……231
甲状腺機能低下症……231
抗生物質
└ キノロン類……37
└ サルファ剤……58, 265
└ セファロスポリン……16
└ テトラサイクリン……72
└ ペニシリン……16, 65, 230, 265
抗体……36
抗ヒスタミン薬……93
ゴードン、ジェームズ……300
コーマック、アラン……356
ゴールドバーガー、ジョゼフ……202
股関節形成不全症、先天性……336
呼吸窮迫症候群……21
黒死病……41
骨髄移植……307
骨折……329

骨粗鬆症……225, 257
骨年齢……245
骨盤内炎症性疾患（PID）……291
コルチゾール……100
コレステロール……68, 82, 131, 170
コンタクトレンズ……362
コンドロイチン……359
コンピューター断層撮影技術（CT）……356

さ行

細菌……22
催眠術……366
痤瘡（にきび）……210
サッフォー……179
砂糖の代用品……54
サルファ剤……58
└ 第二次世界大戦……265
産褥熱……125
痔……302
ジアゼパム……114
CA-125……327
CTスキャン……356
シェトルズ、ランドラム……347
ジェンナー、エドワード……7, 104
磁気共鳴断層画像診断（MRI）……363
ジギタリス……44
子宮……32, 39
子宮外妊娠……305
子宮がん検査（パップテスト）……263, 306
子宮頸……39, 46
子宮頸がん……263
自己免疫疾患……92
歯周病……194
思春期……196
視床下部……38
自然分娩……279
持続勃起症……144
湿疹……98
歯肉炎……194
ジヒドロテストステロン欠乏症……186
自閉症……56, 227
脂肪……61, 131
若年性……287
若年性筋ジストロフィー……287
斜視……364
手術
└ 開心（心臓切開手）……286
└ 現代的な……160
└ 古代インカの脳……27
└ 性別適合……221
└ レーシック……349
└ ロボット支援……370
受精……81, 340
シュラッター、カール……343
消毒法……146
小脳……52
静脈炎……309
ショーロー、アーサー……300

374

食事
└ 心臓によい……131
└ 地中海食……138
└ プリティキンダイエット……268
└ マクロビオティックダイエット……289
食中毒……208
初経……203
助産師……233
女性同性愛者（レズビアン）……179
ジョンソン、バージニア……158
自律神経系……31
神経症……311
腎結石……253
人工関節……223
人工甘味料……54
人工呼吸器……35
人工呼吸器療法……35
人工授精……340
人工心臓弁……335
人工心肺、開心術（心臓切開手術）と……286
心疾患……68, 337
└ 先天性……308
心臓カテーテル……237
心臓血管トレーニング……96
心臓によい食事……131
心臓弁、人工……335
心的外傷後ストレス障害……360
深部静脈血栓症……309
蕁麻疹……98, 182
心理士……129
診療看護師……352
膵がん……197
水銀汚染……215
水痘（水疱瘡）……105, 127
水頭症……136
髄膜炎……113, 122
髄膜腫……213
睡眠……101, 108
スタチン……170
頭痛……164
スティル、アンドリュー・テイラー……310
ステロイド……212
ストレッチ運動……117
スミス＝ピーターソン、マリウス……223
精液……67
性交痛……298
精子……11, 18, 53, 60, 81, 95
精子ドナー……326
脆弱X症候群……116
精神科医……129
精神遅滞……116
精神病……325
精巣……18, 53, 252
精巣性女性化症……200
成長板……189
成長ホルモン……224, 303
性的欲望……130
性同一性……165

精嚢……60
性別適合手術……221
セービン、アルバート……251
脊椎穿刺……122
赤血球……43
接触皮膚炎……98
セファロスポリン……16
ゼム、クルト……195
セリアック病……218
ゼルチュルナー、フリードリヒ・ヴィルヘルム・アダム
……9
繊維……145
染色体……18, 95, 102, 109, 116, 259, 266, 273, 280
喘息……85, 220
先天性股関節形成不全症……336
先天性心疾患……308
セント・ジョーンズ・ワート（セイヨウオトギリソウ）
……331
穿頭術（古代インカの脳外科手術）……27
ゼンメルワイス、イグナーツ……125
前立腺……67
前立腺がん……169
躁鬱病……346
臓器移植……272
双極性障害……339, 346
躁病……339
ソーク、ジョナス……251
塞栓症……183, 309

た行

ターナー症候群……266
体外受精……347, 354, 361
第五病……133
第五病（伝染性紅斑、リンゴ病）……133
体重負荷運動……103
帯状疱疹……127
大脳皮質……45
大脳辺縁系……38
ダイランチン……86
代理母出産……368
タイレノール……191
ダウン、ジョン・ラングドン……259
ダウン症候群……259
タウンズ、チャールズ……300
多価不飽和脂肪……61, 131
脱水症……154
多発性硬化症（MS）……367
ダマディアン、レイモンド……363
多毛……350
単核球症（伝染性単核球症）……175
炭水化物……26, 33
タンパク質……12, 19
地中海食……138
知能……94
チャーンリー、ジョン……223
注意欠陥障害（ADD）……84, 315
虫垂炎……295
超音波……153

375

索引

手洗い、産褥熱と……125
DNA（デオキシリボ核酸）……102, 293
低温殺菌法……132
定期健康診断……292
ディック゠リード、グラントリー……279
停留精巣……252
ティル、ジェームズ……328
デソルモ、アントワーヌ・ジャン……244
デッカー、アルバート……195
鉄サプリメント……285
テトラサイクリン……72
てんかん……143
統合失調症……353
動静脈奇形……206
同性愛……172
痘瘡（天然痘）……7, 104
糖尿病……216, 344
動脈硬化……330
糖類……33
トゥレット症候群……297
トーマス、E・ドナル……307
ドコサヘキサエン酸（DHA）……75, 261
トランス脂肪……61, 82, 131
トリプトファン……177
ドリンカー、フィリップ……35

な行

軟性内視鏡検査……244
難聴……150
乳がん……162, 289, 320
乳児突然死症候群……42
乳糖不耐症……211
ニューモバックス……299
妊娠 ※性徴と生殖も参照
└ 代理母……368
認知症……255
ネキシウム……142
熱性痙攣……49
脳萎縮……234
脳外科手術、古代インカの……27
脳血管造影……115
脳室……17
脳腫瘍……199
脳脊髄液……17, 122
脳卒中……171
脳動脈瘤……192
囊胞……155

は行

ハーヴィ、ウィリアム……76, 83
バーカー、デイヴィド……70
バーカーの仮説……70
パーキンソン病……241
バースコントロール……270
パーソナリティ障害……283
パーソン、ソロモン……321
ハーネマン、ザムエル……156
パーマー、ダニエル・デビッド……30

パーマー、ラウル……195
バイアグラ……163
肺炎……99
肺がん……190
肺気腫……176
梅毒……228
胚保存……354
ハイマン、アルバート……314
排卵……11
ハウンスフィールド、ゴドフリー……356
墓泥棒……111
白内障……365
パスツール、ルイ……125, 132, 146
発汗……341
白血球……8, 15, 36, 174
白血病……15, 134, 307
発達遅延……77
発熱……147
パニック障害……304, 318
パパニコロー、ジョージ……263
ハブーシュ、エドワード……223
パラケルスス……48
鍼……317
ハルステッド、ウィリアム……160
パルボウイルスB19……133
パレ、アンブロワーズ……62
半陰陽（インターセックス）……214
反抗挑戦性障害……84
反射……66
伴性疾患……109
ハンチントン病……262
バンティング、フレデリック……216
ハンティントン、ジョージ……262
PSA検査……169, 334
ビタミンE……243
ビタミンA……271
ビタミンC……97, 236
ビタミンD……250
ビタミンB12……264
ビタミン類……222
ヒトパピローマウイルス（HPV）……256
ヒト免疫不全ウイルス（HIV）……277
ヒト免疫不全症候群（AIDS）……277
避妊具……270
皮膚がん……204
ヒポクラテス……20, 23, 239, 310
肥満症……159
日焼け……369
ピラティス……110
微量元素……278
貧血……57, 278, 285
ファロッピオ、ガブリエレ……32
ファロピウス管（卵管）……32, 39, 74, 203, 305
不安……304
ファン・レーウェンフック、アントーニ……69
フィッツジェラルド、ウィリアム……324
フィットネス……89
フィリップ、ボッチーニ……244

索引

風疹（三日はしか）……112
ブース、エドガー……314
フェニトイン……86
フォルスマン、ヴェルナー……237
腹腔鏡検査……195
副腎性器症候群……193
副鼻腔炎……71
浮腫……316
不妊……319, 326, 333, 340, 354
不眠症……101
フョードロフ、スヴャトスラフ・……349
ブラウン、ルイーズ……347
プラダー・ウィリー症候群……280
ブラックコホシュ……226
フランシス・クリック……293
ブリティキン、ネイサン……268
ブリティキンダイエット……268
プリロセック……142
フレミング、アレクサンダー……65, 230
フレミング、ヴァルター……88
フロイト、ジークムント……130
プロザック……107
ベイリウム……114
ベジタリアン……254
ベスト、チャールズ……216
ペスト菌……41
ペニシリン……16, 65, 230, 265
ペラグラ……202
ヘリコバクター・ピロリ……260
ベルビュー病院……90
ヘルペス……249
ベンゾジアゼピン系薬……114
扁桃……38
扁桃炎……161
膀胱炎……239
放射線治療……167
放射免疫測定法……321
飽和脂肪……61, 131
ホジキン、トーマス……141
ホジキン病……141
勃起障害……163
発疹……98
ボディ・マス・インデックス（BMI）……152, 159
ボトックス……355
母斑……63
ホフマン、フェリックス……23
ホメオパシー……156
ポリオワクチン……251
ボレス、レオ……349
ホワイトヘッド、メアリー・ベス……368

ま行

マーシャル、バリー・J……260
マイヤー、キャロル……356
マクウィリアム、ジョン……314
マクロビオティックダイエット……289
マコラック、アーネスト……328
麻疹（はしか）……119

└風疹（三日はしか）……112
マスターズ、ウィリアム……158
末梢神経障害……178
マネー、ジョン……221
麻痺……157
マリ・キュリー……13, 167
マレー、ジョセフ……272
マンモグラフィー……320
味覚……73
未熟児……14
無嗅覚症（カルマン症候群）……220
虫歯……187
胸やけ……142, 246
免疫……8, 15
メンデル、グレゴール……139
盲……185
モノアミン酸化酵素（MAO）阻害薬……184
モルヒネ……9

や行

ヤコビウス、ハンス・クリスチャン……195
やせ薬……166
ヤロー、ロサリン……321
ヤング、ブルース……195
有糸分裂……88, 95
輸血……83
夢……108
葉酸……40
ヨガ……124
予防接種……7

ら行

ライム病……351
ラジウム……13, 167
ラスク、ハワード……258
ラマーズ法……279
卵管卵巣炎……291
卵子……11, 74, 81, 95, 203
卵子ドナー……333
卵子保存……361
ランジュバン、ポール……153
卵巣……11, 25, 32, 39, 74, 203
卵巣がん……327
ラントシュタイナー、カール……181
理学療法……247
リスター、ジョゼフ……146
リチャーズ、ディキンソン……237
リドウェル、マーク……314
利尿薬……51, 79
リハビリテーション医学……258
リフレクソロジー……324
流行性耳下腺炎（おたふくかぜ）……126
流産……312
緑茶……219
緑内障……358
リンド、ジェームズ……97
リンパ腫……141, 307
淋病……242

索引

ルー・ゲーリッグ病……276
レーザー……300
レーシック手術……349
レジューヌ、ジェローム・ジャン・ルイ・マリー……259
レム睡眠……108
レンサ球菌咽頭炎……168
レントゲン、ヴィルヘルム・コンラート……167
聾……150
ロキタンスキー症候群……207
ロキタンスキー男爵、カール・フォン……207
ロス、ドナルド……335
ロベルト・コッホ……120
ロボット支援手術……370
ロルフ、アイダ・P……240
ロルフィング……240

わ行

ワクチン
ワクチン-インフルエンザ……296
ワクチン-ガーダシル……256
ワクチン-自閉症と……56
ワクチン-水痘（水疱瘡）……105
ワクチン-ニューモバックス……299
ワクチン-による免疫……8
ワクチン-ポリオ……251
ワクチン-麻疹・流行性耳下腺炎・風疹の三種混合ワクチン……112
ワトソン、ジェームズ……293

索引 曜日カテゴリーごと

医学の歴史

1918年のインフルエンザの大流行……209
Rh免疫グロブリン……342
アエスクラピウス……34
遺伝学……139
インスリン……216
ウィーナー、アレクサンダー……181
植込み型ペースメーカー……314
ヴェサリウスと解剖学……55
エディンバラ医学校と墓泥棒……111
MRI装置……363
黄熱……188
開心術と人工心肺……286
幹細胞……328
キュリー、マリ……13
クリック、フランシス……293
クロロホルム……118
外科的結紮術……62
血液型判定……181
血液循環……76
ケルススと炎症の徴候……174
現代的な手術……160
顕微鏡……69
ゴールドバーガー、ジョゼフ……202
黒死病……41
骨髄移植……307
最初の救急車……90
サルファ剤と第二次世界大戦……265
産褥熱……125
CTスキャン……356
ジェンナー、エドワード……104
消毒法……146
人工関節……223
人工心臓弁……335
心臓カテーテル……237
セービン、アルバート……251
穿頭術（古代インカの脳外科手術）……27
ゼンメルワイス、イグナーツ……125
臓器移植……272
ソーク、ジョナス……251
超音波……153
DNA……293
低温殺菌法……132
ディック＝リード、グラントリー……279
痘瘡（天然痘）……104
軟性内視鏡検査……244
ハーヴィ、ウィリアム……76
バーソン、ソロモン……321
パスツール、ルイ……132
パラケルスス……48
ハルステッド、ウィリアム……160
パレ、アンブロワーズ……62
バンティング、フレデリック……216
ビタミンCと壊血病……97
ヒポクラテス……20
ファン・レーウェンフック、アントーニ……69
腹腔鏡検査……195
フレミング、アレクサンダー……230

ペスト、チャールズ……216
ペニシリン……230
ペラグラ……202
放射線治療……167
放射免疫測定法……321
ポリオワクチン……251
メンデル、グレゴール……139
ヤロー、ロサリン……321
輸血……83
ラジウム……13
ラスク、ハワード……258
ラマーズ……279
ラントシュタイナー、カール……181
リスター、ジョゼフ……146
リハビリテーション医学……258
レーザー……300
レーシック手術……349
ロボット支援手術……370
ワトソン、ジェームズ……293

薬と代替療法

アーユルヴェーダ療法……205
アカツメクサ……345
アスピリン……23
イフェクサー……121
インドメタシン……198
インフルエンザワクチン……296
エキナセア……338
S‐アデノシルメチオニン（SAMe）……275
エピネフリン……128
エンドルフィン……149
オステオパシー……310
オタネニンジン（高麗人蔘）……282
カイロプラクティック……30
キノロン類……37
グルコサミンとコンドロイチン……359
血圧の薬……79
抗コリン薬とアセチルコリン……135
抗ヒスタミン薬……93
コルチゾール……100
催眠術……366
サルファ剤……58
ジギタリス……44
助産師……233
診療看護師……352
スタチン……170
ステロイド剤……212
成長ホルモン……303
セファロスポリン……16
セント・ジョーンズ・ワート……331
ダイランチン……86
タイレノール……191
テトラサイクリン……72
ドコサヘキサエン酸（DHA）／ω‐3脂肪酸……261
トリプトファン……177
ネキシウム……142
バイアグラ……163
鍼……317

379

索引 曜日カテゴリーごと

ブラックコホシュ……226
ブリティキンダイエット……268
プロザック……107
ペイリウム……114
ベジタリアン……254
ペニシリン……65
ホメオパシー……156
マクロビオティックダイエット……289
モノアミン酸化酵素（MAO）阻害薬……184
モルヒネ……9
理学療法士……247
利尿薬……51
リフレクソロジー……324
緑茶……219
ロルフィング……240

こころ

アスペルガー症候群……227
アルツハイマー病……248
ウィリス動脈輪……31
鬱病……332
延髄……59
学習……87
記憶……80
強迫性障害……290
筋萎縮性側索硬化症（ALS）……276
筋ジストロフィー……269
頚動脈……24
小脳……52
自律神経系……31
神経症……311
心的外傷後ストレス障害……360
水頭症……136
髄膜腫……213
睡眠……101
頭痛……164
精神科医と心理士……129
精神病……325
脊椎穿刺……122
躁鬱病……346
躁病……339
大脳皮質……45
大脳辺縁系……38
多発性硬化症……367
知能……94
てんかん……143
統合失調症……353
動静脈奇形……206
トゥレット症候群……297
認知症……255
脳萎縮……234
脳血管造影……115
脳室……17
脳腫瘍……199
脳卒中……171
脳動脈瘤……192
パーキンソン病……241
パーソナリティ障害……283

パニック障害……318
反射……66
ハンチントン病……262
不安……304
末梢神経障害……178
麻痺……157
味覚……73
無嗅覚症（カルマン症候群）……220
盲……185
夢……108
聾……150

子ども

青黒いあざ……322
アデノイド……238
アプガースコア……91
アンジェルマン症候群……280
いじめ……371
壊死性腸炎……28
悪寒……140
オスグッド・シュラッター病……343
過食症……301
急成長期……217
拒食症……294
近視……357
クラインフェルター症候群……273
甲状腺……231
呼吸窮迫症候群……21
骨折……329
骨年齢……245
思春期……196
自閉症……56
若年性筋ジストロフィー……287
斜視……364
初経……203
人工呼吸器療法……35
蕁麻疹……182
水痘（水疱瘡）……105
成長板……189
成長ホルモン……224
先天性股関節形成不全症……336
先天性心疾患……308
ターナー症候群……266
第五病（伝染性紅斑、リンゴ病）……133
ダウン症候群……259
脱水症……154
多毛……350
単核球症（伝染性単核球症）……175
注意欠陥障害（ADD）……315
停留精巣……252
にきび……210
乳児突然死症候群……42
熱性痙攣……49
バーカーの仮説……70
発達遅延……77
発熱……147
反抗挑戦性障害……84
風疹（三日はしか）……112

索引 曜日カテゴリーごと

プラダー・ウィリー症候群……280
扁桃炎……161
発疹……98
母斑……63
麻疹（はしか）……119
未熟児……14
流行性耳下腺炎（おたふくかぜ）……126
レンサ球菌咽頭炎……168
ワクチン……7

性徴と生殖

オーガズム……137
亀頭炎……284
キンゼイ、アルフレッド……151
クラフト＝エビング男爵、リヒャルト・フォン……123
クラミジア……235
月経周期……74
減数分裂……95
子宮……39
子宮外妊娠……305
子宮頸……46
子宮頸がん……263
持続勃起症……144
ジヒドロテストステロン欠乏症……186
受精……81
女性同性愛……179
人工授精……340
性交痛……298
精子……18
精子ドナー……326
脆弱X症候群……116
精巣……53
精巣性女性化症……200
性同一性……165
精嚢……60
性別適合手術……221
染色体……102
前立腺……67
体外受精……347
代理母出産……368
同性愛……172
バースコントロール……270
梅毒……228
胚保存……354
半陰陽……214
伴性疾患……109
ヒトパピローマウイルス……256
ヒト免疫不全症候群……277
ファロピウス管……32
副腎性器症候群……193
不妊……319
ヘルペス……249
マスターズ・アンド・ジョンソン……158
マネー、ジョン……221
有糸分裂……88
卵管卵巣炎（骨盤内炎症性疾患）……291
卵子……11
卵子ドナー……333

卵子保存……361
卵巣……25
リビドー……130
流産……312
淋疾（淋病）……242
ロキタンスキー症候群……207

病気

アレルギー……78
胃腸炎……281
ウイルス……29
潰瘍性疾患……260
かぜ……64
肝炎……274
気管支炎……106
胸膜炎……288
憩室炎……232
血液凝固……50
結核……120
結腸炎……267
結腸がん……148
高血圧……323
抗体……36
骨粗鬆症……225
細菌……22
痔……302
自己免疫疾患……92
静脈炎……309
腎結石……253
心臓疾患……337
膵がん……197
髄膜炎……113
赤血球……43
セリアック病……218
喘息……85
前立腺がん……169
塞栓症……183
帯状疱疹……127
虫垂炎……295
糖尿病……344
動脈硬化……330
乳がん……162
乳糖不耐症……211
嚢胞……155
肺炎……99
肺がん……190
肺気腫……176
白内障……365
白血球……15
白血病……134
皮膚がん……204
貧血……57
副鼻腔炎……71
浮腫……316
膀胱炎……239
ホジキン病……141
胸やけ……246
免疫……8

381

索引 曜日カテゴリーごと

ライム病……351
緑内障……358

ライフスタイルと予防医学

欠伸……348
アミノ酸……19
アルコール……201
依存症……173
運動
└ 心臓血管トレーニング……96
└ ストレッチ……117
└ 体重負荷……103
└ ピラティス……110
└ フィットネス……89
└ ヨガ……124
エンリッチ・フード……47
カルシウム……257
喫煙……180
抗酸化物質……229
コレステロール……68
コンタクトレンズ……362
CA-125……327
歯周病……194
脂肪……61
食中毒……208
人工甘味料……54
心臓血管トレーニング……96
心臓によい食事……131
水銀汚染……215
ストレッチ運動……117
繊維……145
体重負荷運動……103
大腸内視鏡検査……313
炭水化物……26
タンパク質……12
地中海食……138
定期健康診断……292
鉄サプリメント……285
糖類……33
ドコサヘキサエン酸とエイコサペンタエン酸……75
トランス脂肪……82
ニューモバックス……299
発汗……341
パップテスト（子宮がん検査）……306
PSA（前立腺特異抗原）検査……334
ビタミンE……243
ビタミンA……271
ビタミンC……236
ビタミンD……250
ビタミンB$_{12}$……264
ビタミン類……222
肥満症……159
日焼け……369
ピラティス……110
微量元素……278
フィットネス……89
ボディ・マス・インデックス（BMI）……152
ボトックス……355

マンモグラフィー……320
虫歯……187
やせ薬……166
葉酸……40
ヨガ……124

ページ数 **クレジット**

7	写真：GRANGER.COM／アフロ
17	提供：Science Photo Library／アフロ
22	写真：Science Photo Library／アフロ
24	提供：Alamy／アフロ
25	提供：DeA Picture Library／アフロ
26	提供：Alamy／アフロ
27	写真：Science Source／アフロ
29	写真：Science Photo Library／アフロ
31	写真：Science & Society Picture Library／アフロ
32	写真：Science Source／アフロ
34	提供：DeA Picture Library／アフロ
39	提供：Ikon-Images／アフロ
43	写真：Science Faction／アフロ
44	写真：BSIP agency／アフロ
46	提供：DeA Picture Library／アフロ
50	Dorling Kindersley／gettyimages
52	提供：Science Source／アフロ
60	提供：Alamy／アフロ
64	写真：Mary Evans Picture Library／アフロ
66	提供：Alamy／アフロ
68	提供：BSIP agency／アフロ
71	写真：Science Source／アフロ
75	提供：Alamy／アフロ
78	写真：Science Photo Library／アフロ
81	提供：Science Photo Library／アフロ
85	写真：Science Photo Library／アフロ
88	写真：Science Photo Library／アフロ
91	写真：Science Source／アフロ
95	写真：Science Photo Library／アフロ
102	写真：Science Photo Library／アフロ
109	Dorling Kindersley／gettyimages
112	写真：Alamy／アフロ
115	提供：Science Photo Library／アフロ
117	写真：Science Photo Library／アフロ
123	写真：Mary Evans Picture Library／アフロ
130	写真：akg-images／アフロ
138	提供：ALBUM／アフロ
141	写真：Alamy／アフロ
151	写真：ZUMA Press／アフロ
158	写真：GRANGER.COM／アフロ
161	写真：Science Photo Library／アフロ
168	提供：Science Photo Library／アフロ

173	提供：Alamy／アフロ
179	写真：Glasshouse Images／アフロ
183	写真：Science Source／アフロ
187	写真：Science Source／アフロ
189	写真：Science Source／アフロ
207	写真：Science Source／アフロ
210	提供：Alamy／アフロ
213	写真：Science Source／アフロ
224	提供：BSIP agency／アフロ
229	提供：Bridgeman Images／アフロ
231	提供：F1online／アフロ
236	提供：Alamy／アフロ
239	提供：Bridgeman Images／アフロ
243	提供：Alamy／アフロ
245	写真：Science Photo Library／アフロ
246	提供：Science Photo Library／アフロ
257	提供：Science Photo Library／アフロ
263	Bettmann／gettyimages
267	写真：Science Photo Library／アフロ
295	写真：Science Photo Library／アフロ
302	写真：Science Source／アフロ
307	写真：Science Source／アフロ
308	写真：Alamy／アフロ
309	写真：Science Photo Library／アフロ
313	写真：Alamy／アフロ
316	写真：Alamy／アフロ
323	提供：Science Photo Library／アフロ
329	写真：Science Source／アフロ
331	提供：Alamy／アフロ
336	写真：Science Photo Library／アフロ
338	提供：Mary Evans Picture Library／アフロ
341	提供：Science Photo Library／アフロ
345	提供：Mary Evans Picture Library／アフロ
347	写真：AP／アフロ
357	提供：BSIP agency／アフロ
358	提供：Science Photo Library／アフロ
362	写真：T-STUDIO／アフロ
365	提供：BSIP agency／アフロ

表紙カバー
©SCIENCE PHOTO LIBRARY／amanaimages

1日1ページ、読むだけで身につくからだの教養365

2019年12月27日　第1刷発行
2020年1月30日　第2刷発行

著者
デイヴィッド・S・キダー＆ノア・D・オッペンハイム、
ブルース・K・ヤング医学博士

訳者
久原孝俊

装丁
石間淳

本文デザイン
稲永明日香

本文組版
株式会社キャップス

編集
野本有莉

発行者
山本周嗣

発行所
株式会社文響社
〒105-0001　東京都港区虎ノ門2丁目2-5　共同通信会館9F
ホームページ　http://bunkyosha.com
お問い合わせ　info@bunkyosha.com

印刷・製本
中央精版印刷株式会社
サンエーカガク印刷株式会社

本書の全部または一部を無断で複写（コピー）することは、
著作権法上の例外を除いて禁じられています。
購入者以外の第三者による本書のいかなる電子複製も一切認められておりません。
定価はカバーに表示してあります。
©2019 Bunkyosha
ISBNコード：978-4-86651-166-5　Printed in Japan
この本に関するご意見・ご感想をお寄せいただく場合は、
郵送またはメール（info@bunkyosha.com）にてお送りください。